U0239733

经食管超声心动图实用技术 第3版

A Practical Approach to
Transesophageal Echocardiography
3rd edition

主　编　〔美〕艾伯特·佩里诺 (Albert C. Perrino, Jr.)
　　　　〔美〕斯科特·里夫斯 (Scott T. Reeves)
主　译　马小静
副主译　李　煜　何亚峰　夏　娟
主　审　李治安

Wolters Kluwer

北京科学技术出版社

著作权合同登记号　图字：01-2018-0914

图书在版编目（CIP）数据

经食管超声心动图实用技术 : 第 3 版 / （美）艾伯特·佩里诺（Albert C. Perrino），（美）斯科特·里夫斯（Scott T. Reeves）主编；马小静主译 . — 北京 : 北京科学技术出版社，2023.10
书名原文 : A Practical Approach to Transesophageal Echocardiography 3rd edition
ISBN 978-7-5714-0584-7

Ⅰ . ①经… Ⅱ . ①艾… ②斯… ③马… Ⅲ . ①超声心动图 Ⅳ . ① R540.4

中国版本图书馆 CIP 数据核字 (2019) 第 301731 号

策划编辑：	杨　帆
责任编辑：	尤玉琢
责任校对：	贾　荣
责任印制：	吕　越
出 版 人：	曾庆宇
出版发行：	北京科学技术出版社
社　　址：	北京西直门南大街 16 号
邮政编码：	100035
电　　话：	0086-10-66135495（总编室）
	0086-10-66113227（发行部）
网　　址：	www.bkydw.cn
印　　刷：	北京捷迅佳彩印刷有限公司
开　　本：	787 mm × 1092 mm　1/16
字　　数：	700 千字
印　　张：	36
版　　次：	2023 年 10 月第 1 版
印　　次：	2023 年 10 月第 1 次印刷

ISBN 978-7-5714-0584-7

定　　价：418.00 元

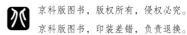

译者名单

主　译　马小静

主　审　李治安

副主译　李　煜　何亚峰　夏　娟

译　者　谢姝瑞　赫嘉惠　程　冠　董　利

主译简介

马小静　教授，硕士生导师，武汉亚洲心脏病医院影像中心主任。从事临床医疗工作 39 年，曾被评为中国第四届"白求恩式好医生"，中央文明办、国家卫生健康委组织推荐的"中国好医生"称号，并荣获武汉市"十佳女医务工作者""五一劳动奖章""我心目中的好医生"等荣誉称号。现任亚太卫生健康协会超声专业委员会执行主席，中国非公立医疗机构协会超声专业委员会副主任委员，武汉非公立医疗机构协会超声专业委员会主任委员，海峡两岸医药卫生协会超声专业委员会常务委员，亚洲心脏瓣膜病学会中国分会委员，中国医药教育协会超声医学专业委

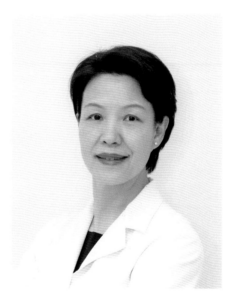

员会常务委员，北京慢性病防治与健康教育研究会超声医学专业委员会常务委员，中华医学会超声医学分会超声心动图学组委员，中国医疗保健国际交流促进会健康数据与数字医学分会委员，中国超声医学工程学会超声心动图专业委员会委员，中国研究型医院学会心脏瓣膜病学专业委员会委员，中国医师协会心血管内科医师分会超声心动图和影像学组委员，湖北省医学会超声医学分会副主任委员，湖北省医师协会超声医师分会常务委员，湖北省超声影像诊断与治疗质量控制中心副主任委员，武汉医学会超声医学分会副主任委员。

主持武汉市卫生健康委科研课题 1 项，荣获湖北省、武汉市科技进步三等奖；以合作单位负责人身份主持国家科技部重点研发项目 1 项；主持湖北省科技局科研课题 1 项；主持武汉市科技局应用基础前沿项目 1 项，指导湖北省卫生健康委科研课题 1 项，指导武汉市卫生健康委科研课题 3 项。主译专业书籍 1 本，主编 7 本，参编 10 本；发表论文 154 篇，其中 SCI 论文 28 篇；发明专利 4 项。

红白莲花开共塘，两般颜色一般香

贺《经食管超声心动图实用技术》（第3版）和《胎儿超声心动图
实用指南：正常和异常心脏》（第4版）中译本出版

代　序

　　大疫三年，云开雾散，2023年槐序始至，仲夏鸣蜩，荷月莲开。马小静教授主译的《经食管超声心动图实用技术》（第3版）和刘琳教授主译的《胎儿超声心动图实用指南：正常和异常心脏》（第4版）由北京科学技术出版社同时出版发行。"红白莲花开共塘，两般颜色一般香"，马小静教授与刘琳教授是师出同门的姊妹花，而她们的译著也如盛夏之际绽放的两支红白莲花一般，竞艳争芳，光彩夺目。

　　《经食管超声心动图实用技术》（原文第2版）中译本面世已有十二载，随着超声心动图技术的飞速发展，Albert C. Perrino 和 Scott T. Reeves 教授撰写的 *A Practical Approach to Transesophageal Echocardiography*（第3版），与时俱进，新增了三维技术、经皮瓣膜手术超声术中监护、心室辅助装置等超声心动图新技术的应用。非常感谢北京科学技术出版社的信任，将此书的译著任务委托给业界翘楚武汉亚洲心脏病医院影像中心主任马小静教授。她所带领的团队包括超声心动图、CT、MRI等多种影像技术专业技术人员，能更好地优势互补、协同合作。她们团队的经食管超声心动图诊断及术中监护工作更是一直在国内名列前茅，已开展过28期经食管超声培训班，受训超声专业精英千余人，遍布全国23个省（市、区）的600多家医院。马小静主任团队依托心脏专科医院的优势，凭借丰富的临床诊治经验，无疑会将此书更好地呈现给国内的读者。

　　刘琳教授毕业于首都医科大学附属北京安贞医院，获得博士学位，后回归桑梓，在郑州大学第一附属医院带领团队深耕胎儿超声心动图领域，成绩斐然。刘琳教授主译的《胎儿超声心动图实用指南：正常和异常心脏》（第3版）出版距今已经六载，第3版译本深受国内同行的认可，目前已成为胎儿超声心动图领域的重要参考书籍。第4版内容由第3版的33章扩充丰富至47章，增加了大量的超声图像和示意图，还特别增加了胎儿心脏疾病的诊断流程图，为胎儿超声心动图诊断医师提供了清晰的诊断思路，尤其是对复杂胎儿心脏畸形的诊断大有裨益。

　　经食管超声心动图和胎儿超声心动图目前仍是国内超声心动图学领域中进展较大、难度较大、亟待进一步推广的两项技术。这两本重要译作的面世无疑会为推动国内经食管超声心动图和胎儿超声心动图临床实践的发展发挥积极作用。青出于蓝而胜于蓝，长江后浪推前浪是历史的必然。只有薪火相传，保持思维活跃，以开明宽阔的胸襟弃故揽新，广泛包容，方能逐光而行、履践致远。

海峡两岸医药卫生交流协会超声医学分会

创会主任委员，终身名誉主任委员

首都医科大学附属北京安贞医院

2023 年 7 月 15 日

第 3 版前言

时光荏苒，岁月如梭，笔者自 1996 年拜入恩师李治安教授门下，深受恩师严谨求实的治学态度、高度的敬业精神、孜孜以求的工作作风的影响。李治安教授在业界享有盛誉，在国内超声心动图事业的发展中发挥着重大的引领和推动作用。1997 年李治安教授主编了国内第一部经食管超声心动图专著，2011 年李治安教授主译了 *Albert C. Perrino，Jr.* 和 *Scott T. Reeves* 教授主编的《经食管超声心动图实用技术》（第 2 版），这些专著一直是我国超声心动图工作者启蒙、学习和查阅的必备书籍，也指引着武汉亚洲心脏病医院超声团队进步的方向。

随着经食管超声心动图不断发展，超声技术和手术方式都有了新的突破与进展，Albert C. Perrino，Jr. 和 Scott T. Reeves 教授随之推出了《经食管超声心动图实用技术》（第 3 版），笔者非常荣幸受恩师李治安教授委托翻译此版专著。该书延续了前一版中介绍经食管超声基本原理、常见疾病的术前诊断和术中监测的丰富内容，图文并茂的表达模式，同时也新增了对三维超声心动图技术从其原理到具体应用的详细介绍，力争让读者"知其然亦知其所以然"；此外还有在经皮瓣膜手术中的应用，并且结合权威指南更新了许多章节的内容，有"常读常新"之妙。本书不仅限于具体介绍经食管超声的技术应用，还从心内科、心外科、麻醉医师的角度阐述了可能遇到的问题和具体的处理方案，将临床实践与超声技术紧密地结合起来。所以超声医师以及心内科、心外科医师、麻醉医师都能从书中有所收获。

笔者真诚地向所有本书的作译者和编辑致以崇高的敬意！感谢李治安教授对笔者的信任，感谢团队在翻译本书过程中所做出的努力。希望读者通过对本书的阅读和学习，能够提高在经食管超声领域的专业技能，进而为患者的康复做出更大的贡献。恳请诸位专家与读者不吝指正，以帮助我们更好地完善本书！

武汉亚洲心脏病医院

马小静

2023 年 6 月 6 日

第 2 版前言

　　金秋时节是收获的季节。对于《经食管超声心动图实用技术》（第 2 版）中译本一书的全体译者而言，收获的同时也带有一丝沁人的喜悦，因为经过全体译者的不懈努力，本书即将与读者们见面了。

　　我国关于经食管超声心动图的第一部专著由本人主编，出版于 1997 年，为推动我国经食管超声心动图的发展发挥了积极作用。非常荣幸的是，受天津科技翻译出版公司的邀请和委托翻译 Albert C. Perrino，Jr. 和 Scott T. Reeves 教授主编的 *A Practical Approach to Transesophageal Echocardiography* 一书。他山之石可以攻玉，在医学科学前进的道路上，我们更应该与时俱进，学他人之长为我所用。

　　本书原著的主编 Albert C.Perrino，Jr. 和 Scott T.Reeves 教授以及他们的同道们具有丰富的经食管超声心动图的临床经验。全书涵盖内容广泛、实用，从经食管超声心动图的基本成像原理到对各种常见疾病的诊断策略，从疾病的术前诊断到术中实时监测，无不体现了经食管超声心动图在临床上的广泛应用；同时每章节后面的问答题，更有助于读者掌握本书的核心内容。希望通过此书，使各位读者在掌握经食管超声心动图这门技术的同时，更能领略到国外同道们的诊断思维与技巧。

　　时至今日，经食管超声心动图已经成为心脏外科术中不可缺少的监测工具，已然成为心脏外科医生术中观察心脏状态或即刻判断手术效果的慧眼，是术中心脏外科医生的"护航使者"。本书的亮点不仅在于全书图文并茂、通俗易懂，而且对经食管超声心动图的术中应用做了较为详细的阐述。此书不仅适用于超声心动图诊断医生，同时也是心脏内、外科医生和麻醉科医生的良师益友。

　　本书即将出版印刷之际，衷心感谢全体译者为本书所付出的艰辛！感谢天津科技翻译出版公司为本书的问世所做的努力！由于时间仓促，编译过程中的疏漏之处在所难免，恳请诸位同行和读者批评、指正。最后，我衷心地希望此书能够开阔各位读者的视野，促进我国经食管超声心动图的长足发展。

2010 年 9 月 1 日

原版前言

相比上一版,《经食管超声心动图实用技术》这本备受尊崇的工具书的第 3 版在内容上有显著变化,在格式上也做了重大调整。我们邀请了许多国际知名的、具有特殊贡献和非凡教学能力的专家来编写这部具有高度可读性、与临床密切相关的术中超声心动图指导书。专家们的热情以及出版商的大力支持,成就了本书的再版。

本书包含了三维超声心动图的相关内容。三维技术的应用,特别是在二尖瓣手术中的应用贯穿特定的主题章节。本书提供了在二尖瓣修复中使用超声心动图的最新指南。此外,由于超声心动图在经皮瓣膜手术中应用广泛,本书专门增加了一章内容讨论这一领域的应用。鉴于经食管超声心动图在冠状动脉血运重建术中的作用不断演变,本书增加了关于评估心室辅助装置及经食管超声心动图在临床决策中的关键作用的内容。

本书从二维及多普勒模式的物理学、原理和应用来评估心室功能和瓣膜疾病的临床问题,同时讨论了美国超声心动图学协会(American Society of Echocardiography,ASE)、美国心血管麻醉医师协会(Sciety of Cardiocascular Anesthesiologists,SCA)和欧洲超声心动图协会评估瓣膜和心室的最新实践指南。此外,每章最后都有 20 道自测题,方便读者进一步巩固要点。

尽管超声心动图这一领域有大量的参考书及病例图集,但本书是关于经食管超声心动图技术的精华之作,必将成为临床医师的重要参考书。本书在前一版的基础上进行了更新,并辅以大量原始彩色插图和全动态超声心动图图像,由此创造了一个令人惊喜的版本,有助于读者快速理解经食管超声心动图在特定临床挑战中使用的关键要点。

诚然,想要成为一名超声心动图专家,仅通过书本知识并不能获取所有技能。除了临床训练以外,我们推荐读者参与由美国超声心动图学协会、美国心血管麻醉医师协会、美国麻醉协会和欧洲心胸麻醉协会主办的术中经食管超声心动图教育项目。

我们希望这本书能成为指导超声心动图实践的最有价值的工具书。

Albert C. Perrino, Jr., MD

Scott T. Reeves, MD, MBA, FACC, FASE

目　录

第一部分
二维超声成像的基础

1 二维超声心动图的原理与技术

Andrew Maslow, Albert C. Perrino, Jr.

二维超声心动图是超声反射产生的心脏动态图像。超声心动图成像系统发射短的脉冲超声波，经过心脏组织传播并反射回来。反射声波返回超声波探头，探头记录每次声波返回的时间延迟。因为声波在心脏组织中的传播速度是恒定的，所以通过时间延迟可以精确计算心脏结构的位置，超声心动图系统就可以生成心脏的图像。要成功获得心脏成像，需要确切理解组织和声波之间的相互作用。本章将介绍超声波的基本原理、超声波在组织中的传播，以及超声心动图的技术。

声波的物理特性

振动

声波由物理介质的振动产生。在临床超声心动图检查中，探头是机械振动源，可以放置于食管内 [经食管超声心动图（transesophageal echocardiography，TEE）]、皮肤外（经胸超声心动图）和心脏上（心外膜超声心动图），使组织产生振动。组织产生的声波由压缩区（分子紧密堆积区）和拉伸区（分子分散区）组成，它们形成正弦波形（图 1.1）。

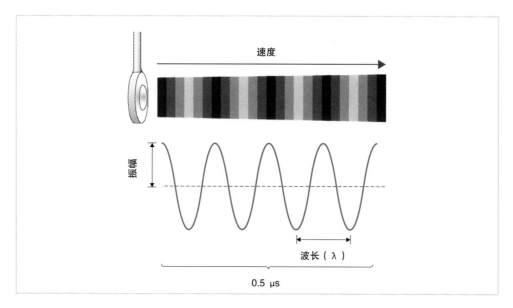

图 1.1 声波。超声探头的振动使邻近组织产生压缩和拉伸。声能的物理特征包括振幅、波长、频率和传播速度。图中，0.5 μs 内声波振动 4 次。其频率的计算方法为 4 除以 0.5，等于 8 MHz

振幅

声波的振幅代表其峰值压力，也可以将其理解为响度。声波在组织中的能量等级用强度来表示。声波信号的强度和振幅的平方成正比，声波信号的强度是与组织损伤有关的重要因素。例如，体外震波碎石术的原理是使用高强度声波信号击碎结石。反之，超声检查通过低强度信号实现组织成像，只产生非常有限的生物学效应。由于声波压力值的范围太大，因此以分贝（dB）为单位：

$$\text{分贝（dB）} = 10 \log_{10} I/I_r = 10 \log_{10} A^2/A_r^2$$
$$= 20 \log_{10} A/A_r \qquad (1)$$

式中，A 为感兴趣区的声波振幅，A_r 为标准参照声波振幅，I 为强度，I_r 为标准参照强度。

更简单地说，声压每增加 1 倍，分贝值增加 6 dB。鉴于机械性损伤（由拉伸引起的空泡或微泡），以及热效应造成组织和神经损害，美国食品药品管理局（Food and Drag Administration，FDA）规定心脏超声系统的最大输出强度应小于 720 W/cm²。ALARA 原则建议临床医师使用尽可能低的声波压力暴露水平以保护患者。

频率和波长

频率（f）也是声波的一个特征，为质点每秒振动的次数，其单位是赫兹（Hz）。波长（λ）是声波的另一个特征。这些属性决定了超声波在组织中的穿透深度和超声成像系统的图像的分辨率。

传播速度

声波的传播速度（v）仅仅取决于其传播介质。例如，在软组织中，声波的速度约为 1 540 m/s。声波的速度等于波长乘以频率：

$$v = \lambda \times f \qquad (2)$$

很显然，波长与频率成反比关系：

$$\lambda = v \times 1/f \qquad (3)$$

$$\lambda = (1\ 540\ \text{m/s})\ /f \qquad (4)$$

表 1.1 列举了临床超声检查常用的波长和频率。

表 1.1 软组织中的频率和波长	
频率 /MHz	波长 /mm
1.25	1.20
2.5	0.60
5	0.30
7.5	0.20
10	0.15

超声波的特殊性

超声波的一些良好物理性质解释了将其应用于临床成像的原因。超声波是一种频率高于人耳可听上限（20 000 Hz）的声波。在临床超声心动图检查中，常使用 2 ~ 10 MHz 的频率。高频率、短波长的超声束使操作和聚焦更容易，并且可指向具体部位。提高声波频率可获得更好的图像分辨能力（见后文）。

声波与组织的相互作用

声波在人体中的传播或通过受所遇到的不同组织之间的相互作用影响。这些相互作用的结果产生了超声信号的反射、散射、折射和衰减。声波所遇到的不同组织影响了声波的特性，继而影响了二维图像（图 1.2）。

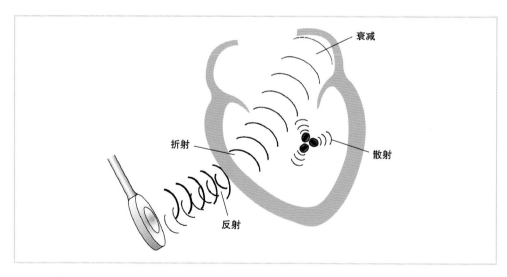

图 1.2　声波与组织的相互作用。在通过不同组织时，声波受 4 个因素影响。反射使声波直接返回探头产生强回声。折射使声波弯曲，改变其路线。当向更深部组织传播时，声波发生衰减和分散，声能转化为热能。小物体（如红细胞）可将声波向各个方向散射

反射

超声心动图成像依赖于声波的传播和再次反射回探头的超声能量。声波在均匀的组织中传播，直到它遇到另一种有不同特性的组织。在组织界面，声能发生了显著变化，它可以反射回探头或继续传播到下一处组织，其方向常常偏离原来的路线。反射能量受界面组织的声阻抗特性和入射角度的影响。

界面组织：声阻抗

组织的一个重要特性是其传播声波的能力，这种能力称为声阻抗（Z）。这一特性与物质的密度（ρ）及超声波的传播速度（v）有很大关系：

$$Z = \rho \times v \tag{5}$$

从表 1.2 中可以看出，密度大的物质（如骨和液体）可以有效传播超声波，而空气和肺组织的声阻抗水平低，不能很好地传播。这一特性解释了为什么在一个小的演讲会堂里仍需要扩音系统，而鲸却能在海里听见从很远的地方传来的声音。

表 1.2　不同组织的声特性

组织 / 介质	声速 （m/s）	声阻抗 （kg/m² × 10⁶）	衰减系数 （cm⁻¹/MHz）	能量减半的距离 （cm/2.5 MHz）
空气	330	0.00004	—	0.08
肺	600	0.26	—	0.05
脂肪	1 460	1.35	0.04 ~ 0.09	—
水	1 480	1.52	0.0003	380
血液	1 560	1.62	0.02	15
肌肉	1 600	1.7	0.25 ~ 0.35	0.6 ~ 1
骨骼	4 080	7.80	—	0.7 ~ 0.8

当声音到达两种声阻抗相同或相似的组织界面时，声束可以保持原状传播。当两种组织界面的声阻抗明显不同时，一部分声能被反射，剩余的部分继续传播。界面的声阻抗差距越大，反射的声能就越多。反射的声能可以用反射系数（R）表示：

$$R = \frac{(Z_2 - Z_1)^2}{(Z_1 - Z_2)^2} \tag{6}$$

界面的反射特性是影响组织显像的关键因素。当两种介质的声阻抗差别很大时（如软组织与空气之间），更多的能量会反射回探头，界面在回声图上表现为强回声或明亮的信号。当两种介质的声阻抗差别很小时（如软组织与软组织之间），界面在回声图上不会表现为明亮的信号，甚至可能是透明的或黑暗的。

镜面反射和散射

声波的反射很大程度上也受组织的大小和表面的影响。镜面反射和散射是常见的两种反射。

当声波遇到大的、光滑的物体表面时，会发生镜面反射。这种表面类似于声反射镜，可以产生强反射，反射角度与入射角度相等。入射角为90°时，反射回探头的能量最大，即超声束和物体相互垂直。入射角不是90°时，反射回探头的能量会相应地减少。由于镜面反射可以对图像质量产生重要影响，超声心动图操作者可调整TEE探头的位置，从而使超声束垂直入射感兴趣区的心脏组织。

当超声束遇到小的或者形状不规则的表面时，就会发生散射。例如，红细胞这种小物体会向所有方向散射超声能量，因此反射回探头的能量远远少于镜面反射。这种类型的反射是多普勒分析红细胞运动的理论基础。

两种类型的反射均有助于二维成像。尽管最强的信号和最好的图像是通过与声束垂直的界面反射获得的，但心脏组织的形状通常是不规则和非线性的，因此，小的不规则组织的散射已成为反射能量的重要组成部分。例如，经食管声窗产生左侧室壁和室间隔图像。虽然室壁与声束平行，但心肌的不规则表面可以产生镜面反射和散射，从而产生图像。当返回探头的超声能量很少时，图像质量欠佳，常产生黑斑，这种情况被称为回声失落。调节探头的角度或采用不同声窗，使超声束的方向与组织更接近垂直，可以显著提高图像质量。

折射

声束的一部分没有从界面反射，但是声束的方向发生了改变，这一现象称为折射。折射通常产生于声速差别较大、入射角为锐角的两种组织间。当入射角为90°或者声阻抗差别很小时，几乎不会发生折射，因为此时声波可能被反射，或沿同一方向继续传播。

折射是产生伪像的一个重要原因。尽管声束可能改变了角度，但探头并不识别这种变化。

因此，折射能量可能会在预定扫描野以外的心脏组织产生界面。来自这个界面的折射能返回探头，错误地显示出以原角度折射回探头的图像（图1.3）。改变角度使超声束垂直入射感兴趣区，可以减少折射及折射伪像的产生。

衰减

除了反射和折射，超声信号通过均质体时还有其他变化。最明显的变化是发射强度在分散和吸收的过程中逐渐减少（即衰减）。由于超声能量被分散和吸收，返回探头的能量减少，信号减弱，信噪比降低。

分散　超声束在远场向更大范围离散时，就会发生散射。另外，组织中的细胞结构是不规则的，因此也可通过散射进一步分散超声能量。不同组织的散射量也有所不同。

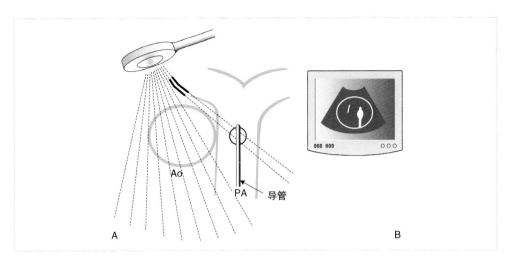

图 1.3　折射伪像。A. 声束在遇到强反射体如肺动脉（PA）内导管时，在近场（实线）向侧方偏转。B. 探头不能识别折射的产生，仍然认为声束从原路反射回来。因此，肺动脉内导管在主动脉（Ao）里产生了伪像

吸收　摩擦力将声能转化为热能时，就会出现吸收。由于摩擦力与组织的运动程度有关，所以信号频率越高，传播距离越远，吸收越多（图 1.4）。声频率为 1 MHz 时的衰减系数（dB/cm）反映了衰减与频率和距离的关系，使不同组织中的衰减程度形成对照。不同组织的超声穿透力也可以用能量减半距离来表示，即超声波能量减少一半时传播的距离。不同组织的声特性如表 1.2 所示。

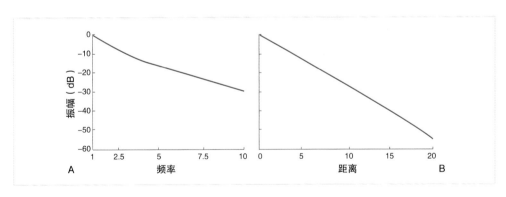

图 1.4　超声的衰减。图示探头的频率和传播距离对信号强度（以振幅表示）的影响。A. 低频率信号衰减少。B. 1 MHz 信号通过心脏组织的情况。信号到达远场时，可减少 60 dB 以上。鉴于这些影响，有必要谨慎地选择探头频率、成像区域和增益设置，以减少衰减

这种现象使从深部组织结构返回的声波减少。为了减少衰减对检查的不良影响，检查者应该选用低频率探头（如用 2.5 MHz 而不是 7.5 MHz），使声窗尽可能接近感兴趣区，避免强反射体（如人工瓣膜）的干扰。此外，可以通过调节增益来增强较弱反射区域的信号。本书第 21 章将详细介绍如何调节增益。

探头的设计和声束的形成

探头的组成元件

超声成像系统使用的探头可产生短脉冲超声，并传播进入组织（图 1.5）。为了达到这一目的，多数 TEE 探头的设计应用了以下元件。

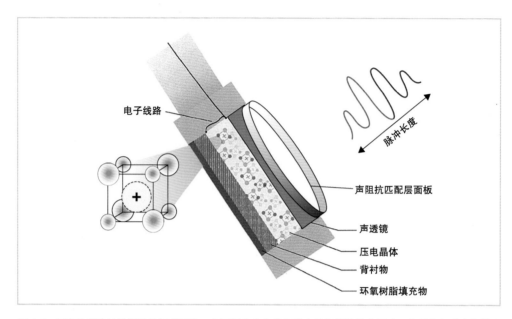

电子线路

脉冲长度

声阻抗匹配层面板

声透镜

压电晶体

背衬物

环氧树脂填充物

图 1.5 可产生声脉冲的探头的组成元件。电子插头产生的交流电的短暂传输会导致压电晶体矩阵内的带电粒子振动。背衬物缓冲晶体的振动，使脉冲长度变短。声透镜可以聚焦声能。声阻抗匹配层面板可以避免不必要的反射，保证良好的声波传输。环氧树脂填充物可固定探头

1. 陶瓷压电晶体：用于产生与接收超声振动。
2. 电极：传导电能，刺激压电晶体，记录回声的电压。
3. 背衬物：快速缓冲晶体的振动。
4. 绝缘体：防止驻波或无关的回波使探头产生振动。
5. 面板：使压电晶体与食管有良好的声接触。面板还包括聚焦声束的声透镜。

以下内容详细介绍了现代超声探头的工作原理，以及如何传输超声波并产生超声心动图的图像。

超声波的形成：压电晶体

探头的核心元件是压电晶体。压电晶体的矩阵块内含有极化分子。超声波的产生基于压电效应。当交流电激发时，晶体矩阵内的极化分子产生振动，从而产生超声波。反之，当超声波撞击晶体时，极化分子的振动会产生电流。因此，压电晶体可以产生和接收超声波。这个过程被称为压电现象，也就是将电能转化为机械能；反之，

机械能也可以转化为电能。

为了成像，探头发射较短的超声波。通常，二维探头发射 2 ~ 4 个波长的超声波。如图 1.6 所示，脉冲波的长度越短，轴向分辨力越好。因此，波长越短（即脉冲波的长度越短），轴向分辨力就越好。

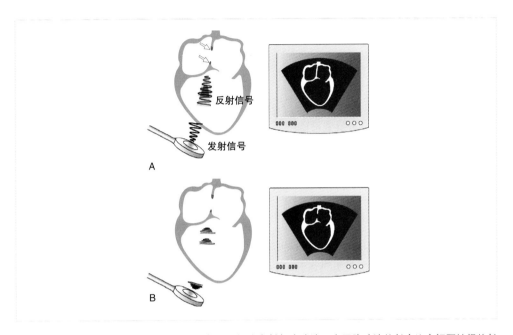

图 1.6 脉冲波的长度对轴向分辨力的影响。A. 探头发射长脉冲波。由于脉冲波的长度比房间隔缺损的长度（箭头）更长，房间隔缺损两端的反射就变得模糊，缺损就无法被探查到。因此，二维超声（右图）不会发现房间隔缺损。B. 脉冲波长度较短，短于房间隔缺损的长度。各界面的反射清晰可见，右图可以显示缺损

三维超声声束

近场和远场

超声探头发射三维超声声束，类似于一个三维光柱（图 1.7）。该声束的物理特性取决于以下因素。

1. 特定的检查部位。

2. 超声能量强度的分布。

3. 系统对侧向（边对边）和厚度（上缘对下缘）的分辨力。

细声束可以提高分辨力和反射强度，减少伪像。一般来说，声束呈圆盘状或矩形，包括两个主要区域——近场（fresnel）和远场（fraunhofer）。近场的声束控制和图像分辨力最好，而且该区域内的声能也更为集中，产生的回声更强，生成的图像效果也更好。

在近场区，声束较窄。近场区长度与探头直径（D）成正比，与波长成反比：

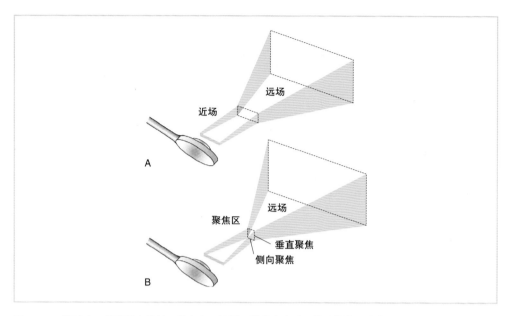

图 1.7 三维声束。超声探头发射三维声束。投影区域的大小对图像分辨力和伪像有重要影响。一般来说，窄的较好。A. 未聚焦声束。近场声束较窄，远场声束较分散。B. 聚焦声束。聚焦可以在侧向和上下方向上都产生窄的声束。组织的图像分辨力在聚焦区得以提高。在非聚焦区，声束很快分散，该区域的成像质量下降

$$Ln = D^2/4\lambda \tag{7}$$

近场区远端的声束较分散，形成远场区。分散角度（θ）与探头直径（D）成反比：

$$\sin\theta = 1.22\lambda/D \tag{8}$$

因此，高频率（λ 较小）的大探头可以产生更好的声场，即声束长而窄的近场和声束较少分散的远场。

聚焦
聚焦能够使声束变窄。可以通过下列 3 种途径使声束变窄。

1. 将压电晶体做成凹面。

2. 在晶体前放置声透镜。

3. 应用电子相控阵探头。

聚焦区的窄声束可以提高该区域的成像质量。然而，声束在聚焦区以外发散时，减少了声能的强度，导致成像质量下降。

电子束聚焦：相控阵
现代超声成像系统允许检查者调节聚焦区深度，从而改善成像质量。单晶体探头发射的波阵面以半球形分散。将几个晶体排列成线形，每个晶体产生的声波相互作用，形成一个窄的、前向的波阵面（图 1.8A）。中心区的电子激发晶体时，产生一个

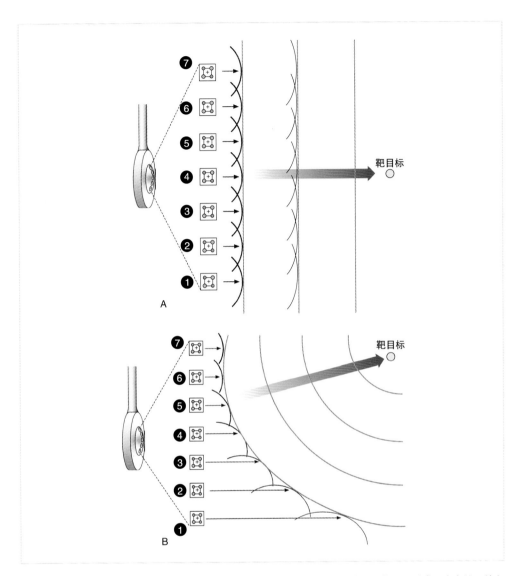

图1.8 相控阵探头。A. 7个晶体的线形排列。每个晶体产生的半球形的波相互作用，形成一个窄的、前向的波阵面。B. 相控阵探头依次激发晶体，先激发晶体1，然后激发晶体2，以此类推，这就使声束角度朝向靶目标。注意，晶体6和晶体7在晶体5之前被激发，可产生凹形波阵面，从而使声束的能量聚焦于靶目标。使电子改变方向和聚焦声束是相控阵的主要优势

凹面波阵面，聚焦声束于感兴趣距离之前，通过电子激发阵列末端的晶体，可以进一步聚焦声束（图1.8B）。

认识到选择聚焦深度的优点和缺点非常重要。后文将介绍声束形状对确定成像系统分辨力的重要性。

分辨力

评价超声系统的分辨力需要评估3个参数：对沿超声声束轴方向的物体的分辨

力（轴向分辨力），对沿水平方向的物体的分辨力（侧向分辨力），以及对垂直于超声声束方向的物体的分辨力（垂直分辨力）。

轴向分辨力

轴向分辨力是指分辨声波轴线上的两个目标的能力。轴向分辨力取决于声脉冲的带宽。带宽是围绕中心频率发射的共振频率。高带宽脉冲的特点是持续时间短的高频率信号，可以产生最好的轴向分辨力。如图 1.6 所示，高频率短脉冲超声可以提供最好的轴向分辨力。正常情况下，轴向分辨力大约是波长的 1.5 倍，因此，频率为 7.5 MHz 的探头的轴向分辨力是 0.3 mm。提高轴向分辨力不会产生高成本。脉冲越短，能量越低，穿透和返回的回声较弱。同样地，高频率声波会很快衰减。因此，检查者必须根据成像的要求选择这些参数。

侧向（水平）分辨力

侧向分辨力是指分辨水平排列的、与声束垂直的两个目标的能力。声束宽度是决定侧向分辨力的主要因素。宽声束会将两个目标混在一起，而窄声束可以分辨每一个目标。信号频率和探头大小可影响侧向分辨力。但对于传统的心脏超声探头，声束宽度接近于"深度 /50（即深度为 10 cm）"时，声束宽度约为 2 mm。

垂直分辨力

垂直分辨力是指分辨垂直排列的、与声束垂直的两个目标的能力。尽管二维图像显示的可能是一层薄的心脏组织切面，但实际上它显示的是整个声束厚度上的平均信息。因此，声束越窄，系统垂直分辨力越好（图 1.7）。信号频率和探头大小影响垂直分辨力，但是传统的心脏探头的声束厚度接近于"深度 /30"。因此，深度为 10 cm 时，声束的厚度约为 3.3 mm。值得注意的是，轴向分辨力提供的保真度比侧向和垂直分辨力高 50%。

分辨力的优化

探头大小、信号频率、聚焦长度和感兴趣区组织的深度之间的相互作用决定了声束的宽度和厚度。近场区或者聚焦区的声束最窄，远场区的声束则较分散。因此，分辨力在近场区较好，而在远场区较差。延长近场区的因素，如高频率和大半径探头，可以提高侧向分辨力和垂直分辨力。聚焦可以进一步减小声束宽度，提高聚焦区的侧向分辨力和垂直分辨力。但是聚焦通常使聚焦区外的声束发散，因此相应降低了聚焦区外的侧向分辨力和垂直分辨力。这些因素解释了为什么多选择将高频率（波长较短）探头置于感兴趣区目标附近，因为这样可以提高侧向分辨力和垂直分辨力。在此方向上，良好的分辨力可以使超声在轴平面上进行更精确的测量。

外部声束

旁瓣

线阵探头除了产生向前传播的超声能量外，在主声束轴线之外还产生一些额外的声束（图 1.9）。这些额外的声束叫作旁瓣。探头将旁瓣的反射当作主瓣反射处理，明显影响图像质量，结果是成像平面轴线以外的结构错误地出现在二维图像上。

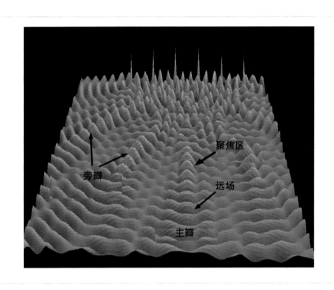

图 1.9 超声声束图。相控阵探头的声能量的空间分布特点是有聚焦区、近场、远场和旁瓣。图像顶部有一个 6 晶体探头（尖峰），其发射的声波相互作用，产生相长干涉和相消干涉。由此产生的图像包括前向的高强度主瓣，其焦点区显示狭窄的扩散宽度和峰值强度，旁瓣也会产生。这些远离主轴的瓣反射会降低图像质量，这是伪像产生的重要原因

副瓣

副瓣是多阵列探头产生的旁瓣。线性阵列的每一个晶体都可以作为一个声源。当这些单个的声波在同一时相出现，并远离声束主轴（相长干涉）时，就产生了副瓣。副瓣的位置是可预测的，因为它们与晶体的位置和声波的波长有关。

旁瓣伪像

旁瓣和副瓣的能量都比主瓣的能量低，一般不会明显影响超声心动图图像。但是当旁瓣和副瓣遇到强反射表面（如导管、假体和钙质）时，足够的能量就会反射回探头，产生旁瓣伪像。探头认为这些反射来自主瓣，因此错误地将其与主瓣的反射一同显示。为了减少这些伪像，检查者应当降低增益，以减少这些弱声束产生的强反射。为了区分真正的组织与伪像，应当改变声窗，因为伪像不会在多个切面同时出现。

信号的接收和处理

将反射回来的超声信号转换为精确的心脏图像是一个复杂的过程，包括接收返回的超声脉冲及电子的处理和显示。为了优化图像的采集，避免由伪像引起的误诊，了解这些步骤的基本原理是十分有必要的。

探头的发射与接收模式

首先，超声探头是一个发射器，发射之后才是一个声信号接收器。振荡器产生信号，将电流传递给压电晶体，这决定了声波脉冲的发射频率。超声波瞬时发射后，探头转为接收模式，接收组织反射回来的超声波。

电子的处理

放大器：控制增益

压电晶体将返回探头的声波从声能转化为射频电子信号。大部分声能在传播过程中损失，因此电子信号必须在进一步处理前被放大。放大器由系统增益控件控制。此外，由于信号衰减与距离成正比，从远处组织返回的信号将比由近处组织返回的信号低 12 ~ 30 dB。时间增益补偿可使检查者根据组织与探头距离的不同，有选择地放大信号。基于这些特点，远处目标和弱反射体的信号强度被放大，使它们与近处组织相匹配。

压缩与显示

经过放大和时间增益补偿的电子信号必须在显示之前进行处理。这些射频电子信号的动态范围过大（超过 100 dB），因此不能显示。为了缩小动态范围，常进行两步处理。先用抑制电路滤过低振幅信号，低振幅信号通常代表背景噪声或者斑点。再压缩剩余的信号，从而显示出高振幅和低振幅部分。随后，用数字扫描转换器将电子信号转换为标准视频模式。

前处理与后处理

数字扫描转换器需要将模拟电子信号数字化，从而将信号转换为模拟视频模式。这一过程为检查者控制图像数据的显示提供了两个重要的手段。通过调节影响模 – 数转化的前处理和影响模拟视频模式转换的后处理，检查者可以修改显示的图像外观。这些调节可用于增强组织边缘，或者改善弱反射组织的轮廓。此外，检查者可根据检查条件和个人习惯进行有选择的调节。

显示方式

黄金法则：时间就是距离

超声成像基于反射信号的延迟时间和振幅（图 1.10）。由于组织的声速相对恒定，超声波在组织中传播时所需要的时间是由成像组织到探头的距离决定的：

$$距离 = 速度 \times 时间 \tag{9}$$

声波在软组织中的传播速度是 1 540 m/s，探头与反射体之间间隔 1 cm 的传播时

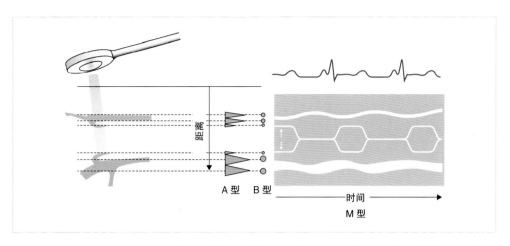

图 1.10 超声的显示。超声声束通过主动脉瓣。振幅型（A 型）显示表现为水平波峰。辉度型（B 型）显示表现为波峰被不同辉度的像素代替。运动型（M 型）显示表现为连续的辉度型图像，以显示心脏的运动。"六边形盒样结构"表示正常开放和关闭的主动脉瓣

间如下：

$$传播时间 = 13 \ \mu s/cm \tag{10}$$

通过计算声波传播和返回之间的时间间隔，超声心动图系统可以精确地计算出某一结构所在的位置。

振幅型

最初的超声显示模式是振幅模式（A 型）显示，返回的信号为垂直轴线上一连串的水平波峰。水平波峰与反射组织的距离和反射回声的强度有关。

辉度型

目前的超声成像技术主要基于辉度型（B 型）显示。反射回声的振幅表现为显示器垂直轴线上不同辉度的像素，而不是水平波峰。辉度与反射信号的强度相关。

运动型

运动型（M 型）显示表现为连续的 B 型图像，并增加了一些时间信息。M 型超声提供心脏一维的"冰锥形"图像，并以高速率更新 B 型图像，从而支持动态实时成像。在发射下一个脉冲之前，探头必须先接收之前发射并反射回的脉冲。B 型图像的更新频率叫作帧频，可通过以下方式进行计算：1 s/ 回波时间。M 型图像的帧频非常高（超过 2 000 Hz）。与其他技术相比，M 型显示可以提供更好的动态信息。但是，M 型显示仅可以显示轴向上的运动信息和有限的心脏解剖图像。由于 M 型显示具有良好的动态和轴向分辨力，因此 M 型显示已成为心脏超声检查的最佳模式。

二维超声心动图

二维超声心动图是对 B 型超声心动图的修正，是超声心动图检查的主要部分。与在单一方向上重复发射超声脉冲不同的是，二维超声心动图探头按顺序发射超声脉冲，使之通过心脏的解剖结构。通过这种方式，二维图像可以显示心脏解剖结构的断层信息。与 M 型显示不同，二维超声心动图可以显示心脏形态和侧向的运动（图 1.11）。

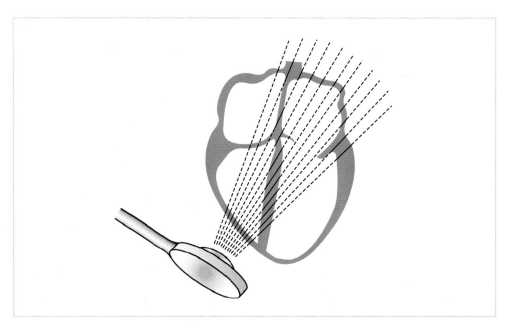

图 1.11 二维相控阵超声心动图的扇形扫描线。每条虚线代表每个 B 型（辉度型）扫描线。任何与扫描线相互作用的结构都会产生黑斑，但扫描线之间的结构并没有缺失，这是因为超声心动图系统将相邻的信号平均化来补充这个缺损。相应地，扫描线越密集，图像质量就越好。相控阵扫描时，线与线之间的距离随着远离探头而加大

二维扫描系统

电子和机械系统的发展使声束对感兴趣区进行扫描成为可能。通常情况下，探头包括许多相邻的线性排列的晶体（或元件）。每一个晶体发射的单个声波组合成一个统一的波阵面。该波阵面比单个晶体的发射波具有更好的聚焦性和方向性。此外，通过改变阵列（相控阵列）中每个晶体的电子激发时间，不移动探头就可以改变波束方向。与机械系统相比，电子系统的优势在于无须移动部件且更容易操控声束（如使声束的方向偏转、聚集声束和使声束变窄），因此，电子扫描系统已成为超声心动图扫描的重要技术。在医学超声检查中，常用的两种电子扫描仪分别为线阵扫描仪和扇形扫描仪。

线阵扫描仪

线阵扫描仪采用数个晶体组成长探头。各组晶体从探头的一端向另一端有序激发。每组晶体的激发都能直接显示其前方的结构。而每组晶体的有序激发则可显示整个探头前方的心脏结构。这一方法的缺点是探头的表面必须足够大，以有效覆盖较大的解剖区域。线阵探头通常用于血管和产科检查。

扇形扫描仪

超声心动图检查中，最常用的是相控阵扇形扫描仪。这是一套可以精确计算每个晶体激发时间的电子系统，能够使声束呈弧形通过预设区域。通过改变探头元件的激发顺序，可以很容易地控制相控阵列系统中的超声声束（图 1.8）。电子控制声束使其呈扇形的技术能够帮助人们开发出 TEE 和经胸超声心动图所需的较小的探头。

二维成像

扇形成像

为了产生二维图像，超声心动图系统记录第一组脉冲形成的 B 型超声数据，并发射下一个声束，记录返回的信号。这个过程反复进行，直到形成整个扇形图像。一般来说，扇形的角度为 30°～90°。超声心动图系统记录每个 B 型线（又称扫描线）的方向，使信息可以在正确的位置上显示出来。然后二维扫描仪重复整个过程，以便更新图像，捕捉动态信息。扇形扫描的每张图像称为 1 帧。每帧二维图像通常需要 100～200 个扫描线，因此帧频为 30～60 Hz。由于这个帧频明显低于 M 型超声心动图，因此二维超声心动图在显示动态信息或心脏事件的时间方面不如 M 型超声心动图精确。

图像质量和动态调节

二维图像的质量会受到操作者控制等因素的影响，而这些因素在成像质量和动态信息的提供等方面发挥了重要作用（通常是反作用）。正确的设置取决于具体的检查。

脉冲重复频率是声脉冲每秒钟传播的频率。脉冲重复频率越高，在既定时间内的扫描线就越多。超声传播的距离越长，所需要的时间也越长，因此脉冲重复频率与扫查深度呈负相关。

帧频是每秒钟扫查的频率。每帧包含了 1～2 个感兴趣区的扇形扫描。两次扇形扫描的信息能够交替提高图像的质量。高帧频提高了动态信息的捕捉。通常，帧频超过 30 Hz 可以实现较好的动态实时显像（如主动脉瓣的启闭）。帧频取决于扫查深度（该深度决定了接收每个扫描线所需的时间）和扇形的宽度（扇形的宽度增加时，需处理的扫描线的数量也增多）。也就是说，增加扇形的宽度和扫查深度会降低帧频。

扫描线密度为每一个单位扇形区域内扫描线的数量，对图像质量有很大的影响。扫描线密度应该为每度 1.5 ~ 2.2 条线。扫描线数量加倍会使侧向分辨力增强，但是会导致帧频下降。可用每次扇形扫描时扫描线的数量除以扇形的角度得出扫描线密度。扇形的角度越大，面积就越大，扫描线密度也就越低。相控阵探头产生的是一个扇形切面，因此在探头近处，扫描线密度和侧向分辨力较好，远处则相对差一些。

图像质量 vs 动态调节

显然，检查者必须在图像的大小和帧频之间做出选择。如果帧频过高（超过 100 Hz），则每帧的扫描线数量就会减少，扫描线密度就会下降，尽管图像的时间分辨力很好，但空间分辨力下降。我们不主张在一张较大的图像上评价多个结构，因为这样会降低帧频和图像质量。我们建议将检查的重点集中在既定的感兴趣的结构上，并在近场选择最能描绘结构的切面。减小扇面角度和深度能够提高运动信息，但不会降低侧向分辨力。当需要较高帧频时，应考虑 M 型超声心动图，这样可以在较好的轴向分辨力基础上获得动态图像。因此，M 型超声心动图是二维超声心动图和彩色多普勒超声心动图的重要补充。

总结

二维超声心动图基于超声波与患者身体间的相互作用。在超声脉冲的产生及随后的反射、接收和显示的过程中，可能会发生一系列复杂的事件。在忽视成像过程的物理基础的情况下，超声心动图检查者可能遇到的两种常见误诊原因为图像信息不足和伪像。而专业的超声心动图检查者可通过理解相关原理，选择最合适的切面和仪器设置，充分优化感兴趣结构的图像。没有任何一个患者或者超声心动图系统是完美的，而检查者必须根据主要诊断目标在一些矛盾的图像调节中进行取舍，如在图像动态变化与图像质量方面进行折中处理。本书第 23 章将介绍检查者和仪器之间的重要关系。

推荐阅读

Geiser EA. Echocardiography: Physics and instrumentation. In: Marcus Ml, Skorton DJ, Schelbert AR, et al., eds. Cardiac Imaging. 2nd ed. Philadelphia, PA: WB Saunders; 1991.

Weyman A, ed. Principles and Practice of Echocardiography. 2nd ed. Philadelphia, PA: Lea & Febiger; 1994:3 - 55.

自测题

1. 以下哪一项会影响声波的传播速度?
   a. 信号频率
   b. 信号振幅
   c. 组织密度
   d. 探头大小

2. 声波在下列哪种介质中不能传播?
   a. 真空
   b. 血液
   c. 骨骼
   d. St. Jude 二尖瓣

3. 软组织中的声速约为:
   a. 1 500 cm/s
   b. 1 500 m/s
   c. 1 500 km/h
   d. 1 500 mph

4. 高频声波在心脏成像方面具有的优势是:
   a. 通过脂肪组织的穿透力更好
   b. 远场的振幅更高
   c. 所需要的探头表面更小
   d. 聚焦更好

5. 信号振幅与下列哪项有关:
   a. 强度的平方根
   b. 强度的平方
   c. 强度除以扇形图像的宽度
   d. 强度乘以扇形图像的宽度

6. 食管中段主动脉长轴切面中升主动脉壁与主动脉血液之间的分界线:
   a. 由镜面反射产生
   b. 由散射产生
   c. 取决于奈奎斯特极限
   d. 不受反射系数影响

7. 超声信号振幅损失的因素包括:
   a. 分散和反射系数
   b. 吸收和扇面宽度
   c. 频率和脉冲重复频率
   d. 距离和增益设置

8. 以下关于压电晶体的说法中不正确的是:

9. 以下关于近场长度的说法中正确的是:
   a. 使用大探头和长波长时近场长度会增加
   b. 使用大探头和高频率时近场长度会增加
   c. 使用小探头和长波长时近场长度会增加
   d. 使用小探头和低频率时近场长度会增加

   a. 发射超声
   b. 将交流电信号转换为超声波
   c. 接收反射的声信号
   d. 通过增益设置控制

10. 距离探头 10 cm 处的典型截面声束尺寸为:
    a. 1 mm^2
    b. 5 mm^2
    c. 15 mm^2
    d. 50 mm^2

11. 以下关于旁瓣伪像的说法中正确的是:
    a. 可通过增加增益减轻
    b. 可通过增加探头输出减轻
    c. 在单晶体探头中不会发生
    d. 仅限于近场

12. "探头通常以发射模式运行"这一说法:
    a. 正确
    b. 错误

13. 抑制电路最适用于:
    a. 减少白视
    b. 减少背景斑点
    c. 防止电损伤
    d. 减少旁瓣伪像

14. 在 TEE 检查中,回波时间(从发射到信号返回的时间):
    a. 因遇到的组织不同而有很大差异
    b. 受扇形图像宽度的影响
    c. 等于 13 µs/cm
    d. 在高频信号情况下最长

15. 从距离探头 20 cm 处的目标反射回的 10 MHz 信号的回波时间为:

a. 3 080 μs

b. 3 080 ms

c. 260 μs

d. 2 600 ms

16. M 型超声比二维超声的时间分辨力更强的原因是：

 a. M 型超声采用更高频率的信号

 b. 二维超声采用扇形扫描

 c. M 型超声的有效深度是二维超声的一半

 d. 二维超声采用 B 型显示

17. 以下关于相控阵的说法中正确的是：

 a. 是一时的流行

 b. 对于 M 型显示非常重要

 c. 优于 B 型显示

 d. 可以电子控制单个探头元件的激发

18. "帧频与脉冲重复频率有关"这一说法：

 a. 正确

 b. 错误

19. 静止帧的图像质量不直接受下列哪个因素的影响？

 a. 脉冲长度

 b. 扫描线密度

 c. 帧频

 d. 返回信号的振幅

20. 下列哪一项会给动态信息显示带来不利影响？

 a. 增加扇形图像的宽度

 b. 降低信号频率

 c. 减小深度设置

 d. 减小扫描线密度

2 二维超声检查

Joseph P. Miller

在过去数年里，人们对三维成像和新技术给予了极大的重视。虽然人们很容易被三维成像技术所吸引，但并不是每个手术室都有三维成像仪器。实现三维成像等技术在所有临床场景中的广泛且简便使用还需要数年时间。在大多数情况下，二维成像仍然是术中超声心动图成像的主要工具。

本章的目的是揭示超声心动图的成像原理，并提供一种逐步获取图像的方法。在初学者的眼中，学习和应用经食管超声心动图似乎是一个不可逾越的任务。通过本章的学习，你将很快掌握 TEE 的成像技巧，为术中决策提供有价值的参考[1-6]。

成像平面和方位

理解成像平面的方位对图像的获取和心脏解剖结构的显示至关重要。尽管 TEE 受限于食管和胃的位置及容积，但通过改变超声声束的位置和方向，检查者依然可以很好地观察到心脏的结构。

探头的放置

TEE 探头的放置方法与胃管的放置方法相似。最简单的方法就是检查者用左手抬起被检者的下颌，然后用右手插入探头。检查者可持续地轻度加压使探头进入，然后从左至右轻微地反复试探，直至发现食管的开口。如果遇到阻力，最常见的原因是被检者的头部和颈部过度仰伸。当探头的顶端通过喉与环咽肌时会出现突破感，此时探头位于食管上段平面，检查者可停止探头的推进。

探头的操作

不同的操作手法可以改变 TEE 探头的位置和方向（图 2.1）。可在入口处对探头的进入深度进行调整，包括深入或后撤等。通过管体上标示的刻度可控制探头进入的深度。对于心脏成像，探头的位置可从食管上段一直深入至胃内。在食管上段平面，靠近 TEE 探头的心脏结构是主动脉弓；在食管中段切面（midesophagus，ME）的则是左心房；在经胃平面，最接近 TEE 探头的心脏结构通常是左心室。因此，依靠对进入深

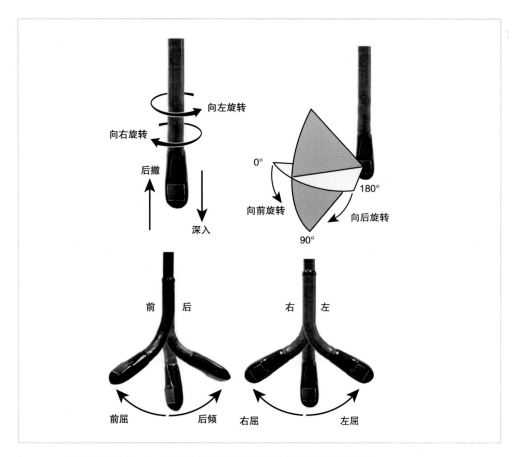

图 2.1 在获取图像的过程中，用于描述操作探头及传感器的术语（经允许引自 Shanewise JS, Cheung AT, Aronson S, et al. ASE/SCA guidelines for performing a comprehensive intraoperative multiplane transesophageal echocardiographic examination: Recommendations of the American Society of Echocardiography Council for Intraoperative Echocardiography and the Society of Cardiovascular Anesthesiologists Task Force for Certification in Perioperative Transesophageal Echocardiography.Anesth Analg. 1999;89:870–884）

度的控制，检查者可以依次观察到主动脉弓、左心房和左心室。

　　通过向左或向右手动旋转探头轴，检查者可以控制超声声束的方向。调整探头手柄上的大旋钮还可以使探头前屈或后倾。而手柄上的小旋钮则可以将探头向左侧或右侧弯曲。这些操控动作可精确控制超声声束的方向，以便能清楚地观察心脏的各个结构。

多平面成像角度

　　TEE 探头最初被应用于临床时，只能产生心脏的单平面截面图。该成像平面与管体长轴垂直，与传统的经胸超声心动图获得的典型横切面相对应。第二代双平面探头能够显示两个互相垂直的切面，即标准水平切面和长轴切面。目前，大多数成人 TEE

使用多平面探头。通过探头手柄上的电子开关，检查者可以有选择性地将成像平面的方向以 1° 的增量从 0°（横平面）旋转为 180°。这种旋转能力在图像的获取方面具有很多优势，但同时会使初学者感到困惑。

经验丰富的专家依靠两个关键点来快速获取各方位的图像。第一个关键点是单独的成像切面。超声声束通常来源于食管或者胃，并垂直地投影到探头上。因此，扇形图像的顶点显示的是距 TEE 探头最近的心脏结构，通常为心脏后部的结构，而那些接近扇形图像底部的结构（即距离 TEE 探头较远的结构）则是心脏前部的结构。第二个关键点是图像朝向左侧还是右侧依赖于探头的旋转角度。简单的定位方法是将自己的右手置于胸前，手掌向下，拇指伸开指向左前方，其余的手指指向右前方，这就是 0° 时探头扫查的方位，扫描线从小指向拇指方向，即由右向左进行扫查。因此，小指对应的心脏右侧结构将显示在显示屏的左侧（图 2.2）。注意这种由右向左的显示方式与胸部 X 线片的显示方式类似。

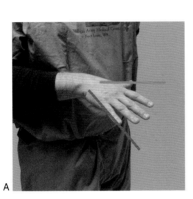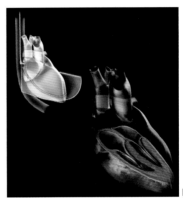

图 2.2　A. 如文中所述，检查者可以利用手进行探头方位的演示，图示 0° 平面。红线和绿线与 B 中所示的线相对应。B. 左上方显示了经食管超声心动图探头在食管中段平面获取四腔心切面的示意图。TEE 探头位于左心房后方的食管内。成像平面类似前向的楔形。多条扫描线从患者左侧（扇形切面的绿色边缘）至右侧（扇形切面的红色边缘）来回扫描。绿色边缘显示于屏幕的右侧，红色边缘显示于屏幕的左侧。在图像的右下方，示意图的一部分呈透明状态，显示了食管中段四腔心切面方向上的心脏结构

成像平面角度的增加按顺时针方向进行。例如，成像平面为 90° 相当于将手顺时针旋转 90°（小指朝下）（图 2.3）。因此，可以从后向前对心脏结构进行扫描（长轴平面）。

探头的操作结合和成像平面角度的调整可以为心脏成像提供非常有效的帮助（图 2.4）。例如，轻轻地后撤探头并旋转至 40° 平面可以显示主动脉瓣短轴切面（图 2.5）。相反，将探头深入到胃底，使探头前屈，并将成像平面调至 0°，这样操作可以显示左心室短轴切面（图 2.6）。

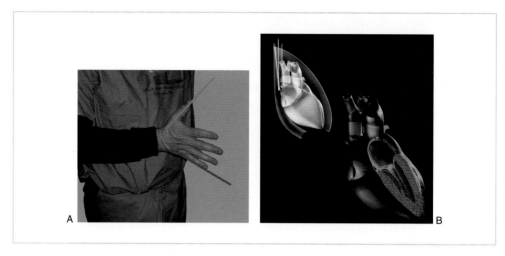

图 2.3 A. 如文中所述，检查者可以利用手进行探头方位的演示，图示 90° 平面。红线和绿线与 B 中所示的线相对应。B. 左上方显示了经食管超声心动图探头在食管中段平面获取两腔心切面的示意图。探头的位置与图 2.2 描述的一致。但此图中扇形切面的绿色边缘位于头侧，而红色边缘位于尾侧。绿色边缘显示于屏幕的右侧，红色边缘显示于屏幕的左侧。在图像的右下方，示意图的一部分呈透明状态，显示了食管中段两腔心切面方向上的心脏结构

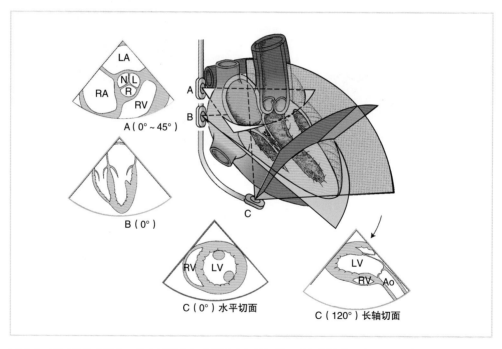

图 2.4 通过简单的操作，经食管超声心动图探头能够提供心脏解剖结构的多切面图像。在食管中段切面，逐渐推进探头可依次显示主动脉瓣短切面（A）和心脏各腔的长轴切面（B）。进一步推进并前屈探头可显示左心室短轴（C）。旋转成像平面可以扩展 TEE 探头的显像能力。此图中，将探头传感器角度调整至 120°，可显示左心室及其流出道。LA—左心房；RA—右心房；N—无冠瓣；L—左冠瓣；R—右冠瓣；RV—右心室；LV—左心室；Ao—主动脉

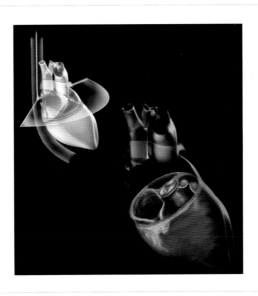

图 2.5 经食管超声心动图探头在食管中段平面获取主动脉瓣短轴切面的示意图。探头位于食管内，但较图 2.2 和图 2.3 有轻度的上移。当主动脉瓣瓣叶可显示时，将探头从 0° 调整至 40° 左右，此时显示的是真正的主动脉瓣横断面。扫描线从扇形切面的绿色边缘（屏幕右侧）至红色边缘（屏幕左侧）来回扫描产生图像。在图像的右下方，示意图的一部分呈透明状态，显示了食管中段主动脉瓣短轴切面方向上的心脏结构

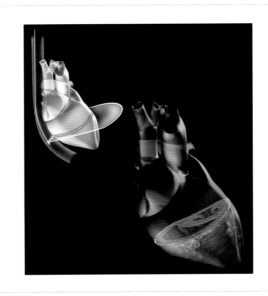

图 2.6 经食管超声心动图探头在经胃平面获取中部心腔短轴切面的示意图。探头位于胃内，并前屈与胃壁紧密接触。显像时探头显像平面的角度为 0°。扫描线从扇形切面的绿色边缘（屏幕右侧）至红色边缘（屏幕左侧）来回扫描产生图像。在图像的右下方，示意图的一部分呈透明状态，显示了经胃中部心腔短轴切面方向上的心脏结构

检查的目的

无论是全面的检查还是简单的扫查，TEE 检查都应当显示所有相关的心脏结构。每一个心腔和瓣膜都应该在两个相互垂直的切面上清楚地显示出来，所有的心脏节段也应同时显示出来，这样有助于确诊所有明显的异常，并减少由伪像引起的误诊。

检查者进行检查的方式不尽相同。部分检查者一开始就直接扫查已知有病变的结构。而另一些检查者则在检查局部之前进行系统的心脏结构扫查。通常从经胃（transgastric，TG）切面开始扫查左心室，这是因为，常见的异常均在此切面上被检出。每种方法都有其优点和缺点，没有绝对完美的方法。然而，每一种方法都必须对所有心脏结构进行完整的检查。由美国超声心动图协会和美国心血管麻醉医师协会组成的联合专家组出版了术中多平面 TEE 检查的指南[7]。然而，对于一些特殊的异常，需要用非常规切面进行扫查，而在这种情况下是否需要获取指南描述的所有（共 20 个）切面，研究人员则没有达成共识。

本章所述的检查中，在食管中逐渐推进探头可以扫查和评价心脏结构，而逐渐后撤探头则可以扫查和评价主动脉。这种方法减少了对 TEE 探头的操作，因此缩短了检查时间。但作者未发现探头进入的具体深度是确认心脏内部各结构的可靠指标。这种方法能够确定那些已知的心脏或病变部位的情况，并显示所有标准的切面。渐进式推进或后撤的方法可以系统地扫查心脏结构（避免切面定位不准确），并易于对相连的其他心脏结构进行描述。对主动脉病变的评价可通过对探头深度的调整来实现。该方法对出院患者的长期随访具有重要价值，但作者认为此方法在术中的应用价值不大。

全面检查

食管中段升主动脉短轴切面

从进入食管后的起始位置（不是前进到主动脉瓣）起，仅稍推进探头，直到看见主动脉近端。旋转探头角度（0°~45°），直到看见真正的主动脉短轴。此时可见主肺动脉分叉，右肺动脉位于后方，与主动脉近端垂直（图 2.7）。

该切面可用于确定肺动脉导管的放置位置，也可用于观察肺动脉血栓栓塞。

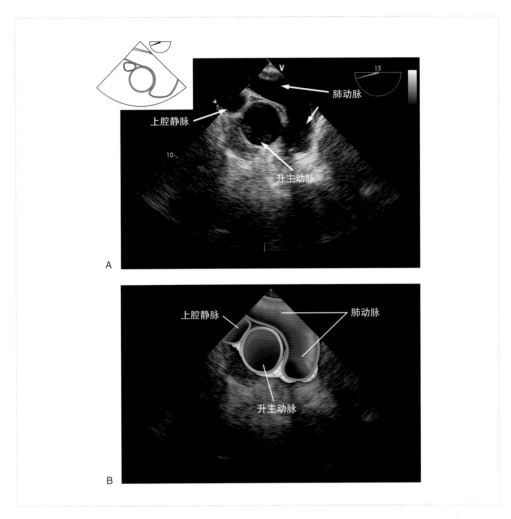

图 2.7　食管中段升主动脉短轴切面

食管中段升主动脉长轴切面

将探头从短轴切面旋转至长轴切面以观察主动脉近端。该切面可用来确认主动脉近端的夹层，观察隐静脉桥血管情况或升主动脉人工管道近端的吻合情况（图 2.8 ）。

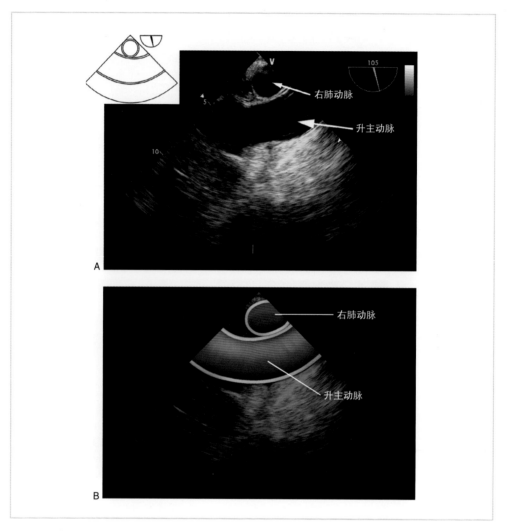

图 2.8　食管中段升主动脉长轴切面

食管中段主动脉瓣短轴切面

　　向前推进探头，直到看见主动脉瓣叶。然后将成像平面旋转至约 45°，以获得食管中段主动脉瓣短轴切面。此切面可显示主动脉瓣叶的大小和主动脉与心房腔的比例，以及瓣叶的运动和有无瓣叶钙化等。

　　该切面的主要诊断目标是确定主动脉瓣的一般形态（如是二叶还是三叶），并确定是否存在主动脉瓣狭窄，同时可以观察主动脉与心房的相对大小。房间隔缺损或卵圆孔未闭时，可对房间隔进行观察。此外，该切面还可用于观察心房压力升高引起的房间隔偏移（图 2.9）。如果轻度后撤探头，并从左向右稍微旋转，即可看见左、右冠状动脉的起始端。

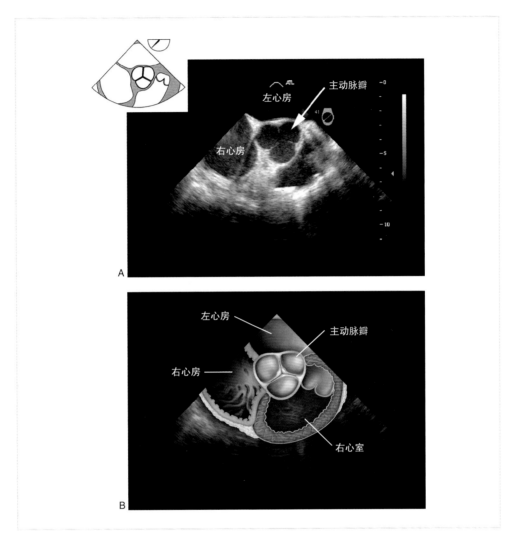

图 2.9 食管中段主动脉瓣短轴切面

食管中段右心室流入 – 流出道切面

在完成食管中段主动脉瓣短轴切面的显示之后，其余三个切面可在主动脉瓣纵轴切面获得。第一个切面是食管中段右心室流入 – 流出道切面。从食管中段主动脉瓣短轴切面开始，不移动探头，将成像角度旋转至 60° ~ 90°。成像平面将显示三尖瓣、右心室流出道和肺动脉近端。注意此时的右心房在 10 点钟方向，三尖瓣在 8 点钟方向，右心室在 6 点钟方向，肺动脉瓣和肺动脉在 4 点钟方向。

该切面的主要诊断目标是判断右心室和肺动脉瓣环的大小，并对肺动脉瓣进行评价。在应用多普勒测量三尖瓣口的血流速度时，该切面通常优于食管中段四腔心切面。在有先天性心脏病手术史的成人患者中，评价右心室流出道和肺动脉瓣可提供重要的诊断信息。

如果肺动脉导管监测未能识别到有诊断意义的波形，该切面可能有助于确定肺动脉导管的位置。如果肺动脉导管的位置正常，我们可在肺动脉近端看见因超声声束反射而显示的线样强回声（图 2.10）。

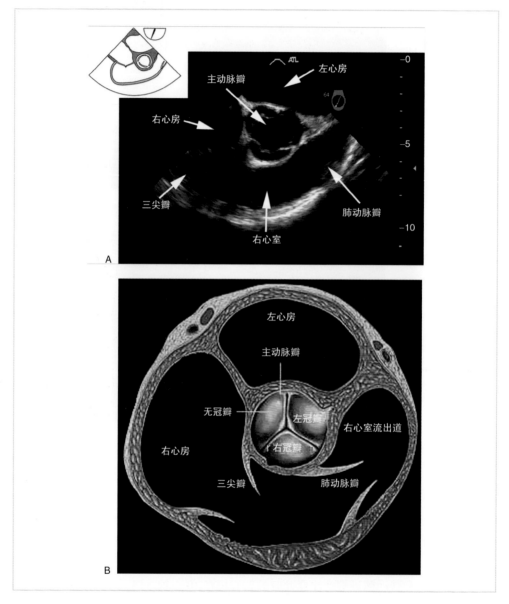

图 2.10　A. 食管中段右心室流入 – 流出道切面。B. 食管中段右心室流入 – 流出道切面解剖图解。读者可以将这张图与临床中的超声心动图进行比较，以便更好地理解心脏解剖结构（经许可图 B 引自 Patrick J. Lynch; illustrator; C. Carl Jaffe; MD; cardiologist, Yale University Center for Advanced Instructional Media Medical Illustrations by Patrick Lynch, generated for multimedia teaching projects by the Yale University School of Medicine, Center for Advanced Instructional Media, 1987–2000. Patrick J. Lynch, http://pat– ricklynch.net Creative Commons Attribution 2.5 License 2006; no usage restrictions except please preserve our creative credits: Patrick J. Lynch, medical illustrator; C. Carl Jaffe, MD, cardiologist. http://creativecommons.org/licenses/by/2.5/. ）

食管中段主动脉瓣长轴切面

将成像角度旋转至 110°～130° 可获得食管中段主动脉瓣长轴切面。为了优化图像，可轻微地向被检者右侧旋转探头。该切面可用于观察左心室流出道、主动脉瓣、升主动脉近端、冠状静脉窦和窦管交界处等。

该切面的主要诊断目标是评价主动脉瓣功能、瓣环和窦管交界处的大小。我们也能观察到升主动脉近端是否有钙化、扩张或突出的动脉粥样硬化斑块。该切面的一个明显的缺点是不能显示升主动脉远端的主动脉插管位置。二维检查之后，检查者还可以用彩色多普勒评价主动脉瓣的功能（图 2.11）。

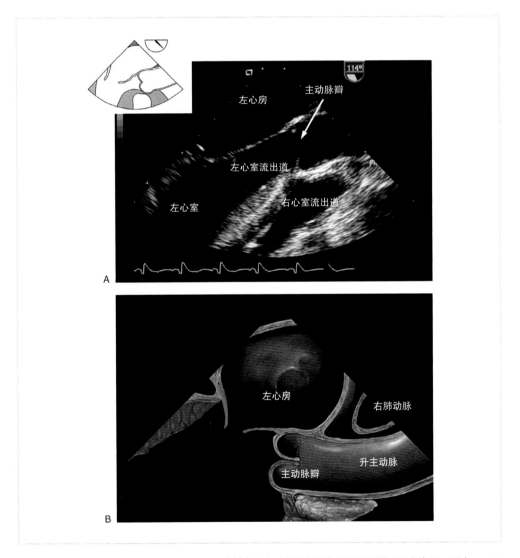

图 2.11 A. 食管中段主动脉瓣长轴切面。B. 食管中段主动脉瓣长轴切面解剖图解（经允许图 B 引自 Patrick J. Lynch; illustrator; C. Carl Jaffe; MD; cardiologist Yale University Center for Advanced Instructional Media Medical Illustrations by Patrick Lynch, generated for multimedia teaching projects by the Yale University School of Medicine, Center for Advanced Instructional Media, 1987–2000. Patrick J. Lynch, http://patricklynch. net Creative Commons Attribution 2.5 License 2006; no usage restrictions except please preserve our creative credits: Patrick J. Lynch, medical illustrator; Carl Jaffe, MD, cardiologist. http://creativecommons.org/licenses/by/2.5/.）

食管中段双腔静脉切面

将探头放在食管中段主动脉瓣长轴切面上，向右旋转探头，则可获得食管中段双腔静脉切面。将角度调整至比食管中段主动脉瓣长轴切面小 5°～15°，即可获得最佳的图像。该切面显示的重要结构包括左心房、右心房、下腔静脉、上腔静脉、房间隔和右心耳。轻度调节探头深度及多平面角度，可观察到三尖瓣或冠状静脉窦（图 2.12）。

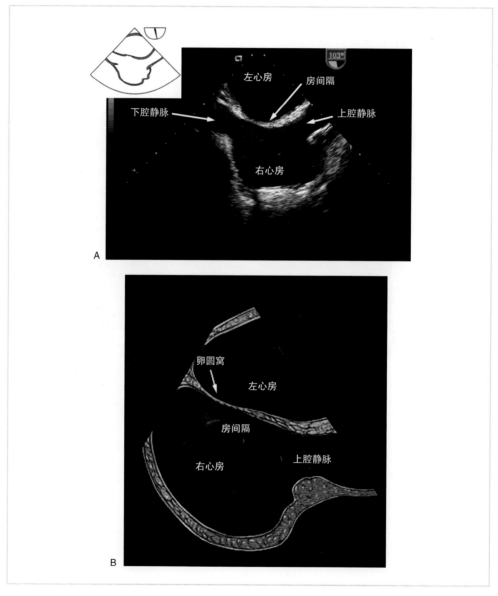

图 2.12　A. 食管中段双腔静脉切面。B. 食管中段双腔静脉切面解剖图解（经允许图 B 引自 Patrick J. Lynch; illustrator; C. Carl Jaffe; MD; cardiologist Yale University Center for Advanced Instructional Media Medical Illustrations by Patrick Lynch, generated for multimedia teaching projects by the Yale University School of Medicine, Center for Advanced Instructional Media, 1987–2000. Patrick J. Lynch, http://patricklynch.net Creative Commons Attribution 2.5 License 2006; no usage restrictions except please preserve our creative credits: Patrick J. Lynch, medical illustrator; C. Carl Jaffe, MD, cardiologist. http://creativecommons.org/licenses/by/2.5/. ）

该切面的主要诊断目标是检查增大的心房，判断是否存在卵圆孔未闭和房间隔缺损的情况，以及检测心房内残余气体。当检查者对房间隔是否连续和完整存在疑问时，可使用多普勒或超声微气泡造影。

在置入肺动脉导管时，如果导管难以进入右心室，该切面将有助于引导操作。肺动脉导管长约 20 cm，可膨胀并被逐渐推入。当导管进入上腔静脉近端后，我们可以发现它可逐渐进入右心房。可顺时针或逆时针旋转导管，使其向三尖瓣推进。三尖瓣的位置约在右心房 7 点钟方向附近，而下腔静脉则位于 9 点钟方向附近。

食管中段四腔心切面

在食管中段双腔静脉切面的基础上，将成像角度调整至 0°，然后将探头深入至二尖瓣水平。在横切平面的基础上，即可获得食管中段四腔心切面（图 2.13）。该切

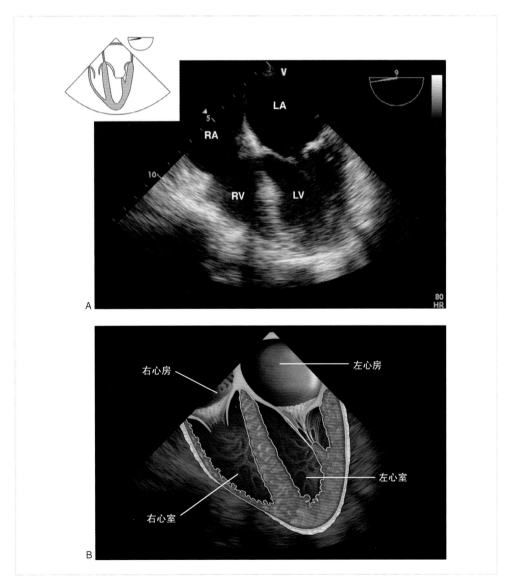

图 2.13　食管中段四腔心切面。LA—左心房；LV—左心室；RA—右心房；RV—右心室

面可显示所有心腔。将探头轻度后倾，将角度调整为 0°～10°。当三尖瓣瓣环径显示为最大时，即获得最佳位置。需要观察的重要结构包括左心房、左心室、右心房、右心室、二尖瓣、三尖瓣、室间隔和侧壁。如果观察到左心室流出道的一部分和主动脉瓣（即所谓的五腔心切面）（图 2.14），此时应将探头后倾并轻度推进探头，或者将成像平面旋转至 5°～10°，即可显示食管中段四腔心切面。主动脉瓣和左心室流出道是位于前方的结构，这些操作能够显示位置靠后的食管中段四腔心切面。

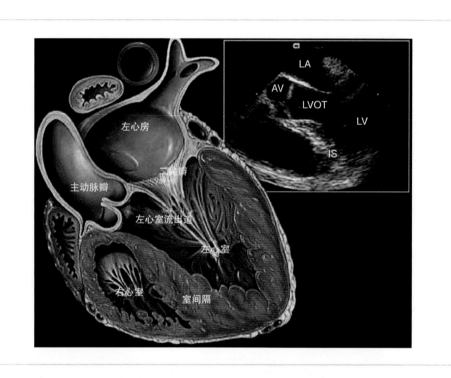

图 2.14　食管中段五腔心切面解剖图解及对应的超声心动图。LA—左心房；LV—左心室；AV—主动脉瓣；LVOT—左心室流出道；IS—室间隔（经允许引自 Patrick J. Lynch; illustrator; C. Carl Jaffe; MD; cardiologist Yale University Center for Advanced Instructional Media Medical Illustrations by Patrick Lynch, generated for multimedia teaching projects by the Yale University School of Medicine, Center for Advanced Instructional Media, 1987–2000. Patrick J. Lynch, http://patricklynch.net Creative Commons Attribution 2.5 License 2006; no usage restrictions except please preserve our creative credits: Patrick J. Lynch, medical illustrator; C. Carl Jaffe, MD, cardiologist. http://creativecommons.org/licenses/by/2.5/.）

　　食管中段四腔心切面是 TEE 中最有诊断价值的切面。该切面的诊断目标包括评价各心腔的大小和功能，瓣膜（二尖瓣和三尖瓣）的功能，以及左侧室间隔和侧壁的节段性室壁运动情况。该切面的另一个重要用途是观察聚集在心室内的气体。气体在超声下显示为聚集在左心室心尖部和中间部的小气泡。用二维切面观察后，应使用彩色多普勒观察二尖瓣及三尖瓣的情况，以检测是否存在瓣膜关闭不全和瓣膜狭窄。

食管中段二尖瓣交界区切面

在食管中段四腔心切面将探头角度旋转至约 60°，即可显示二尖瓣 P3–A2–P1 区（从左至右）。该切面可显示后内侧乳头肌，靠近前壁和侧壁的乳头肌，以及连接前叶与后叶的腱索。按顺时针或逆时针稍旋转探头并适度深入或后撤探头可以优化图像，以便将二尖瓣最大限度地显示出来。

该切面对二尖瓣结构性病变的定位特别有帮助。（图 2.15）。

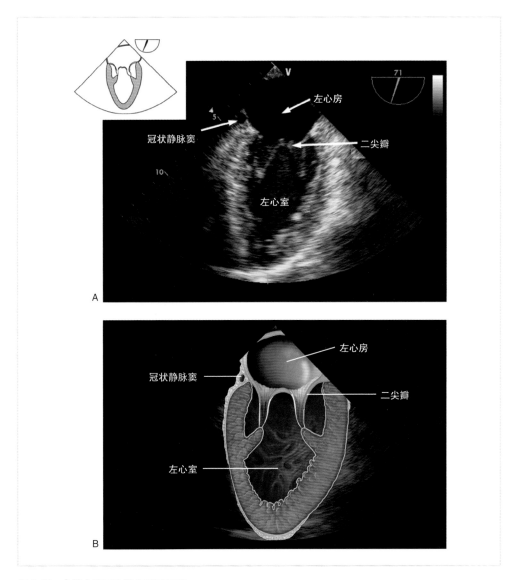

图 2.15 食管中段二尖瓣交界区切面

食管中段两腔心切面

从食管中段二尖瓣交界区切面继续将成像角度旋转至 60° ~ 90°，即可获得食管中段两腔心切面。该切面的标志性特征是左心耳的出现和右心结构的消失。通过该切面可观察到左心室前壁和下壁。有时需要向右转动探头轴，以调整腔室的显示。该切面是显示左心室心尖部的最佳切面。与左心室前壁、下壁中间段的收缩运动相比，左心室心尖部的机械活动相对较低，左心室收缩时呈"V"形。随着收缩位置上升，左心室明显缩短，此时显示的不是真正的左心室心尖，因此应调整探头位置。该切面是观测左心室血栓或心尖部室壁运动减退的最佳切面。

　　该切面的主要诊断目标是评价左心室功能（尤其是心尖部）以及前壁和下壁的运动。该切面也可用于观察左心室心尖部和左心耳血栓。该切面还常用于检测位于冠状静脉窦的逆行灌注导管的正确位置。导管显示为位于该切面 9 点钟方向的房室沟处冠状静脉窦内的强回声结构（图 2.16）。

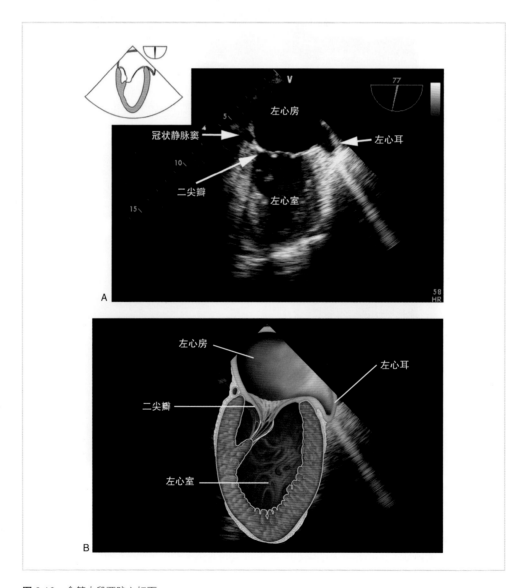

图 2.16　食管中段两腔心切面

食管中段左心室长轴切面

评价完食管中段两腔心切面，继续将探头旋转至约 120°或旋转至能观察到左心室流出道的角度。略微旋转和前屈探头可以显示流出道的最大直径。该切面通常类似于食管中段主动脉瓣长轴切面，但是，左心室流入道和流出道与大部分左心室都能通过该切面显示出来。

检查者在该切面上能够对二尖瓣和左心室流出道进行评价，此外，还能对前间隔及下侧壁的节段性室壁运动与心肌的整体功能进行评价（图 2.17）。

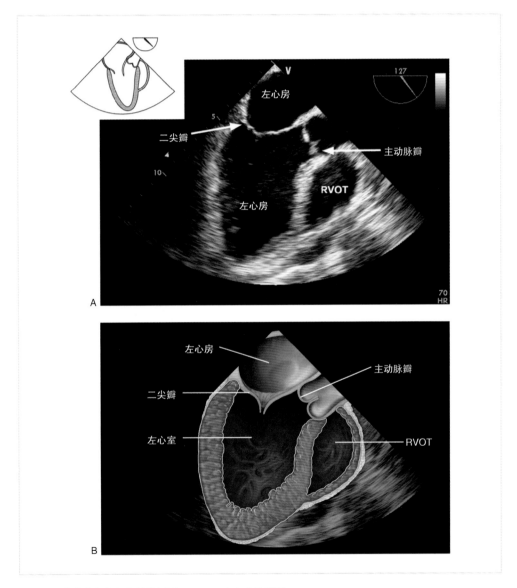

图 2.17　食管中段左心室长轴切面。RVOT– 右心室流出道

经胃左心室基底段短轴切面

从食管中段长轴切面将探头旋转至 0°，继续推进并前倾探头，然后后撤探头，即可获得经胃左心室基底段短轴切面。该切面通常难以被捕捉到。如果没有获得二尖

瓣"鱼口"征，前倾探头至经胃中部短轴切面，然后后撤探头，即可获得经胃左心室基底段短轴切面（图2.18）。

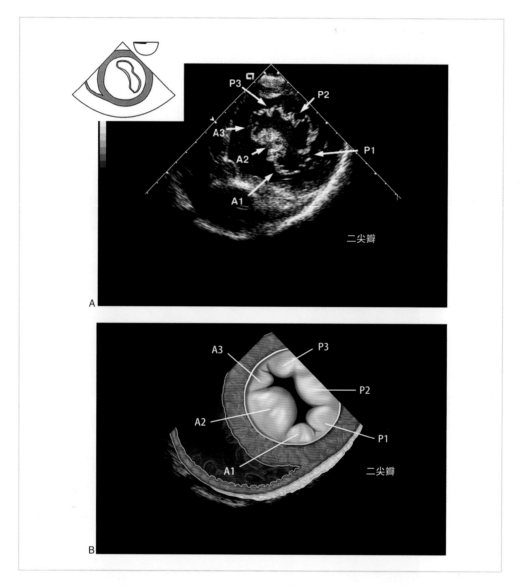

图 2.18 经胃左心室基底段短轴切面

经胃乳头肌中部左心室短轴切面

前倾并后撤探头，直至探头接触到胃壁，即可获得经胃乳头肌中部左心室短轴切面。该切面除了能显示后内侧和前侧壁乳头肌外，还能显示左心室壁和心腔。两个乳头肌大小相近时，即可确认真正的左心室短轴切面。精细调整该切面具有挑战性，需要经过两步。第一步是调整探头深度，第二步是调整探头曲度。将探头调整至合适的深度时，便可聚焦到后内侧乳头肌，这组乳头肌最接近声窗的顶端。如果能够看到腱索，则说明探头太浅，应继续深入。如果看不到乳头肌，则可能是探头太深，应后撤探头。探头深度合适时，应调整探头的曲度，使近乳头肌显示出来。如果看到前侧壁腱索，则说明探头过于前倾，应放松探头手柄上的大操作轮，使乳头肌显示出来。

该切面的主要诊断目标是评价左心室的收缩功能、左心室容积和节段性室壁运动。将探头右旋即可看到右心室（图 2.19）。

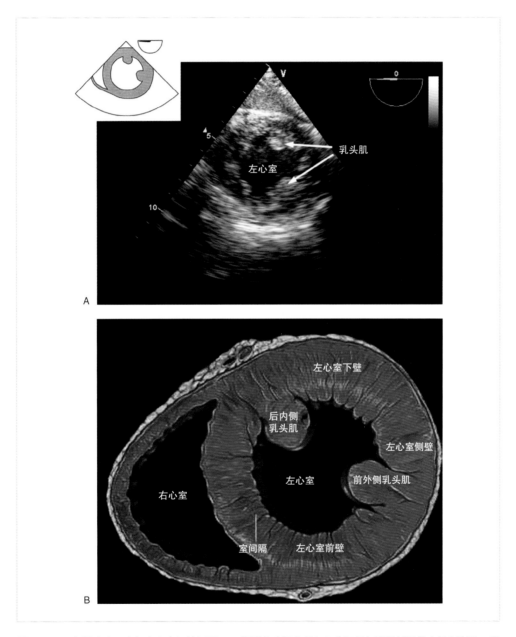

图 2.19 A. 经胃乳头肌中部左心室短轴切面。B. 经胃乳头肌中部左心室短轴切面解剖图解（经允许图 B 引自 Patrick J. Lynch; illustrator; C. Carl Jaffe; MD; cardiologist Yale University Center for Advanced Instructional Media Medical Illustrations by Patrick Lynch, generated for multimedia teaching projects by the Yale University School of Medicine, Center for Advanced Instructional Media, 1987–2000. Patrick J. Lynch, http://patricklynch.net Creative Commons Attribution 2.5 License 2006; no usage restrictions except please preserve our creative credits: Patrick J. Lynch, medical illustrator; C. Carl Jaffe, MD, cardiologist. http://creativecommons.org/licenses/by/2.5/. ）

经胃两腔心切面

评价完经胃左心室中间段乳头肌短轴切面后，将成像角度旋转至约90°，以获得经胃两腔心切面。该切面为显示左心室长轴的切面，心尖位于图像左侧，二尖瓣位于右侧。该切面的主要诊断目标是分析节段性室壁运动情况。由于与声束垂直，这个位置也是评价二尖瓣瓣下结构的较好切面（图2.20）。

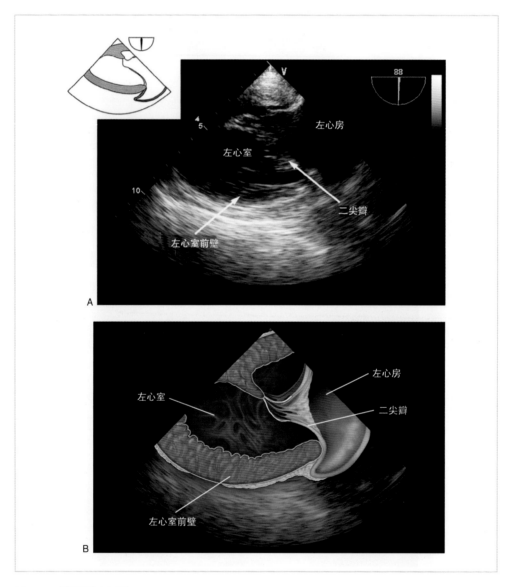

图2.20 经胃两腔心切面

经胃左心室长轴切面

从经胃两腔心切面，将成像角度旋转至约 120°。左心室流出道和主动脉瓣应出现在 4 点钟方向。该切面特别有助于获得主动脉瓣和左心室流出道的多普勒频谱（图 2.21 ）。

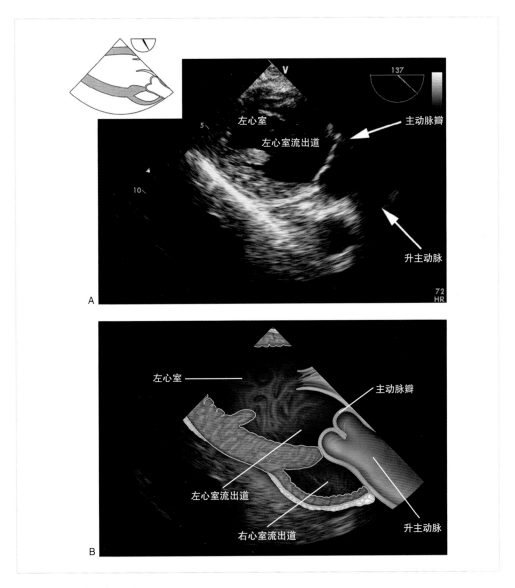

图 2.21　经胃左心室长轴切面

经胃右心室流入道切面

从经胃长轴切面，向患者右侧（沿顺时针方向）旋转探头，直到看到右心室流入道。该切面有助于评价右心室壁的厚度和三尖瓣病变（图 2.22）。这是一个经胃切面，左心室不在扇形图像的顶点。

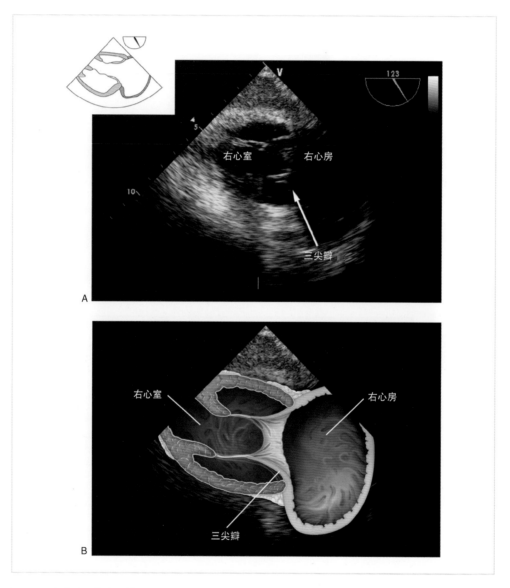

图 2.22　经胃右心室流入道切面

经胃底深部左心室长轴切面

将成像角度旋转回 0°，继续推进探头至左心室心尖部，然后最大限度地使探头前屈，并稍向后撤探头，以获得深部长轴切面。通常需要使探头向左侧屈。通过该切面可以对流出道和主动脉瓣进行频谱多普勒检测。操作时，可能需要旋转探头以获得最佳成像角度（图 2.23）。

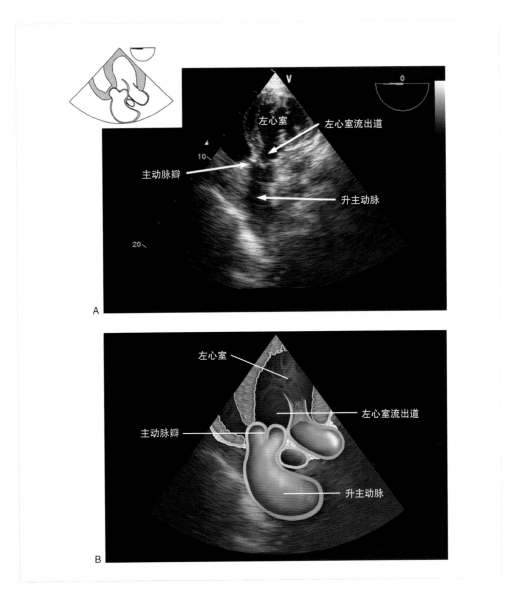

图 2.23 经胃底深部左心室长轴切面

主动脉的检查

降主动脉短轴切面

评价完心室后，将探头旋转至 0°，使探头轴朝向被检者的左侧并轻退探头，直到出现降主动脉短轴切面。需要注意的是，主动脉体积较小并且接近食管内的 TEE 探头。因此，下一步操作是优化主动脉图像。先将图像深度减小，以放大主动脉图像。然后，调高近场时间增益补偿，因为在心脏检查中通常将近场增益设置在较低水平。最后可以增加探头频率以提高分辨力。作者的经验是，改变这些设置可使主动脉斑块显示得更清楚。慢慢向外退探头，检查主动脉。当图像中的主动脉较长时，探头已经到达主动脉弓水平（图 2.24）。

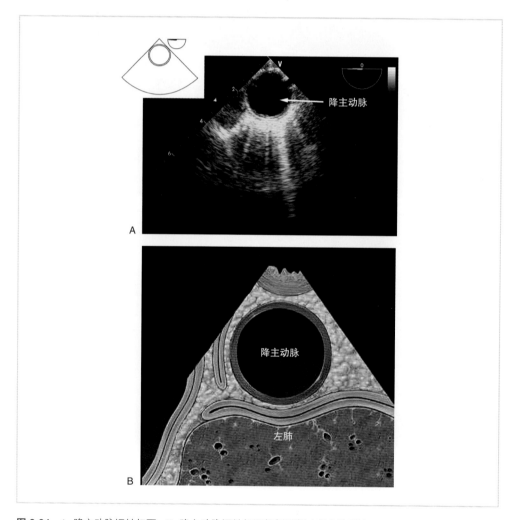

图 2.24　A. 降主动脉短轴切面。B. 降主动脉短轴切面解剖图解（经允许引自 Patrick J. Lynch; illustrator; C. Carl Jaffe; MD; cardiologist Yale University Center for Advanced Instructional Media Medical Illustrations by Patrick Lynch, generated for multimedia teaching projects by the Yale University School of Medicine, Center for Advanced Instructional Media, 1987–2000. Patrick J. Lynch, http://patricklynch.net Creative Commons Attribution 2.5 License 2006; no usage restrictions except please preserve our creative credits: Patrick J. Lynch, medical illustrator; C. Carl Jaffe, MD, cardiologist. http://creativecommons.org/licenses/by/2.5/. ）

食管上段主动脉弓长轴切面

在主动脉弓水平，将探头向右旋转以便观察远端升主动脉和主动脉弓的长轴。该切面通常有助于评价升主动脉远端，尤其是插管部位的钙化和（或）粥样斑块（图 2.25 ）。

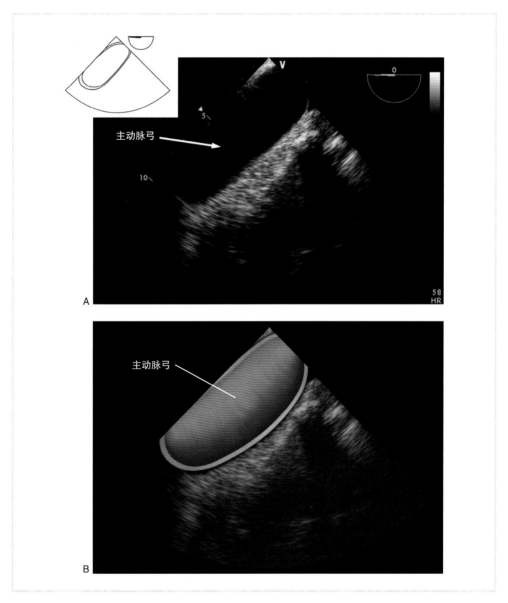

图 2.25 食管上段主动脉弓长轴切面

食管上段主动脉弓短轴切面

将成像角度调整至90°可获得食管上段主动脉弓短轴切面。略向左、右调整探头轴，可以观察到主动脉弓上的钙化、扩张和异物。在主动脉弓短轴切面约3点钟方向可以看到大血管的起始端。在此切面可以看到无名静脉和左锁骨下动脉的起始端。肺动脉平行于声束，因此可以获得很好的多普勒频谱（图2.26）。

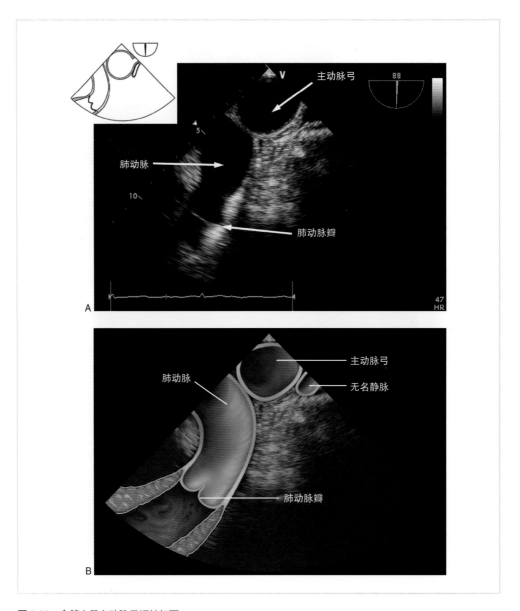

图2.26　食管上段主动脉弓短轴切面

降主动脉长轴切面

评价完主动脉弓切面后，慢慢推进探头，可获得降主动脉长轴切面。当推进探头时，略向左、右旋转探头，可以更好地检查主动脉壁（图 2.27）。

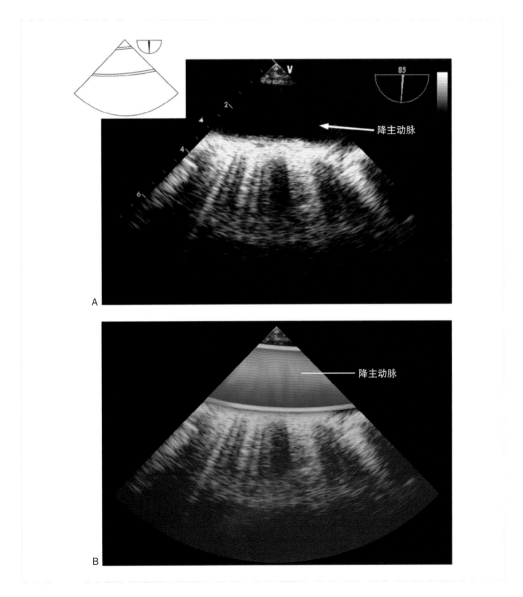

图 2.27　降主动脉长轴切面

手术室的快速检查方案

手术室通常是一个繁忙、紧张的环境。麻醉医师经常身兼数职，不仅要负责麻醉管理，还要同时进行超声心动图检查。在这种情况下，尤其是在血流动力学不稳定时，对患者进行全面的检查可能并不实际，也不适合。因此，简略、有针对性的检查更合适。图 2.28 介绍了这种检查顺序。该检查仅需要 3～5 分钟，并且一般集中于需要立即治疗的病变结构。所有的腔室和瓣膜（肺动脉瓣除外）至少能够在两个切面上显示出来。在以上切面的基础上，对特殊的病变应用多普勒技术进一步检查。在术中和重症监护的情况下，简略的检查将起重要作用。

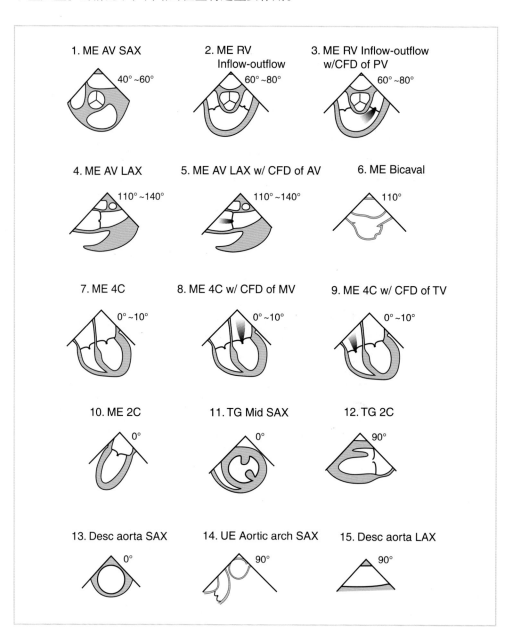

图 2.28　作者推荐的经食管超声心动图检查顺序。ME—食管中段；AV—主动脉瓣；CFD—彩色多普勒血流成像；TV—三尖瓣；RV—右心室；I–O—流入 – 流出道；PV—肺动脉瓣；TG—经胃；SAX—短轴；LAX—长轴；Desc—下降；2C—两腔；4C—四腔（经允许引自 Miller JP, Lambert AS, Shapiro WA, et al. The adequacy of basic intraoperative transesophageal echocardiography performed by experienced anesthesiologists. Anesth Analg. 2001;92:1103–1110, with permission.）

总结

掌握二维超声心动图检查需要了解常规切面图像，并有实践经验。没有两个被检者的解剖结构是完全相同的，临床获得的图像与书本的示例是有差别的。一些 TEE 图像无法从某些被检者身上获得。通常问题出在图像的方位上。为了使自己掌握解剖方位，最好使成像平面回归 0°，因为在此切面上更容易辨认一些解剖结构。然后，辨别图像顶端的结构。这些结构可能是大血管（通常是主动脉）、左心房或左心室。推进或后撤探头，直到能识别图像上的重要结构（如主动脉瓣）。最后可以根据识别的结构旋转成像平面，这样就能够通过其与邻近结构的相互关系而辨别该结构。

本章介绍了获得相关解剖结构的系统和有效的检查方法。不论是进行简短还是全面的检查，都应遵循可解释和可重复的顺序。不按顺序的习惯会导致漏掉一些切面，从而漏诊临床上重要而未被发现的异常。

参考文献

1. Sheikh KH, De Bruijn NP, Rankin JS, et al. The utility of transesophageal echocardiography and Doppler color flow imaging in patients undergoing cardiac valve surgery. *J Am Coll Cardiol.* 1990;15:363–372.
2. Sheikh KH, Bengtson JR, Rankin JS, et al. Intraoperative transesophageal Doppler color flow imaging used to guide patient selection and operative treatment of ischemic mitral regurgitation. *Circulation.* 1991;84:594–604.
3. Stevenson JG. Adherence to physician training guidelines for pediatric transesophageal echocardiography affects the outcome of patients undergoing repair of congenital cardiac defects. *J Am Soc Echocardiogr.* 1999;12:165–172.
4. Ungerleider RM, Kisslo JA, Greeley WJ, et al. Intraoperative echocardiography during congenital heart operations: Experience from 1,000 cases. *Ann Thorac Surg.* 1995;60(6 suppl):S539–S542.
5. Savage RM, Lytle BW, Aronson S, et al. Intraoperative echocardiography is indicated in high-risk coronary artery bypass grafting. *Ann Thorac Surg.* 1997;64:368–374.
6. American Society of Anesthesiologists. Practice guidelines for perioperative transesophageal echocardiography. A report by the American Society of Anesthesiologists and the Society of Cardiovascular Anesthesiologists Task Force on Transesophageal Echocardiography. *Anesthesiology.* 1996;84:986–1006.
7. Shanewise JS, Cheung AT, Aronson S, et al. ASE/SCA guidelines for performing a comprehensive intraoperative multiplane transesophageal echocardiography examination: Recommendations of the American Society of Echocardiography Council for Intraoperative Echocardiography and the Society of Cardiovascular Anesthesiologists Task Force for Certification in Perioperative Transesophageal Echocardiography. *Anesth Analg.* 1999;89:870–884.

自测题

1. 以下哪个操作会将成像扇形图像的中心移向被检者左侧？

   a. 前屈 – 后倾探头

   b. 向前旋转探头

   c. 旋转探头

   d. 向后旋转探头

2. 如果将成像平面设置为 45°，观察到的切面方向为：

   a. 从左肩至右臀

   b. 从右肩至左臀

   c. 从左侧至右侧

   d. 从右侧至左侧

3. 进行 TEE 检查时，在扇形图像的顶点看不到以下哪种结构？

   a. 主动脉

   b. 左心房

   c. 左心室

   d. 右心室

e. 非上述结构

4. 以下哪个切面是辨别主动脉瓣特定瓣病变所必需的？
   a. 食管中段主动脉瓣短轴切面
   b. 食管中段主动脉瓣长轴切面
   c. 食管中段升主动脉短轴切面
   d. 食管中段升主动脉长轴切面

5. 在下列哪个成像切面中最容易测量主动脉瓣环的大小？
   a. 食管中段主动脉瓣短轴切面
   b. 食管中段主动脉瓣长轴切面
   c. 食管中段升主动脉短轴切面
   d. 食管中段升主动脉长轴切面

6. 在以下哪个切面中可以看到位于正确位置的主动脉内球囊泵尖端？
   a. 食管中段降主动脉长轴切面
   b. 食管上段主动脉弓短轴切面
   c. 食管上段主动脉弓长轴切面
   d. 食管上段升主动脉短轴切面

7. 哪些切面有助于放置肺动脉导管和（或）确定肺动脉导管的位置？
   a. 食管中段双腔静脉切面
   b. 食管中段右心室流入 – 流出道切面
   c. 食管中段升主动脉短轴切面
   d. 食管中段升主动脉长轴切面
   e. 以上所有切面

8. 下列哪些切面对了解三尖瓣病变没有帮助？
   a. 食管中段右心室流入 – 流出道切面
   b. 经胃右心室流入道切面
   c. 食管中段四腔心切面
   d. 食管中段两腔心切面

9. 标准状态下，当成像角度为180°时，在显示屏右侧看到的图像为：
   a. 被检者左侧
   b. 被检者右侧
   c. 头侧
   d. 尾侧

10. 经胃底短轴切面的诊断用途包括：

a. 评价二尖瓣病变
b. 评价乳头肌功能
c. 评价左心室心尖部节段性室壁运动情况
d. 评价左心室中部节段性室壁运动情况

11. 测量左心室前壁厚度时，下列哪个切面会提供最佳分辨力？
   a. 经胃中部短轴切面
   b. 食管中段四腔心切面
   c. 食管中段两腔心切面
   d. 经胃右心室流入道切面

12. 食管上段主动脉弓长轴切面的诊断用途不包括以下哪项内容？
   a. 评价主动脉粥样硬化
   b. 评价主动脉夹层
   c. 检查主动脉插管位置
   d. 评价主动脉内球囊泵的放置

13. 在下列哪个切面不可以看到肺静脉的起始端？
   a. 食管中段中短轴切面
   b. 食管中段主动脉瓣短轴切面
   c. 食管中段两腔心切面
   d. 食管中段双腔静脉切面

14. TEE 探头控制器上的大旋钮和小旋钮调节的是：
   a. 前屈 / 后倾和左侧 / 右侧屈
   b. 前屈 / 后倾和图像旋转
   c. 左侧 / 右侧屈和图像旋转
   d. 图像旋转和探头深度

15. 下列哪个切面可用于体外循环之前股动脉插管的放置？
   a. 食管中段双腔静脉切面
   b. 食管中段四腔心切面
   c. 食管中段两腔心切面
   d. 经胃中部短轴切面

16. 以下哪个切面可用于评价之前进行过法洛四联症治疗的成人患者的肺部病变？
   a. 食管中段右心室流入 – 流出道切面
   b. 食管上段主动脉弓短轴切面

c. 经胃右心室流入道切面

d. a 和 b

17. 评估下列哪个结构时，没有必要增加近场时间增益补偿？

a. 主动脉

b. 左心房

c. 左心室

d. 二尖瓣

18. 在哪个切面上可以最理想地观察左心耳血栓？

a. 食管中段双腔静脉切面

b. 食管中段两腔心切面

c. 经胃两腔心切面

d. 食管中段四腔心切面

19. 下列哪个切面不可用于主动脉瓣的多普勒频谱检查？

a. 食管中段主动脉瓣长轴切面

b. 经胃长轴切面

c. 经胃底深部长轴切面

20. 在下列哪个切面上不可以看见左心室乳头肌？

a. 经胃底短轴切面

b. 经胃中部短轴切面

c. 经胃两腔心切面

d. 食管中段四腔心切面

3 左心室收缩功能及病理

Shahnaz Punjani，Susan Garwood

在所有的超声心动图检查适应证中，对左心室收缩功能的评价可能是最常见的。从某种意义上来说，左心室收缩功能是最容易理解的心脏功能指标，而且它已成为发病率和病死率的预测因子。实际上，超声心动图检查多会评估左心室收缩功能，尽管它并不是检查的重点。美国超声心动图协会建议，每个完整的超声心动图检查都应包括左心室的大小和功能的测量，并强调这些测量对临床决策的重要性[1]。

什么是左心室收缩功能？

左心室收缩功能反映了左心室的收缩力。心肌纤维的收缩力用 Frank-Starling 关系曲线表示，即前负荷增加 [左心室舒张末压（left ventricular end diastolic pressure，LVEDP）] 导致收缩力增加。因此，收缩力或收缩功能是基于负荷的。而且严格地说，应在有前负荷和后负荷的基础上评价左心室收缩功能。这在临床上通常不可行，而且应用超声心动图进行真正负荷依赖性的左心室收缩功能评价也很困难。因此，检查时评估左心室前负荷状态应包含对左心室内径、面积或容积，以及左心室的厚度或质量的评价，以实现对左心室收缩功能的完整评价。

左心室收缩功能的定量测量

左心室收缩功能可以用超声心动图来定量或定性评价。有一系列描述左心室收缩功能的指标。最常用的是射血分数。射血分数等于舒张末期左心室的大小减去收缩末期左心室的大小，再除以原来舒张末期左心室的大小。左心室的大小可以为线性测量值、面积或容积。例如：

[（左心室舒张末期容积 – 左心室收缩末期容积）/ 左心室舒张末期容积] × 100%

男性和女性的射血分数正常都应 ≥ 55%。

在评价左心室射血分数（left ventricular ejection fraction，LVEF）时，超声心动图可能有效且准确。但是，其准确性和可重复性依赖于操作者的个人技术。不同观察者得出的测量结果可能有很大差别。因此，推荐进行标准化测量。ASE 建议，即使是有经验的超声心动图检查者，也应按照标准化测量方法进行定期复检[1]。

左心室收缩功能的定量评价——线性测量

对于线性测量，观察者之间的差异最小，对健康人左心室收缩功能的评价也非常准确，但是对于有心肌节段性异常的患者，线性测量不能代表其左心室的整体收缩功能。线性测量最好用 M 型描记，因为与二维超声相比，M 型超声的高脉冲重复频率提供了更好的时间分辨力。

左心室缩短分数

左心室缩短分数（%）=［（左心室舒张末期内径 – 左心室收缩末期内径）/

左心室舒张末期内径］× 100%

正常值：男性为 25% ~ 43%，女性为 27% ~ 45%[1]。

左心室舒张末期内径（left ventricular internal diameter at end –diastole，LVIDd）也称为舒张末期直径，左心室收缩末期内径（left ventricular internal diameter at end–systole，LVIDs）也称为收缩末期直径。这些在乳头肌上方的经胃左心室短轴切面的 M 型超声中，从心内膜边界到心内膜边界（称为前缘到前缘）[2] 测量（图 3.1）。

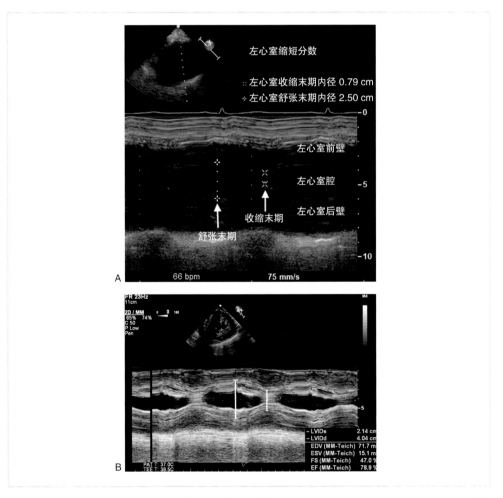

图 3.1 A. 经胃中部短轴切面。该切面演示了用前缘到前缘的方法对心室腔直径的 M 型超声测量。B. 为计算心内缩短分数而进行的测量。也可通过使用立方体公式来计算舒张末期容积、收缩末期容积和射血分数。EDV—左心室舒张末期容积；ESV—左心室收缩末期容积；FS—缩短分数；EF—射血分数；MM-Teich—M 型校正立方体积法；LVIDs—左心室收缩末期内径；LVIDd—左心室舒张末期内径

尽管左心室缩短分数可对左心室收缩功能进行快速而简单的评价，但是它在评价存在节段性室壁运动异常或室壁瘤等形成的非对称性心室时的代表性不理想[1]。

左心室壁厚度

正常值：男性为 0.6~1 cm，女性为 0.6~0.9 cm[1]。

测量左心室壁厚度用经胃中部短轴切面。通常要得到舒张末期室间隔厚度（septal wall thickness at end diastole，SWTd）和舒张末期后壁厚度（posterior wall thickness at end diastole，PWTd）。室间隔厚度是从心外膜面测到心内膜面（注意不包括心包组织）；在 M 型超声中则是用前缘到前缘的方法[2]，而在二维超声中是用前缘到后缘的方法[1]。

室壁的相对厚度

室壁的相对厚度（relative wall thickness，RWT）（mm）＝（2 × PWTd）/LVIDd 或（PWTd + SWTd）/LVIDd

正常值：男性为 2.4~4.2 mm，女性为 2.2~4.2 mm[1]。

RWT 通常用于左心室肥厚的患者。在经食管超声心动图中，常在经胃左心室短轴切面（乳头肌上方）上测量 RWT，并可用以上公式来计算。RWT 值为小数，用于描述左心室肥厚和重构情况。RWT ≥ 0.42 表示向心性肥厚（室壁厚度增加但内径正常），而 RWT<0.42 表示离心性肥厚（心室内径扩大）。这两种肥厚的区别在于预后，即向心性肥厚较离心性肥厚具有更高的心血管事件发生率。

左心室收缩功能的定量评价——面积测量

面积测量较线性测量的准确性更高，因为前者在测量的过程中可以获得更多左心室的信息。

面积变化分数

面积变化分数（fractional area change，FAC）＝[（左心室舒张末期面积 − 左心室收缩末期面积）/ 左心室舒张末期面积］× 100%

正常值：男性为 56%~62%，女性为 59%~65%[3]。

在收缩末期和舒张末期测量左心室腔面积并将其用于计算面积变化分数。这些测量通常通过经胃左心室中部短轴切面进行。但当该切面不理想时，可用长轴切面代替。手动描记左心室腔心内膜时应忽略掉乳头肌。

出现自动边界识别后，不需要再手动描记心腔面积。自动边界检测可以对 LVAd、LVAs 和 FAC 进行实时而逐帧的测量（图 3.2）。组织和血液的声学特性存在差异，因此产生了明显不同的背向散射，故信号强度不同，从而可以对心内膜边界进行自动检测。在经胃左心室中部短轴切面，软件包逐帧计算并显示左心室腔（血池）的面积，并将其叠加到心室的二维显示上，计算 FAC。超声心动图检查者通过调整时间补偿增益、侧边增益和整体增益等设置，保证自动识别边界的显示，并能在整个心动周期中追踪到心内膜。例如，在短轴切面中，室间隔及侧壁心肌纤维均对超声束造成衰减，减弱了背向散射和信号强度。因此，在这些区域调整侧边增益，用于增强接收增益，使软件更好地追踪到边界。

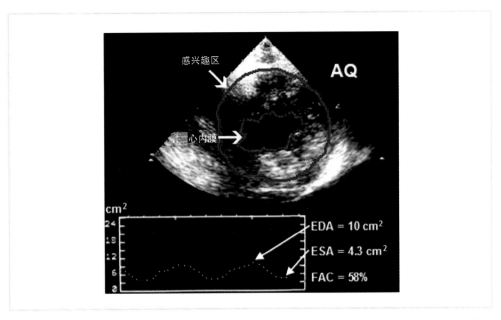

图 3.2　经胃左心室中部短轴切面。该切面演示了对面积变化分数（下方）的自动边界检测测量（红线）。AQ—声学定量；EDA—舒张末期面积；ESA—收缩末期面积；FAC—面积变化分数

左心室收缩功能的定量评价——左心室容积

在收缩末期和舒张末期测得的左心室容积可用于计算射血分数。但是，左心室收缩末期容积本身就有判断预后的价值。该数值超过 70 mL 与发病率和病死率增加有关。

左心室容积，应用线性测量的容积方程

从线性测量中可以导出一系列三维左心室容积的公式。它们都基于模拟对称性左心室形状的几何模型。

立方体公式（Teichholz 法）：

$$左心室容积（mL）=（左心室短轴直径）^3$$

假设左心室近似一个扁椭球体，其短轴（左心室短轴直径）等于长轴（或主轴，左心室长轴直径）的一半（图 3.3）。短轴的测量可以在食管中段两腔心切面或四腔心切面二尖瓣腱索水平进行[1]。虽然立方体公式是最简单的公式，但它是立方体函数，会高估扩张心室的容积，因此这个公式可能存在误差。左心室主要沿短轴扩张，心室变得更像球形。

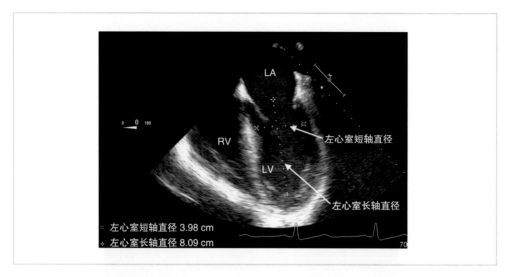

图3.3 食管中段四腔心切面。该切面演示了左心室（LV）像一个扁椭球体，其短轴（左心室短轴直径）等于长轴（或主轴，左心室长轴直径）的一半。短轴用于立方体公式。LA—左心房；RV—右心室

应用平面测量的容积方程

同样，这些公式也基于近似对称性左心室的几何模型。

1. 单平面椭球体法：

$$左心室容积（mL）= 8 \times （LVA_{LAX}）^2 / 3\pi LVID_{major}$$

计算左心室容积时，将左心室假设为椭球体。自长轴单切面（食管中段四腔心切面、食管中段两腔心切面或经胃两腔心切面）的左心室长轴直径（$LVID_{major}$）和相应的左心室腔面积（LVA_{LAX}），是这个公式所必需的（图3.4）。左心室腔面积的基部边界最好用二尖瓣侧壁和间隔瓣环界点间的连线来表示[1]。

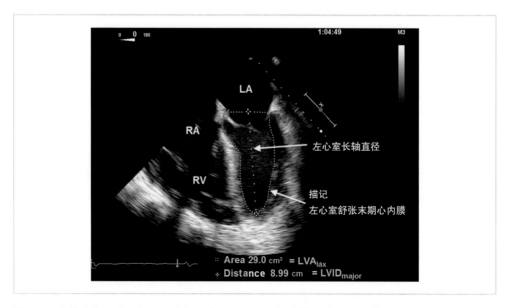

图3.4 食管中段两腔心切面。该切面演示了单平面椭球体公式所需的数据——左心室长轴直径（$LVID_{major}$）和相应的左心室腔面积（LVA_{LAX}）。LA—左心房；RA—右心房；RV—右心室

2.双平面椭球体法：

$$左心室容积（mL）=（\pi LVID_{major}/6）\times（4LVA_{SAX}/\pi LVID_{minor}）$$
$$\times（4LVA_{LAX}/\pi LVID_{major}）$$

这个公式纳入了左心室长轴直径（$LVID_{major}$，从食管中段四腔心切面、食管中段两腔心切面或经胃两腔心切面等所有长轴切面获得）和相应的左心室腔面积（LVA_{LAX}），以及来自乳头肌上方的经胃左心室短轴切面的左心室短轴直径（$LVID_{minor}$）和相应的左心室腔面积（LVA_{SAX}）。

3.半球 – 圆柱体或子弹公式（面积长度法）：

$$左心室容积（mL）=5/6\times LVA_{SAX}\times LVID_{major}$$

在这个方法中，左心室被假定为子弹形状（图 3.5）。其容积可用长轴直径（$LVID_{major}$）和从经胃左心室中部短轴切面得到的左心室腔面积（LVA_{SAX}）来计算。

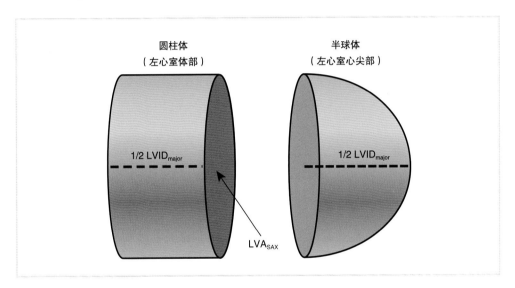

圆柱体
（左心室体部）　　半球体
（左心室心尖部）

1/2 $LVID_{major}$　　　1/2 $LVID_{major}$

LVA_{SAX}

图 3.5　几何学中的圆柱体加半球体近似左心室的子弹形状。圆柱体的长度和半球体的半径等于 $LVID_{major}$ 的一半。LVA_{SAX}—从短轴切面得到的左心室面积

4.圆盘相加法（改良的辛普森法则）：

$$左心室容积（mL）=（\pi/4）\sum_{(n=1-20)}\left[LVIDn_{minor\ (ME\ 2\ chamber)}\times\right.$$
$$\left.LVIDn_{mnior\ (ME\ 4\ chamber)}\right]\times LVID_{major}/20$$

在此方法中，从左心室基底部到心尖部的形状近似于一摞 20 片碟片的形状。计算所需的切面为食管中段四腔心切面（图 3.6）和两腔心切面。计算机软件用面积 × 高度计算每一片碟片的体积，然后将它们相加，得到左心室的整体容积。左心室缩短会导致容积被低估[1]。

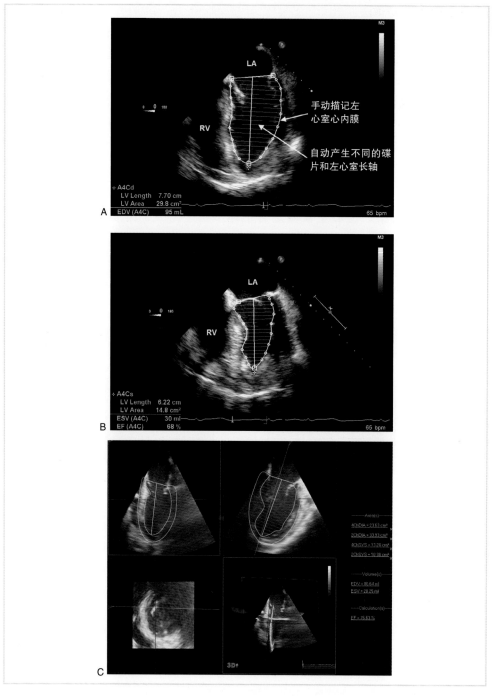

图 3.6 食管中段四腔心切面。该切面演示了用圆盘相加法（改良的辛普森法则）测量左心室容积的过程。A. 舒张末期食管中段四腔心切面。手动描记心内膜，软件计算 $LVID_{major}$ 并将左心室腔分为 20 片碟片。B. 收缩末期食管中段四腔心切面。和 A 一样进行相同的测量。这些测量也要求在食管中段两腔心切面上完成。注意收缩期食管中段四腔心切面与收缩期食管中段两腔心切面的长轴测量之间的差异不得小于 10%（舒张期也一样），这样就可以确保其中一个切面没有透视缩短。LA—左心房；RV—右心室；EDV—舒张末期容积；ESV—收缩末期容积；EF—射血分数。C. 也可利用三维超声心动图计算左心室容积、质量和射血分数。所需的两个切面（食管中段两腔心切面和食管中段四腔心切面）同时生成，因此长轴测量没有差异

　　由于测算双平面（面积通过食管中段四腔和两腔心切面获得）校正了变形，而且使数学假设最小化，因此圆盘相加法可作为测量左心室容积的推荐方法，尤其是对那些有节段性室壁运动异常或室壁瘤的患者。对于心尖部心内膜显示不良的病例，面积长度法则成为可选择的方法[1]。由于此方法假定左心室为子弹形状，所以面积长度法解决了心尖部心内膜边界不能被检出的问题。

左心室收缩功能的定量评价——左心室质量的线性测量

　　左心室质量的计算方法是用包绕左心室的心外膜的容积减去左心室腔容积，这就剩下了左心室心肌容积，然后再乘以心肌组织的密度以计算左心室质量。ASE 推荐使用下列公式：

　　左心室质量（g）$= 0.8\{1.04[(LVID_{major} + PWT + SWT)^3 - (LVID_{major})^3]\} + 0.6\,g$

　　在高血压患者和血压正常的人群中，左心室质量的增加比射血分数（ejection fraction，EF）降低具有更强的心血管事件的预测意义。由于左心室质量随着体型增大而增加（病态肥胖除外），因此，左心室质量最好表达为体表面积（body surface area，BSA）的函数[1]。左心室质量的正常值：女性为 67 ～ 162 g，男性为 88 ～ 224 g。BSA 的正常值（女性为 43 ～ 95 g/m^2，男性为 49 ～ 115 g/m^2）[1]见表 3.1。将左心室质量结合 RWT，可将患者分成不同级别的左心室肥厚[1]。

表 3.1　ASE 建议的超声心动图的左心室收缩指标正常值

后壁厚度（mm）	男性：6 ～ 10	女性：6 ～ 9
室间隔厚度（mm）	男性：6 ～ 10	女性：6 ～ 9
左心室收缩末期容积（mL）	男性：22 ～ 58	女性：19 ～ 49
左心室收缩末期容积 /BSA（mL/m^2）	男性：12 ～ 30	女性：12 ～ 30
左心室质量（g）	男性：88 ～ 244	女性：67 ～ 162

　　注：BSA—体表面积。［经允许引自 Lang RM, Bierig M, Devereux RB, et al. Recommendations for chamber quantification: A report from the American Society of Echocardiography's Guidelines and Standards Committee and the Chamber Quantification Writing Group, developed in conjunction with the European Association of Echocardiography, a branch of the European Society of Cardiology. J Am Soc Echocardiogr. 2005;18（12）:1440 - 1463.］

左心室收缩功能的定量评价——左心室质量的平面测量

　　用平面法测量左心室质量时，使用面积长度法或截面椭圆体法均可[1,4]。目前大多数超声心动图机器的软件都能通过这一种或两种方法来计算左心室质量。可通过经胃左心室中部短轴切面得到左心室的图像。其面积可通过分别描记心外膜和心内膜边界得到。这两个面积的区别在于是否包括心肌。长轴长度可从长轴切面得到，并用软件计算左心室质量[1,4]（图 3.7）。

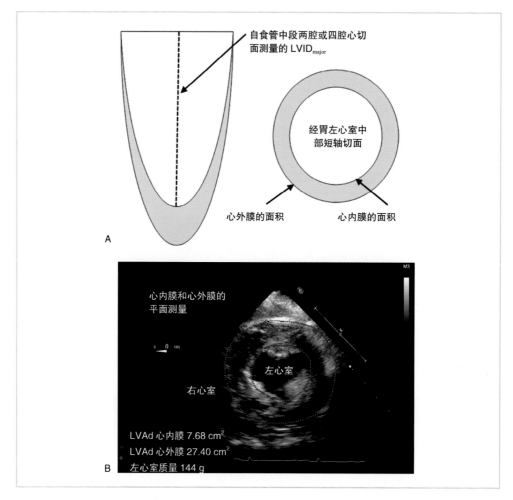

图 3.7 左心室质量的计算。A. 表示用平面测量法计算左心室质量所需的切面和测量的数值。B. 在经胃左心室中部短轴切面描记心内膜和心外膜，软件用左心室长轴直径（LVID$_{major}$）（来自图 A 中长轴切面）和心肌组织密度计算左心室质量。LVAd—在收缩末期测量的左心室腔面积

左心室收缩功能的定量评价——心室压升高的速率

心室压升高的速率（dP/dT）与收缩功能有很大的相关性。收缩力越大，心室压升高越快。以前此指标只能用有创伤的导管侵入法来测量；但是连续波多普勒（continuous wave Doppler，CWD）测量二尖瓣反流（mitral regurgitant，MR）射流速度实现了左心室和左心房的即刻压差的计算。有人认为，左心房压在收缩早期的变化可以忽略；因此，等容收缩期 MR 速度曲线的升支主要反映左心室压的升高。如果由于左心室功能差使心室压升高的速率降低，则 MR 射流速度的上升速率也会降低。

进行 dP/dT 测量（图 3.8），要用 CWD 测量二尖瓣反流射流。应将取样点先后放在二尖瓣反流速度频谱的 1 m/s 和 3 m/s 处，并得到这两点之间的时间间期[5]。用简化的伯努利方程计算，压差为 $[4 \times (3)^2] - [4 \times (1)^2]$，即 32 mmHg。所以 dP/dT 是 32 mmHg 除以单位为秒的时间间期。正常值超过 1 000 mmHg/s。

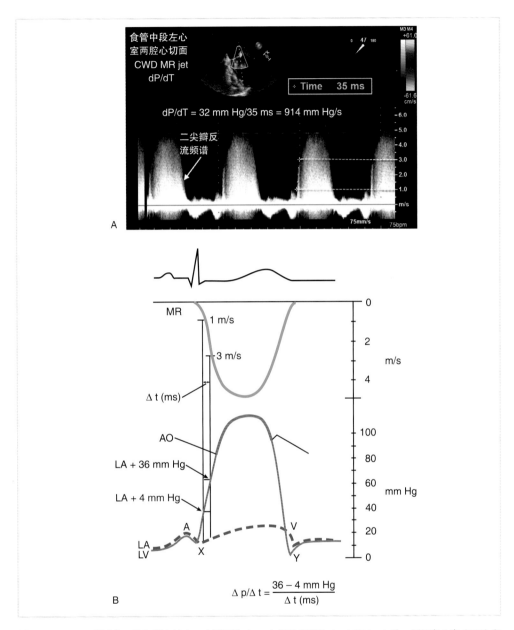

图 3.8　A. dP/dT 的计算。将取样点放在二尖瓣反流（MR）射流频谱的 1 m/s 和 3 m/s 处，测量左心室（LV）和左心房（LA）间从 4 mmHg 升高到 36 mmHg 时的即刻压差时间。B. 心电图（上方）、MR 射流的多普勒轨迹（中间，来自经胸方法）和用导管方法测得的相同压力（下方）。CWD—连续波多普勒［经允许图 B 引自 Pai RG, Bansal RC, Shah PM. Doppler–derived rate of left ventricular pressure rise. Its correlation with the postoperative left ventricular function in mitral regurgitation. *Circulation.* 1990;82（2）:514–520.］

评价左心室收缩功能的新型超声心动图模式

三维超声心动图

三维超声心动图的出现使超声心动图的采集发生了革命性的变化。目前有两种采集三维超声心动图的方法。一种方法利用一系列同时获得的二维图像重建成三维图像。这种方法需要"脱机"重建。这种三维超声心动图形式的限制包括需要时间进行重组，并且在采集期间还需要规律的心律。另一种方法是使用矩阵探头扫描一个金字塔形的扇形区并实时显示图像。利用这种技术，可在一次心动周期内采集左心室的三维超声心动图并可以实时显示出来[6]。

三维超声心动图测量左心室容积和质量的优点是可采集并显示左心室的真实形状，避免使用数学模型。这意味着局部功能可以包括在整体评估中，使测量更准确（图3.9）。而且不会出现由层面位置错误和透视缩短造成的误差。三维超声心动图与成像的金标准（磁共振成像）高度相关，对于正常人[7]和节段性室壁运动异常的患者[8]，三维超声心动图比二维超声心动图的操作者自身和不同的操作者之间的差异更小。

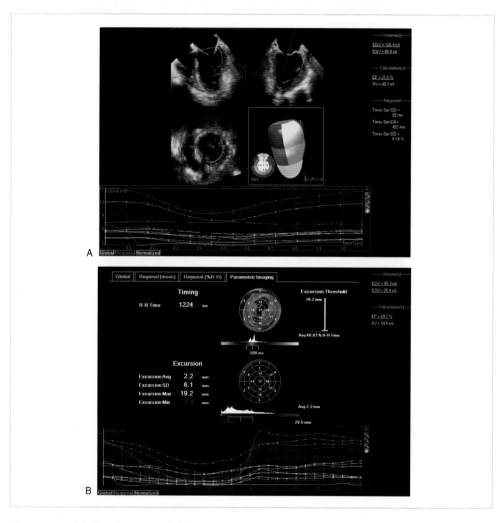

图3.9 A. 三维超声心动图。上方为食管中段四腔和两腔心切面。中间为经胃短轴切面和AHA/ASE的17节段容积模型。下方为整个心动周期单个节段对整体左心室容积的影响。B. 带前壁室壁瘤的左心室三维超声心动图映射数据。上方为与平均值有关的收缩开始的时间，用绿色表示。红色表示收缩延迟，蓝色表示收缩提前。中间为单个节段朝左心室中心的偏移。蓝色表示向中心运动，黑色表示无运动（运动不能），红色表示远离中心运动（运动障碍）。颜色亮度表示运动的程度。下方为单个节段对左心室容积的影响。单个节段的颜色编码见图A

各厂家三维超声心动图设备的收缩功能的显示方法不尽相同。左心室可能显示为原始图像、架构图或重建的容积图。重构的容积图中，根据美国心脏协会（American Heart Assciation，AHA）/ASE 的 17 节段模型可看到左心室壁（图 3.9）。每个节段可显示为单独的波形，可通过一张图像评价全局和局部功能。数据也可显示为彩色编码的局部左心室部分偏移。这些偏移在标准"牛眼图"上叠加（图 3.9B），有助于实现局部功能的可视化。

组织多普勒成像

高时间分辨力的多普勒成像尤其适用于准确测量心脏某一位置的速度。多普勒最初被用于测量血流时，使用了高通滤波屏蔽心肌、瓣膜结构和血管壁的低速度。相反，组织多普勒成像（tissue Doppler imaqing，TDI，或组织多普勒超声心动图）使用低通滤波屏蔽血流产生的高速度，以测量心肌组织的速度。不同于典型的血流多普勒信号的高速度和低振幅，心肌运动的特点是低速度和高振幅。组织运动产生大约 40 dB 的多普勒频移，高于血流多普勒信号，而且速度很少超过 20 cm/s。为了记录室壁运动的低速度，应调低增益并绕开高通滤波。

采集图像的要点是通过选择尽可能窄的扇形区域来优化时间分辨力，这样可以提高帧频（建议 >150 Hz，图 3.10）。同样重要的是选择合适的速度标尺。应在成像时将这些参数优化，因为在后面处理图像和分析期间是不能修改帧频和速度标尺的。

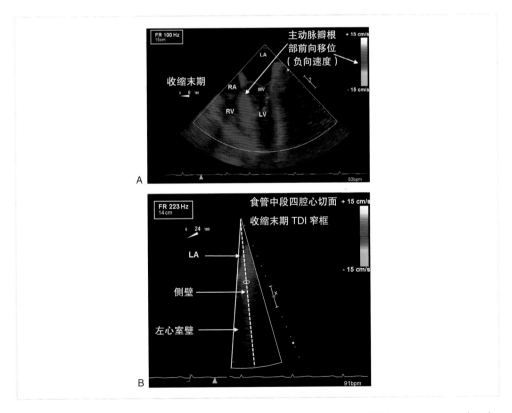

图 3.10 组织多普勒成像。A. 在食管中段四腔心切面采集的全扇形图像，帧频为 100 Hz。LA—左心房；RA—右心房；MV—二尖瓣；RV—右心室；LV—左心室。B. 采集的相同的图像，但是扇形区域更窄，以提高帧频。注意帧频从 100 Hz 增加到了 223 Hz

在 TDI 中，小的脉冲波取样容积在心肌朝向和背离探头移动时测量其速度。取样容积被选择在心脏节段的中部，测量此范围内的速度，并用传统方法显示瞬时速度，即组织朝向探头运动为正向移动。例如，在食管中段四腔心切面的室间隔基底段，心脏在收缩期发生收缩和心肌增厚，房室环朝向心尖移动，所以将背离探头移动而产生负向频移。

当入射角与运动方向不平行时，TDI 会低估心肌速度[9]。虽然大多数超声平台都允许多普勒方程对入射角的校正，但并不推荐这么做[7]。反而在食管中段切面中推荐如此，心室壁应位于扇形图像的中心，以便更好地与入射角保持一致（图 3.10）。

在使用 TDI 时遇到的其他错误是在速度成像时邻近节段的速度引起的牵拉效应导致的。例如，在食管中段四腔心切面中，对室间隔基底部没有运动的节段，应将其长轴收缩速度定义为 0。但是，如果室间隔中段运动正常，牵拉效应会引起运动不良的基底部纵向移动。

通常，纵轴测量由基底段和中间段组成，取自食管中段两腔和四腔心切面。从心脏基底到心尖存在收缩速度的阶差。二尖瓣环的收缩期峰值纵轴速度（mitral annular systolic tissue velocity，Sa）大于中间段的收缩期峰值纵轴速度（midventricular systolic velocity，Sm）。测量 Sm 比整体收缩功能更具代表性。患者如有二尖瓣环钙化、人工瓣膜或成形环，则难以获得二尖瓣环的速度。心肌速度存在年龄和性别依赖性（表 3.2）。经胸研究发现，左心室整体功能正常的患者收缩期速度 >7.5 cm/s[10]，而收缩期速度 ≤ 5.5 cm/s 则表示左心衰竭[11]。收缩期速度 <3 cm/s 与两年内心脏性死亡的风险高度相关[12]。应注意，因为经胸测量是从心尖部获得的，所以数值为正值。

表 3.2　影响组织多普勒成像速度测量的因素

参数	组织多普勒速度（cm/s）			
心脏病患者的年龄差异	<65 岁 平均 Sa = 6.7 ± 1.8[a]		>65 岁 平均 Sa = 5.7 ± 1.7[a]	
轻微高血压患者的性别差异	男性 Sa 侧壁 = 10.2（9.6 - 11.0）[b]		女性 Sa 侧壁 = 8.9（8.4 - 9.5）[b]	
观察点，即长轴速度阶差（健康人）	室间隔 Sa = 5.7 ± 1.6[a] Sm = 4.3 ± 1.1[a] Apex = 3.1 ± 1[a]	侧壁 Sa = 8.7 ± 2.4[a] Sm = 7.9 ± 2.4[a] Apex = 7.1 ± 2.4[a]	后壁 Sa = 6.4 ± 1.1[a] Sm = 5.4 ± 1.2[a] Apex = 4.2 ± 1.4[a]	前壁 Sa = 7.7 ± 2[a] Sm = 6.3 ± 2.2[a] Apex = 4.8 ± 2.5[a]

注：a—平均值 ± 标准差；b—平均值（95% 置信区间）；Sa—二尖瓣环收缩期组织速度；Sm—室间隔中间段收缩期组织速度。[经允许引自 Bountioukos M, Schinkel AF, Bax JJ, et al. Pulsed-wave tissue Doppler quantification of systolic and diastolic function of viable and nonviable myocardium in patients with ischemic cardiomyopathy. Am Heart J. 2004;148（6）:1079 - 1084; Lim JG, Shapiro EP, Vaidya D, et al. Sex differences in left ventricular function in older persons with mild hypertension. Am Heart J. 2005;150（5）:934 - 940; Kowalski M, Kukulski T, Jamal F, et al. Can natural strain and strain rate quantify regional myocardial deformation? A study in healthy subjects. Ultrasound Med Biol. 2001;27（8）:1087 - 1097.]

典型的 TDI 收缩期频谱（图 3.11）表现为在等容收缩期的双相波（IVCa 和 IVCb）及收缩期射血期间的单相波。IVCa 对应二尖瓣关闭时间，并代表心脏基底部的早期激动；前间隔处激动的发生早于后部游离壁 $20 \sim 30$ ms[13]。瓣环处的心肌运动向内，朝向心尖。第二波 IVCb 是由随后的心尖部收缩，使基底部在射血前向外膨胀而引起的反向运动。单相收缩波直接朝向心尖运动，代表左心室在射血期的收缩。

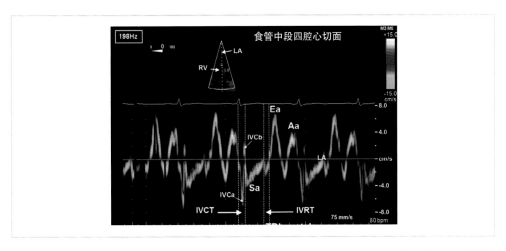

图 3.11 典型的左心室二尖瓣环组织多普勒成像。LA—左心房；RV—右心室；LV—左心室；Ea—舒张早期组织峰值速度；Aa—心房收缩（舒张晚期）组织速度；IVC—等容收缩期；Sa—二尖瓣环收缩期组织速度；IVCT—等容收缩时间；IVRT—等容舒张时间

彩色组织多普勒

和传统多普勒以彩色编码提供血流彩色图谱一样，组织多普勒也能用彩色编码显示心肌速度。红色表示正向速度，而蓝色表示负向速度。这是在二维灰阶图像上实时显示彩色编码的心肌速度（图 3.10）。

沿心室不同部位放置标记点，会产生一幅与时间对应的速度曲线，称作 M 型曲线（图 3.12）。这种彩色组织多普勒的形式综合了空间分辨力和较高的时间分辨力，并且能实时显示。对于同一个节段，组织多普勒测量即刻峰值速度，而彩色组织多普勒测量平均速度，因此后者获得的数值相对较低。与组织多普勒相比，彩色组织多普勒的优势在于能够利用空间信息，并能评价左心室的局部和整体功能。彩色组织多普勒优于二维超声心动图之处在于其不需要清晰识别心内膜边界，平行于超声束的室壁回声失落不再是评价左心室功能时的限制。

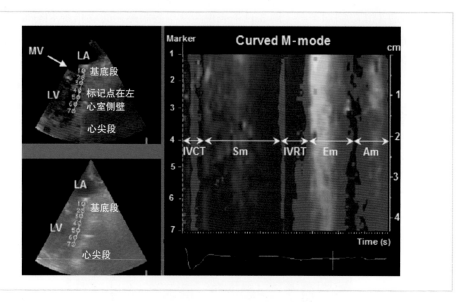

图 3.12　M 型曲线。左下方为二维食管中段四腔心切面。该切面显示放置在左心室（LV）侧壁的标记点。左上方为组织多普勒图像。该图像显示了食管中段四腔心切面及放置在左心室侧壁上的标记点。右侧为 M 型曲线，x 轴为与标记位置的对应的时间，y 轴为组织平均速度。MV—二尖瓣；LA—左心房；IVCT—等容收缩时间；Sm—收缩期组织速度；IVRT—等容舒张时间；Em—舒张早期组织速度；Am—舒张晚期组织速度［经允许引自 Maclaren G, Kluger R, Prior D, et al. Tissue Doppler, strain, and strain rate echocardiography: Principles and potential perioperative applications. J Cardiothorac Vasc Anesth. 2006;20（4）:583–593.］

多普勒应变及应变率

多普勒应变（ε，长度 / 元长度或 l/l_0 的变化）和多普勒应变率（strain rate，SR）来自组织多普勒技术。多普勒应变测量局部心肌的形变（或称形状变化），而 SR 测量这一变化的速率。多普勒应变表示为与原来大小相比的变化百分比。收缩应变代表舒张末期和收缩末期之间的形变幅度。SR 测量的是一个组织节段的形变速率，以 S^{-1} 测量。

形变是内在和伴有弹性改变的外在收缩力施加于组织的负荷间相互作用的结果。前负荷和后负荷的变化，以及心肌僵硬度的变化是决定心肌形变的重要因素。因此，ε 和 SR 不是对收缩力的直接测量。

由于组织多普勒心肌速度可能受心脏整体运动（移动和旋转）和相邻心肌节段收缩产生的局部运动（牵拉）的影响，ε 和 SR 成像的应用克服了组织多普勒速度频谱存在的固有的局限性。

在多普勒应变成像中，心肌长度的增加通常表示为正值，而心肌长度的减少通常表示为负值。在食管中段长轴切面，当心室收缩时，长轴长度变小，ε 和 SR 为负值。反之，在舒张期心室伸长，ε 和 SR 为正值。但要注意的是，在收缩期左心室的短轴切面中，心肌增厚，所以测量到的心肌长度（厚度）增加，ε 和 SR 在收缩期为正值，在舒张期则为负值（表 3.3）。

表 3.3　应变和应变率的标准

项目	室壁	正常人的平均值
长轴应变（%）	侧壁、后壁、前壁	18 ± 5
	室间隔	22 ± 5
长轴应变率（/s）	前壁、间隔	1.5 ± 0.4
	侧壁、后壁	1.2 ± 0.3

注：经允许引自 Kowalski M, Kukulski T, Jamal F, et al. Can natural strain and strain rate quantify regional myocardial deformation? A study in healthy subjects. Ultrasound Med Biol. 2001;27（8）:1087 - 1097.

现代超声心动图设备彩色编码的应变显示方式为：正应变显示为蓝色，负应变显示为红色（图 3.13）。应注意这种显示方式与组织多普勒彩色编码相反。没有运动的心肌组织的大小没有变化（没有应变），则显示为绿色。因为 ε 和 SR 测量的是局部心肌形变，并没有组织多普勒易受牵拉影响的缺点，ε 和 SR 在区分梗死和非梗死的心肌方面更有价值。在非体外循环冠状动脉血运重建术的研究中，暂时性堵闭左前降支冠状动脉引起的缺血可因前壁中段的 ε 值降低而被检出，但没有被组织多普勒速度或血流动力学监测检出[14]。

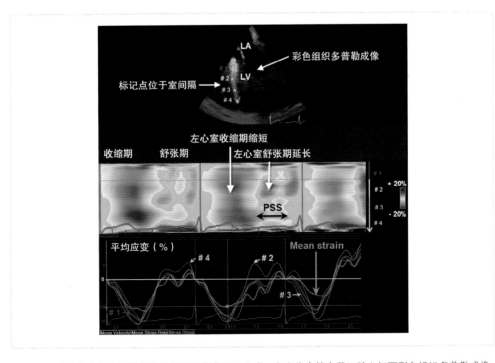

图 3.13　现代超声心动图设备彩色编码的应变显示方式。上方为食管中段四腔心切面彩色组织多普勒成像，标记点位于室间隔上。中间为对应时间（x 轴）的左心室（LV）每一点（y 轴）的彩色编码硬板成像（形变）；蓝色代表正应变（舒张期的伸长），而红色代表负应变（收缩期的缩短）；绿色代表零应变（长度无变化）。要注意的是，在心尖区域（#3，#4），心肌在舒张期收缩（收缩后缩短）。下方为每一点的应变值及平均应变。LA—左心房；PSS—收缩后缩短

斑点追踪超声心动图（Tissue Tracking, 2D Strain, 2D-SRE）

一种被称为斑点追踪超声心动图（组织追踪）的新方法利用常规的灰阶二维超声心动图计算心肌应变[15]（图3.14）。组织追踪可识别心肌区域独特的声学标记点（斑点）的稳定图形，并实时追踪，测量标记点的运动速度和方向。成像处理软件自动将操作者定义的感兴趣区分为20~40个像素，包括这些标记点稳定图形的积木块。随后的数帧通过搜索每个积木块的新位置来自动分析。这些声学标记点的逐帧位移（代表组织运动）提供了空间和时间数据，用于计算左心室容积和射血分数。二维斑点追踪超声的动图（2D-STE）追踪心内膜边缘偏移比声学定量技术更好，而且与手动追踪二维心内膜边缘相比，操作者间的差异性明显降低[16]。但是，斑点追踪基于二维成像，使用缩短的长轴切面会影响准确性。二维方法的另一个限制是不能追踪成像平面内和成像平面外的运动。新开发的三维实时斑点追踪超声心动图避开了这些限制，与通过MRI获得的左心室面积、容积和射血分数有较好的相关性，而这些指标是测量的金标准[17,18]。

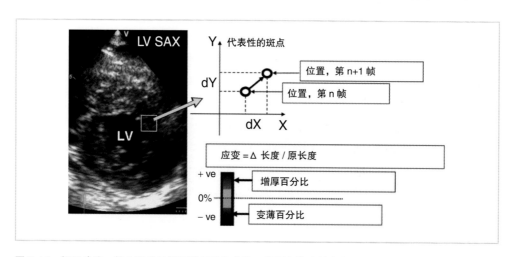

图3.14　组织追踪。将心肌的局部区域标记为方格。识别方格内的斑点（n）并逐帧追踪（n+1）；计算速度向量并用于获得应变。LV—左心室；SAX—短轴［经允许引自 Suffoletto MS, Dohi K, Cannesson M, et al. Novel speckle-tracking radial strain from routine black-and-white echocardiographic images to quantify dyssynchrony and predict response to cardiac resynchronization therapy. Circulation. 2006;113（7）:960-968.］

处理二维和三维声学斑点的空间和时间图像时，可以计算心肌速度、应变和SR。斑点追踪不依赖于多普勒的速度测量，因此由斑点追踪计算的心肌速度、ε 和 SR 值与入射角度无关。与由于这一角度依赖性，只能在特定的位置测量 ε 和 SR，二维和三维斑点追踪超声心动图的 ε 和 SR 值可在二维或三维超声心动图中左心室壁的任意位置进行测量。由斑点追踪获得的整体纵向应变不依赖于几何假设和心内膜边缘的可视化[1]。

由二维和三维斑点追踪超声心动图测量的整体纵向应变与心脏MRI获得的左心室体积和收缩功能有很好的相关性，并且能够可靠地区分正常心肌和梗死的心肌。二维和三维斑点追踪超声心动图在区分正常心肌和缺血的心肌方面也很有价值。二维斑点追踪超声心动图局部应变值为 -4.5% 时可区分存活心肌的节段和 MRI 增强扫描提示的透壁瘢痕组织的节段[19]。三维斑点追踪超声心动图（非二维斑点追踪超声心动图）的局部纵向应变可区分瘢痕少于 25 % 的非透明段[18]。

　　ASE 已经就经胸超声心动图（transthoracic echocardiography，TTE）中组织多普勒和斑点追踪的方法和适应证发表了共识声明[20]，也出版了图像采集、多普勒组织分析和 TEE 斑点追踪的指南[21]。

　　二维和三维斑点追踪超声心动图的大多数工作利用 TTE 在正常人和心脏病患者身上进行。最近的一些初步研究已经评估了 TEE 获得的多普勒或二维斑点追踪超声心动图应变和应变率在心脏手术期间评估左心室收缩功能的效果[14, 22-23]。由于术中与心脏 MRI 进行比较是不切实际的，TEE 获得的应变和应变率可与 TTE 获得的值进行比较，结果各不相同[23, 24]。

左心室同步性

　　左心室收缩功能的重要组成是左心室收缩的同步化。当左心室收缩功能开始衰竭时，心肌节段收缩不同步。典型表现为后壁和侧壁延迟收缩。这种不同步由传导系统本身的疾病（电活动不同步，典型的疾病为左束支传导阻滞）或由阻断了左心室内电脉冲的既往梗死的瘢痕造成的机械性不同步引起。左心室不同步导致左心室收缩不良，左心室容积改变但不能有效射血，造成每搏量更低。左心室不同步被认为是不良预后的重要预测因子。已证实纽约心脏协会Ⅲ级和Ⅳ级心力衰竭的患者在心脏再同步化治疗（cardiac resynchronization therapy，CRT）后得到改善[25]。

　　为了更好地识别出左心室不同步并预测哪些患者对 CRT 有良好反应，有一系列超声心动图方法可用。M 型超声心动图已用于测量室间隔和后壁间的机械延迟（室间隔 – 后壁运动延迟），室间隔和后壁的收缩期运动间的延迟超过 130 ms 提示严重的左心室不同步（图 3.15）。

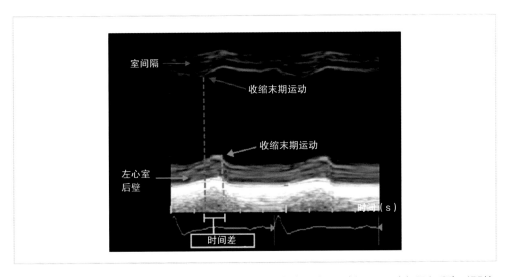

图 3.15　左心室同步性。经胸或经胃左心室短轴切面 M 型超声心动图，该切面显示室间隔和后壁，识别每个心室壁的最大收缩并计算时间差

组织多普勒是心肌收缩不同步和 CRT 治疗前选择患者和随访的首选筛查工具。应用这一方法，室间隔和侧壁延迟超过 65 ms 预示 CRT 有反应[25]（图 3.16）。但是，正如在前文中提到的，由于牵拉效应，局部组织多普勒速度并不提示该节段是主动收缩还是被动移动。这可解释用组织多普勒筛选出的患者中，仍有 20% 对 CRT 无反应。这可通过下述方法来解决。通过分析负荷试验中整个心动周期的速度频谱（即存活心肌节段），可显示出收缩期速度的增加，而梗死和瘢痕区域不增加。另外，组织多普勒可用于检出代表心肌在主动脉瓣（aortic valve，AoV）关闭后等容松弛时间（isovoumic relaxation time，IVRT）内的收缩后缩短。这种不同步的形式对心室充盈和随后的射血有影响（图 3.13）。

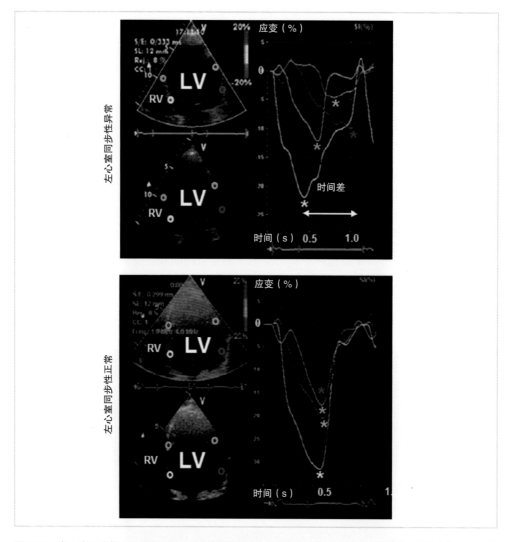

图 3.16　左心室同步性。上图和下图的左侧描述低的左心室射血分数（扩张型心肌病）；标记点位于室间隔和侧壁。上图和下图的右侧为每个标记点的应变波形。上图显示了室间隔和侧壁间应变的延迟（左心室同步性异常）。因此，这位患者是心脏再同步化治疗的候选者。RV—右心室；LV—左心室［经允许引自 Mele D, Pasanisi G, Capasso F, et al. Left intraventricular myocardial deformation dyssynchrony identifies responders to cardiac resynchronization therapy in patients with heart failure. Eur Heart J. 2006;27〔9〕:1070–1078.］

三维超声心动图特别适用于再同步的研究[26]。由于整个左心室的数据是同时采集的，左心室的 17 个节段中的每一个节段的时间和偏移参数可用于不同节段之间的时间比较。因此可确定各目标节段时间的具体数值，并用于制订治疗方案和评估手术效果（图 3.9B）。

心室病理学

心肌病

心肌病是一种常见的诊断，包括多种不同的心脏疾病状态（图 3.17）。最近有种重新分类方法[27]将心肌病分为原发性心肌病（包括遗传性心肌病和非遗传性心肌病）和继发性心肌病（心脏受累是病程中的一部分，其他器官同时也受到影响）。

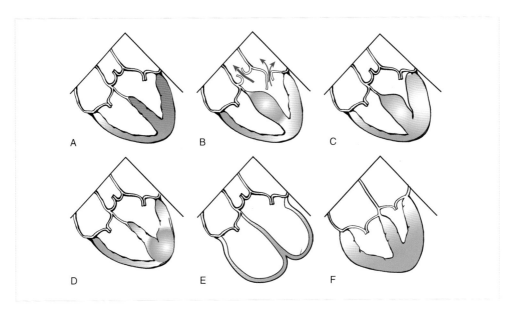

图 3.17　不同类型的心肌病。A. 正常心脏。B. 室间隔。注意左心室流出道（left ventricular outflow tract，LVOT）阻塞引起 LVOT 压差增大，二尖瓣收缩期前向活动，以及二尖瓣反流。C. 向心性 HCM。后基底壁通常不厚。D. 心尖型 HCM。E. 扩张型心肌病；扩张可局限于左心室，也可累及双心室，伴或不伴有心房受累。F. 限制型心肌病。注意增厚的心室伴有小心腔和双心房扩大

原发性遗传性心肌病

1. 肥厚型心肌病（hypertrophic cardiomyopathy，HCM）。HCM 是以肥厚的非扩张性左心室为特征的、表现多样的遗传性心脏病，不继发于其他疾病（如高血压或主动脉瓣狭窄）。临床通过二维超声心动图进行诊断，在没有其他原因导致左心室肥厚的患者中发现其左心室壁增厚，且左心室腔较小。很多 HCM 患者在静息时或在激发状态下发生 LVOT 动力性梗阻。这种梗阻是由二尖瓣前叶贴向突出的室间隔所形成的二尖

瓣收缩期前向活动引起的。其原因可能是 LVOT 动力性梗阻产生了文丘里效应，引起二尖瓣前叶贴向室间隔；或继发于左心室重塑的位置异常的乳头肌；二尖瓣前叶异常延长并有更大的表面积促其贴向室间隔。超声心动图发现 HCM 患者的二尖瓣收缩期前向活动，包括收缩期二尖瓣前叶与室间隔接触，导致二尖瓣偏心性反流持续至舒张早期，彩色血流多普勒图的 LVOT 湍流，连续波中 LVOT 的收缩晚期峰值速度频谱，以及 M 型的 AoV 收缩期"切迹"（AoV 的提前关闭）。

　　HCM 由多种变化导致，但不变的是常染色体显性遗传的表达。可通过数种表型识别 HCM，如向心性肥厚（图 3.18）、局限于室间隔的肥厚（图 3.3）或局限于左心室心尖部的肥厚。局限于室间隔的肥厚可以表现为整个室间隔肥厚，或仅表现为基底段或中间段肥厚，又称为非对称性室间隔肥厚或特发性肥厚性主动脉瓣下狭窄。非对称性是指室间隔相对于游离壁（后壁）的厚度比超过 1.4。尽管 HCM 患者的心

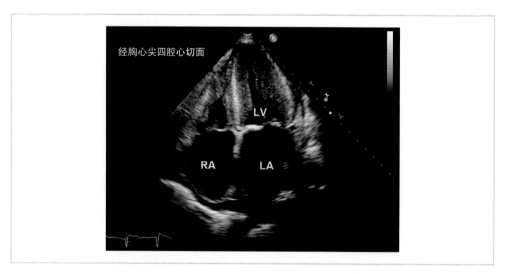

图 3.18　肥厚型心肌病。注意右心室和左心室（LV）均肥厚。RA—右心房；LA—左心房（图片由 Philips 提供）

肌收缩功能常维持到疾病晚期，但是在所有类型的 HCM 中，左心室不同步较常见。

　　2. 左心室心肌致密化不全（图 3.19）。左心室心肌致密化不全是一种先天性心肌病，由胚胎发育不良导致，主要累及左心室心尖部，表现为粗大的肌小梁之间的深在窦状隙。因此，左心室心尖的横截面就像天然海绵的结构。左心室心肌致密化不全可能伴有其他先天性心脏异常，如复杂的发绀性先天性心脏病。左心室心肌致密化不全会导致收缩功能障碍和心力衰竭，不过心律失常和猝死也是常见的临床表现。窦状隙内可能形成血栓并和左心室相通，这有可能导致栓塞。

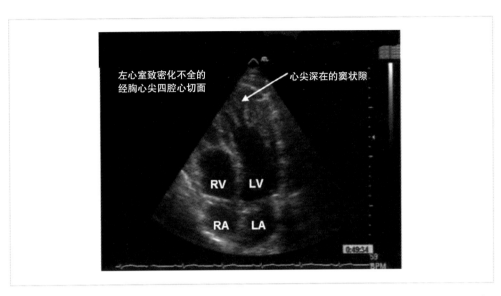

图 3.19 左心室（LV）心肌致密化不全。图中显示心尖深在的窦状隙和粗大的肌小梁。RV—右心室；RA—右心房；LA—左心房（经允许引自 Murphy RT, Thaman R, Blanes JG, et al. Natural history and familial characteristics of isolated left ventricular non-compaction. Eur Heart J. 2005;26（2）:187–192.）

原发性复合型（遗传性和非遗传性）心肌病

1. 扩张型心肌病（dilated cardiomyopathy，DCM）（图 3.20）。DCM 的发病率约为 0.04%，它是心力衰竭的第三大病因，而且是心脏移植的最常见原因。DCM 以心室壁厚度正常而心脏质量增加的左心室扩大为特征。扩张主要沿短轴发生，并且球形指数（长轴／短轴）可从正常（>1.5）降低到接近 1。收缩功能的所有测量指标都降低，并且存在不同程度的左心室不同步。

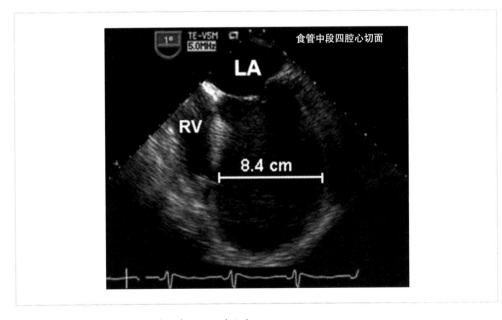

图 3.20 扩张型心肌病。LA—左心房；RV—右心室

DCM 常见的表现包括二尖瓣环扩张、二尖瓣瓣叶开放程度变小、乳头肌位置异常导致的功能性二尖瓣反流、右心室扩大、双心房扩大、心尖部血栓和左心室舒张功能障碍。DCM 患者伴发心律失常、血栓栓塞性事件和心源性死亡的风险增加。

研究发现，约 1/3 的 DCM 为家族性遗传，最常见的是常染色体显性遗传。DCM的表型也可继发于感染（尤其是病毒感染）、毒素（酒精、化疗药物和重金属）、自身免疫性疾病、胶原性血管疾病、嗜铬细胞瘤、神经肌肉疾病、线粒体疾病、内分泌紊乱和营养不良。

2. 原发性限制型心肌病（restrictive cardiomyopathy，RCM）。原发性 RCM 的特征为双心室容积正常或减少，伴有双心房扩大、心室壁厚度正常、瓣膜正常心肌、舒张性受损（限制性）和收缩功能正常（或接近正常）。家族型和散发型 RCM 均有报道。

获得性原发性心肌病

1. 心肌炎。心肌炎是由感染、药物和毒素等因素引起的急性或慢性炎症。心肌炎常导致 DCM 和心律失常。

2. Tako-Tsubo 心肌病（心尖球形征）。Tako-Tsubo 心肌病（图 3.21）得名于日语"章鱼篓"一词。它类似一个花瓶，有一个细窄的颈部和一个球形的底部。这是一种进展迅速的心肌病，典型表现为左心室中部和心尖节段的广泛心肌顿抑。左心室下1/2 至心尖部都无法运动，或在收缩期反常运动，呈球形膨出，类似广泛的心肌梗死，而心脏基底部收缩增强。该病明显伴有过度应激和高水平肾上腺素，女性发病率高于男性。治疗潜在应激病因，并控制交感神经失调，患者常会很快地康复。

3. 围生期心肌病。围生期心肌病是严重 DCM 的少见病因，可见于妊娠晚期到产后 5 个月。本病预后存在差异，约半数患者进展为持续性心力衰竭，而其他患者的心功能可恢复正常。

继发性心肌病

继发性心肌病的病因广泛，包括浸润性疾病、贮积病、接触有毒物质、炎症、遗传性疾病和自身免疫性疾病等。根据病程，本病可表现为左心室肥厚或扩张的症状和体征。

需要注意的是，其他的心肌病的病理过程和心室功能障碍（如心脏瓣膜病、先天性心脏病、缺血性心脏病和高血压）并未被纳

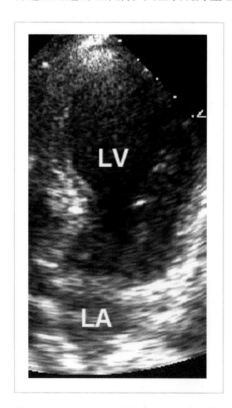

图 3.21 Tako-Tsubo 心肌病。LV—左心室；LA—左心房

入这一分类中[15]。因此，高血压引起的左心室肥厚将在下文介绍。

超声心动图在心肌病中的作用

尽管有症状的心肌病患者的超声心动图具有特殊的表现，但超声心动图在心肌病诊断中还有一些更重要的作用。

1. 在有遗传性或家族性心肌病患者的家族成员中进行心肌病筛查。大多数遗传性心肌病患者在成年才出现症状和体征。以往大多数超声心动图的收缩和舒张功能指标在症状出现前都无法区分心肌病患者和健康人。最近的 TDI、ε 和 SR 方法已证实对区分健康人、无症状 HCM 遗传携带者和 HCM 全表型者有帮助[28]。

2. 区分 HCM 和继发于系统性高血压的左心室肥厚或运动员的左心室肥厚。根据病史和体检情况区分这些疾病可能很困难。传统的超声心动图指标仍然不能区分 HCM 和运动员的左心室肥厚，也不能区分 HCM 和继发于系统性高血压的左心室肥厚。基于组织多普勒的超声心动图技术可能对区分 HCM 和运动员的左心室肥厚有帮助[29]。

3. 区分限制型心肌病和缩窄性心包炎（constrictive pericarditis, CP）。由于相似的临床和血流动力学表现，临床上鉴别 RCM（特征为心脏淀粉样浸润）和 CP 极具挑战性。传统的 M 型和二维图像可能对 CP 中心包明显增厚，或 RCM 的左心室回声强并呈颗粒样做出诊断（图 3.22）。已证实多普勒血流频谱对区分这两种疾病有帮助（表 3.4），最常用的诊断指标是过瓣血流速度随呼吸的变化。在 CP 中，心包决定心脏整体容积。在自主吸气时，进入右心房的血流使右心房容积增加，由于室间隔移向左心室（可能看到室间隔扑动）而迫使左心房容积相应下降。这些变化影响了通过三尖瓣和二尖瓣的 E 波（舒张早期充盈）。在吸气时，三尖瓣 E 波增加而二尖瓣 E 波降低；在呼气时，三尖瓣 E 波降低而二尖瓣 E 波增加。这些变化在吸气或呼气后的心动周期

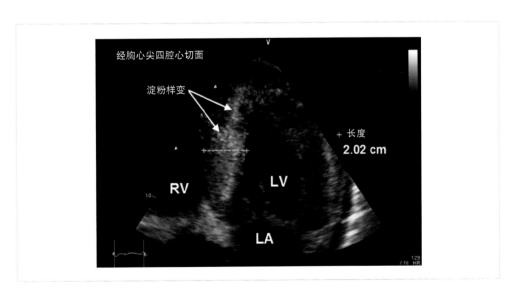

图 3.22　淀粉样限制型心肌病。RV—右心室；LV—左心室；LA—左心房

更明显。如果将脉冲波多普勒（pulse wave Doppler，PWD）扫描速度设为 150 mm/s，就能看到 E 波高度与呼吸一致的特征性升高和降低。

表 3.4 缩窄性心包炎和限制型心肌病的二维超声心动图和多普勒特征

项目	缩窄性心包炎	限制型心肌病[a]
■ 二维超声心动图或 M 型		
心包增厚	+++	±
双心房增大	±	+++
左心室腔大小	±	小
心室壁厚度	±	↑↑
心肌	正常	明亮，呈颗粒状
收缩功能	完整	降低
室间隔运动	室间隔"抖动"：舒张早期室间隔先向右心室后向左心室急速抖动，临床上表现为心包叩击音 吸气时室间隔向左心室移动	无
下腔静脉和肝静脉	扩大	扩大
二尖瓣反流	±	常有
三尖瓣反流	±	常有
■ 多普勒所见		
E/A 比值	可为正常或 <1	>2.2
MV 血流减速时间（ms）	正常低值	缩短（<150）
呼吸时二尖瓣 E 波变化	吸气时降低 25% 以上，而呼气时[b]升高（见于三尖瓣 E 波的互补变化）	正常（−5%）
吸气时 IVRT	增加	没有变化
肺静脉血流（左侧充盈模式）	吸气时 S 波与 D 基本相等，呼气时 D 波加快	S<D，S/D<0.5，深而宽的波；没有呼吸变化
肝静脉血流（右侧充盈模式）	W 波形（高耸的波形，下降明显），伴有呼吸变化（呼气时舒张期血流增加）	低钝的收缩期血流，心房反向波较深，可能在收缩期反移（2° 到严重的 TR）

注：a—晚期心脏淀粉样变性的表现；b—自主呼吸的患者，在正压力通气时模式会反转；LV—左心室；E—舒张早期充盈；A—舒张晚期充盈；MV—二尖瓣；IVRT—等容舒张时间；W—收缩晚期和舒张晚期的反流波；TR—三尖瓣反流

注意机械辅助通气的患者的变化是相互作用的，这是由于正性吸气压力减少了流向右心的血流，这样就引起三尖瓣 E 波降低，而二尖瓣 E 波升高。呼吸的变化也见于正常人，但二尖瓣 E 波在吸气和呼气时变化百分比一般不超过 5%。二尖瓣 E 波在吸气和呼气时变化超过 25% 则高度提示存在 CP。但是，呼吸的变化并不仅见于 CP，也见于慢性阻塞性气道疾病患者，但其变化在 10% ~ 15%[30]。已经证实组织多普勒成像

对区分 RCM 和 CP 有用。舒张早期二尖瓣环速度（Ea）界值超过 8 cm/s 对 CP 和 RCM 的区分具有 95% 的敏感度和 96% 的特异度[31]。

左心室肥厚

左心室肥厚是心室对张力的代偿性适应。向心性肥厚指作为肌节并联复制后果的室壁增厚，而没有明显的心腔扩大；它继发于心室的慢性压力负荷过重，如系统性高血压和主动脉瓣狭窄。射血阻力增加引起心室壁张力明显升高。向心性肥厚是减小室壁张力的代偿性反应（Laplace 定律），并使心室增加已升高的内压以对抗增加的后负荷，实现有效收缩。心室向心性肥厚的其他生理改变包括等容松弛延长，导致舒张功能障碍的顺应性减低，并在达到代偿极限时最终导致心脏功能恶化。向心性肥厚的超声心动图分析包括测定左心室的厚度和质量，这在前文中都有描述（图 3.23）。

离心性肥厚是作为心肌细胞肌节连续复制后果的心腔扩大或膨出，继发于心室的慢性容量负荷过重。主动脉反流就是一个典型的例子。

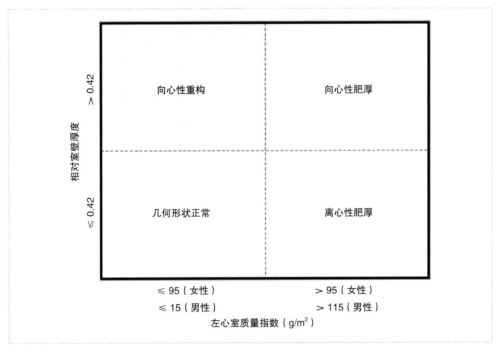

图 3.23　左心室质量可与相对室壁厚度组合，将患者分类为左心室（LV）肥厚的不同级别［经允许引自 Lang RM, Bierig M, Devereux RB, et al. Recommendations for chamber quantification: A report from the American Society of Echocardiography's Guidelines and Standards Committee and the Chamber Quantification Writing Group, developed in conjunction with the European Association of Echocardiography, a branch of the European Society of Cardiology. J Am Soc Echocardiogr. 2005;18（12）:1440–1463.］

左心室真性室壁瘤

大多数左心室室壁瘤位于心尖，且常为前壁心肌梗死的后果。前壁心肌梗死后90天内，22%的患者发生左心室室壁瘤[32]。在心肌梗死超过3个月后，不再有新的室壁瘤出现。心肌梗死后5天内形成室壁瘤与病死率增加有关。

二维图像特点

室壁瘤以膨出的无运动区域心肌变薄为特征。真性室壁瘤的心肌明显变薄，呈窄带状，这也是其与假性室壁瘤的鉴别点（具体内容将在后文介绍）。如图3.24所示，在室壁瘤和正常心肌间可见平滑的过渡，并且心肌逐渐圆钝，呈一个有宽大颈部或开口膨出、变薄的区域。室壁瘤开口大小和心室到室壁瘤最大径线的比值为0.9~1[33]。

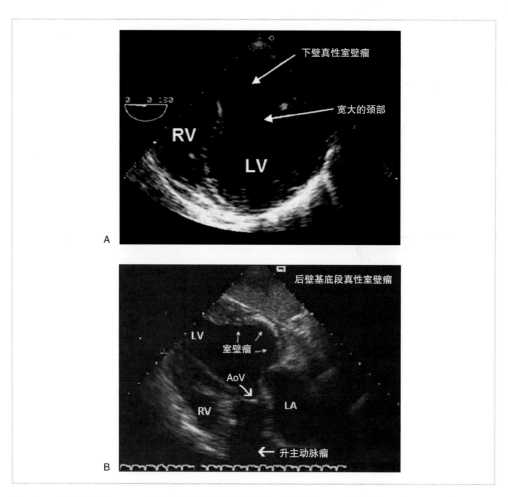

图3.24 左心室室壁瘤。A. 下壁真性室壁瘤的经胃中部左心室短轴切面。注意宽大的颈部。B. 后壁基底段真性室壁瘤的经胃左心室长轴切面。注意宽大的颈部和正常心肌到室壁瘤的逐渐过渡。RV—右心室；LV—左心室；AoV—主动脉瓣；LA—左心房

相关发现

术中 TEE 对室壁瘤内血栓形成的检出有帮助。血栓显示为一个回声增强的区域，这有助于将其与心内膜区分开。作为膨出的室壁瘤内血液淤滞的后果，这是一个常见的现象。

左心室假性室壁瘤

区分真性室壁瘤和假性室壁瘤很重要。假性室壁瘤自发破裂的发生率高，因此需要外科治疗[33]。假性室壁瘤表现为由心包包绕的慢性心室破裂。因此，假性室壁瘤是一个直接与心包腔相通的囊状结构。

二维图像特点

假性室壁瘤以出自心室腔的细窄出口（颈部）为特征。出口大小和室壁瘤最大直径的比值小于 0.5（图 3.25）。出口的大小很少超过室壁瘤囊最大内径的一半[34]。在收缩期，左心室腔缩小，而假性室壁瘤则逐渐扩张。

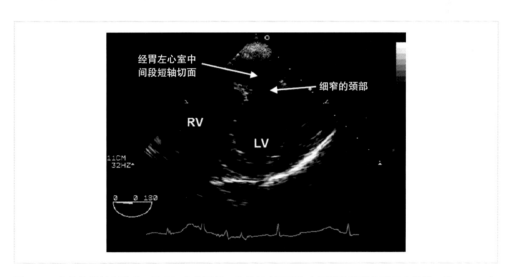

图 3.25　左心室假性室壁瘤。注意细窄的颈部，它的长度不到与之平行的假性室壁瘤直径的一半。RV—右心室；LV—左心室

多普勒特点

多普勒超声心动图对诊断疑难病例、显示假性室壁瘤和左心室间双向血流有帮助。彩色血流多普勒超声心动图常显示收缩期出左心室并进入假性室壁瘤腔的花色湍流。在舒张期，这种图像见于左心室内，证实了出入假性室壁瘤的湍流。同时可能见到最大多普勒血流速度在呼气与吸气之间的明显变化，即吸气引起最大血流速度的显著增加[34]。

相关发现

假性室壁瘤腔内的自发声学显影和血栓是较常见的。

总结

左心室收缩功能是术中超声心动图最常用的评估指标，在测量时有很多指标可用。从二维灰阶成像到三维表达到基于组织多普勒成像的更新方法，这些指标变化复杂。尽管左心室收缩功能的主观和定性评价与定量测量和临床结果有较好的相关性，但是美国超声心动图协会仍建议，即使最有经验的临床医师，也要定期对实际工作中的测量进行检查和校正。

细心的操作者可轻易获得左心室收缩功能的定量指标，如室壁厚度和 FAC，使有意义的数据可应用于日常工作中。目前的超声心动图软件也能帮助快速获得某些更复杂但更准确的指标，如左心室的质量和容积。尽管基于组织多普勒的新技术迅速成为超声心动图实验室关注的标准，但是它们的实用性还未在手术室中得到证实。

参考文献

1. Lang RM, Bierig M, Devereux RB, et al. Recommendations for chamber quantification: A report from the American Society of Echocardiography's Guidelines and Standards Committee and the Chamber Quantification Writing Group, developed in conjunction with the European Association of Echocardiography, a branch of the European Society of Cardiology. *J Am Soc Echocardiogr.* 2005;18(12):1440–1463.
2. Sahn DJ, DeMaria A, Kisslo J, et al. Recommendations regarding quantitation in M-mode echocardiography: Results of a survey of echocardiographic measurements. *Circulation.* 1978;58(6):1072–1083.
3. Skarvan K, Lambert A, Filipovic M, et al. Reference values for left ventricular function in subjects under general anaesthesia and controlled ventilation assessed by two-dimensional transoesophageal echocardiography. *Eur J Anaesthesiol.* 2001;18(11): 713–722.
4. Schiller NB, Shah PM, Crawford M, et al. Recommendations for quantitation of the left ventricle by two-dimensional echocardiography. American Society of Echocardiography Committee on Standards, Subcommittee on Quantitation of Two-Dimensional Echocardiograms. *J Am Soc Echocardiogr.* 1989;2(5):358–367.
5. Chung N, Nishimura RA, Holmes DR Jr, et al. Measurement of left ventricular dp/dt by simultaneous Doppler echocardiography and cardiac catheterization. *J Am Soc Echocardiogr.* 1992;5(2):147–152.
6. Vegas A, Meineri M. Core review: Three-dimensional transesophageal echocardiography is a major advance for intraoperative clinical management of patients undergoing cardiac surgery: A core review. *Anesth Analg.* 2010;110(6):1548–1573.
7. Gopal AS, Keller AM, Rigling R, et al. Left ventricular volume and endocardial surface area by three-dimensional echocardiography: Comparison with two-dimensional echocardiography and nuclear magnetic resonance imaging in normal subjects. *J Am Coll Cardiol.* 1993;22(1):258–270.
8. Arai K, Hozumi T, Matsumura Y, et al. Accuracy of measurement of left ventricular volume and ejection fraction by new real-time three-dimensional echocardiography in patients with wall motion abnormalities secondary to myocardial infarction. *Am J Cardiol.* 2004;94(5):552–558.
9. Quinones MA, Otto CM, Stoddard M, et al. Recommendations for quantification of Doppler echocardiography: A report from the Doppler Quantification Task Force of the Nomenclature and Standards Committee of the American Society of Echocardiography. *J Am Soc Echocardiogr.* 2002;15(2):167–184.
10. Alam M, Wardell J, Andersson E, et al. Effects of first myocardial infarction on left ventricular systolic and diastolic function with the use of mitral annular velocity determined by pulsed wave Doppler tissue imaging. *J Am Soc Echocardiogr* 2000;13(5):343–352.
11. Vinereanu D, Lim PO, Frenneaux MP, et al. Reduced myocardial velocities of left ventricular long-axis contraction identify both systolic and diastolic heart failure-a comparison with brain natriuretic peptide. *Eur J Heart Fail.* 2005;7(4):512–519.
12. Wang M, Yip GW, Wang AY, et al. Peak early diastolic mitral annulus velocity by tissue Doppler imaging adds independent and incremental prognostic value. *J Am Coll Cardiol.* 2003;41(5):820–826.
13. Garcia MJ, Rodriguez L, Ares M, et al. Myocardial wall velocity assessment by pulsed Doppler tissue imaging: Characteristic findings in normal subjects. *Am Heart J.* 1996;132(3):648–656.
14. Skulstad H, Andersen K, Edvardsen T, et al. Detection of ischemia and new insight into left ventricular physiology by strain Doppler and tissue velocity imaging: Assessment during coronary bypass operation of the beating heart. *J Am Soc Echocardiogr.* 2004;17(12):1225–1233.

15. Ingul CB, Torp H, Aase SA, et al. Automated analysis of strain rate and strain: Feasibility and clinical implications. *J Am Soc Echocardiogr.* 2005;18(5):411–418.

16. Nishikage T, Nakai H, Mor-Avi V, et al. Quantitative assessment of left ventricular volume and ejection fraction using twodimensional speckle tracking echocardiography. *Eur J Echocardiogr.* 2009;10(1):82–88.

17. Nesser HJ, Mor-Avi V, Gorissen W, et al. Quantification of left ventricular volumes using three-dimensional echocardiographic speckle tracking: Comparison with MRI. *Eur Heart J.* 2009;30(13):1565–1573.

18. Hayat D, Kloeckner M, Nahum J, et al. Comparison of real-time three-dimensional speckle tracking to magnetic resonance imaging in patients with coronary heart disease. *Am J Cardiol.* 2012;109(2):180–186. LWBK1231-c03_P051-081.indd 78 14/06/13 1:54 PM 3. Left Ventricular Systolic Performance and Pathology 79

19. Roes SD, Mollema SA, Lamb HJ, et al. Validation of echocardiographic two-dimensional speckle tracking longitudinal strain imaging for viability assessment in patients with chronic ischemic left ventricular dysfunction and comparison with contrastenhanced magnetic resonance imaging. *Am J Cardiol.* 2009;104(3):312–317.

20. Mor-Avi V, Lang RM, Badano LP, et al. Current and evolving echocardiographic techniques for the quantitative evaluation of cardiac mechanics: ASE/EAE consensus statement on methodology and indications endorsed by the Japanese Society of Echocardiography. *J Am Soc Echocardiogr.* 2011;24(3):277–313.

21. Teske AJ, De Boeck BW, Melman PG, et al. Echocardiographic quantification of myocardial function using tissue deformation imaging, a guide to image acquisition and analysis using tissue Doppler and speckle tracking. *Cardiovasc Ultrasound.* 2007;5:27–45.

22. Kukucka M, Nasseri B, Tscherkaschin A, et al. The feasibility of speckle tracking for intraoperative assessment of regional myocardial function by transesophageal echocardiography. *J Cardiothorac Vasc Anesth.* 2009;23(4):462–467.

23. Marcucci CE, Samad Z, Rivera J, et al. A comparative evaluation of transesophageal and transthoracic echocardiography for measurement of left ventricular systolic strain using speckle tracking. *J Cardiothorac Vasc Anesth.* 2012;26(1):17–25.

24. Kurt M, Tanboga IH, Isik T, et al. Comparison of transthoracic and transesophageal 2-dimensional speckle tracking echocardiography. *J Cardiothorac Vasc Anesth.* 2012;26(1):26–31.

25. Bax JJ, Bleeker GB, Marwick TH, et al. Left ventricular dyssynchrony predicts response and prognosis after cardiac resynchronization therapy. *J Am Coll Cardiol.* 2004;44(9):1834–1840.

26. Lau C, Abdel-Qadir HM, Lashevsky I, et al. Utility of three-dimensional echocardiography in assessing and predicting response to cardiac resynchronization therapy. *Can J Cardiol.* 2010;26(9):475–480.

27. Maron BJ, Towbin JA, Thiene G, et al. Contemporary definitions and classification of the cardiomyopathies: An American Heart Association Scientific Statement from the Council on Clinical Cardiology, Heart Failure and Transplantation Committee; Quality of Care and Outcomes Research and Functional Genomics and Translational Biology Interdisciplinary Working Groups; and Council on Epidemiology and Prevention. *Circulation.* 2006;113(14):1807–1816.

28. De Backer J, Matthys D, Gillebert TC, et al. The use of tissue Doppler imaging for the assessment of changes in myocardial structure and function in inherited cardiomyopathies. *Eur J Echocardiogr.* 2005;6(4):243–250.

29. Palka P, Lange A, Fleming AD, et al. Differences in myocardial velocity gradient measured throughout the cardiac cycle in patients with hypertrophic cardiomyopathy, athletes and patients with left ventricular hypertrophy due to hypertension. *J Am Coll Cardiol.* 1997;30(3):760–768.

30. Hatle LK, Appleton CP, Popp RL. Differentiation of constrictive pericarditis and restrictive cardiomyopathy by Doppler echocardiography. *Circulation.* 1989;79(2):357–370.

31. Ha JW, Ommen SR, Tajik AJ, et al. Differentiation of constrictive pericarditis from restrictive cardiomyopathy using mitral annular velocity by tissue Doppler echocardiography. *Am J Cardiol.* 2004;94(3):316–319.

32. Visser CA, Kan G, Meltzer RS, et al. Incidence, timing and prognostic value of left ventricular aneurysm formation after myocardial infarction: A prospective, serial echocardiographic study of 158 patients. *Am J Cardiol.* 1986;57(10):729–732.

33. Brown SL, Gropler RJ, Harris KM. Distinguishing left ventricular aneurysm from pseudoaneurysm. A review of the literature. *Chest.* 1997;111:1403–1409.

34. Roelandt JR, Sutherland GR, Yoshida K, et al. Improved diagnosis and characterization of left ventricular pseudoaneurysm by Doppler color flow imaging. *J Am Coll Cardiol.* 1988;12:807–811.

自测题

1. 左心室射血分数可通过下列哪项指标计算?

   a. 左心室容积

   b. 左心室面积

   c. 左心室直径

   d. 以上所有

2. 下列哪种超声心动图方法在利用面积 – 长度（子弹）公式计算左心室容积最有用?

   a. 经胸腔

   b. 主动脉周

   c. 经食管

   d. 心外膜

3. 健康男性左心室后壁厚度和室间隔厚度的正常值分别为：

   a. 7 ~ 12 mm 和 7 ~ 12 mm

   b. 7 ~ 12 mm 和 6 ~ 10 mm

   c. 6 ~ 10 mm 和 7 ~ 12 mm

   d. 6 ~ 10 mm 和 6 ~ 10 mm

4. 心内缩短分数通过测量舒张末期和收缩末期的哪项指标来计算？

   a. 后壁

   b. 前壁

   c. 小内径

   d. 大内径

5. 以下关于心内缩短分数的说法正确的是：

   a. 从心内膜边界到心内膜边界进行测量

   b. 从心内膜边界到心外膜边界进行测量

   c. 从心内膜前缘到后缘进行测量

   d. 从心内膜后缘到后缘进行测量

6. 计算出健康女性的心内膜缩短分数为48%，则这一数值是：

   a. 正常值

   b. 低于正常值

   c. 高于正常值

   d. 不正常值

7. 用于立方体公式的直径可为：

   a. 食管中段长轴切面小轴

   b. 食管中段两腔心切面大轴

   c. 食管中段四腔心切面小轴

   d. 经食管短轴切面大轴

8. 经食管超声心动图测量的健康年轻男性中，室间隔二尖瓣环处心肌速度的正常值大约为：

   a. 3 cm/s

   b. 5 cm/s

   c. -3 cm/s

   d. –5 cm/s

9. 组织多普勒成像测量的心肌速度可能受到下列哪项因素影响？

   a. 二尖瓣环钙化

   b. 牵拉

   c. 入射角度

   d. 以上所有

10. 关于彩色编码和应变，没有运动的节段编码为：

    a. 蓝色

    b. 绿色

    c. 黄色

    d. 红色

11. 使用经食管超声心动图，左心室压升高的速率（dP/dT）可通过下列哪项计算出？

    a. 主动脉瓣狭窄的连续波多普勒轮廓

    b. 主动脉瓣关闭不全的脉冲波多普勒轮廓

    c. 左心室流入道的脉冲波多普勒轮廓

    d. 二尖瓣关闭不全的连续波多普勒

12. 进行 dP/dT 测量时，需测量以下哪两点位置之间的时间间期？

    a. 0 和 4 cm/s

    b. 1 m/s 和 3 m/s

    c. 0 和 4 m/s

    d. 1 m/s 和 3 cm/s

13. dP/dT 的正常值为：

    a. <500 mmHg/s

    b. 500 ~ 1000 mmHg/s

    c. > 1000 mmHg/s

    d. > 2000 mmHg/s

14. 将下列超声心动图模式（a，b）与正确的测量方法（i，ii）匹配。

    a. M 型

    b. B 型

    i. 前缘到前缘

    ii. 后缘到前缘

15. 对于收缩功能正常且无节段性室壁异常的健康个体，以下哪项关于组织多普勒成像测量的收缩速度的陈述是正确的？

    a. 间隔环 < 侧环

    b. 间隔环 < 间隔中部心室

    c. 间隔环 > 前环

    d. 间隔环（女性）> 间隔环（男性）

16. 组织多普勒成像测量的心肌速度：

    a. 与性别无关

b. 与死亡率成反比

c. 与年龄有关

d. 通过 TEE 和 TTE 测量获得的值相同

17. 对于给定的心肌节段,彩色组织多普勒测量:

    a. 峰值即刻心肌速度

    b. 平均心肌速度

    c. 模态心肌速度

    d. 绝对心肌速度

18. 原发性限制型心肌病早期阶段,心室通常:

    a. 扩张

    b. 收缩功能严重受损

    c. 室壁厚度正常

d. 质量增加

19. 继发于淀粉样变性的限制型心肌病末期,通常会出现:

    a. 1 级舒张功能障碍

    b. 收缩功能正常

    c. 两个心房扩大

    d. 呼吸时二尖瓣 E 波明显变化

20. 区别运动员原发性肥厚型心肌病和左心室肥厚的最可靠的超声心动图模式是:

    a. 左心室流出道的连续波多普勒

    b. 二尖瓣的彩色血流多普勒

    c. 左心室多普勒成像

    d. 左心室 B 型成像

4 心肌缺血的诊断

Joachim M. Erb，Manfred D. Seeberger

心肌供血的解剖学和病理生理学

冠状动脉的解剖结构

心肌有自己独立的血供和回流系统（图 4.1）。两条冠状动脉起源于主动脉根部：左冠状动脉来自主动脉瓣左冠状动脉窦上方，右冠状动脉来自主动脉瓣右冠状动脉窦上方。

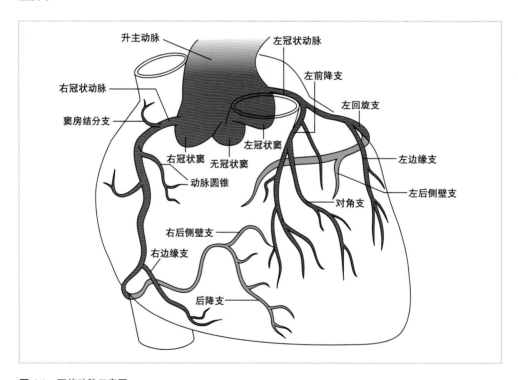

图 4.1　冠状动脉示意图

左冠状动脉约走行 10 mm 后分出左前降支和左回旋支。左前降支沿前室间沟走行。前室间沟穿过心尖到达后室间沟，在通往心尖的途中，其分出对角支和间隔动脉，从而供应左心室前壁、心尖和前室间隔。

左回旋支沿左房室沟走行，形成一个大的边缘支和向侧壁供血的左后侧壁支。在左冠状动脉优势分布的患者中，远端左回旋支作为左后侧壁支的延伸，向左心室后壁供应部分血液。

右冠状动脉沿右房室沟延伸。在右房室沟，其中段形成右心室锐缘支。这些锐缘支为右心室游离壁和传导系统供血。右冠状动脉分叉形成降支和右后侧壁支，其供血区域为右心室下侧壁、室间隔下部和左心室下壁。

冠状动脉的解剖类型和主要分布类型

冠状动脉的分布类型主要有 3 种。这些分布类型影响着向左心室下壁间隔和下壁供血的左后降支和左后侧壁支（图 4.1 ~ 4.5）。右冠状动脉优势分布类型最为常见（80% ~ 85%），此类型通过右冠状动脉供血。而左冠状动脉优势分布类型通过左回旋支供血。均衡型约占 5%，且后降支和左后侧壁支分别接受来自右冠状动脉和左回旋支的供血。但是，最近的成像研究改变了冠状动脉灌注区的传统概念，并揭示了冠状动脉向室壁节段供血方面的显著个体差异。例如，在大多数情况下，心尖节段都由左前降支供血，少数由左冠状动脉和左回旋支供血。

左、右冠状动脉分布的最大重叠区发生在右冠状动脉或左回旋支区域的下壁侧区，也可能发生在由左前降支、右冠状动脉、左回旋支供血的下壁间隔区域。图 4.2 结合最近的发现，强调了由左前降支供血的大量心肌和左前降支闭塞时发生大面积梗

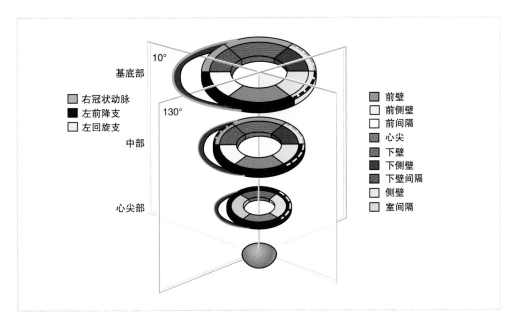

图 4.2　经胃短轴切面显示的左心室 17 节段模型（内环）。外环显示了常见的（实线）和变异的（虚线）冠状动脉分布

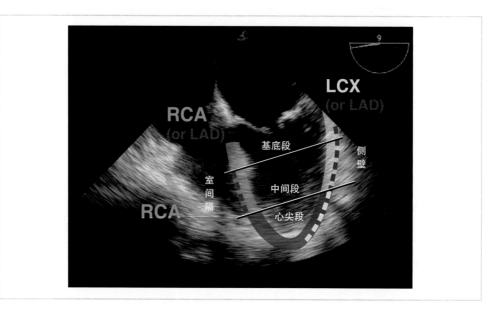

图 4.3 食管中段四腔心切面中，左心室节段的解剖及相应冠状动脉的灌注（实线表示常见的分布，虚线表示变异的分布）。LAD—左前降支；LCX—左回旋支；RCA—右冠状动脉

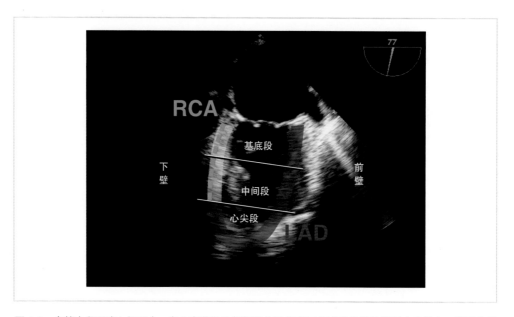

图 4.4 食管中段两腔心切面中，左心室节段的解剖结构及相应冠状动脉的灌注情况（实线表示常见的分布，虚线表示变异的分布）。LAD—左前降支；RCA—右冠状动脉

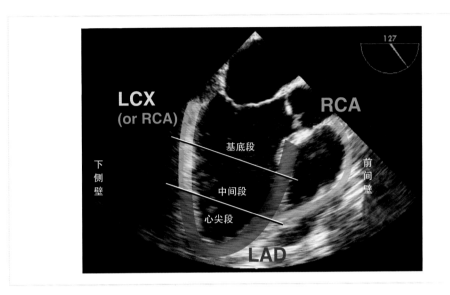

图 4.5 食管中段长轴切面中，左心室节段的解剖结构及相应冠状动脉的灌注情况（实线表示常见的分布，虚线表示变异的分布）。LAD—左前降支；LCX—左回旋支；RCA—右冠状动脉

死的可能性[1]。冠状动脉的分布情况可通过心导管检查来确定。向外科医师传达关于节段性室壁收缩异常（regional wall contraction abnormality，RWCA）的信息时，冠状动脉分布的情况非常有价值。

冠状动脉超声心动图的评估

冠状动脉的二维成像

冠状动脉开口：在食管中段主动脉瓣短轴切面，可以通过探头的轻微前屈或回撤来观察冠状动脉开口（图 4.6）[2]。在 1 点钟至 2 点钟位置的左冠状动脉窦处可见左冠状动脉开口和左冠状动脉主干分叉成左前降支和左回旋支[2]。右冠状动脉口可见于 6 点钟至 7 点钟位置的右冠状动脉窦中间。

左冠状动脉：可将探头旋转到 120°～130°，并稍微向左转动探头，此时可观察到左前降支。为了从食管中段主动脉短轴切面跟踪左回旋支，可向左转动探头并略微前进，同时沿着左回旋支绕房室沟行进（图 4.7）[3]。

右冠状动脉：可以通过轻微前屈探头，从食管中段主动脉瓣短轴切面观察到近端右冠状动脉（图 4.6）[2]。此外，可在 120°～160° 的改良食管中段主动脉瓣短轴切面观察到右冠状动脉的开口和近端部分（图 4.8）。

冠状动脉血流的多普勒评估

对于冠状动脉血流的多普勒评估，建议先将左冠状动脉检查的奈奎斯特极限设置为 50 cm/s，右冠状动脉检查的奈奎斯特极限设置为 20 cm/s[4]。通常需要进一步减小奈奎斯特极限以获得足够的信号[5]。解释结果时必须考虑入射角，这是由于冠状动脉

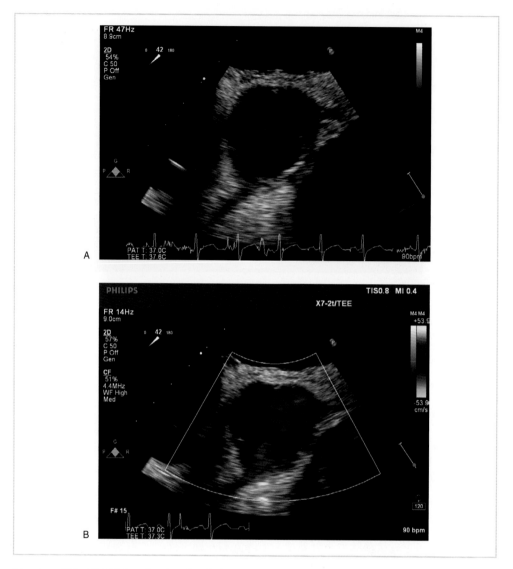

图 4.6　二维主动脉短轴切面中，左、右冠状动脉开口（A）及彩色多普勒血流成像（B）。在 1 点到 2 点钟位置的左冠状动脉窦中间可见左冠状动脉开口。在 6 点钟位置的右冠状动脉窦中间可见右冠状动脉开口

的弯曲走行会使同一血管相邻部分的入射角不断发生变化。正常冠状动脉血流呈双相层流模式，收缩波较短，速度较慢，舒张波较长，速度较快。可以使用脉冲波多普勒完成测量（图 4.9）。据报道，左冠状动脉的正常平均峰值在收缩期为 30 ~ 35 cm/s，在舒张期为 70 ~ 75 cm/s。而于右冠状动脉的正常平均峰值在收缩期约为 25 cm/s，在舒张期约为 40 cm/s[6]。观察冠状动脉、冠状动脉开口和冠状动脉内血流在出现急性新发节段性室壁运动异常的情况下可能很重要。例如，在二尖瓣手术后[5,7]与体外循环（cardiopulmonary bypass，CPB）分离期间，在主动脉夹层患者中[8]，或在经导管主动脉瓣植入期间[9]。

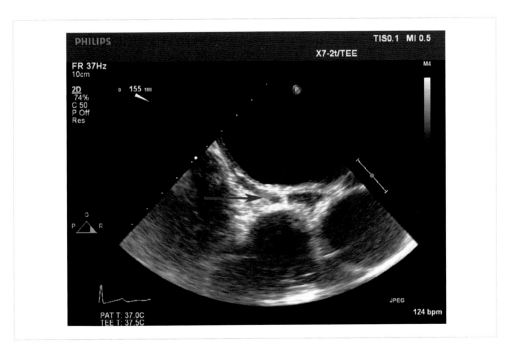

图 4.7　长轴切面中的冠状动脉左回旋支（箭头）

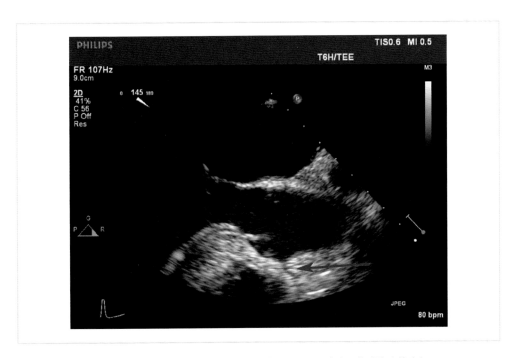

图 4.8　改良食管中段主动脉瓣短轴切面中，右冠状动脉的开口和近端右冠状动脉（箭头）

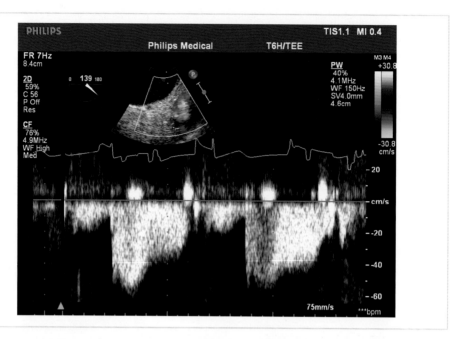

图 4.9　冠状动脉血流的脉冲波多普勒记录。正常冠状动脉血流呈双相层流模式。收缩波较短，速度较慢，舒张波较长，速度较快

冠状动脉的病理学检测

　　虽然超声心动图诊断冠状动脉狭窄并不是常规做法，但是当冠状动脉造影不可用时（如在紧急心脏手术期间），超声心动图对于评估近端血管疾病具有临床价值[4, 10]。相关指标包括回声密度增加（表明血管内膜钙化），以及彩色多普勒血流信号紊乱。以下速度已被公认为血流动力学相关狭窄的阈值（>50%）：左冠状动脉主干 >140 cm/s，左前降支 >90 cm/s，左回旋支 >110 cm/s[11]。利用冠状动脉造影诊断冠状动脉狭窄时发现，与附近的正常节段相比，狭窄部位血管直径减小的百分比或舒张速度 – 时间积分与狭窄程度有相关性。

检测局部缺血的生理基础

　　节段性心内膜运动和心肌增厚是超声心动图检测心肌缺血的基础。正如 Tennant 和 Wiggers 在 1937 年首次观察到的，冠状动脉闭塞导致心肌出现严重的节段性室壁运动异常（regional wall motion abnormality，RWMA）[12]。几十年后，Pandian 等确定了超声心动图检测缺血性 RWMA 的价值[13-14]。从那时起，多项人体研究表明，与心电图相比，超声心动图能够检测到的 RWMA[即收缩期室壁运动减少和（或）增厚] 是更早、更敏感的缺血指标[15-21]。

从运动功能减退到运动障碍的过程与灌注异常程度的加重有关。这已经在对狗的研究中得到证实。收缩期室壁增厚的减少反映了心内膜下缺血，而无运动反映心外膜下心肌层的缺血，在透壁缺血的情况下可见矛盾运动和急性室壁变薄[22]。一项对狗进行的超声心动图研究发现，仅在心肌灌注低于对照组 25% 时，才会诱发 RWMA[14]。虽然缺少关于心肌灌注和节段性室壁收缩之间可能的定量关系的人体数据，但从临床角度来看，节段性功能的急性变化强烈提示急性缺血。

冠状动脉血流的长期减少或停止会导致心肌梗死。超声心动图中，急性心肌梗死可能与急性心肌缺血相似。相比之下，瘢痕组织在超声心动图中表现为一个薄的、致密的、永久性的无运动或矛盾运动的室壁。

尽管室壁增厚减少或消失可能是缺血最敏感的指标，但心内膜运动减少可能是更明显的提示严重缺血的超声心动图表现。但是，相邻的非缺血区域可能会向内拉动缺血区域的心内膜。这指出了考虑室壁增厚也表明缺血的重要性。通常，未受累的（非缺血）区域也会出现向心性运动增强（称为代偿性运动增强），这部分抵消了其他区域的运动不良或运动障碍对每搏输出量的不利影响。这就是为什么血流动力学不稳定是局部缺血的晚期和预后差的征兆，并且通常只发生在有非常严重的局灶性或整体性缺血的情况下。

心肌缺血的临床症状

超声心动图检查者必须认识到缺血组织的各种表现，包括心肌顿抑和心肌冬眠，这些表现使超声心动图对心肌存活能力的评估变得复杂。急性缺血由冠状动脉血流严重减少导致，并伴随着室壁增厚和心内膜向心性运动减少[14]。如果急性缺血发作，尽管血流完全恢复，但可能出现短暂、持续的可逆性 RWCA，发生心肌顿抑。心肌冬眠是一种慢性缺血状态，在这种状态下，RWCA 持续存在于存活心肌中，并有边缘淤滞血流。成功完成冠状动脉血运重建术后，左心室功能可能显著改善，死亡率也可能降低。恢复的进程是可变的。

静息状态下，超声心动图显示的心肌顿抑、心肌冬眠、急性心肌缺血和心肌梗死相似（表 4.1）[25-26]。可以将超声心动图和其他成像技术与临床算法结合使用，以区分缺血、冬眠、顿抑和梗死的心肌组织[27-28]。多巴酚丁胺负荷超声心动图用于监测冬眠的心肌。使用低剂量的多巴酚丁胺后，存活心肌表现出局部收缩功能的改善。对于缺血性心脏病患者，多巴酚丁胺负荷超声心动图可用于预测血运重建后左心室功能恢复的可能性。此外，对于心肌梗死引起左心室功能障碍的患者，多巴酚丁胺负荷超声心动图可用于评估因残余狭窄导致的需进行干预的冬眠的心肌。多巴酚丁胺负荷超声心动图显示心肌存活的左心室功能障碍患者应用血运重建术的存活率高于药物治疗的存活率[29]。一个关键信息是，RWCA 并不总由急性缺血引起，它也可能反映了顿抑、冬眠和（或）无活力的梗死组织。

表 4.1　心肌缺血的特征、超声心动图表现和临床意义

项目	急性缺血	心肌顿抑	心肌冬眠	心肌梗死
定义	可逆的灌注不足	灌注后收缩性功能障碍	慢性缺血性功能障碍	永久性缺血伴心肌细胞损伤
静息冠状动脉血流	降低	正常	轻微降低	严重降低
节段性室壁运动	运动功能减退	运动功能减退	运动功能减退	运动障碍甚至不能运动
对强心剂的反应	恶化	双相	双相	无变化
血运重建术后收缩功能恢复情况	完全恢复	部分恢复到完全恢复	部分恢复到完全恢复	无
围手术期意义	急性药物治疗或干预治疗，可能会出现梗死	CPB 后常见	血运重建术优于药物治疗，行CPB 后可立即改善	不需要进行血运重建术

注：CPB—体外循环[23-24]。

超声心动图检测心肌缺血

心肌缺血的解剖定位：17 节段模型

左心室局部解剖 17 节段模型（图 4.2）是影像专业的通用术语，用于定义左心室节段的解剖。在围手术期 TEE 环境中使用 17 节段模型的优点是，在描述左心室的局部功能时，其应用了与经胸超声心动图、心血管 MRI、心脏核医学检查和心脏 CT 相同的定位观点[30]。该模型也是确定 RWCA 位置与冠状动脉灌注关系的基础。

心肌 17 节段的超声心动图成像

17 节段模型将左心室沿纵轴分成 3 个部分（图 4.2）。基底段和中间段（乳头肌中部）在水平方向上被细分为 6 个节段：前间隔、前壁、前侧壁、下侧壁（曾被称为"后壁"）、下壁和下壁间隔。心尖部被细分为前壁、侧壁、下壁和室间隔。

通过 3 个标准食管中段切面[31]（食管中段四腔心切面、食管中段两腔心切面和食管中段长轴切面）（图 4.3 ~ 4.5）可以观察到这 17 个节段。理论上，通过这 3 个切面可以观察到远处的心尖切面（节段 17），但通常超声成像平面横切于心尖上方的心室，TEE 图像被缩短。为了获得沿左心室长轴成像平面的标准图像，超声心动图检查者应注重获得每个切面的最大长轴尺寸。低超声频率（通常不高于 6 MHz，因为心尖位于 TEE 图像的远场中），将聚焦区域放在心尖区域，以及优化增益设置可能有助于检查。

经胃短轴切面（基底段、中间段和心尖段）支持观察除心尖帽以外的 16 个节段的完整半径。在经胃底和乳头肌中部短轴切面上可以观察到所有三个冠状动脉主干灌注的心肌区域（图 4.2）。尽管常用经胃乳头肌中部短轴切面观察缺血的冠状动脉，但仅通过这一个切面是不够的，因为离该平面更远的动脉狭窄导致的缺血会被忽略掉。反复评估多个切面非常重要，因为仅检查经胃乳头肌中部短轴切面会错过 RWCA[32]。我们建议利用食管中段和经胃成像平面对所有节段进行全面监测，以检查缺血情况。

左心室节段冠状动脉灌注

冠状动脉向 17 个左心室节段的灌注情况见图 4.2 ~ 4.5，很多节段都由相同的冠状动脉灌注。然而，最近的影像学研究改变了冠状动脉灌注区的传统概念，并揭示了心肌节段冠状动脉供血的显著个体差异。例如，大多数情况下，心尖节段由左前降支供血，在少数个体中由左回旋支和右冠状动脉供血。冠状动脉分布的最大重叠区发生在右冠状动脉或左回旋支区域的下侧壁区域，也可能发生在由左前降支、右冠状动脉和左回旋支供血的下壁间隔区域。图 4.2 结合了这些最近的发现结果，强调了由左前降支供血的大量心肌和左前降支闭塞时发生大面积梗死的可能性[1]。在冠状动脉供血出现生理变异的节段中，导致 RWCA 的冠状动脉通常可以通过检查冠状动脉供血时已知的相邻节段来识别。例如，前侧壁和下侧壁缺血与左优势型或均衡型的左回旋支闭塞有关，而出现前侧壁缺血不伴有下侧壁缺血是非均衡型的左回旋支闭塞的特征。

节段性室壁收缩异常的评估和分级

为了评定缺血的严重程度，分析收缩期心肌增厚和心内膜向心性运动（径向缩短）非常重要（表 4.2）。ASE/SCA 发布的 TEE 检查指南将收缩期的心室收缩分为 5 个等级[31]：收缩力正常、轻度运动减退、重度运动减退、无运动和矛盾运动（表 4.2）。对于收缩期心肌增厚，50% 的增厚是正常的，但是考虑到节段间和个体间的差异，30% 的增厚被定义为正常下限[33]。同样，收缩期径向缩短如果超过 30%，就被定义为正常。

表 4.2　节段性室壁收缩异常五级分级量表

分级		径向缩短	心肌增厚
1 级	收缩力正常	>30%	+++（30% ~ 50%）
2 级	轻度运动减退	10% ~ 30%	++
3 级	重度运动减退	<10%	+
4 级	无运动	0	0
5 级	矛盾运动	增长	变薄

注：收缩力恶化两级时，则诊断为缺血[21-31]。

在临床实践中，收缩期左心室节段性室壁收缩的二维直观评估是最常用的，因为它为缺血提供了快速、定性的监测。运动模式（M型）成像提供了收缩期心肌增厚和径向缩短的定量评估（图4.10）。高时间分辨力和更好的心内膜和心外膜边界描绘是M型的优势。然而，TEE将超声波束垂直于心肌壁扫描的能力仅适用于下壁和前壁。自由（解剖学）M型提供了一种替代选择，其中虚拟超声波束可以扫描到成像扇形区域的任何地方。这种技术的局限性在于，自由M型图像是从二维图像中计算出来的，因此缺乏真实M型的高时间和空间分辨力。定量评估在临床实践中受到限制，目测评估节段心肌收缩仍然是手术中普遍使用的方法。

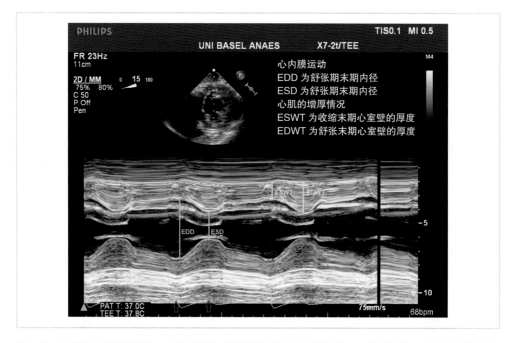

图4.10 正常左心室运动模式（M型）解读。经胃短轴切面（顶部插图）中，经过下壁（顶部）和前壁（底部）的M型图像显示正常的向心性心内膜偏移和室壁增厚。收缩开始于QRS波群，结束于T波末尾（箭头）。M型超声心动图成像结合心电图有时可以提供关于室壁运动时间的有用信息

室壁功能异常可反映急性或慢性缺血性疾病或非缺血性疾病（如病毒性心肌炎）。只有当局部收缩恶化了两个等级（即从"收缩力正常"到"重度运动减退"）时，新发心肌缺血才能得到确诊[21]。比较术中不同阶段采集的动态影像对局部收缩的分析有很大帮助。局部心肌收缩暂时减低的定义表明单凭一次超声心动图检查不能诊断心肌缺血。

室壁收缩的重要方法学分析和潜在缺陷

仅考虑心内膜运动可能会导致节段分级不准确，原因在于心脏旋转或平移运动（图4.11）、束支阻滞或心室起搏等，或在缺血节段中，心内膜被相邻的正常收缩的心

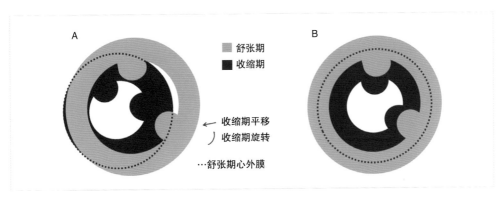

图 4.11　心脏平移和旋转运动对节段性室壁收缩分析的影响。A. 在不补偿平移和旋转的固定参考系统中，节段收缩前间隔节段严重受损，下侧壁节段过度运动。B. 在补偿平移和旋转的浮动参考系统中，所有节段中的节段收缩都得到正确诊断

肌向内牵拉（牵拉效应）。室壁收缩分析还必须考虑到基底部间隔主要是膜性的，生理上并不像肌肉更发达的个体那样增厚。这一节段通常被经验不足的超声心动图检查者误认为 RWCA 阳性。

心脏收缩期的平移和旋转（图 4.11）可能会使节段性室壁收缩分析更加复杂[34]。在乳头肌中部短轴水平上，平移和旋转运动最小[35]。在心脏手术中，行 CPB 之后，心脏的平移或旋转运动经常增多，使节段性室壁分析变得复杂[36]。CPB 后应用固定参考系统（图 4.11A）导致室间隔无运动或矛盾运动和侧壁运动增强的假阳性诊断[36]。相比之下，应用浮动参考系统（图 4.11B）补偿了心脏运动，减少了 CPB 后出现的间隔 RWMA[36]。为了尽量减少缺血检测中的误诊，我们鼓励对具有明显心脏平移运动的心脏手术患者进行室壁运动和心肌增厚的分析，并选用浮动参考系统。

心内膜向心性运动可能会使检查者明显高估缺血心肌灌注不足的面积[37]。观察到这一结果的一个原因是低运动节段的牵拉效应对相邻非缺血心肌的影响。在临床实践中，心内膜运动受损导致的对缺血面积的高估可能有助于超声心动图检测缺血，操作熟练的超声心动图检查者通过评估心肌增厚可以更可靠地推断缺血的范围。

将成像平面与心室轴线对齐是正确获得超声心动图信息的另一个重要条件。在长轴切面中，对准不正确会导致图像缩短（即图像比真实结构短）。在食管中段经食管超声心动图切面中问题尤其突出，因为真正的心尖会被遗漏（图 4.12）。不正确的对位也会导致室壁的不垂直相交，从而高估了舒张期室壁厚度和假性增厚（图 4.13）。如图 4.12 所示，在室壁收缩异常严重的节段中，伪增厚可能与正常的室壁收缩相似。当心脏发生收缩平移（图 4.11）时，成像平面远离心室轴线，出现假性增厚以及相关的室壁收缩的不正确成像。

超声心动图检查心肌缺血的局限性

即使超声心动图检查者能够很好地应对所有潜在缺陷，仍然存在一些方法上的局

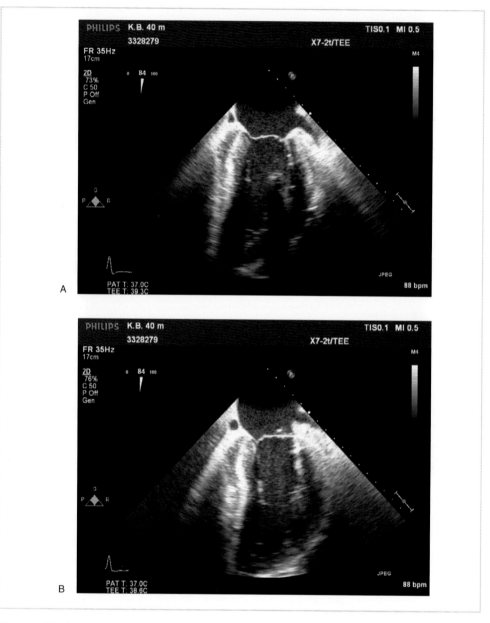

图 4.12 斜切会误判病理节段为正常节段。A. 图像斜切导致心尖病理节段被误判为正常收缩。B. 在正确对准后，可以明显地看出，图像缩短模仿了不运动的前心尖的向心性运动和增厚

限性，必须加以考虑。超声心动图检查的主要局限性是仅靠超声心动图检查不能获得心肌缺血的确切证据。当观察到节段性室壁收缩急性恶化时，超声心动图诊断缺血比心电图更加敏感，更具有针对性[38-40]。但是，如果在最初的超声心动图检查中检测到 RWCA，也必须考虑急性缺血以外的原因。这些原因包括心肌顿抑、心肌冬眠、既往心肌梗死或非缺血性疾病（如心肌炎或心肌病）。

　　节段性室壁收缩分析的一个主要局限是它不基于定量测量，而依赖于定性（最多

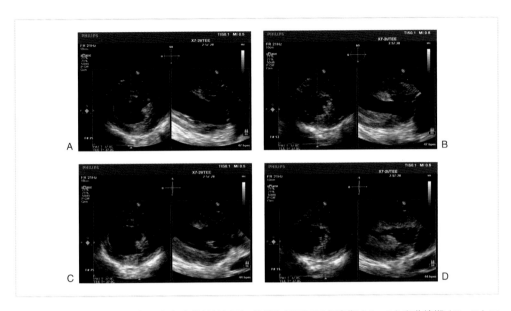

图 4.13　X-Plane 经胃短轴切面和相应的长轴切面。这些切面显示了舒张期（A，C）和收缩期（B，D）正确轴向（A，B）和心肌缩短（C，D）。图像缩短被误判为舒张期壁厚不足（C）、收缩期心内膜过度向心性运动和心肌增厚（D）以及左心室舒张期和收缩期内径减小（C，D）

半定量）评估。定性意味着一定程度的主观偏差，这可能会影响解读室壁收缩功能的可靠性。基于心内膜运动的实时、时空分析，彩色室壁运动技术可对局部和整个左心室功能进行自动化定量分析[41]。尽管彩色室壁运动技术有其优点，但它并没有被广泛应用于围手术期，因为它耗时长，没有考虑心肌增厚，也没有校正平移或旋转运动。此外，在整个心动周期中，彩色室壁运动技术受到明确划定心内膜边界这一要求的限制。

在临床实践中，心内膜和心外膜边界在心动周期的每一帧中很少被完美描绘。因此，我们采取了一种切实可行的方法。在这种方法中，如果至少 50% 的心内膜和心外膜边界是可见的，并且正常收缩，我们仅将一个节段划分为正常。相比之下，即使少于 50% 的心内膜和心外膜边界可见，可定义为 RWCA 的节段，并将其划分为病理性节段[42]。

声学造影剂可改善图像质量不佳的心内膜边界的轮廓，但很少被用于围手术期。一个原因是它们不能改善对心肌增厚的评估。另一个原因是 2007 年美国食品药品管理局发布了"黑框警告"，对患有急性冠状动脉综合征和心肺状况不稳定的患者禁止使用造影剂，该警告仍未完全解除[43]。

另外，超声心动图监测缺血非常耗时。它不像心电图那样自动进行，而需要反复分析多个切面成像。仅监测单个切面会忽略左心室壁的主要部分，在导致错过大部分RWCA，尽管切面显示了由冠状动脉主干供血的心肌，如经胃短轴切面[32,44]。重复分析多个切面所需的时间也可以解释手术室中忙碌的麻醉医师对缺血心肌的超声心动图实时监测比没有其他脱机读图的超声专家监测的可靠性略低[45]。最后，左心室负荷状态的急剧变化对节段性左心室收缩有重要影响。前负荷的急剧降低可以在无缺血的情况下引起新的 RWCA [42]，而后负荷的急剧降低会出现心肌缺血后的 RWCA [46]。

检测缺血的替代超声心动图方法

急性二尖瓣反流：急性缺血经常导致新发二尖瓣反流或二尖瓣反流恶化。缺血性二尖瓣反流是左心室收缩受损，或者一组或两组乳头肌缺血性功能障碍，导致小叶运动受限或二尖瓣环扩大（图 4.14）。进行性二尖瓣关闭不全是左心室心肌缺血临床严重程度的标志，二尖瓣反流情况改善是治疗有效的标志（详见本书第 8 章）。

多普勒指标：舒张功能在缺血早期受损，舒张功能的多普勒指标可以快速进行定量监测（如舒张期经二尖瓣流入的 E/A 比值）。对清醒患者的研究表明，经二尖瓣流入模式的变化是心肌缺血的诊断指标。然而，在麻醉患者中，舒张期经二尖瓣流出的 E/A 比值不能准确地表明多巴酚丁胺负荷试验或非 CPB 手术期间短暂冠状动脉闭塞引起的缺血 [47-48]。在舒张期，麻醉手术患者的 E/A 比值不能用于检测心肌缺血的原因，包括全身麻醉的混杂效应和术中前负荷的频繁变化 [48]。

三维超声心动图使用半自动心内膜边界检测软件，支持量化舒张末期和收缩末期容积、每搏输出量和射血分数。它还支持定量分析 17 个左心室节段的心内膜运动。与根据五级分级量表进行的节段性室壁收缩定性分析相比，这样的定量分析是一大进步。不幸的是，三维测量是离线进行的，并且关键是需要人工确定舒张末期和收缩末期心内膜边界，这一工作非常耗时。值得注意的是，三维超声心动图的较低帧频可能会限制图像质量，并且三维测量的诊断准确性尚未在围手术期进行评估。三维测量的

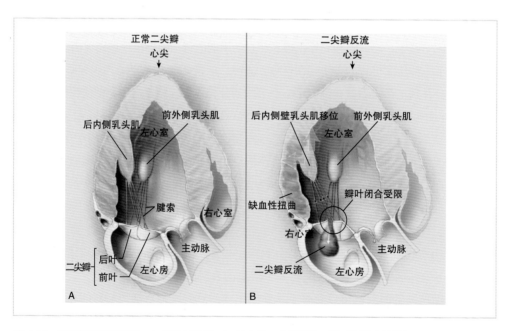

图 4.14　缺血性二尖瓣反流。A. 正常二尖瓣。B. 缺血性二尖瓣反流，瓣叶不能有效关闭。图示的方向是典型的经胸超声心动图成像的方向

准确性也因没有考虑心肌增厚而受到限制。在 CPB 后的手术患者中，这种限制变得特别重要，因为在 CPB 后，平移和旋转运动[36]以及心室起搏等混杂因素更频繁地发生。

二尖瓣环的组织多普勒成像、应变和应变率的分析是潜在且有用的定量评估局部心室功能的方法[49]。然而，这些方法也有很大的局限性。目前缺乏对这些方法在术中诊断价值的研究。斑点追踪是定量分析节段性心肌功能的另一种新颖且有前景的方法。二维斑点追踪已经可以用于经食管超声心动图，但是到目前为止，更有前途的三维斑点追踪技术仅用于经胸超声心动图。

右心室缺血

右心室在心脏手术后的发病率和死亡率方面有重要作用，而经食管超声心动图是评估右心室功能的重要工具[50-51]。右心室比左心室更容易在体外循环心脏手术中出现不完全心肌保护。由于右冠状动脉起源于仰卧位患者的主动脉前方，所以在心脏直视手术后排气不完全或辅助装置插管夹带空气的情况下，右冠状动脉也比左冠状动脉有更高的空气栓塞风险[52]。出于这些原因，不应忽视右心室的评估[53]。

大多数右心室壁的冠状动脉灌注都起源于右冠状动脉。然而，对右心室冠状动脉灌注进行更复杂的评估，在临床上很重要[53]。例如，右心室前间隔和前壁的小部分接受来自冠状动脉左前降支的血液供应，这也是侧支动脉的起源。后者可在右冠状动脉闭塞的情况下提供侧支供血，从而影响右心室的梗死程度。此外，在 30% 的个体中发现，尽管右冠状动脉近端闭塞，但左心室流出道仍然保留了心肌功能。

没有既定的类似于分析左心室收缩的规则来详细分析右心室局部收缩，也没有诊断急性右心室缺血的标准。关于右心室功能的大部分知识都是基于对清醒患者进行的 TTE 的研究。急性缺血将导致急性舒张和收缩功能障碍，并伴有矛盾运动，而且由于右心室室壁薄，右心室明显扩张。右心室明显扩张且肺动脉压力没有明显升高，这强烈提示右心室缺血。术中经食管超声心动图检查推荐的标准切面中，仅 4 个切面专注于右心室[31]。在疑似有右心室病变的情况下，我们发现仅利用这 4 个切面是不够的，还需要利用其他切面改善右心室心尖的成像[54]。

心肌缺血的并发症

心肌缺血的直接和明显后果是舒张期和收缩期心肌功能受损，从而导致全身血流动力学受损（表 4.3）。如前文所述，缺血性二尖瓣或三尖瓣反流可进一步增加血流动力学的不稳定性[55-56]。

当心肌缺血发展为心肌梗死时，必须考虑更严重的后遗症。局部炎症可导致心包炎和随后的心包积液，阻碍心室充盈和功能。心肌梗死不运动区域是血栓形成的触发因素。如果梗死区域在纤维化过程中扩张，则可能发展为室壁瘤，进一步降低心脏功能，增加血栓形成的风险。识别血栓非常重要，因为心脏手术操作可能使血栓脱落，并可能导致致命的栓塞。区分心内血栓和伪像（由近场回声、混响、肥厚性左心室中明显的小梁形成、腱和假腱索等引起）可能很难[57]。真正的血栓位于 RWCA 严重的区域，应该使用多个切面进行诊断。

心肌梗死最严重的并发症是心肌破裂。心脏游离壁破裂导致大量心包填塞，这通常是致命的并发症。室间隔破裂导致室间隔缺损（ventricalar septal defect，VSD），并伴有左向右分流，如果不进行治疗，最终会导致心力衰竭。急性缺血性乳头肌破裂导致严重的二尖瓣反流，需要立即进行手术治疗。可以控制的、小的不完全心肌破裂是可控的，通常表现为血栓形成的假性室壁瘤。

表 4.3   心肌梗死的并发症

缺血性二尖瓣或三尖瓣反流

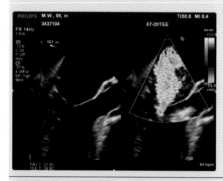

缺血导致舒张期心肌僵硬，收缩期心室收缩功能降低，并可能导致心室扩张。心室形状的变化导致腱索张力和方向的变化，这种变化被称为"栓系"。瓣环扩张也会导致瓣膜功能不全。乳头肌功能障碍会加重病情

缩流颈宽度直接测量对确定严重程度最有帮助。瓣环扩张、对合面积减少、栓系距离和栓系面积增加都是预测指标

心包积液 – 心包填塞

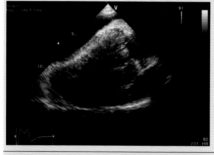

由心包炎、浆液性心包积液、术后出血或心肌破裂引起，表现为心包内液性暗区。随着血凝块的形成，产生类似血栓的回声密度。心室压缩开始的迹象为舒张期扩张受损，随后出现室间隔矛盾运动。收缩期收缩减少（超过梗死导致的初始损伤）。由于心包顺应性低，即使少量液性暗区（厚度 <2 cm）也可能具有临床意义

心腔：心包填塞为临床诊断

左心室血栓

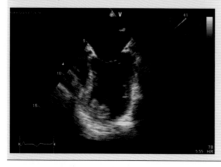

肌小梁血流淤滞伴 RWCA 有利于血栓形成。邻近处没有 RWCA，无血栓形成

经食管超声心动图在检测血栓方面有高敏感性和特异性，但要特别注意可能存在心尖血栓。可以使用深部经胃切面

回声发现：急性血栓看起来与心肌相似，旧血栓的回声密度可能更大。血栓形状可变，通常无蒂和片状附着的情况比有蒂和移动的情况更多

心腔：与伪像区别！在 RWCA 严重的区域，血栓应在至少 2 个平面上可见

续表

左心室室壁瘤

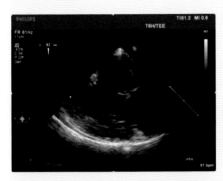

左心室室壁瘤在透壁性梗死后形成。左心室应力增加，左心室扩张，梗死区域变薄，导致纤维瘢痕拉伸。在左前降支供血区域（前壁）更常见。最常见的位置是左心室心尖（90%）、基底部下壁或下侧壁

回声特征：室壁薄，无收缩期增厚和矛盾运动，颈部宽阔

通常伴有血栓形成

心腔：如果无运动或矛盾运动的室壁不薄，考虑血栓形成的可能

梗死后室间隔穿孔

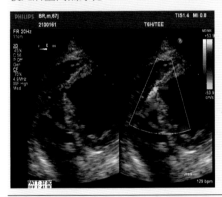

最可能在下壁梗死时发生，通常出现在心肌梗死后3~6天，伴有单个或多个缺陷。左向右分流导致左心室扩张，功能下降。室间隔缺损导致急性左心室后负荷减少，左心室过度收缩。室间隔缺损通常很难定位。使用彩色多普勒进行定位。由于多普勒研究中的角度相关性，选用经胃切面更好。使用脉冲波多普勒或连续波多普勒测量左心室和右心室之间的压差；注意角度不匹配

解释：较大的缺损导致左心室压差降低，进而引起心腔内血流速度降低（容量转移导致右心室压力升高，左心室压力降低）

乳头肌断裂

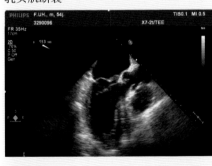

后内侧乳头肌比前外侧壁乳头肌更容易发生断裂（单动脉供血与双动脉供血）。

- 完全断裂：两个小叶都涉及，连枷小叶和腱索，通常附有乳头肌。局部心肌收缩功能降低3级，常伴有中心性反流，中心射流正常，缩流颈宽度 > 6 mm，近端等速度面积（proxiaml isovelocity surface area，PISA）大，肺静脉呈 S 形倒置

- 不完全断裂：一个或两个小叶脱垂或部分连枷。分级不定，通常为非对称射流

其他发现：邻近乳头肌的室壁节段出现 RWCA，左心室高动力，伴有急性二尖瓣反流和逆行左心室"卸负荷"

假性室壁瘤

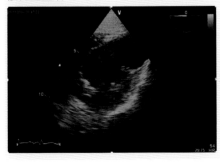

假性室壁瘤与梗死后室间隔穿孔病理相同。最常见于下壁，合并游离壁心包破裂。心肌内撕裂的大小决定了流入心包腔的血液流量、凝血速度，以及心包填塞程度

回声征象：颈部小，心包积液和（或）血栓量发生变化，填塞征象也不同

总结

　　检查心肌缺血，对严重程度进行分级，以及并识别并发症，是术中超声心动图检查者的首要任务。缺血的监测是基于既定概念和标准（即 17 节段模型和局部心室壁收缩异常五级量表）进行的局部心内膜运动和壁厚的分析。此外，临床医师需意识到局部室壁收缩分析的局限性和潜在缺陷，避免误诊。

参考文献

1. Ortiz-Pérez JT, Rodriguez J, Meyers SH, et al. Correspondence between the 17-segment model and coronary arterial anatomy using contrast-enhanced cardiac magnetic resonance imaging. *J Am Coll Cardiol Cardiovasc Imaging*. 2008;1:282–293.
2. Salerno P, Jackson A, Shaw M, et al. Transesophageal echocardiographic imaging of the branches of the aorta: A guide to obtaining these images and their clinical utility. *J Cardiothorac Vasc Anesth*. 2009;23:694–701.
3. Ender J, Singh R, Nakahira J, et al. Echo didactic: Visualization of the circumflex artery in the perioperative setting with transesophageal echocardiography. *Anesth Analg*. 2012;115:22–26.
4. Theunissen T, Coddens J, Foubert L, et al. Intraoperative severity assessment of coronary artery stenosis in patients at risk: The role of transesophageal echocardiography. *Anesth Analg*. 2006;102:366–368.
5. Ender J, Selbach M, Borger MA, et al. Echocardiographic identification of iatrogenic injury of the circumflex artery during minimally invasive mitral valve repair. *Ann Thorac Surg*. 2010;89:1866–1872.
6. Kasprzak JD, Drozdz J, Peruga JZ, et al. Definition of flow parameters in proximal nonstenotic coronary arteries using transesophageal Doppler echocardiography. *Echocardiography*. 2000;17:141–150.
7. Ender J, Gummert J, Fassl J, et al. Ligation or distortion of the right circumflex artery during minimal invasive mitral valve repair detected by transesophageal echocardiography. *J Am Soc Echocardiogr*. 2008;21:408 e4–e5.
8. Kyo S, Takamoto S, Omoto R, et al. Intraoperative echocardiography for diagnosis and treatment of aortic dissection. Utility of color flow mapping for surgical decision making in acute stage. *Herz*. 1992;17:377–389.
9. Gurvitch R, Tay EL, Wijesinghe N, et al. Transcatheter aortic valve implantation: Lessons from the learning curve of the first 270 high-risk patients. *Catheter Cardiovasc Interv*. 2011;78:977–984.
10. Ahmari SA, Idris A, Amri HA, et al. Failure of multiple coronary angiographies to identify left main coronary artery disease in a patient diagnosed by transesophageal echocardiography. *Eur J Echocardiogr*. 2005;6:308–310.
11. Vrublevsky AV, Boshchenko AA, Karpov RS. Diagnostics of main coronary artery stenoses and occlusions: Multiplane transoesophageal Doppler echocardiographic assessment. *Eur J Echocardiogr*. 2001;2:170–177.
12. Tennant R, Wiggers C. The effect of coronary occlusion on myocardial contraction. *Am J Physiol*. 1935;112:351–361.
13. Pandian NG, Kerber RE. Two-dimensional echocardiography in experimental coronary stenosis. I. Sensitivity and specificity in detecting transient myocardial dyskinesis: Comparison with sonomicrometers. *Circulation*. 1982;66:597–602.
14. Pandian NG, Kieso RA, Kerber RE. Two-dimensional echocardiography in experimental coronary stenosis. II. Relationship between systolic wall thinning and regional myocardial perfusion in severe coronary stenosis. *Circulation*. 1982;66:603–611.
15. Hauser AM, Gangadharan V, Ramos RG, et al. Sequence of mechanical, electrocardiographic and clinical effects of repeated coronary artery occlusion in human beings: Echocardiographic observations during coronary angioplasty. *J Am Coll Cardiol*. 1985;5:193–197.
16. Wohlgelernter D, Cleman M, Highman HA, et al. Regional myocardial dysfunction during coronary angioplasty: Evaluation by two-dimensional echocardiography and 12 lead electrocardiography. *J Am Coll Cardiol*. 1986;7:1245–1254.
17. Lambertz H, Kreis A, Trumper H, Hanrath P. Simultaneous transesophageal atrial pacing and transesophageal two-dimensional echocardiography: A new method of stress echocardiography. *J Am Coll Cardiol*. 1990;16:1143–1153.
18. Agati L, Renzi M, Sciomer S, et al. Transesophageal dipyridamole echocardiography for diagnosis of coronary artery disease. *J Am Coll Cardiol*. 1992;19:765–770.
19. Seeberger MD, Cahalan MK, Chu E, et al. Rapid atrial pacing for detecting provokable demand ischemia in anesthetized patients. *Anesth Analg*. 1997;84:1180–1185.
20. Seeberger MD, Skarvan K, Buser P, et al. Dobutamine stress echocardiography to detect inducible demand ischemia in anesthetized patients with coronary artery disease. *Anesthesiology*. 1998;88:1233–1239.
21. Wang J, Filipovic M, Rudzitis A, et al. Transesophageal echocardiography for monitoring segmental wall motion during offpump coronary artery bypass surgery. *Anesth Analg*. 2004;99:965–973.
22. Gallagher KP, Kumada T, Koziol JA, et al. Significance of regional wall thickening abnormalities relative to

transmural myocardial perfusion in anesthetized dogs. *Circulation*. 1980;62:1266–1274.

23. Opie LH. The multifarious spectrum of ischemic left ventricular dysfunction: Relevance of new ischemic syndromes. *J Mol Cell Cardiol*. 1996;28:2403–2414.

24. Nihoyannopoulos P, Vanoverschelde JL. Myocardial ischaemia and viability: The pivotal role of echocardiography. *Eur Heart J*. 2011;32:810–819.

25. Kloner RA, Jennings RB. Consequences of brief ischemia: Stunning, preconditioning, and their clinical implications: Part 2. *Circulation*. 2001;104:3158–3167.

26. Kloner RA, Jennings RB. Consequences of brief ischemia: Stunning, preconditioning, and their clinical implications: Part 1. *Circulation*. 2001;104:2981–2989.

27. Underwood SR, Bax JJ, vom Dahl J, et al. Imaging techniques for the assessment of myocardial hibernation. Report of a Study Group of the European Society of Cardiology. *Eur Heart J*. 2004;25:815–836.

28. Chareonthaitawee P, Gersh BJ, Araoz PA, et al. Revascularization in severe left ventricular dysfunction: The role of viability testing. *J Am Coll Cardiol*. 2005;46:567–574.

29. Colucci WS. Dobutamine stress echocardiography in the evaluation of hibernating myocardium. UpToDate 2012;http://www. uptodate.com/contents/dobutamine-stress-echocardiography-in-the-evaluation-of-hibernating-myocardium?source=search_result&search=Dobutamine+stress+echocardiography%2C+Colucci&selectedTitle=1&71: February 6, 2013.

30. Cerqueira MD, Weissman NJ, Dilsizian V, et al. Standardized myocardial segmentation and nomenclature for tomographic imaging of the heart: A statement for healthcare professionals from the Cardiac Imaging Committee of the Council on Clinical Cardiology of the American Heart Association. *Circulation*. 2002;105:539–542.

31. Shanewise JS, Cheung AT, Aronson S, et al. ASE/SCA guidelines for performing a comprehensive intraoperative multiplane transesophageal echocardiography examination: Recommendations of the American Society of Echocardiography Council for Intraoperative Echocardiography and the Society of Cardiovascular Anesthesiologists Task Force for Certification in Perioperative Transesophageal Echocardiography. *Anesth Analg*. 1999;89:870–884.

32. Rouine-Rapp K, Ionescu P, Balea M, et al. Detection of intraoperative segmental wall-motion abnormalities by transesophageal echocardiography: The incremental value of additional cross sections in the transverse and longitudinal planes. *Anesth Analg*. 1996;83:1141–1148.

33. Pandian NG, Skorton DJ, Collins SM, et al. Heterogeneity of left ventricular segmental wall thickening and excursion in 2-dimensional echocardiograms of normal human subjects. *Am J Cardiol*. 1983;51:1667–1673.

34. Sengupta PP, Tajik AJ, Chandrasekaran K, et al. Twist mechanics of the left ventricle: Principles and application. *JACC Cardiovasc Imaging*. 2008;1:366–376.

35. Schnittger I, Fitzgerald PJ, Gordon EP, et al. Computerized quantitative analysis of left ventricular wall motion by two-dimensional echocardiography. *Circulation*. 1984;70:242–254.

36. Lehmann KG, Lee FA, McKenzie WB, et al. Onset of altered interventricular septal motion during cardiac surgery. Assessment by continuous intraoperative transesophageal echocardiography. *Circulation*. 1990;82:1325–1334.

37. Buda AJ, Zotz RJ, Pace DP, et al. Comparison of two-dimensional echocardiographic wall motion and wall thickening abnormalities in relation to the myocardium at risk. *Am Heart J*. 1986;111:587–592.

38. Seeberger MD, Cahalan MK, Chu E, et al. Rapid atrial pacing for detecting provokable demand ischemia in anesthetized patients. *Anesth Analg*. 1997;84:1180–1185.

39. Seeberger MD, Skarvan K, Buser P, et al. Dobutamine stress echocardiography to detect inducible demand ischemia in anesthetized patients with coronary artery disease. *Anesthesiology*. 1998;88:1233–1239.

40. Wang J, Filipovic M, Rudzitis A, et al. Transesophageal echocardiography for monitoring segmental wall motion during offpump coronary artery bypass surgery. *Anesth Analg*. 2004;99:965–973.

41. Mor-Avi V, Vignon P, Koch R, et al. Segmental analysis of color kinesis images: New method for quantification of the magnitude and timing of endocardial motion during left ventricular systole and diastole. *Circulation*. 1997;95:2082–2097.

42. Seeberger MD, Cahalan MK, Rouine-Rapp K, et al. Acute hypovolemia may cause segmental wall motion abnormalities in the absence of myocardial ischemia. *Anesth Analg*. 1997;85:1252–1257.

43. Food and Drug Administration Center for Drug Evaluation and Research. Joint meeting of the cardiovascular and renal drugs advisory committee and the drug safety and risk management advisory committee. http://www.fda.gov/downloads/AdvisoryCommittees/CommitteesMeetingMaterials/Drugs/CardiovascularandRenalDrugsAdvisoryCommittee/UCM256586.pdf 2011; May 2.

44. Shah PM, Kyo S, Matsumura M, et al. Utility of biplane transesophageal echocardiography in left ventricular wall motion analysis. *J Cardiothorac Vasc Anesth*. 1991;5:316–319.

45. Bergquist BD, Leung JM, Bellows WH. Transesophageal echocardiography in myocardial revascularization: I. Accuracy of intraoperative real-time interpretation. *Anesth Analg*. 1996;82:1132–1138.

46. Buffington CW, Coyle RJ. Altered load dependence of postischemic myocardium. *Anesthesiology*. 1991;75:464–474.

47. Filipovic M, Seeberger MD, Rohlfs R, et al. Doppler indices of diastolic transmitral flow velocity are invalid indicators of myocardial ischaemia during high-dose dobutamine infusion in anaesthetized patients. *Eur J Anaesthesiol*. 2002;19:789–795.

48. Wang J, Seeberger MD, Skarvan K, et al. Intra-operative myocardial ischaemia cannot be detected by analysis of transmitral inflow patterns in patients undergoing off-pump coronary surgery. *Eur J Anaesthesiol*. 2008;25:1–7.

49. Liel-Cohen N, Tsadok Y, Beeri R, et al. A new tool for automatic assessment of segmental wall motion based on longitudinal 2D strain: A multicenter study by the Israeli Echocardiography Research Group. *Circ Cardiovasc*

Imaging. 2010;3:47–53.

50. Davila-Roman VG, Waggoner AD, Hopkins WE, et al. Right ventricular dysfunction in low output syndrome after cardiac operations: Assessment by transesophageal echocardiography. *Ann Thorac Surg.* 1995;60:1081–1086.

51. Maslow AD, Regan MM, Panzica P, et al. Precardiopulmonary bypass right ventricular function is associated with poor outcome after coronary artery bypass grafting in patients with severe left ventricular systolic dysfunction. *Anesth Analg.* 2002;95:1507–1518.

52. Leyvi G, Rhew E, Crooke G, et al. Transient right ventricular failure and transient weakness: A TEE diagnosis. *J Cardiothorac Vasc Anesth.* 2005;19:406–408.

53. Rudski LG, Lai WW, Afilalo J, et al. Guidelines for the echocardiographic assessment of the right heart in adults: A report from the American Society of Echocardiography endorsed by the European Association of Echocardiography, a registered branch of the European Society of Cardiology, and the Canadian Society of Echocardiography. *J Am Soc Echocardiogr.* 2010;23:685–713.

54. Kasper J, Bolliger D, Skarvan K, et al. Additional cross-sectional transesophageal echocardiography views improve perioperative right heart assessment. *Anesthesiology.* 2012;117:726–734.

55. Glasson JR, Komeda M, Daughters GT, et al. Early systolic mitral leaflet "loitering" during acute ischemic mitral regurgitation. *J Thorac Cardiovasc Surg.* 1998;116:193–205.

56. Kono T, Sabbah HN, Rosman H, et al. Mechanism of functional mitral regurgitation during acute myocardial ischemia. *J Am Coll Cardiol.* 1992;19:1101–1105.

57. Stratton JR, Lighty GW Jr, Pearlman AS, et al. Detection of left ventricular thrombus by two-dimensional echocardiography: Sensitivity, specificity, and causes of uncertainty. *Circulation.* 1982;66:156–166.

自测题

1. 下列关于冠状动脉局部解剖的陈述哪一项是正确的？

   a. 左冠状动脉在肺动脉干和左心耳之间的房室沟中延伸

   b. 在主动脉瓣食管中段短轴切面中，可见右冠状动脉口在 6 点钟位置的右冠状动脉窦中间

   c. 左回旋支冠状动脉的边缘支为室间隔供血

   d. 冠状静脉窦沿前房室沟延伸，流入右心房

2. 下列关于冠状动脉供血的陈述哪一项是正确的？

   a. 左心室下侧壁节段总是由右冠状动脉供血

   b. 左心室前侧壁节段总是由左回旋支供血

   c. 左心室前壁节段总是由左前降支供血

   d. 右心室前间隔总是由右冠状动脉供血

3. 左回旋支的急性闭塞不会导致以下哪个节段功能障碍？

   a. 左心室下侧壁节段

   b. 左心室前间隔节段

   c. 左心室前侧壁节段

   d. 左心室心尖部侧壁节段

4. 对人体的研究表明：

   a. 运动不能和运动障碍总是表明缺血

   b. 基底部间隔的增厚情况不如左心室壁的其他部分严重

   c. 新发运动障碍与比新发重度运动功能减退更坏的结果有关

   d. 急性心肌梗死的超声心动图与瘢痕组织相似

5. 超声心动图检测心肌缺血不会因下列哪项因素而变得复杂？

   a. 心脏的平移和旋转运动

   b. 心室起搏

   c. 成像平面与心室轴未正确对准

   d. 一些依赖冠状动脉分布类型的节段的心肌灌注的生理变化

6. 出现下列哪种状况，则可诊断为正常收缩期收缩？

   a. 心肌增厚 20% 或更多

   b. 径向增厚超过 30%

   c. 可排除心脏旋转和平移运动

   d. 上述所有均适用

7. 关于急性缺血期间的超声心动图发现，下列哪项陈述是正确的？

   a. 缺血性二尖瓣反流程度通常与前负荷和后负荷的变化无关

b. 冠状动脉空气栓塞最常导致收缩期前壁收缩异常

c. 急性运动不能表明心肌缺血，急性运动障碍表明心肌梗死

d. 以上陈述均不正确

8. 关于心肌灌注，以下哪项陈述不正确？

　　a. 尽管右冠状动脉闭塞，RVOT 也可能存在持续收缩

　　b. 右心室前壁部分可接受来自左前降支冠状动脉的供血

　　c. 调节束动脉起源于右冠状动脉，并在左回旋支冠状动脉闭塞的情况下提供侧支供血

　　d. 没有针对右心室局部收缩详细分析的既定规则

9. 关于缺血并发症，以下哪项陈述是正确的？

　　a. 超声心动图不能区别急性心肌缺血和急性心肌梗死

　　b. 间隔内缺血性破裂导致室间隔缺损，并伴有从左向右分流

　　c. 假性室壁瘤与室间隔缺损病理相同

　　d. 以上叙述均正确

10. 关于缺血并发症，下列哪项陈述不正确？

　　a. 后内侧乳头肌比前侧壁乳头肌更容易发生乳头肌破裂

　　b. 乳头肌破裂的患者通常心室收缩力严重不足

　　c. 乳头肌完全破裂会影响二尖瓣的两个小叶

　　d. 室间隔缺损在下壁心肌梗死后最常见

11. 关于冠状动脉解剖的变化，下列说法正确的是：

　　a. 左侧占主导的供血系统中，室间隔仅由左冠状动脉灌注

　　b. 约 80% 的个体为平衡冠状动脉分布型

　　c. 平衡分布型系统中，后侧壁支起源于右冠状动脉

　　d. 在约 50% 的个体中，后降支起源于右冠状动脉

12. 以下哪一项不是心肌梗死的并发症？

　　a. 心包填塞

　　b. 乳头肌破裂

　　c. 室间隔膜部瘤

　　d. 心室血栓

13. 经食管超声心动图有助于非体外循环冠状动脉搭桥术：

　　a. 评估冠状动脉吻合的充足性

　　b. 评估患者耐受血管闭塞的能力

　　c. 评估心脏移位的血流动力学后果

　　d. 以上均正确

14. 心肌缺血最敏感的经食管超声心动图指标是：

　　a. 收缩期室壁增厚减少

　　b. 出现收缩期室壁减薄

　　c. 心内膜偏移减少

　　d. 出现代偿性运动增强

15. 关于数字动态影像，下列哪项陈述不正确？

　　a. 超声心动图机器配备心电图监测应是标准做法

　　b. 存储动态影像由 P 波触发

　　c. 在没有心电图描记的情况下，至少存储 1s 的图像长度

　　d. 心室的收缩状态在起搏心率时很难确定

16. ASE/SCA 采用的左心室模型的所有 17 个节段可通过结合下列哪些切面观察？

　　a. 食管中段四腔心切面和短轴切面，以及经胃中部短轴切面

　　b. 经胃中部短轴切面、两腔心切面和短轴切面

　　c. 食管中段四腔心切面和两腔心切面，以及短轴切面

　　d. 经胃底短轴切面、中部短轴切面和心尖短轴切面

17. 下列哪项技巧对观察左心室心尖没有帮助？

a. 在经胃短轴切面水平方向将探头后屈

b. 优化远场增益和时间增益补偿设置

c. 将聚焦区移动到心尖上

d. 在食管中段四腔心切面最大限度地增加探头频率

18. 经胃左心室中部短轴切面通常用于冠状动脉搭桥术是因为：

a. 很容易确定腔内容积的变化

b. 可观察灌注左心室的所有三条冠状动脉主干的区域

c. 乳头肌可作为一个有用的参考，以确保评估的是同一区域

d. 以上叙述均正确

19. 下列哪项可能与室壁收缩异常有关？

a. 心室起搏

b. 血容量过低

c. 肥厚型心肌病

d. 以上均正确

20. 下列叙述中，慢性缺血性二尖瓣反流的发生机制不包括：

a. 心室扩张，伴有不完全小叶对合

b. 乳头肌破裂

c. 一组或两组乳头肌缺血性功能障碍

d. 正常乳头肌的室壁节段运动减退

第二部分
多普勒超声心动图的基础

5 多普勒技术及操作技巧

Albert C. Perrino, Jr.

二维超声心动图能以高分辨率显示运动中的心脏结构。尽管二维图像可以显示最复杂的解剖细节，但它无法观察血流。心腔和大血管内的血流在二维图像中简单地表现为黑色。心血管系统基于血流运动而存在，而这对超声心动图的诊断能力提出了严峻挑战。多普勒超声检查克服了对血流评价的局限性。彩色血流的显示为超声心动图检查者提供了生动的血流图像。另外，频谱多普勒提供了量化血流大小和方向的工具。多普勒评估是定量的，它是一种能在多种情况下对疾病严重程度进行分级的方法，然而此时二维超声心动图只能提示存在异常。因此，掌握多普勒检查技术是围术期超声心动图检查者培训的重要内容。

多普勒频移

多普勒检查与二维成像基于完全不同的原理。由于存在这种区别，进行多普勒检查时，必须改变检查方法及操作技巧。很多情况下，在相同的解剖区域，多普勒检查需要的切面和图像频率与二维成像完全不同。为获得对心脏结构感兴趣区形态和功能的最佳评估效果，我们应当对这两种方法的物理原理和区别有充分的认识。

多普勒效应

如第 1 章所述，二维成像基于超声波反射的强度和时间延迟。要确定血流速度，多普勒系统检查的是红细胞反射回的超声波频率的变化。我们应用红细胞运动来估测血流速度的能力可追溯到奥地利物理学家克里斯蒂安·多普勒的实验。小号手在高速行驶的火车上演奏一段特定高音的曲调，以检测运动对声音频率的影响。当火车通过站台时，另一组音乐家在站台上演奏相同的曲调。正如多普勒所预料的，这两个曲调听起来是不同的。这种音调的变化称为多普勒效应。它的原因是物体的移动导致声波沿物体运动的方向被压缩，而沿与物体运动相反的方向被拉伸。

信号频率和血流

红细胞在血流中运动时反射声波。通过将超声信号发射到血流中，并接收由红细胞反射回来的频率变化，多普勒超声心动图能够评估血流的方向和速度。

图 5.1 显示多普勒效应在心脏中的应用。当超声被发射到血液中，它被大量的红

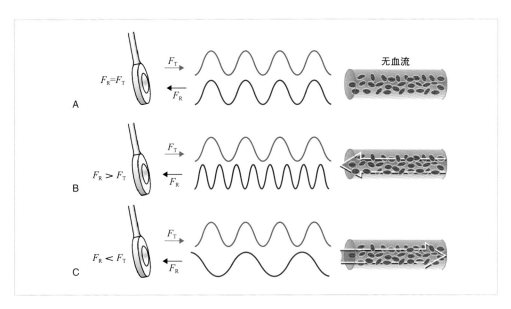

图 5.1 检测血流：红细胞运动对超声频率的影响。物体的运动改变了反射超声信号的频率。A. 静止目标反射的超声信号与发射信号的频率相同。B. 红细胞等物体朝向探头运动压缩声波信号，使反射回来的频率增加。C. 当红细胞背离探头运动时，反射的超声频率降低。这种对反射超声波的频率调制被用来检测血流。F_T—发射信号频率；F_R—反射信号频率

细胞散射，一小部分散射朝着探头方向反射回来。反射回探头的回声强度与反射超声的微粒数目相关。如果血细胞比容增加，则有更多的界面可以用来反射，超声信号便增强。但这种效应是自限性的。因为当血细胞比容超过 30% 时，反射信号就会由于破坏性的干涉作用而减弱。现代超声心动图设备能检测的多普勒信号是基于较宽的血细胞比容范围。

　　如果红细胞是静止的，因为没有发生多普勒频移，所以此时反射信号与发射信号的频率相同。这种情况与二维超声心动图相似。当血流朝向超声探头运动时，反射信号由于红细胞的运动被压缩，频率要高于发射信号的频率。相反地，当血流背离超声探头时，探头接收到的反射信号频率低于发射信号的频率。这种由于多普勒效应导致超声信号频率改变的技术被称为调制。通过分析调制的信号，可以检测红细胞运动的方向和速度。

多普勒分析

多普勒公式：将频移与速度联系起来

多普勒公式描述了超声频率与血流速度之间的关系（图 5.2）：

$$\Delta f = v \times \cos\theta \times 2f_t / c$$

式中，Δf 为发射频率（f）和接收频率之差，v 为血流速度，c 为声波在血液中的

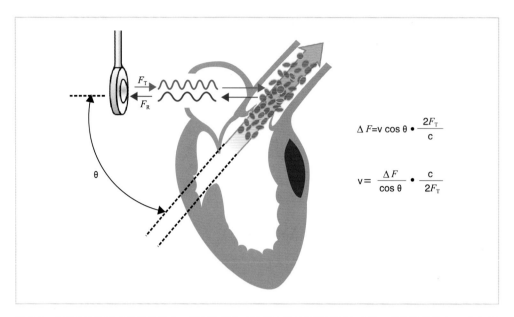

$$\Delta F = v \cos \theta \cdot \frac{2F_{\mathrm{T}}}{c}$$

$$v = \frac{\Delta F}{\cos \theta} \cdot \frac{c}{2F_{\mathrm{T}}}$$

图 5.2　计算血流速度的多普勒公式。用多普勒公式计算血流速度基于两个变量：多普勒频移（ΔF）和超声束与血流夹角的余弦值。多普勒频移由超声心动图系统计算，但是 $\cos \theta$ 未知，需要由超声心动图检查者手工操作来进行估测。v—血流速度；F_{T}—发射信号频率；F_{R}—反射信号频率；ΔF—F_{T} 和 F_{R} 之差；c—声波在组织中的速度；θ—超声束与血流之间的入射角

传播速度（1 540 m/s），θ 为超声束与血流之间的入射夹角。

　　从概念上讲，这个公式可以简单地理解为超声频率的变化直接与两个变量相关：血流速度和 $\cos \theta$。公式中的其他因子，即声波在血液中的速度（c）和发射频率（f）都是常数。多普勒信号的变化只与沿声束方向的血流速度成分有关（即 $v \cos \theta$）。例如，当声束的方向与血流方向平行时，观察到的 Δf 完全反映整个血流速度（$\cos \theta = 1$）。当声束的方向与血流不平行时，Δf 因 $\cos \theta$ 的影响而减小。如图 5.3 所示，当声束发散角度较小时，对 Δf 的影响有限。但是，当声束角度超过 30° 时，$\cos \theta$ 值会急剧下降。当声束方向与血流方向垂直时（$\cos 90° = 0$），血流的运动不能由多普勒系统评价（$\Delta f = 0$）。

声束方向的影响

　　声束角度对多普勒测量有重要影响。在临床实践中，超声系统测量频移以计算血流速度。将多普勒公式重新排列，血流速度可以通过下列公式获得：

$$v = \Delta f / \cos \theta \times c / 2f_t$$

　　声束与血流的夹角是不容易确定的。虽然血管的二维图像允许超声心动图检查者估计血流在 X 平面和 Y 平面的角度，但在 Z 平面的方位仍然无法确定。在遇到偏心性血流时评估这样带有疑问的角度会更加复杂，比如二尖瓣反流。大多数多普勒系统默认 $\cos \theta$ 的值为 1，这是假定超声心动图声束方向与感兴趣区血流方向接近平行。这一方法的优点是多普勒信号较强，且由于夹角较小时余弦曲线呈平顶形，误差较低。因

此，在临床实践中，放置探头时应使声束与血流接近平行，以确保速度计算准确。图 5.3 显示了在临床实践中要求声束角度与血流方向的夹角在 30° 以内的原理。因为只有这样才能使与角度相关的误差保持在 15% 以内。假定声束方向与血流平行是多普勒速度计算中的一个常见误差。因为余弦曲线的形状，当声束与血流夹角超过 30° 时，会明显低估血流速度（图 5.4）。但是，30° 的标准在某些情况下也不能被接受。例如，

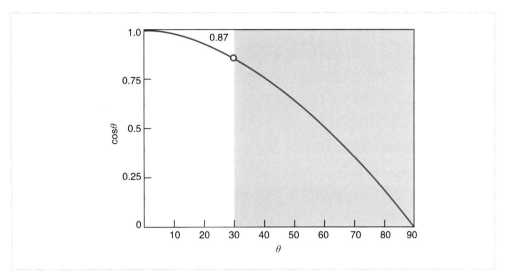

图 5.3 余弦关系曲线。大多数设备默认一个简化的多普勒公式，公式中 cos θ 被忽略。根据这一假设，多普勒声束与血流接近平行，因此 cos θ 值可以忽略不计。但是在声束与血流夹角超过 30° 时，余弦曲线下降支会变陡，导致严重低估血流速度。θ—声束方向与血流之间的夹角

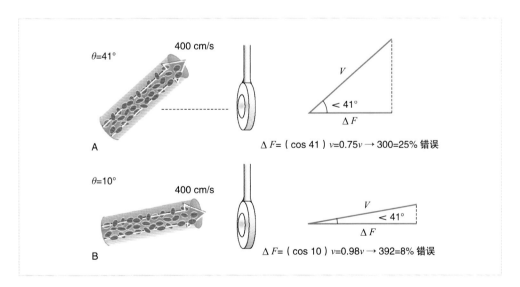

图 5.4 声束方向不平行时低估血流速度。A. 夹角为 41° 时，血流速度在超声束方向的矢量分量只占总值的 75%。因此，基于 ΔF 估测的血流速度将导致真实流速被低估 25%，这在临床上是不能被接受的。B. 夹角为 10° 时，血流速度在超声束方向的矢量分量为 92%。这时忽略 cos θ 可导致真实流速被低估 8%，这在临床上是可以被接受的。ΔF—F_R 与 F_T 之差；v—血流速度；θ—超声束与血流方向之间的夹角

当记录主动脉瓣狭窄患者的高速血流时，即使是低估 15% 也会产生很大的速度误差，从而导致主动脉瓣狭窄的严重程度被低估。

经食管超声心动图检查的临床注意事项

1. 调节 TEE 探头使多普勒声束方向与血流方向平行通常是一个很大的挑战。经胸探头可以在胸壁上自由移动以到达合适的方位，而 TEE 探头的位置受到食管与胃的限制。

2. 二维成像中应用的标准切面常常不足以进行多普勒评估。获得最佳二维图像的方法是调整声束使之垂直于感兴趣结构，以得到较强的镜面反射。相反地，获得最佳多普勒测量要求声束与血流平行，以避免低估血流速度。能够提供最佳二维结构图像的切面通常只能提供有限的血流信息，且探测不到异常血流。图 5.5 说明了这一原理在检测主动脉瓣时的应用。

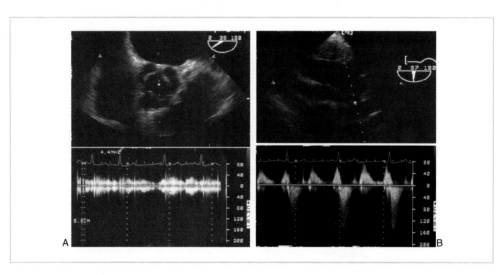

图 5.5　二维成像和多普勒血流测定所选切面的比较。A. 食管中段主动脉瓣短轴切面的二维超声心动图（上）提供了高清晰度的瓣叶结构和互动图像。因为此切面血流方向与声束方向垂直，用连续波多普勒测量血流速度（下）会显著低估流速。B. 重新放置探头得到经胃左心室长轴切面（上），此时声束方向与左心室流出道和升主动脉平行，获得了很好的连续波多普勒血流速度测量效果（下）

分离多普勒频移

为确定由红细胞产生的频移，多普勒系统就必须首先将红细胞调制的回声与所有其他组织反射产生的非频移回声区别开来（图 5.6）。解调过程常通过比较返回的回声，以及与发射信号有相同相位和 90° 相位差的内部参考信号来完成，这个过程被称为"正交解调"。一旦多普勒信号被分离，它的频率成分就能通过快速傅立叶转换而确定。这种方法将解调的多普勒信号转换为该信号所含的单个频率成分。此过程类似于在一组声乐和弦之中鉴别出单个的音。在每个时间点，这种分析可提供探测到的频

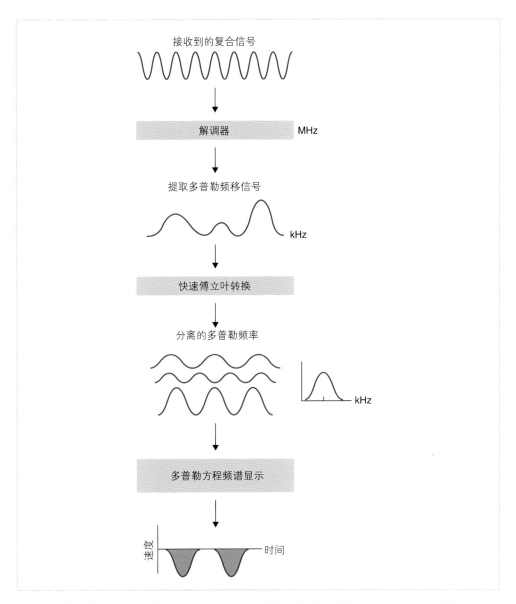

接收到的复合信号

解调器　　　MHz

提取多普勒频移信号

kHz

快速傅立叶转换

分离的多普勒频率

kHz

多普勒方程频谱显示

速度　　　　　时间

图 5.6　大海捞针。从接收到的复合信号中，提取低频率和低振幅的多普勒信号是一个技术上的挑战。它需要多个步骤，包括解调和快速傅立叶转换。一旦信号被分离，多普勒频率就能被分析和显示出来

率范围（即速度）和强度（即以这一速度运动的红细胞数量）。

多普勒数据的表达

声频播放

　　心脏和大血管内血流产生千赫兹范围的多普勒频移，主动脉瓣狭窄高速射流产生的多普勒频移在 20 kHz 量级。由于这些频率在听阈范围内，大多数超声心动图检查设

备为检查者提供了音响系统，用以放大和播放声音信号。通过听播放的多普勒频率的音量和音调，检查者可以精确放置多普勒声束，以记录理想的血流信号。通常，当信号达到最高频率和最大响度时，即为理想的位置。柔和的低分贝信号提示多普勒声束指向错误，只扫过了一小部分血流。另外，多普勒信号的音质和音调对诊断也有帮助。例如，当检查跨主动脉瓣的血流时，粗糙、高音调的信号可诊断为由主动脉瓣狭窄导致的高速湍流，与由正常主动脉瓣层流产生的平滑、低音调的信号形成鲜明对比。应用听到的多普勒信号放置声束是有经验的超声心动图检查者特有的技能，掌握这种技能一直是所有受训者的目标。

频谱显示

将多普勒数据呈现为时间－速度图，称为频谱显示（图 5.7）。在每个时间点上，显示由傅立叶转换的速度频谱。为测量血流速度，由心肌运动发出的低速信号被滤掉，不显示（这种组织多普勒信号的应用在第 3 章和第 7 章中有介绍）。有较大振幅（响度）的频率被标记为较亮的像素。频谱显示的时间分辨率很高，可以评价每个心动周期的血流，是定量测定心血管血流动力学的基础。峰值速度、加速度（$\Delta v/\Delta t$）和时间－速度积分（由一个心动周期的时间－速度图下的面积表示）是从频谱显示中容

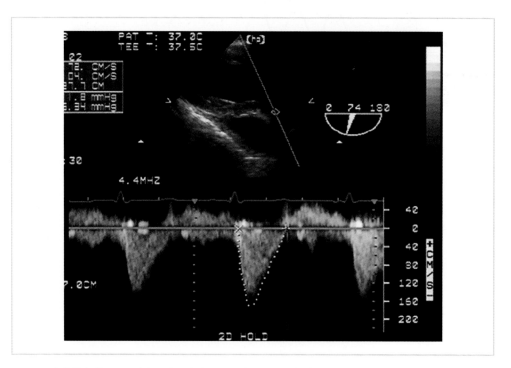

图 5.7 多普勒频谱显示。在经胃左心室长轴切面应用连续波多普勒获得通过左心室流出道和主动脉的血流。时间－速度图在 y 轴显示了由多普勒计算出来的 x 轴上的速度，朝向探头的血流为正向波，背离探头的血流为负向波。由检查者测量速度波形的面积，仪器的分析软件计算出了时间－速度积分、平均速度和峰值速度

易获得的一些重要的参数（这些参数在临床超声心动图中的应用见第 6 章）。

尽管从频谱显示中计算速度很方便，但对一些检查者而言，还是要有所警惕。只有遵循多普勒技术的根本原则，测量结果才会准确。首先，必须将多普勒超声束放置在合适的位置，以记录目标血流。例如，声束位置的轻微改变决定显示的频谱速度是代表二尖瓣狭窄的高速射流束，还是代表沿其周围的低速血流。其次，多普勒声束方向必须与目标血流的方向平行。错误诊断经常与没有遵循这些基本要求有关。

通常可通过频谱来弥补超声技术中的缺陷。高质量信号产生的频谱模式通常被称为"干净包络"，表现为边界清楚，像素明亮并有清晰的峰值。如果缺乏这些特征，超声心动图检查者不应接受频谱显示的数据，应通过改变探头位置或图像切面来改善多普勒信号（图 5.8）。轻微改变探头的位置和角度能够解决在获取血流信号时遇到的困难。从这点考虑，除了坚持不懈地努力和不断积累经验，没有其他方法。

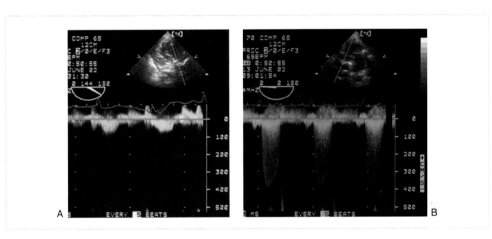

图 5.8　寻找射流核心。A. 尽管经胃左心室长轴切面有高质量的二维图像，但通过瓣膜血流的多普勒探查无法检测到主动脉瓣狭窄的高速血流。毛刷样低速信号波无法清晰地确定峰值速度。B. 调整探头位置获得经胃底深部左心室长轴切面。多普勒技术发现一个 400 cm/s 的高速射流，提示主动脉瓣狭窄。如果超声心动图检查者根据 A 图中获得的信号进行诊断，则有潜在的误诊风险

多普勒技术

常用两种多普勒技术来评估血流，即脉冲波和连续波多普勒。全面了解每种技术的优点和缺点对选择最适合临床应用的方法是至关重要的。

在临床实践中，脉冲波和连续波多普勒经常与二维图像联合使用。二维图像用来确定感兴趣区，引导检查者在脉冲波多普勒检查中精确定位取样容积，或者在连续波多普勒中调整声束方向。

脉冲波多普勒

脉冲波探头使用单个传感器，这个传感器既作为超声波的发射器，又作为接收

器。如在二维成像中描述的脉冲回波系统，脉冲波多普勒系统向靶目标发射一个短暂的超声脉冲，然后切换至接收模式，接收返回的声波信号。由于组织中的声速（c）是常数，一个信号从发射到达靶目标至返回探头的时间延迟只取决于它离靶目标的距离（d）：

$$时间延迟 = 2d/c$$

因此，从距探头较远位置反射回来的信号需要更长的时间间隔。因为超声脉冲的发射，脉冲波探头的电子电路只有在一个预定的时间间期过去之后才能接收返回的声波信号。以这种方式，只有那些在特定深度或距离的信号才能被选择用于评价，这一过程被称为"时间选通"。需要记住的是，探头发射的是一个三维声束，这一点很重要。因此，由时间选通程序接收的这一小部分反射波与一个特定位置的血流容积相对应，称为取样容积。脉冲长度等于波长与每个声脉冲包含的周期数的乘积，脉冲长度决定取样容积的长度。取样容积的宽度和高度与探头的大小、信号频率和声束聚焦有关。

脉冲波多普勒临床注意事项

由于红细胞散射超声信号，返回探头的多普勒反射信号只代表发射信号的一部分。因此，返回的信号比来自组织的强镜面反射要弱得多。相应地，临床医师要在好的距离分辨力（即一个小的取样长度）和准确的速度测量之间进行权衡。与二维超声心动图优先考虑轴向分辨力、短脉冲长度相反，大多数检查者更愿意选择大的多普勒取样容积（长度 >10 mm），以提高速度测量的准确性。大的取样容积可以为解调提供更多的波长。由于信噪比增加，会有一个更强的多普勒信号产生。

总之，脉冲波多普勒允许检查者选择取样容积的位置和大小，以测定不同位置的血流速度。这种选择一个取样容积来记录血流速度的能力是超声心动图诊断的重大进展。

脉冲波多普勒系统的处理过程

脉冲波多普勒系统使用超声发射和接收的重复模式。探头发出一个短暂的超声脉冲之后，等待与所选择测定距离相对应的一段时间，然后接收从取样容积返回的信号。随后探头发射另一组超声脉冲，再等待与接收，依此类推。仪器重复产生超声脉冲的速率称为脉冲重复频率（pulse repetition frequency，PRF）。脉冲波系统等待返回信号的时间越长，PRF 越低。由于声波在组织中的传播速度是一个常数，PRF 直接与取样容积的深度有关。PRF 与电影摄像机的帧频类似。与一个电影胶卷中的多帧记录相似，每个超声脉冲与血流相互作用的时间很短暂。正如一系列电影帧可以表现运动一样，一系列的脉冲循环可以连续地进行分析，以测定血流。解调过程检测一系列脉冲中返回的声波信号，以确定多普勒频移，并计算血流速度。

脉冲波多普勒的局限性

因为多普勒数据是间歇性收集的，所以脉冲波多普勒能够准确测量的最大频率和血流速度是有限的。这个最大频率等于 PRF 的一半，称为奈奎斯特极限。图 5.9 以一个绕轨道运转的彗星为例，解释了奈奎斯特极限的原理。相似的效应在电影动画的制

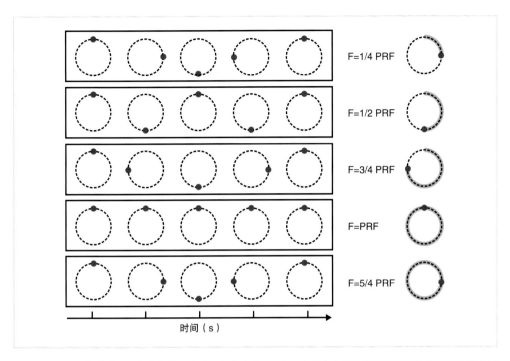

图 5.9　奈奎斯特错觉。最大频率等于脉冲重复频率(PRF)一半的奈奎斯特极限适用于任何基于间歇观测的系统。在图片中，每个观察点都显示了绕轨道运动的彗星的位置。彗星的轨道速度从最上面一行到最下面一行逐渐增加。在 1/4 PRF 的低轨道速度时，一系列可以恰当地描绘彗星呈顺时针方向运动。随着彗星速度的增加，当轨道速度达到 PRF 的 3/4 时，彗星呈逆时针运动。当轨道速度等于 PRF 时，彗星似乎根本没有运动。轨道速度达到 PRF 的 4/5 时，彗星似乎以远低于 1/4 PRF 的速度运动

作中也可以看到。当帧频较慢时，一个快速旋转的轮子看起来像是向相反的方向转动的。在多普勒频移超过奈奎斯特极限时，返回信号的分析变得模糊，因此速度是无法确定的。这种频率高于奈奎斯特极限的模糊的信号称为混叠，在频谱显示中表现为在基线另一侧的信号，这种情况通常被称作倒错（图 5.10）。脉冲系统的间歇性取样只能分析小于 1/2 脉冲重复频率的频率。

最大化脉冲波多普勒速度测量

超声心动图检查者有以下这些可用的技巧，以便使脉冲波系统的速度测量能力达到最大化。

1. 第一个临床原则是选择切面，使探头位置最接近取样容积。减小目标距离会增加 PRF，从而提高测量的速度。

2. 第二个临床原则是选择低发射频率。较低的发射频率有以下两个主要的优点。

（1）对于任何给定的血流速度，解调回声具有较低频率。因此，可以测量升高的血流速度，而不会出现由较高发射频率的多普勒信号引起的混叠。

（2）较低的频率提供更强的信号，因为它们较少被组织衰减。这一点很重要，因为多普勒信号比二维成像信号弱很多。图 5.11 显示了靶距离和发射频率对多普勒系统

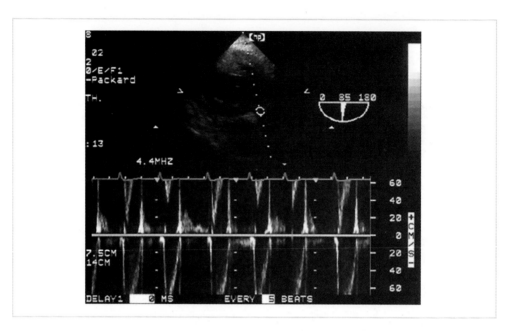

图5.10 混叠伪像。一旦速度超过奈奎斯特极限，就会出现混叠伪像

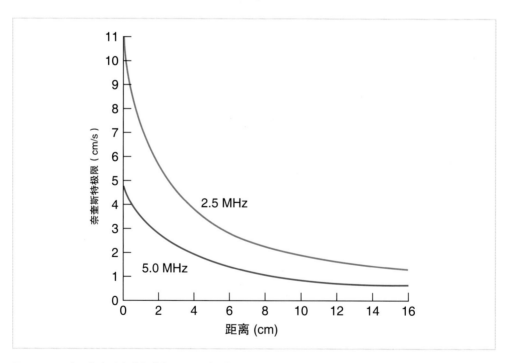

图5.11 距离和频率对奈奎斯特极限的影响。超声心动图医师控制的两个重要变量是靶距离和发射频率，这两个变量可以用来把多普勒信号混叠的可能性降到最低。当探头移近靶目标或发射频率降低时，脉冲波奈奎斯特极限显著上升，从而能够精确测量更高速度的血流信号

速度测定的重要性。

3. 第三个临床原则是适当设定频谱显示基线，以便在相关方向显示最大速度范围。图 5.12 显示了基线调节的实际应用。

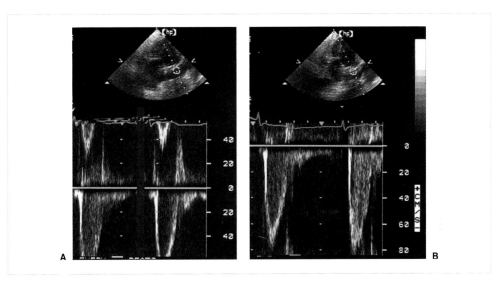

图 5.12 基线设置对脉冲波多普勒混叠的影响。A. 速度基线设置在显示屏中部，信号的速度为 50 cm/s 时出现混叠。B. 基线被调节到显示屏上部，奈奎斯特极限提高，使背离探头的血流速度超过 80 cm/s，而频谱信号不出现混叠

超声心动图技术仍在不断发展，以应对脉冲波多普勒系统测量速度的局限性。这种方法牺牲了脉冲波系统的一部分空间分辨率，以换取测量高速血流的能力。高频脉冲波多普勒的原理是，在第一个信号返回之前，发射第二个或第三个脉冲信号。这样，PRF 可以增加 1 倍或 3 倍，并且可以测量更高的血流速度。然而，使用高频脉冲波多普勒，操作者无法确定反射回声来自预定目标，而不是来自更近的其他目标。尽管技术不断进步，奈奎斯特极限仍然是利用脉冲波多普勒测量高速血流（如通过狭窄瓣膜和先天性心脏病变的血流）的主要障碍。由于这种局限性，人们设计出了高速血流多普勒评估的替代性方法，即连续波多普勒。

连续波多普勒

连续波多普勒技术避免了脉冲波多普勒系统最大测量速度的局限性。连续波系统的探头由两组传感器组成，一组连续发射超声信号，而另一组连续接收反射的超声信号。由于连续接收多普勒信号，因此连续波多普勒不受奈奎斯特极限的限制，并且可以准确记录极高的血流速度。一个连续波探头可以测量的速度超过 7 m/s，因此连续波多普勒有助于测量狭窄瓣膜疾病伴随的高速血流。脉冲波和连续波技术之间的区别也很重要。连续波信号不像脉冲波技术那样由时间闸路控制，所以连续波模式接收通过

声束路径所有血流的反射信号。与利用脉冲波多普勒实现的干净包络不同，连续波多普勒频谱显示通常被沿着声束路径记录的大量速度遮蔽（图5.13）。因此，连续波多普勒主要用于检测由频谱包络线边缘表示的声束路径中的最高血流速度。

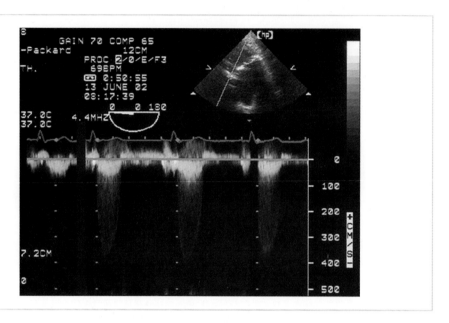

图5.13　连续波多普勒信号。脉冲波多普勒获得目标取样容积处的记录，而连续波系统检测沿整个声束路径的血流。图上半部分：多普勒声束从深部胃底切面发射。获得的频谱信号显示出两个清晰的波峰（图下半部分），这种模式通常被称为在400 cm/s处的主峰是主动脉瓣狭窄引起的高速射流，通过记录主动脉的声束而得到。在100 cm/s处的次峰代表左心室流出道的血流速度

彩色血流成像

彩色血流成像提供了血流和心脏解剖结构的动态显示。为显示这些影像，彩色血流成像技术结合了二维超声成像和脉冲波多普勒方法。用于彩色血流成像的脉冲波多普勒与前面讨论的有两个重要区别。第一个区别是，彩色血流成像不记录单一由操作员选择取样容积处的血流，而沿着每条扫描线进行多个脉冲波取样来确定速度。当声束扫过扇形切面时，沿着每条扫描线获得多个取样容积的记录。这种方法提供的血流数据与二维成像获得的结构数据相匹配。第二个区别是对从每个取样容积获得的多普勒速度数据进行彩色编码，并叠加在二维灰阶图像的顶部。除了血流方向以外，血流速度也会改变血流彩色图显示。不同流速显示为不同色调，朝向探头的高速血流显示为黄色，远离探头的高速血流显示为蓝绿色。有方向变化的血流，如湍流区域，则显示为绿色。

彩色血流成像能够实时提供血流和结构的综合情况，这有助于评估瓣膜功能、主动脉夹层和先天性心脏病。然而，在临床应用中，必须注意几个重要的注意事项。由于依赖于脉冲波多普勒测量，彩色血流成像容易受到混叠伪像的影响。事实上，彩色血流图中的混叠如图5.14所示。在精确测量速度的极限时（如朝向探头的亮黄色），

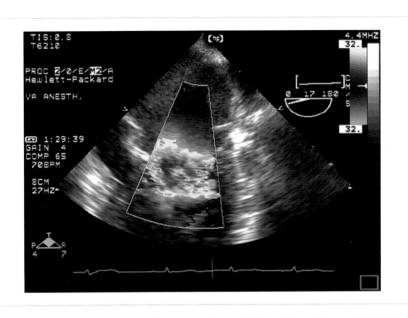

图 5.14　彩色血流图显示的混叠。舒张早期通过二尖瓣（食管中段四腔心切面）的血流会导致彩色血流图的混叠。当血液进入二尖瓣口时，左心房内的血流速度加快，彩色编码表现为深蓝色转变成浅蓝色，并且达到 32 cm/s（奈奎斯特极限）（如彩色条上所示）。结果，混叠信号被编码为亮黄色，然后是红色，因为速度在瓣叶尖端水平达到最大值。血流一旦到达左心室，则减速至奈奎斯特极限以下，并再次被超声心动图系统编码为蓝色

逐渐增加的血流速度依次呈蓝绿色、深蓝色和深红色。在高速射流束中，可能会出现多个循环的彩色混叠，表现为红色和蓝色相间的虎斑纹形式。由于综合获取多个多普勒样本并与成像处理器分享获取时间，彩色血流图显示的速度缺乏传统脉冲波设备的保真性。彩色血流图既不能测量血流速度，也不能像传统多普勒设备那样跟踪心动周期中血流速度的变化。由于这些局限性，彩色血流图通常用于确定异常血流位置，随后由传统多普勒方法来具体检查情况。

总结

多普勒超声心动图极大地提高了临床超声心动图的诊断能力。脉冲波和连续波多普勒信号的频谱显示可定量检测血流速度，广泛用于评价心脏收缩和舒张性能，以及瓣膜的功能。彩色血流成像使心脏血流得以显示。多普勒超声心动图的广泛临床应用将在接下来的章节中详细介绍。临床医师必须牢记这些良好技术的基本原理，以获得最佳的多普勒信号，避免错误测量导致不恰当诊断。

推荐阅读

Hatle L, Angelsen B. Doppler uctrasound in cardidogy. Philadelphia, PA: Lea & Febiger; 1985.

Nishimura RA, Miller FA, Callahan MJ, et al. Doppler echocardiography: Theory, instrumentation, technique, and application. 1985;60:321－343.

Quinones MA, Otto CM, Stoddard M, et al. Recommendations for quantification of Doppler echocardiography: A report from the Doppler Quantification Task Force of the Nomenclature and Standards Committee of the American Society of Echocardiography. 2002;15:167－184.

Weyman A. Principles and Practice of Echocardiography. Philadelphia, PA: Lea & Febiger; 1994.

自测题

1. 下列关于多普勒超声心动图的陈述哪一项是正确的？
   a. 接收到的多普勒信号比二维信号更强
   b. 克里斯蒂安·多普勒（Christian Doppler）是瑞典的超声心动图技师
   c. 多普勒速度测量基于信号频率的变化
   d. 多普勒速度测量基于来自血浆的反射

2. 在临床实践中，多普勒频移是：
   a. 通常为 2.5～7.5 MHz
   b. 小于 1 MHz
   c. 与奈奎斯特极限无关
   d. 血流方向垂直于超声束时为负值

3. 不影响多普勒频移的因素是：
   a. 发射频率
   b. 血流流速
   c. 超声束的入射角
   d. 靶目标与探头的距离

4. 快速傅立叶分析应用于：
   a. 脉冲波而非连续波多普勒信号
   b. 识别多普勒频移
   c. 识别多普勒频移的频率成分
   d. 从弱的多普勒信号中去除噪声

5. 以下关于脉冲波多普勒的陈述错误的是：
   a. 需要两个单独的传感器
   b. 有助于识别特殊区域的血流
   c. 能够测量的最大血流速度是有限的
   d. 是彩色血流多普勒的基础

6. 下列操作对纠正混叠信号没有帮助的是：
   a. 调节基线
   b. 将控头位置靠近靶目标
   c. 增加发射频率
   d. 使用高频脉冲波多普勒

7. 与奈奎斯特极限直接相关的因素是：
   a. 血流速度
   b. 压力阶差
   c. 脉冲重复频率
   d. 红细胞质量

8. 下列关于彩色血流多普勒的陈述哪一项是正确的？
   a. 它容易产生混叠
   b. 它是测量高速血流的理想选择
   c. 它是基于连续波技术
   d. 提供非定量信息

9. 解调过程：
   a. 滤除多普勒信号中的噪声
   b. 识别多普勒频移
   c. 对彩色血流多普勒是不必要的
   d. 对连续波多普勒是不必要的

10. 频谱显示有锐利密集的边缘：

    a. 提示狭窄性病变

    b. 提示有来自强反射体（如附近的钙化瓣膜）的回声

    c. 确保声束平行于血流

    d. 提示比较恰当的血流记录

11. "距离增加，奈奎斯特极限将随之增加"的说法：

    a. 正确

    b. 错误

12. 当血流峰值速度为 115 cm/s 时，在从 TG LAX 切面获得双包络频谱信号的情况下，以下哪一项可能会出现？

    a. 严重的主动脉瓣狭窄

    b. 面积变化分数达 55%

    c. 主动脉瓣二瓣化畸形

    d. 主动脉下狭窄

13. 从食管上段主动脉弓短轴切面来看，对于肺动脉狭窄患者，如何增加肺动脉下动脉血流速度测量的准确性？

    a. 所选取样容积的长度应超过 10 mm

    b. 应调高距离分辨率

    c. 应采用连续波多普勒

    d. 应将成像阵列调整到 0°，以获得食管上段主动脉弓长轴切面

14. 在利用脉冲波多普勒获得右心室流出道的测量血流速度时，入射角为 70°。由此产生的测量：

    a. 将显示与真实血流方向相反的血流

    b. 将低估约 70% 的血流

    c. 将低估约 30% 的血流

    d. 使用彩色血流多普勒设置会更加准确

15. 以下关于彩色血流多普勒的陈述，错误的是：

    a. 远离探头的高速血流会呈现深红色

    b. 彩色血流多普勒显示 B 模式采集的影像

    c. 彩色血流多普勒采用脉搏波技术

    d. 湍流显示为红色、黄色和蓝色的条带

16. "根据多普勒方程，反射频率和接收频率之差与声束和血流之间入射角的余弦成反比"的说法

    a. 正确

    b. 错误

17. 时间闸控：

    a. 过滤掉低频信号

    b. 过滤掉高频信号

    c. 需要确定的声速

    d. 选择与探头表面的确定距离

18. 与脉冲波多普勒相比，连续波多普勒可以更准确地测量高血流速度，因为：

    a. 它使用两个探头，而不是一个探头

    b. 它使用 M 模式技术

    c. 它使用时间闸控制信号

    d. 它使用高信号频率

19. 彩色血流图设置为 ±32 cm/s。在 77 cm/s 速度时，从探头流出的血流将显示为：

    a. 绿色

    b. 蓝色

    c. 红色

    d. 花色

20. 彩色血流图设置为 ±32 cm/s。在 77 cm/s 速度时，垂直于探头的血流将显示为：

    a. 绿色

    b. 蓝色

    c. 红色

    d. 黑色

6 定量多普勒和血流动力学

Andrew Maslow，*Albert C. Perrino, Jr.*

如果你能测量你所说的事物，并能用数字来表达它，说明你对它有所了解。但是，如果你不能用数字来表达它，那么你的了解则不足为道。

——开尔文勋爵（Lord Kelvin）

血流动力学是对血流及其相关动力学的研究。本章旨在介绍多普勒超声心动图在血流动力学定量评估中的应用。尽管二维超声心动图显示心脏的大小和运动，但它不能评估心脏的血流和压力。多普勒超声心动图可以提供很好的血流动力学评估，甚至可与更具侵入性的测量结果相媲美。因此，血流、腔室压力、瓣膜疾病、肺循环阻力（pulmonary vascular resistance，PVR）、心室功能（收缩和舒张）和解剖缺陷的定量多普勒评估是超声心动图检查的重要组成部分。

多普勒评估的准确性依赖于将邻近的血流干扰降到最低，并使超声束平行于感兴趣血流的能力。经胸超声心动图更具优势，因为它可以提供多个声窗和角度来记录血流。多平面经食管超声心动图的引入增加了 TEE 评价心脏的成像声窗和角度的数量，并极大地促进了血流动力学评价的准确性。

血流容积计算

多普勒测量每搏输出量和心输出量

原理

在许多情况下，需要了解血流量。心输出量（cardiac output，CO）和每搏输出量（stroke volume，SV）是人们熟悉的术语。重要的是，不要混淆血流速度（以 cm/s 表示的血流速度）和体积流量（以 cm^3/s 表示的血流量）。在任何时间点，血流体积流量（Q）等于血流速度（v）与管腔横截面积（cross-sectional area，CSA）的乘积。

$$Q = v \times CSA$$

在使用超声心动图测定体积流量时，需要用多普勒测量瞬时血流速度，并对 CSA 进行二维测量。

在临床环境中，每个心动周期产生的血液容量，即 SV，是心脏功能的一个重要参数。为了计算 SV，从频谱显示中跟踪收缩期间的瞬时血流速度，用超声心动图系统的内部软件包计算时间 – 速度积分（time‑velocity integral，TVI），以 cm 为单位（图6.1）。从概念上来说，TVI 代表累积距离，通常被称为搏出距离，即红细胞在收缩射

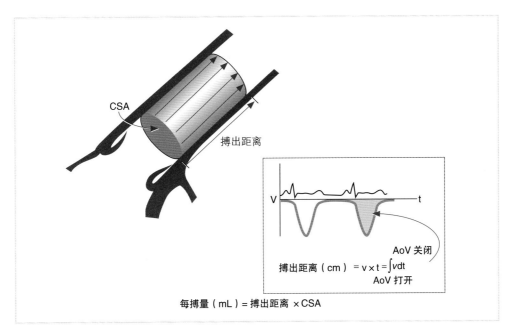

图 6.1　每搏输出量的测定。可以结合面积和速度测量来测定体积流量。在本例中，用通过升主动脉的血流量来测定每搏输出量。对在单个心动周期内的多普勒血流速度进行时间积分（称为时间－速度积分），计算搏出距离。用二维超声心动图测量 CSA。搏出距离与 CSA 的乘积就是每搏输出量。CSA—横截面积；AoV—主动脉瓣

血阶段流动的距离。用搏出距离乘以血液流过腔管［如主动脉、二尖瓣（mitral valve，MV）、肺动脉（pulmonary artery，PA）］的 CSA（以 cm^2 为单位），得到 SV（以 cm^3 为单位）[1-7]。CO 表示每分钟通过的血液量，用 SV 和心率（heart rate, HR）的乘积估算。

多普勒测量每搏输出量的超声心动图技术

　　SV 和 CO 最好在 LVOT 或 AoV 用 TEE 测量[1-7]。这些位置为临床工作者提供了一些便利。第一，整个喷射的 SV 穿过这些结构，而没有到达更远端的血管，因此可以计算出总的 SV。第二，多普勒记录通常仅评估血管总横截面中的一小部分血流，因此 SV 计算假设测得的速度反映了血管横截面的平均血流流速。当血流为层流并且以相同速度通过整条血管时，该假设最准确，即一种被称为钝的或平坦剖面的情形（图6.2）。由于血流在收缩期沿着截断的 LVOT 加速，速度剖面为平钝的、均匀的形式，而不是在升主动脉或肺动脉中看到的抛物线形式。由于降低后的采样血流速度不能反映平均血流速度的风险，因此，LVOT 和 AoV 具有吸引力。第三，LVOT 和升主动脉更接近环形，心动周期中 CSA 变化更小。多平面 TEE 在这些位置为 CSA 的多普勒血流测量和二维超声心动图测量提供了极好的声窗。一些临床研究证实，相对于热稀释法，TEE 测得的 CO 更好[1-3, 5-7]。

　　因为血流几乎平行于超声束，LVOT 或跨主动脉瓣的血流可通过经胃长轴和深部经胃长轴切面获得。重要的是，要轻微调整探头位置和多平面角度，仔细记录血流，以便获得最佳的多普勒频谱信号，进而寻找具有密集频谱信号的最大速度频谱。

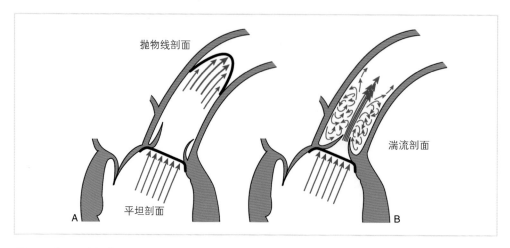

图6.2 常见血流频谱。A.当血流进入截断的左心室流出道时，血流加速会导致速度均匀的"平坦"频谱。当血液在升主动脉中流动时，摩擦的管壁和弯曲的管道导致不对称和抛物线状的流动频谱。B.当血液被迫通过狭窄的开口时，层流被湍流取代。在本例中，主动脉瓣狭窄形成了一个被湍流包裹的狭窄的高速射流束

左心室流出道每搏输出量的计算

1. 脉冲波多普勒取样容积位于紧邻主动脉瓣的 LVOT 中（经胃长轴切面和深部经胃长轴切面）。

2. LVOT 的 CSA 最好从食管中段 LVOT 切面中获得。CSA 根据 LVOT 直径的测量值计算，如以下公式所示：

$$CSA_{LVOT} = \pi（直径/2）^2$$

跨主动脉瓣每搏输出量的计算

1. 从经胃长轴或深部经胃长轴切面，引导连续波多普勒声束通过主动脉瓣开口（图6.3）。

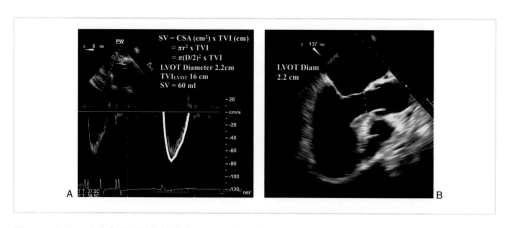

图6.3 从左心室流出道计算每搏输出量。A.在食管中段长轴声窗测量的左心室流出道（LVOT）直径（2.2 cm）。B.从深部经胃左心室流出道声窗穿过 LVOT 的血流速度的脉搏波多普勒测量。时间－速度积分（TVI_{LVOT}）为16 cm。LVOT（CSA_{LVOT}）的横截面积由测得直径计算，使用公式 $\pi（D/2）^2$。LVOT（3.75 cm²）的计算面积乘以 TVI（16 cm），得到每搏输出量为60 mL/搏。用每搏输出量乘以心率，则得到心输出量。SV—每搏输出量；CSA—宫腔横截面积；TVI—时间-速度积分

2. 瓣膜的 CSA 最好通过在收缩中期观察到等边三角形开口时的二维面积来估算[6]。从食管中段主动脉瓣短轴声窗的横截面中观察主动脉瓣，并且逐帧回放查看找到收缩中期的瓣膜。测量三角形开口的平面，得出有效的 CSA。

右心每搏输出量的计算

可以依据主肺动脉或二尖瓣的情况，分析右心的血流和直径。可以从上纵隔血管水平的高位食管声窗获得主肺动脉成像（图 6.4），或者将探头旋转 110°~150°，并将 TEE 探头向右旋转，从经胃声窗获得右心室流出道（right ventricular outflow tract，RVOT）成像后（图 6.5），开始进行脉冲波或连续波多普勒分析。在任何情况下，都要寻找最大速

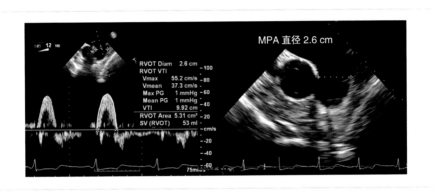

图 6.4 通过右图中的食管中段升主动脉短轴切面计算主肺动脉（main pulmonary artery，MPA）的心输出量，在右图中可以测量 MPA 的直径（2.6 cm）。MPA 时间–速度积分（TVI）通过将脉冲波多普勒束和肺动脉血流与放置在测量 MPA 直径的同一位置（平面）的取样容积对齐来评估。肺动脉的横截面积（CSA）为 5.3 cm²。手动跟踪肺部血流速度的频谱显示，TVI 为 9.92 cm。如果乘以 CSA，每搏输出量计算为 53 mL/搏。RVOT Diam—右心室流出道直径；SV—每搏输出量；Vmax—峰值速度；Vmean—平均速度；Max PG—峰值压差；Mean PG—平均压差；RVOT Area—右心室流出道面积

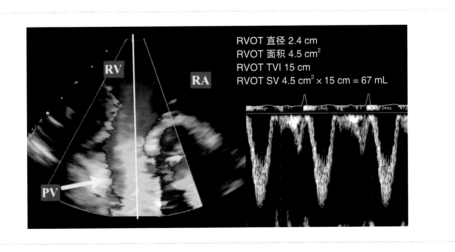

图 6.5 根据经胃右心室流入/流出声窗，计算通过右心室流出道（RVOT）的每搏输出量（SV）。RVOT 面积（4.5 cm²）和 RVOT 时间–速度积分（TVI，15 cm）的乘积为每搏输出量。根据 RVOT 直径计算 RVOT 面积（2.2 cm）。PV—肺动脉瓣；RA—右心房；RV—右心室；TVI—时间–速度积分

度曲线。将取样容积放置在二尖瓣环水平来测量二尖瓣的血流，以获得跨二尖瓣 TVI，然后将该 TVI 乘以二尖瓣环的面积。与 LVOT 和升主动脉的直径相比，主肺动脉和二尖瓣的直径在心动周期中变动更大，这些测量结果不如 LVOT 和主动脉瓣可靠[4]。此外，二尖瓣开口不是圆形的，并且其大小在舒张期会发生改变。

反流容量

反流容量是指在一个心动周期内，因反流性病变而返回的血液量。在收缩期，通过反流瓣膜的总搏出量大于正常瓣膜搏出量。对于瓣膜反流，总搏出量等于反流容量加输送到周围循环的每搏输出量。反流容量为通过反流瓣膜的总前向血流和通过参考瓣膜的总前向血流之间的差值。

$$反流容量 = 通过主动脉瓣的前向血流量 - 通过二尖瓣的前向血流量$$

在二尖瓣反流（mitral regurgitation，MR）的情况下（在没有严重主动脉瓣疾病时），通过主动脉瓣的每搏输出量可以被看作真实的每搏输出量。

$$反流容量_{MV} = 通过二尖瓣的前向血流量 - 通过主动脉瓣的前向血流量$$

$$RV_{MV}（mL）= SV_{MV} - SV_{AoV}$$

然而，因为二尖瓣的开口不是圆形的[4]，并且其直径在心动周期中发生了改变，所以二尖瓣血流的测量可能有很大的误差。

类似地，主动脉瓣反流容量的计算公式如下：

$$主动脉瓣反流容量 = 通过主动脉瓣的前向血流量 - 通过二尖瓣的前向血流量$$

反流分数简单地表示为反流容量与通过病变瓣膜的总搏出量的比值，通常以百分数表示：

$$反流分数（\%）= 反流容量 / 前向血流量$$

测量瓣膜反流程度的其他技术将在第 8 章和第 11 章介绍。

心内分流

肺循环与体循环每搏输出量的比值（即 Q_p/Q_s），在评估分流严重程度和指导治疗方面非常重要。心内分流通过计算每搏输出量来评估[8]。通过测量左侧（LVOT 或主动脉瓣）和右侧（PA 或 RVOT）的每搏输出量，可以测定 Q_p/Q_s。

$$Q_p/Q_s = SV_{右心系统（如 PA、RVOT）} / SV_{左心系统（如 LVOT、AoV）}$$

通常将这些测量与二维和彩色多普勒数据结合，以获取对先天性病变的完整评估。

瓣膜面积：连续性方程

根据质量守恒原理，连续性方程通常用于测量主动脉瓣面积[9]（图 6.6B）。连续性方程是指通过一个部位（如 LVOT）的血液容积等于通过另一部位（如主动脉瓣）的血液容积或质量。当然，这一原理的应用前提是没有干预通道。使用前面讨论的容积测量原理，连续性方程可以在临床上应用。

$$血流容积_1 = 血流容积_2$$
$$CSA_1 \times TVI_1 = CSA_2 \times TVI_2$$
$$CSA_1 = CSA_2 \times TVI_2 / TVI_1$$

如需计算主动脉瓣（AoV）的面积，可使用以下公式：

$$Area_{AoV} = Area_{LVOT} \times (V_{LVOT} / V_{AoV})$$

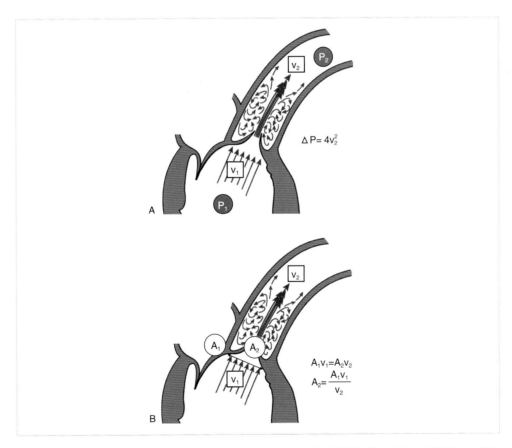

图 6.6　计算压力阶差和瓣口面积。A. 伯努利（Bernoulli）方程。简化的伯努利方程指出，通过狭窄口的压降（$P_2 - P_1 = \Delta 4P$）等于 4 倍的高速射流速度的平方。P_1—狭窄近端的血压；v_1—狭窄近端的血流速度；P_2—狭窄远端的血压；v_2—通过狭窄口的血流速度。B. 连续性方程。连续性方程经常被描述为"进多少出多少"的原理。相应地，狭窄近端的血流（$A_1 \times v_1$）应等于通过狭窄口的血流（$A_2 \times v_2$）。A_1—狭窄近端的横截面积；v_1—狭窄近端的血流速度；P_2—狭窄口的横截面积；v_2—通过狭窄口的血流速度

$$\text{Area}_{\text{AoV}}= \pi \left(D_{\text{LVOT}}/2 \right)^2 \times \left(V_{\text{LVOT}}/V_{\text{AoV}} \right)$$

式中，D_{LVOT} 是 LVOT 的直径，V_{LVOT} 是 LVOT 中的血流速度。

TEE 对 LVOT 和主动脉血流以及 LVOT 直径的评估在前面的"多普勒测量每搏输出量和心输出量"中有所描述。连续性方程是近端等速度表面积法[10-12]进行评估的基础，详见本书第 9 章。

心内压力和压力阶差：伯努利（Bernoulli）方程

压力阶差用于估测心腔内压力，并评估瓣膜疾病（如主动脉狭窄）、室间隔缺损、流出道异常（如 LVOT 阻塞）和大血管病变（如缩窄）等状况。当血液流过变窄或狭窄的开口时，血流速度会增加。速度的增加情况与狭窄程度有关。伯努利方程描述了血流速度的增加与跨窄口压力阶差之间的关系[13]：

$$\Delta P=1/2\rho \qquad \left(v_2^2-v_1^2 \right) +\rho \qquad \left(dv/dt \right) dx+R\left(v \right)$$

对流加速度 　　　　 流动加速度 　　　　 黏性摩擦

式中，P 是通过被检区域的压力阶差（mmHg），ρ 是血液密度（1.06×10^3 kg/m^3），v_1 是被检区域近端的峰值血流速度（m/s），v_2 是通过被检区域的峰值血流速度（m/s）。

在临床实践中，忽略了流动加速度、黏性摩擦和被检区域近端血流速度（v_1）的影响，伯努利方程被简化，原因如下。

（1）临床测量关注的是峰值流量。在峰值流量期间，流动加速度实际上不存在，因此可以忽略不计。

（2）黏性摩擦仅对面积小于 0.25 cm^2 的不连续开口起重要作用。对于面积较大的开口，血流被认为是恒定的。因此，在伯努利方程计算中也排除了黏性摩擦。

（3）对于临床意义重大的病变，v_2 远大于 v_1，因此 $v_2^2-v_1^2$ 近似 v_2^2。

消除这些因素就产生了简化的伯努利方程。

简化伯努利（Bernoulli）方程：$\Delta P = 4v_2^2$

因此，在临床超声心动图中，通过直接测量穿过被检区域的峰值血流速度得到压力阶差（图 6.6A）。然而，当 v_1 超过 1.4m/s 时，修正伯努利方程被认为考虑了更高的近端血流速度。

修正伯努利（Bernoulli）方程：$\Delta P=4v_2^2-4v_1^2$ 或 $4\left(v_2^2-4v_1^2 \right)$

为了计算压力阶差，要使脉冲波多普勒取样容积或连续波多普勒声束穿过被检区域。然后，把测得的峰值速度输入简化伯努利方程（$\Delta P = 4v_2^2$），以估测压力阶差。当血流速度高（≥ 1.4 m/s）时，最好使用连续波多普勒，以避免脉冲波多普勒可能出现的混叠。必须定位多普勒声束，以记录射流的最高速度。否则，压力阶差将被低估。为了获得最高的血流速度，最好通过多个声窗进行记录。此外，评估呼气末的多个血流频谱（窦性心律时为 3 ~ 5 个，心律失常时为 10 个），以提高准确性。简化伯努利方程是临床超声心动图中大多数压力阶差的计算基础。

瓣膜疾病的评估

伯努利方程最常用于测量跨狭窄瓣膜的压力阶差。该应用如图 6.6A 所示。瓣膜狭窄的评估在第 9 章和第 12 章中有详细介绍。

此外，跨瓣膜压力阶差的下降速度与病变的严重程度有关[14]。压力减半时间是指跨瓣峰值压差降低 50% 所需的时间。通常，开口越大，压力减半时间越短，因为压力会更快地达到平衡。压力减半时间测量可帮助评估二尖瓣狭窄和主动脉瓣关闭不全（aortic insufficiency，AI）（详见本书第 9 章和第 12 章）。

心腔内压力的测量

结合多普勒测量反流束得到的压力阶差与已知（或估计）被检腔室近端或远端的压力，可以测量心腔内压力和肺动脉压力（表 6.1）。因为准确性依赖于超声束与血流方向一致性，所以相对于偏心反流束的速度，中心反流束的速度被更准确地评估。

表 6.1　心肺动脉压力的计算

压力	公式
RVSP 或 PASP	$= 4 \left(v_{TR}^{\ 2} \right) + RAP$
PAMP	$= 4 \left(v_{early\ PI} \right)^2 + RAP$
PADP	$= 4 \left(v_{late\ PI} \right)^2 + RAP$
LAP	$= SBP - 4 \left(v_{MR} \right)^2$
LVEDP	$= DBP - 4 \left(v_{AI\ end} \right)^2$

注：RVSP—右心室收缩压；PASP—肺动脉收缩压；v—峰值速度；TR—三尖瓣反流；RAP—右心房压；PAMP—肺动脉平均压；PI—肺动脉瓣关闭不全；PADP—肺动脉舒张压；LAP—左心房压；SBP—收缩压；MR—二尖瓣反流；LVEDP—左心室舒张末压；DBP—舒张压；AI—主动脉瓣关闭不全

右心室收缩压和肺动脉收缩压

根据简化伯努利方程，三尖瓣反流（tricuspid regurgitant, TR）射流的峰值速度用于计算右心室（right ventricle, RV）和右心房（right atrium, RA）之间的压力阶差[15]。TR 峰值速度通过将连续波多普勒声束平行于反流束获得。把已知或估计的右心房压（right atrial pressure, RAP）或中心静脉压（central venous pressure, CVP）添加到右心室与右心房的压力阶差，可以估测右心室收缩压（right ventricular systolic pressure, RVSP）。在没有明显肺动脉瓣狭窄或 RVOT 梗阻的患者中，RVSP 和肺动脉收缩压（pulmonary artery systolic pressure, PASP）相似（图 6.7，6.8）。

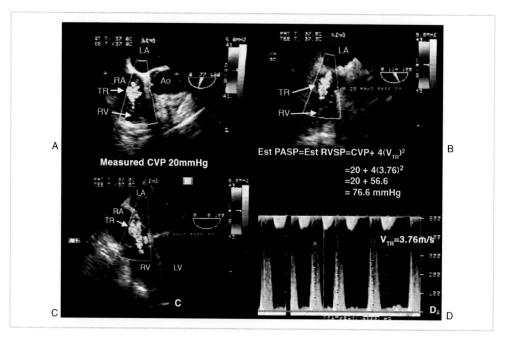

图 6.7　根据三尖瓣反流速度频谱（TR，V_{TR}）的峰值速度来估测肺动脉收缩压（PASP）。在图中，有 3 个三尖瓣彩色血流多普勒频谱的食管中部切面。应该从多个角度记录瓣膜，获得与多普勒声束在线的速度流量频谱，显示其他血流的最小干扰，并与最高血流速度相关联。峰值速度为 3.76 m/s。简化伯努利方程用于计算三尖瓣阶差，然后加上已知的 20 mmHg 中心静脉压，便得到肺动脉收缩压为 76.6 mmHg。LA—左心房；RA—右心房；RV—右心室；CVP—中心静脉压；TR_{vel}—三尖瓣反流峰值速度；TR_{grad}—三尖瓣反流阶差峰值

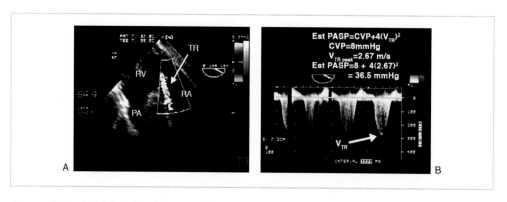

图 6.8　使用三尖瓣的经胃右心室流入 – 流出切面，根据三尖瓣反流速度频谱（V_{TR}）的峰值速度来估测肺动脉收缩压（PASP）。使用简化伯努利方程来计算三尖瓣阶差。然后，再加上导管测定的中心静脉压 8 mmHg。估测的肺动脉收缩压为 36.5 mmHg。TR—三尖瓣反流；RA—右心房；RV—右心室；CVP—中心静脉压；TR_{vel}—三尖瓣反流峰值速度；TR_{grad}—三尖瓣反流峰值阶差

$$\text{RVSP 或 PASP}(\text{mmHg}) = 4\,v_{\text{RT}}^2 + \text{RAP}(\text{mmHg})$$

TEE 检查使用食管中段右心室流出道,将探头从 0° 旋转到 110°。在许多患者中,将探头推进到冠状静脉窦的水平,来自左心房血流的干扰会降到最低,所以,多普勒声束的位置在左心房的后面。

肺动脉平均压和肺动脉舒张压

这些压力由肺动脉瓣反流 [肺动脉瓣关闭不全(pulmonary insufficiency,PI)] 血流频谱测定[15-16](图 6.9)。将连续波多普勒声束平行于反流束放置之后,可获得舒张早期峰值速度,以便测量 PA 和 RV 之间的舒张早期阶差。

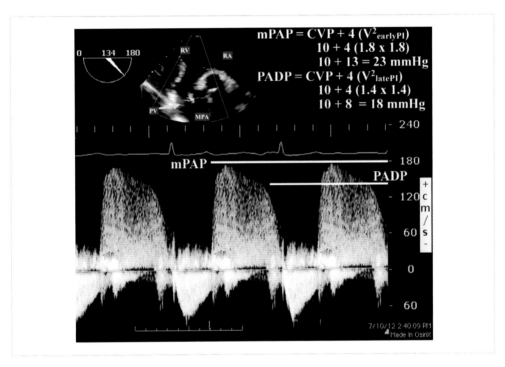

图 6.9 肺动脉平均压和舒张压可以分别根据肺动脉瓣关闭不全的早期和晚期峰值速度估测。经胃右心室流入 – 流出视图记录了肺动脉瓣反流,并且通过线条标记了早期峰值速度和晚期峰值速度。在此病例中,将多普勒测量的早期和晚期肺动脉关闭不全阶差(分别为 13 mmHg 和 8 mmHg)以及导管平均中心静脉压 10 mmHg,计算得到平均肺动脉压 23 mmHg 和舒张肺动脉压 18 mmHg。MPA—主肺动脉;PV—肺动脉瓣;RV—右心室;RA—右心房;CVP—中心静脉压;mPAP—平均肺动脉压;PADP—肺动脉舒张压

使用 RA 压代替舒张早期的 RV 压,将该压差与已知或估计的 RA 压进行计算,得到肺动脉平均压(PAMP)。

$$\text{PAMP} = 4\,(v_{\text{early PI}})^2 + \text{CVP}$$

肺动脉舒张压(PADP)可以用同一血流频谱上的晚期峰值速度来估测。

$$\text{PADP} = 4\,(v_{\text{late PI}})^2 + \text{CVP}$$

使用胃视图,将 TEE 探头向右旋转,使探头从 110° 旋转到 150°,记录肺动脉

瓣反流。

左心房压和左心室压

左心房压（left atrial pressure，LAP）可以通过应用伯努利方程或通过检查二尖瓣[17]上的血流模式来得到（图 6.10）。

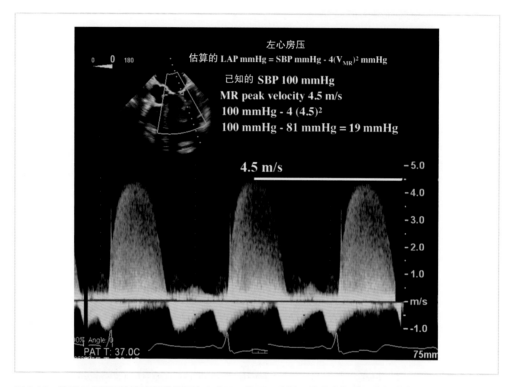

图 6.10　使用二尖瓣反流速度频谱估测左心房压。使用二尖瓣反流速度频谱的峰值速度（4.5 m/s）和简化伯努利方程计算出的心室 – 心房（LV–LA）峰值压力阶差为 81 mmHg。用已知的收缩压（100 mmHg）减去该值，得到多普勒估测的左心房压为 19 mmHg。LAP—左心房压；MR—二尖瓣反流；vel—血流速度；SBP—收缩压；V_{MR}—二尖瓣反流峰值流速

要测量 LAP，先得到 MR 血流频谱的峰值速度。然后，用已知的体循环收缩压（systolie blood pressure，SBP）减去计算出的压力阶差。体循环收缩压近似于没有AoV 疾病或梗阻性流出道病变时的左心室收缩压。

$$LAP = SBP - 4\,(v_{MR})^2$$

通常情况下，标准食管中段切面提供超声束和 MR 血流的最佳方向。

左心室舒张末压

通过使用主动脉瓣关闭不全（AI）速度频谱[18]来评估左心室舒张末压（LVEDP）（图6.11）。舒张末期血流速度通过将连续波多普勒声束平行于反流束来获得。体循环舒张压（diastolic blood pressure，DBP）减去从舒张末期峰值速度测量计算出的主动脉 – 心室压差，即得到 LVEDP。

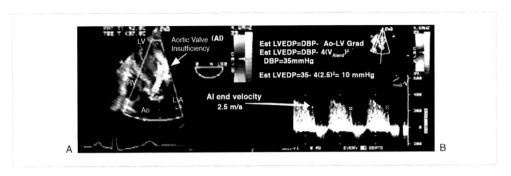

图 6.11　根据主动脉瓣关闭不全（AI）速度频谱的末速度估测 LVEDP。这代表舒张期主动脉和左心室之间的压差（Ao–LV 压差）。可使用修正伯努利方程计算出 LVEDP。然后，用测量的 35 mmHg 体循环舒张压（DBP）减去计算出的压差值。利用经胃深部左心室流出道声窗的连续波多普勒，获得 AI 血流速度频谱。LV—左心室；RV—右心室；Ao—主动脉；LA—左心房

$$LVEDP = DBP - 4 \left(v_{AI\,end} \right)^2$$

AI 血流频谱通过使用 AoV 和 LVOT 的经胃声窗获得，特别是经胃深部和长轴切面获得。

LA 和 LV 压力也可以根据经静脉和肺静脉的血流速度模式估计出来[19-25]。该方法将在第 7 章详细介绍。

血管阻力（图 6.12，6.13）

心脏评估涉及前负荷、收缩性和后负荷的评估，后负荷被称为阻力。评估信息可从左、右心获得。虽然血流阻力可以通过测量血流和压力定性地测定，但这并不能代替定量评估。肺循环阻力（PVR）和体循环血管阻力（systemic vascular resistance，SVR）可以通过比较房室瓣膜反流束速度和相应的心室流出道 TVI 来计算（或估计）。

Abbas 等[26]确定可以通过计算二尖瓣反流峰值速度（V_{MR}，m/s）与 LVOT 多普勒血流频谱的时间 – 速度积分（TVI_{LVOT}，cm）的比值，来评估 SVR（图 6.12）。

$$V_{MR}/TVI_{LVOT}$$

$$SVR_{Echo} = 0.46 + 49.4 \left(V_{MR}/TVI_{LVOT} \right)$$

当 V_{MR}/TVI_{LVOT} 超过 0.27 时，SVR 超过 14 Wood 单位（WU）。其敏感度为 70%，特异度为 77%。当 V_{MR}/TVI_{LVOT} 低于 0.2 时，SVR 低于 10 WU，具有 92% 的敏感度和 88% 的特异度。这些测量的基础是认为 V_{MR} 代表体循环速度，而 TVI_{LVOT} 代表前向的血流量。许多因素可能会降低这一测量的准确性，包括严重的二尖瓣和（或）主动脉瓣疾病。

PVR 也可以用与前述相似的比值来估计[27-29]（图 6.13）。PVR 可以通过计算三尖瓣反流峰值速度（V_{TR}）与 RVOT 多普勒频谱时间 – 速度积分（TVI_{RVOT}）的比值来估计。PVR 可通过以下公式获得[28-29]：

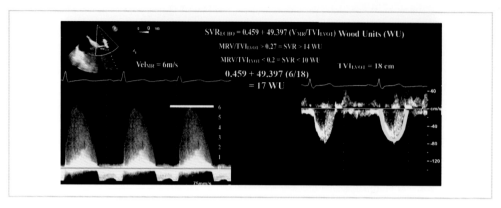

图 6.12 通过比较二尖瓣反流峰值速度（MRV，V_{MR}）与 LVT 多普勒血流频谱的时间－速度积分（TVI_{LVOT}），显示体循环血管阻力的测量结果。虽然可以获得特定值，但是通过应用截点值可以简化评估：MRV/TVI_{LVOT} > 0.27 = SVR > 14 Wood 单位，且 MRV/TVI_{LVOT} < 0.2 = SVR < 10 Wood 单位。SVR_{ECHO}—体循环血管阻力；MRV、Vel_{MR} 和 V_{MR}—二尖瓣反流峰值速度；TVI_{LVOT}—左心室流出道的时间－速度积分；WU—Wood 单位

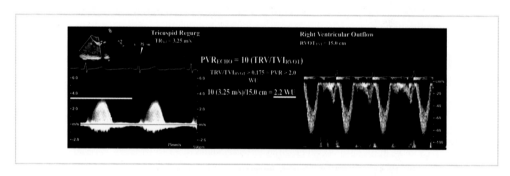

图 6.13 通过比较三尖瓣反流峰值速度（TRV，V_{TR}）与右心室流出道的时间－速度积分（TVI_{RVOT}），显示肺循环阻力的测量结果。虽然可以获得特定值，但是可以通过应用截点值来简化评估：TRV/TVI_{RVOT} > 0.27 = PVR > 14 Wood 单位，且 TRV/TVI_{RVOT} < 0.2 = PVR < 10 Wood 单位。PVR_{ECHO}—肺循环阻力；TRV、TR_{VEL} 和 V_{TR}— 三尖瓣反流峰值速度；$RVOT_{TVI}$ 和 TVI_{RVOT}—右心室流出道的时间－速度积分；WU—Wood 单位

$$PVR = (V_{TR}/TVI_{RVOT}) \times 10 + 0.16$$

$$PVR_{echo} = 10(V_{TR}/TVI_{RVOT}) + 0.16 \text{ Wood 单位}$$

$$V_{TR}/TVI_{RVOT} > 0.175（或 > 0.2）= PVR > 2 \text{ Wood 单位}$$

0.2 是高于或低于 2 WU 的截点值，当 V_{TR} 与 TVI_{RVOT} 的比值低于 0.175 时，估计 PVR 低于 2 WU。

获得 PVR 的其他方法包括测量 RVOT 多普勒频谱的一些指标[30]。

$$PVR = 0.156 + \{1.54 \times [(PEP/AcT)/TT]\}$$

式中，PVR 与右心室流出道（RVOT）血流频谱的射血前期时间（PEP）、加速时间（AcT）和总收缩时间（TT）相关。

Ebeid 等[27]将主 PA 多普勒血流频谱的多个指标与测得的 PA 压和阻力进行了比较。这些指标包括 AcT、右心室射血前期时间（RVEP）、右心室射血时间（RVET）和

TVI_{RV}。分析包括比较单个指标和一些比值[27]。

RVPEP/RVET   RVPEP/TVI$_{RV}$

结果表明，这两个比值与 PVR 之间有显著的相关性。无论肺动脉（PA）压力如何，RVPEP/RVET 能够区分 PVR（RVPEP/RVET < 0.3）正常的患者和 PVR（RVPEP/RVET > 0.4）升高的患者。RVPEP/TVI$_{RV}$ 和 PVR 之间的相关性更准确。当 RVPEP/TVI$_{RV}$ 的比值 < 0.4 m/s 时，选择 PVR < 3 WU 的患者。当比值为 0.4 ~ 0.6 m/s 时，选择 PVR 为 3 ~ 75 WU 的患者。当比值 ≥ 0.6 m/s 时，选择 PVR ≥ 7.5 WU 的患者。这些数据的准确率超过 90%。

其他成像技术

传播速度：可以使用传播速度（V_{Prop}）来评估或估测心腔压力。该传播速度将彩色多普勒与二尖瓣的 M 模式成像相结合，以产生从二尖瓣环平面到心室腔大约 4 cm 的跨血流彩色多普勒频谱[31-32]（图 6.14）。当 V_{Prop} > 45 cm/s 时，属于正常；当 V_{Prop} < 25 cm/s 时，符合限制性生理和升高的左心压力（>15 mmHg）。当与常规脉冲波多普勒数据结合时，E/V_{Prop} ≥ 2 与 LVEDP 升高有关。

Shandas 等[31]通过测量 RVOT 的传播速度（RVOT V_{prop}）或 PA 的流出，来评估 PVR。RVOT V_{prop} 越高，PVR 越低。当 RVOT V_{prop} > 18 cm/s 时，PVR < 6 WU。在体外模型中，当 RVOT V_{prop} > 15 cm/s 时，发现了这个界点值。当 RVOT V_{prop} > 20 cm/s 时，PVR ≤ 2 WU。

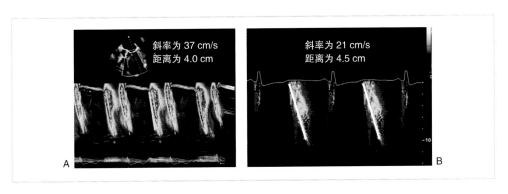

图 6.14 通过彩色血流多普勒和 M 模式成像评估通过二尖瓣的血流，以获得传播速度。从二尖瓣环平面的早期充盈阶段到左心室顶点（黄线）约 4 cm 处，测得斜率。斜率反映左心房和左心室之间的压差和心室符合性差的组合。该值已用于计算心腔室压和估计舒张功能

组织多普勒分析

组织多普勒成像（tissue Dopplerimaging，TDI）通过滤除高速血流信号，可以分析心肌运动的低速信号（图 6.15）。这些信息可用于评估心脏功能和心室压力[33-35]。

为了测量整体心室功能和压力，对环形平面［间隔和（或）侧壁］水平的心肌进行采样，以便沿顶点的方向运动（图 6.15）。组织多普勒分析的重点是收缩运

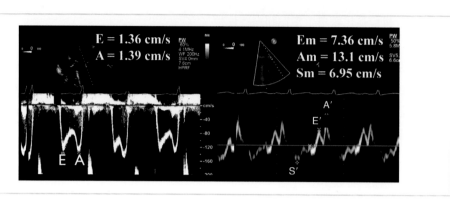

图6.15 组织多普勒分析测量组织速度，即心动周期中心肌的运动速度。速度频谱（右图）反映了舒张早期（E'，Em）、舒张后期（A'，Am）和心脏收缩（S'，Sm）。这些数据可以评估舒张功能、收缩功能和心室压力

动（Sm），Sm > 7.5 cm/s 与正常 LVEF 相关，< 6.0 cm/s 表示预后不良；早期舒张运动（E'）> 8.0 cm/s 与正常松弛相关，而 E'$_{侧壁}$ ≤ 7 cm/s、E'$_{室间隔}$ ≤ 6 cm/s 表示异常松弛。与常规脉冲波多普勒数据相比，模拟 TDI 数据通常具有对负载状况不太敏感的优点。

　　结合脉冲波和 TDI 测量结果，评估左心充盈和肺毛细血管楔压。通常选择用脉冲波多普勒测量的早期充盈血流速度（E）与用 TDI 测量的舒张早期组织速度（E'）的比值[34-36]。这种方法优于单独使用 E 波速度进行肺毛细血管楔压（pulmonary capillary wedge pressure，PCWP）估计，因为 E 波值受到充盈压力和舒张功能障碍的影响。例如，松弛受损的患者尽管充盈压力正常，但 E 速度较低（详见本书第 7 章）。E/E' 可以为舒张疾病提供了一种调整，从而在心脏受损的情况下对前负荷进行更准确的测量。这种方法的好处是，与其他单个速度相比，E/E' 更明显地与临床症状和 PCWP 相关联。PCWP 估测公式如下：

$$PCWP = 1.5（E/E'）+ 1.5$$

　　因此，E/E' ≥ 10 提出 PCWP > 15 mmHg。

　　类似地，右心组织多普勒（三尖瓣环速度）可以估测右侧压力和结果[37]。在手术室中，对于右心室收缩功能减退的患者：

$$RAP =（E/E'）+ 5$$

心律

　　脉冲波多普勒超声心动图在评价心律方面具有重要价值。对左心耳血流和二尖瓣跨瓣血流的多普勒分析可能有助于评估心率、心律和心房功能。如将在本书第 7 章中详细介绍的，正常的跨二尖瓣血流分析显示早期（E 波）和晚期（A 波）心房收缩指标。晚期（A 波）心房收缩指标描述心房收缩对心室前负荷的贡献。这两种波的出现表明存在窦性心律或房室交界性心律。左心耳的血流速度频谱也有助于诊断房性心律失常。正常左心耳频谱包含心房收缩期间的单个前向偏转。

总结

多普勒超声心动图定量血流动力学评估提供了一系列测量：瓣膜面积、压力阶差、心腔室压、血流、阻力、心率和心律。这些测量对于评估瓣膜疾病至关重要。超声心动图检查者应该建立一套具有临床应用价值、操作简便的定量多普勒方法。结合二维超声心动图检查，这些定量技术提供了较全面的有关心脏功能的信息。

参考文献

1. Savino JS, Troianos CA, Aukburg S, et al. Measurements of pulmonary blood flow with transesophageal two-dimensional and Doppler echocardiography. *Anesthesiology.* 1991;75:445–451.
2. Gorcsan J III, Diana P, Ball BS, et al. Intraoperative determination of cardiac output by transesophageal continuous wave Doppler. *Am Heart J.* 1992;123:171–176.
3. Maslow AD, Haering J, Comunale M, et al. Measurement of cardiac output by pulsed wave Doppler of the right ventricular outflow tract. *Anesth Analg.* 1996;83:466–471.
4. Stewart WJ, Jiang L, Mich R, et al. Variable effects of changes in flow rate through the aortic, pulmonary, and mitral valves on valve area and flow velocity: Impact on quantitative Doppler flow calculations. *J Am Coll Cardiol.* 1985;6:653–666.
5. Muhiuden IA, Kuecherer HF, Lee E, et al. Intraoperative estimation of cardiac output by transesophageal pulsed Doppler echocardiography. *Anesthesiology.* 1991;74:9–14.
6. Darmon PL, Hillel Z, Mogtader A, et al. Cardiac output by transesophageal echocardiography using continuous-wave Doppler across the aortic valve. *Anesthesiology.* 1994;80:796–805.
7. Perrino AC, Harris SN, Luther MA. Intraoperative determination of cardiac output using multiplane transesophageal echocardiography: A comparison to thermodilution. *Anesthesiology.* 1998;89:350–357.
8. Valdes-Cruz LM, Horowitz S, Mesel E, et al. A pulsed Doppler echocardiographic method for calculating pulmonary and systemic blood flow in atrial level shunts: Validation studies in animals and initial human experience. *Circulation.* 1984;69:80–86.
9. Blumberg FC, Pfeifer M, Holmer SR, et al. Quantification of aortic stenosis in mechanically ventilated patients using multiplane transesophageal Doppler echocardiography. *Chest.* 1998;114:94–97.
10. Bargiggia GS, Tronconi L, Sahn DJ, et al. A new method for quantitation of mitral regurgitation based on color flow Doppler imaging of flow convergence proximal to regurgitant orifice. *Circulation.* 1991;84:1481–1489.
11. Rodriguez L, Thomas JD, Monterroso V, et al. Validation of the proximal flow convergence method: Calculation of orifice area in patients with mitral stenosis. *Circulation.* 1993;88:1157–1165.
12. Rittoo D, Sutherland GR, Shaw TR. Quantification of left-to-right atrial shunting defect size after balloon mitral commissurotomy using biplane transesophageal echocardiography, color flow Doppler mapping, and the principle of proximal flow convergence. *Circulation.* 1993;87:1591–1603.
13. Nishimura RA, Miller FA, Callahan MJ, et al. Doppler echocardiography: Theory, instrumentation, technique, and application. *Mayo Clin Proc.* 1985;60:321–343.
14. Nakatani S, Masuyama T, Kodama K, et al. Value and limitations of Doppler echocardiography in the quantification of stenotic mitral valve area: Comparison of the pressure half-time and the continuity equation methods. *Circulation.* 1988;77:78–85.
15. Come PC. Echocardiographic recognition of pulmonary arterial disease and determination of its cause. *Am J Med.* 1988; 84:384–393.
16. Lee RT, Lord CP, Plappert T, et al. Prospective Doppler echocardiographic evaluation of pulmonary artery diastolic pressure in the medical intensive care unit. *Am J Cardiol.* 1989;64:1366–1377.
17. Gorcsan J III, Snow FR, Paulsen W, et al. Noninvasive estimation of left atrial pressure in patients with congestive heart failure and mitral regurgitation by Doppler echocardiography. *Am Heart J.* 1991;11:858–863.
18. Nishimura RA, Tajik AJ. Determination of left-sided pressure gradients by utilizing Doppler aortic and mitral regurgitation signals: Validation by simultaneous dual catheter and Doppler studies. *J Am Coll Cardiol.* 1988;11:317–331.
19. Oh JK, Appleton CP, Hatle LK, et al. The noninvasive assessment of left ventricular diastolic function with two-dimensional and Doppler echocardiography. *J Am Soc Echocardiogr.* 1997;10:46–70.
20. Nishimura RA, Housmans PR, Hatle LK, et al. Assessment of diastolic function of the heart: Background and current applications of Doppler echocardiography. Part II Clinical Studies. *Mayo Clin Proc.* 1989;64:181–194.
21. Nagueh SF, Kopelen HA, Quinones MA. Assessment of left ventricular filling pressures by Doppler in the presence of atrial fibrillation. *Circulation.* 1996;94:138–145.
22. Temporelli PL, Scapellato F, Corra U, et al. Estimation of pulmonary wedge pressure by transmitral Doppler in

patients with chronic heart failure and atrial fibrillation. *Am J Cardiol.* 1999;83:724–727.

23. Moller JE, Poulsen SH, Songderfaard E, et al. Preload dependence of color M-mode Doppler flow propagation velocity in controls and in patients with left ventricular dysfunction. *J Am Soc Echocardiogr.* 2000;13:902–909.

24. Garcia MJ, Ares MA, Asher C, et al. An index of early left ventricular filling that combined with pulsed Doppler peak E velocity may estimate capillary wedge pressure. *J Am Coll Cardiol.* 1997;9:448–454.

25. Gonzalez-Viachez F, Ares M, Ayuela J, et al. Combined use of pulsed and color M-mode Doppler echocardiography for the estimation of pulmonary capillary wedge pressure: An empirical approach based on an analytical relation. *J Am Coll Cardiol.* 1999;34:515–553.

26. Abbas AE, Fortuin D, Patel B, et al. Noninvasive measurement of systemic vascular resistance using Doppler echocardiography. *J Am Soc Echocardiogr.* 2004;17:834–838.

27. Ebeid MR, Ferrer PL, Robinson B, et al. Doppler echocardiographic evaluation of pulmonary vascular resistance in children with congenital heart disease. *J Am Soc Echocardiogr.* 1996;9:822–831.

28. Abbas AE, Fortuin FD, Schiller NB, et al. A simple method for noninvasive estimation of pulmonary vascular resistance. J Am *Coll Cardiol.* 2003;41:1021–1027.

29. Frazaneh R, McKeown BH, Dang D, et al. Accuracy of Doppler-estimated pulmonary vascular resistance in patients before liver transplantation. *Am J Cardiol.* 2008;101:259–262.

30. Scapellato F, Temporelli PL, Eleuteri E, et al. Accurate noninvasive estimation of pulmonary vascular resistance by Doppler echocardiography in patients with chronic heart failure.*J Am Coll Cardiol.* 2001;37:1813–1819.

31. Shandas R, Weinberg C, Ivy DD, et al. Development of a noninvasive ultrasound color M-mode means of estimating pulmonary vascular resistance in pediatric pulmonary hypertension: Mathematical analysis, in vitro validation, and preliminary clinical studies. *Circulation.* 2001;104:908–913.

32. Kidawa M, Coignard L, Drobinski G, et al. Comparative value of tissue Doppler imaging and m-mode color Doppler mitral flow propagation velocity for the evaluation of left ventricular filling pressure. *Chest.* 2005;128:2544–2550.

33. Hasegawa H, Little WC, Ohno M, et al. Diastolic mitral annular velocity during the development of heart failure. *J Am Coll Cardiol.* 2003;41:1590–1597.

34. Nagueh SF, Middleton KJ, Kopelen HA, et al. Doppler tissue imaging: A noninvasive technique for evaluation of left ventricular relaxation and estimation of filling pressures. *J Am Coll Cardiol.* 1997;15:1527–1533.

35. Nagueh SF, Mikati I, Kopelen HA, et al. Doppler estimation of left ventricular filling pressure in sinus tachycardia. A new application of tissue Doppler imaging. *Circulation.* 1998;98:1644–1650.

36. Nagueh SF, Lakkis NM, Middleton KJ, et al. Doppler estimation of left ventricular filling pressures in patients with hypertrophic cardiomyopathy. *Circulation.* 1999;99:254–261.

37. Sade LE, Gulmez O, Eroglu S, et al. Noninvasive estimation of right ventricular filling pressure by ratio of early tricuspid inflow to annular diastolic velocity in patients with and without recent cardiac surgery. *J Am Soc Echocardiogr.* 2007;20:982–988.

自测题

案例 1

一例 70 岁的男性患者正在接受冠状动脉旁路移植术。监测包括动脉导管、中心静脉压（CVP）和 TEE。回声显示，主动脉瓣可能硬化，瓣叶运动受限，伴有主动脉瓣反流。

具体测量结果如下：

- 心率   80 bpm
- 体循环血压   105/65 mmHg
- CVP   12 mmHg
- LVOT 直径   2 cm
- LVOT 时间 – 速度积分   20 cm
- LVOT 峰值速度   1.2 m/s
- TVI AV   65 cm
- 主动脉瓣峰值速度   3.8 m/s
- TR 峰值速度   2.5 m/s

1. 请计算，该患者的每搏输出量为：

     a. 62 mL

     b. 31 mL

     c. 2 480 mL

     d. 1 240 mL

2. 请计算，该患者的右心室收缩压（mmHg）为：

     a. 12

     b. 25

     c. 16

     d. 37

3. 请计算，该患者的主动脉瓣峰值压差（mmHg）：

a. 为 14.4

b. 为 58

c. 为 104

d. 与轻度主动脉瓣狭窄程度一致

4. 根据连续性方程，请计算，该患者的主动脉瓣面积（cm²）是：

    a. 0.7

    b. 1.0

    c. 1.4

    d. 2.2

5. "根据双包络技术，主动脉瓣狭窄程度为严重"这一说法：

    a. 正确

    b. 错误

案例 2

一例 48 岁的男性患者正在接受冠状动脉旁路移植术。监控的项目包括动脉导管、CVP 和 TEE。左心室可能扩张，收缩不足。有一个二尖瓣反流中心束的严重程度被判断为 2+ ~ 3+。具体测量结果如下：

- 体循环血压　　　　　　140/65 mmHg
- LVOT 直径　　　　　　2.5 cm
- LVOT 时间 – 速度积分　15 cm
- 二尖瓣环直径　　　　　3.7 cm
- 二尖瓣环流量时间 – 速度积分　12 cm
- PISA 半径　　　　　　0.7 cm
- PISA 混叠速度　　　　45 cm/s
- 二尖瓣反流峰值速度　　445 cm/s
- 二尖瓣反流时间 – 速度积分　180 cm

6. 通过左心室流出道（LVOT）的每搏输出量（mL）为：

    a. 94

    b. 74

    c. 30

    d. 21

7. 通过二尖瓣的每搏输出量（mL）为：

a. 188

b. 144

c. 130

d. 94

8. 二尖瓣反流量（mL）为：

    a. 130

    b. 74

    c. 68

    d. 56

9. 计算的左心房压（mmHg）为：

    a. 34

    b. 21

    c. 15

    d. 10

案例 3

一例 60 岁的肥胖女性患者在全髋关节置换术后心搏骤停。术中紧急 TEE 显示有肺栓塞。

生命体征：

- 心率　　　　　　　　　100 bpm
- 体循环血压　　　　　　90/60 mmHg
- 中心静脉压（CVP）　　20 mmHg

TEE 数据：

- 肺动脉直径　　　　　　2.2 cm
- 肺动脉时间 – 速度积分（TVI）　8 cm
- 主动脉瓣 TVI　　　　　14 cm
- 三尖瓣反流峰值速度　　3.8 m/s

10. 请计算，该患者的右心每搏输出量（mL）为：

    a. 20

    b. 30

    c. 40

    d. 60

11. 请计算，该患者的心输出量（L/min）为：

    a. 2.5

    b. 3

    c. 4

d. 5

12. 请计算，该患者的右心室收缩压（mmHg）为：

　　a. 18

　　b. 38

　　c. 58

　　d. 78

13. 以下关于主动脉瓣面积（cm^2）的说法正确的是：

　　a. 不能用连续性方程计算

　　b. 面积为 2.1

　　c. 与中度主动脉瓣狭窄程度一致

　　d. 与重度主动脉瓣狭窄程度一致

案例 4

一例 60 岁的男性患者（体重为 84 kg）有急性主动脉夹层。

生命体征：

- 心率　　　　　　　　　80 bpm
- 体循环血压　　　　　　120/60 mmHg

TEE 数据：

- LVOT 直径　　　　　　2 cm
- LVOT 时间 – 速度积分（TVI）30 cm
- 二尖瓣直径　　　　　　3 cm
- 二尖瓣时间 – 速度积分　10 cm
- AI 时间 – 速度积分　　160 cm
- AI 舒张末期速度　　　3 m/s

14. 根据左心室流出道（LVOT）测量值计算的每搏输出量（mL）为：

　　a. 64

　　b. 74

　　c. 84

　　d. 94

15. "患者的检查显示主动脉瓣关闭不全"这一说法：

　　a. 正确

　　b. 错误

16. 主动脉瓣的反流部分：

　　a. 可是以被忽略的

　　b. 大约占喷射血量的 1/4

　　c. 大约占喷射血量的 1/3

　　d. 大约占喷射血量的 1/2

17. 请计算，该患者的左心室舒张末压（mmHg）为：

　　a. 12

　　b. 24

　　c. 36

　　d. 48

案例 5

一例 56 岁的男性患者欲接受主动脉瓣手术。生命体征：

- 心率　　　　　　　　　84 bpm
- 体循环血压　　　　　　90/70 mmHg
- 中心静脉压 (CVP)　　14 mmHg

BSA　　　　　　　　　　1.98 m^2

TEE 数据：

- LVOT 时间 – 速度积分 (TVI)　23 cm
- LVOT 直径　　　　　　2.2 cm
- 主动脉瓣平均压差　　　63 mmHg
- 主动脉瓣 TVI　　　　122 cm
- 三尖瓣反流峰值速度　　3.6 m/s

18. 该患者的肺动脉收缩压（mmHg）为：

　　a. 28

　　b. 52

　　c. 66

　　d. 74

案例 6

一例 78 岁的男性接受腹主动脉瘤（AAA）手术后，因腹主动脉被交叉夹闭而发生缺氧和低血压。TEE 显示 1~2+ 二尖瓣反流和 1+ 三尖瓣反流，没有主动脉瓣狭窄或主动脉关闭不全。

生命体征：

- 心率　　　　　　　　　110 bpm
- 体循环血压　　　　　　85/50 mmHg

- 中心静脉压（CVP） 8 mmHg

TEE 数据：

- 主动脉瓣中期收缩面积 2.3 cm^2
- 主动脉瓣最大面积 2.7 cm^2
- 主动脉瓣 TVI 12 cm
- 二尖瓣反流峰值速度 3.5 m/s
- 三尖瓣反流峰值速度 3.5 m/s

19. 请计算，该患者的左心房压（mmHg）为：

  a. 12

  b. 25

  c. 36

  d. 45

20. 请计算，该患者的右心室收缩压（mmHg）：

  a. 为 57

  b. 为 49

  c. 为 37

  d. 超过左心室收缩压（压力反转）

7 超声心动图评价心室舒张功能的实用方法

Stanton K. Shernan

与收缩期相比，舒张期最近才被认为是整个心功能的重要、独立的组成部分。心室舒张期不再被简单地视为介于每次收缩之间的心室被动充盈的阶段。充分的心室充盈实际上依赖于心室舒张、顺应性和收缩功能之间的复杂相互作用，以及心房收缩对舒张后期的重要贡献。

在 20 世纪 60 年代心导管技术出现后，随着早期脉冲波多普勒超声心动图（pulse wave Doppler，PWD）的引入，心室力学和心室舒张功能的量化评价取得了快速发展。在过去数十年中，超声心动图的相对可行性、安全性和实用性有助于了解舒张功能障碍，包括急性和慢性充血性心力衰竭（congestive heart failure，CHF）等多种心脏疾病的重要病理生理组成[1]。此外，超声心动图模式已用来预测功能分级和预后[2]。最近的超声心动图研究也表明，舒张功能障碍可能导致围术期血流动力学不稳定和心脏手术后的不良结局[3]。本章介绍了一种实用的方法，以帮助理解传统和更新的超声心动图模式在评估心室充盈和舒张功能障碍中的重要性和实用性。

舒张期的生理学基础

心动周期中的舒张期是指从主动脉瓣关闭到二尖瓣关闭的时期（图 7.1）。舒张期可进一步分为最初的等容松弛期，随后的左心室早期快速流入占舒张充盈的 80% ~ 90%，然后是静息期，最后是心房收缩期[4]。舒张期左心室充盈依赖于多种因素复杂的相互作用，包括心室松弛、舒张期吸力、心肌黏滞力、心包束缚、心室间相互作用、二尖瓣血流动力学、负荷异质性、胸膜腔内压、心率、心律和心房功能等[5]。

舒张功能障碍在临床上被定义为心室在低压力时充盈能力受损，并且通常包括心室松弛和（或）心室顺应性异常。左心室松弛与钙从细胞质到肌浆网的再螯合有关，这需要通过一个复杂的能量依赖过程，以解离可收缩成分，从而使肌原纤维恢复到最初的长度[6]。左心室松弛通常用尖端配有压力计的高精度导管进行评估。该导管测量收缩后等容松弛期内左心室压的下降速率和持续时间（图 7.2A）[7]。尽管已知其局限性，松弛的时间常数（τ）仍然是在临床和实验中都可以被接受的评估等容松弛性的技术[6]。左心室顺应性取决于心室的被动能力，并且由舒张期充盈期间容积变化和压力变化之间的指数关系确定（dV/dP）（图 7.2B）[7]。

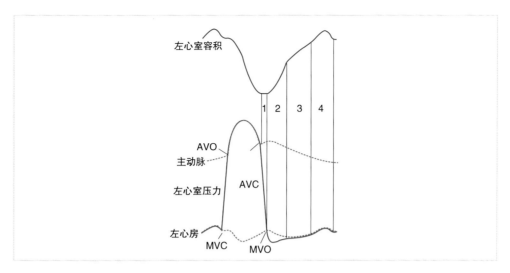

图 7.1 心动周期中的舒张期。在等容舒张期（1），主动脉瓣关闭后（AVC）左心室压力迅速下降。当左心室压力下降到低于左心房压力时，二尖瓣打开（MVO），开始早期左心室快速充盈（2）。左心室压力和左心房压力平衡导致减慢充盈期（3）跨二尖瓣血流量减少，直到对左心室舒张末期总容积正常有不超过 20% 贡献的心房收缩期（4）。舒张期终止于等容收缩前的二尖瓣闭合（MVC）和使左心室射血的主动脉瓣打开（AVO）（经允许转载自 Plotnick GD. Changes in diastolic function—Difficult to measure, harder to interpret. Am Heart J. 1989;118:637–641.）

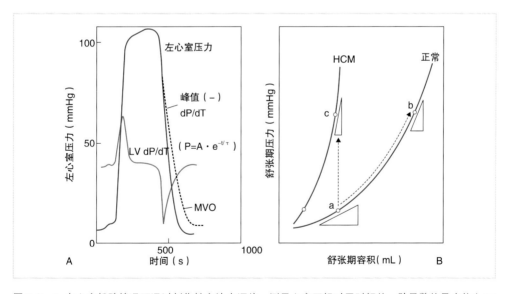

图 7.2 A. 左心室松弛情况可通过创伤性方法来评价，测量心室压相对于时间的一阶导数的最小值（dP/dT_min）。更好的方法是，根据方程计算等容左心室压下降的时间常数（τ）。τ（虚线）的增加通常表示左心室松弛性受损（心肌缺血、肥厚性心脏病、负性变力），并可伴有左心室充盈降低和心脏功能下降。P—左心室压力；A—在 $-dP/dT_{min}$ 情况下的左心室压力；t—在 $-dP/dT_{min}$ 后的期间；e—自然对数；MVO—二尖瓣开口。B. 左心室压力 – 容积（*P–V*）关系。左心室顺应性（d*V*/d*P*）由压力 – 容积曲线上一个特殊点上的切线来描述。左心室顺应性降低导致左心室充盈压升高，表现为当心肌僵硬度增加时压力 – 容积（*P–V*）曲线向左上抬高（点 a～c），或者当容积增加时曲线变得陡直（点 a～b）（经允许转载自 Zile M, Smith V. Relaxation and diastolic properties of the heart. In: Fozzard H, Haber E, Jennings R, Katz A, Morgan H, eds. *The Heart and Cardiovascular System: Scientific Foundations,* 2nd ed. New York, NY: Raven; 1991:1353–1367.）

左心房对左心室舒张末期容积（left ventricular end-diastolic volume，LVEDV）的作用也是充盈的重要决定因素。左心房不仅是血液储存器和被动导管，而且是舒张末期收缩时的主动泵。对于健康的年轻人，左心房对左心室舒张期充盈的贡献通常小于20%。但是，对于伴有舒张早期功能障碍的左心室充盈减少的患者，该贡献可能接近50%。

超声心动图对左心室舒张功能的评价

传统上，直接评价舒张功能需要有创测量（准确性高，在心室内，有微压计的导管）或高精度技术（三维声呐微测量法、心脏磁共振成像和超高速计算机断层扫描）[6]。肺动脉导管术有助于评价心脏的整体功能。然而，舒张功能的评价因无法直接测量左心室压力、容积或跨二尖瓣血流而受限。相比之下，超声心动图为评价舒张功能提供了一种相对安全、实用和无创伤的方法。

二维和 M 型超声心动图

通过二维超声心动图评价左心室射血分数和 LVEDV，可以间接了解舒张功能。超声心动图显示左心室肥厚、无扩张、收缩功能正常，表明有症状的患者存在舒张性心力衰竭（diastolic heart failure，DHF）。左心房增大（超过 4 cm）通常与左心室充盈压升高有关[8]。

多普勒超声心动图评价左心室充盈：跨二尖瓣血流

多普勒超声心动图测量跨二尖瓣血流（transmitral blood flow，TMDF）速度为评价舒张功能提供了有价值的信息。TMDF 速度的 PWD 记录是通过将取样容积放置在二尖瓣瓣尖获得的（图 7.3）。典型的 TMDF 速度频谱是双相模式。最初的峰值血流速度（E 波）出现在舒张早期充盈期间，而后的峰值血流速度（A 波）出现在心房收缩期间。介于舒张期之间的血流通常很少，因为左心室在这个阶段几乎不充盈。多个舒张功能指标来自 TMDF 速度频谱，并与更经典的舒张功能测量方法（如血管造影术、放射性核素技术和心室内压力的直接测量）相关（表 7.1）[6,9]。

TMDF 速度由跨膜二尖瓣压差（transmitral pressure gradient，TMPG）决定。TMPG 取决于诸多因素，包括心率、心律、充盈早期负荷、心房收缩力、二尖瓣病变、心室间相互作用、左心室内在的松弛状态和心室顺应性等[10]。由于自然老化，在左心室压力下，左心室松弛延迟，会产生更低的初始 TMPG，从而导致相应比例的早期充盈减少（E 波峰值速度更低）和更多的补偿性晚期充盈（A 波峰值速度更高），并在左心室舒张期流入血量中占 35% ~ 40%。相反地，在年轻人中观察到的更有效的左心室松弛和弹性回缩与早期的 TMPG 和左心室充盈有关，与左心房收缩的相关性较小（10% ~ 15%）。但是，在左心室顺应性降低的患者中，TMPG 升高主要由左心房压

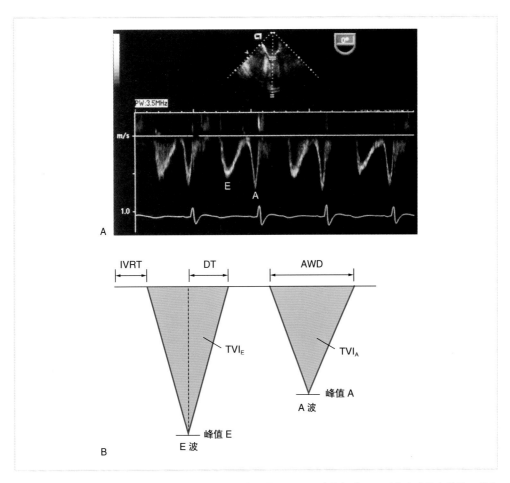

图 7.3　A. 用经食管超声心动图得到的 TMDF 速度频谱。TMDF 速度频谱是通过将脉冲波多普勒取样容积（1 ~ 2 mm）放置在二尖瓣瓣尖得到的。左心室快速充盈期（E）之后是流量最少的减慢充盈期（静息期），最后是心房收缩期间的舒张晚期充盈（A）。B. 画有舒张功能相关指标的 TMDF 频谱图解。从 TMDF 速度频谱图中可以获得几项左心室舒张功能指标，包括 E 和 A 波峰值速度和比值、E 和 A 波时间 – 速度积分（TVI，每个多普勒包络下的面积）和相应的 E/A TVI 比值、A 波间期（AWD）、E 波减速时间（DT，从 E 波峰值速度到零基线的时间间期）以及等容舒张时间（IVRT，从收缩期左心室射血停止到二尖瓣开放左心室流入血液的时间）

力（LA pressure，LAP）逐渐升高导致。因此，左心室松弛性和顺应性的变化，以及 LAP 的相应变化会改变 TMPG 和由此产生的 TMDF 频谱。等容舒张时间（isovolumic relaxation time, IVRT，从收缩期心室流出血流停止到跨二尖瓣左心室流入血流出现的时间）也受到舒张功能变化的影响。缩短的 IVRT（不超过 60 ms）表示二尖瓣提前开放，并且患者的 LAP 升高。延迟的二尖瓣开放（IVRT > 110 ms）发生在左心室松弛性受损的情况下。减速时间（deceleration time, DT，从 E 波峰值速度到零基线的时间间期）通常反映平均 LAP 和左心室顺应性[11]。相对较短的 DT（不超过 140 ms）见于左心室顺应性降低的患者，而延长的 DT 则表示左心室松弛性差。

表 7.1　正常被检者左、右心室舒张期充盈的血流动力学多普勒

项目	21 ~ 49 岁被检者	50 岁及以上的被检者
左心室流入血流		
峰值 E （cm/s）	72 （44 ~ 100）	62 （34 ~ 90）
峰值 A （cm/s）	40 （20 ~ 60）	59 （31 ~ 87）
E/A 比值	1.9 （0.7 ~ 3.1）	1.1 （0.5 ~ 1.7）
DT （ms）	179 （139 ~ 219）	210 （138 ~ 282）
IVRT （ms）	76 （54 ~ 98）	90 （56 ~ 124）
肺静脉		
峰值 A （cm/s）	48 （30 ~ 66）	71 （53 ~ 89）
峰值 D （cm/s）	50 （30 ~ 70）	38 （20 ~ 56）
S/D 比值	1 （0.5 ~ 1.5）	1.7 （0.8 ~ 2.6）
峰值 A （cm/s）	19 （11 ~ 27）	23 （−5 ~ 51）
右心室流入血流		
峰值 E （cm/s）	51 （37 ~ 65）	41 （25 ~ 57）
峰值 A （cm/s）	27 （11 ~ 43）	33 （17 ~ 49）
E/A	2 （1 ~ 3）	1.3 （0.5 ~ 2.1）
DT （ms）	188 （144 ~ 232）	198 （152 ~ 244）
上腔静脉		
峰值 A （cm/s）	41 （23 ~ 59）	42 （18 ~ 66）
峰值 D （cm/s）	22 （12 ~ 32）	22 （12 ~ 32）
峰值 A （cm/s）	13 （7 ~ 19）	16 （10 ~ 22）

注：两个年龄组正常被检者心室舒张功能多普勒超声心动图指标的正常参考值。提供的数据是平均值（置信区间）。A—舒张晚期心房血流速度与心房收缩相关；D—舒张期血流速度；DT—减速时间；E—舒张早期血流速度；IVRT—等容舒张时间；S—收缩期血流速度（经 Cohen G, Pietrolungo J, Thomas J 等允许，转载自 A practical guide to assessment of ventricular diastolic function using Doppler echocardiography. J Am Coll Cardiol. 1996;27: 1754. ）

在进行性舒张功能障碍的患者中，观察到的多普勒左心室充盈模式频谱由左心室松弛性和顺应性的变化导致。在大多数心脏生理性异常中，舒张期充盈的最初异常是超出年龄导致的心肌松弛性受损。心肌缺血、心肌梗死、左心室肥大、肥厚型心肌病和浸润性疾病都会导致左心室松弛性受损[12]。伴有松弛性受损的 TMDF 速度频谱通常以延长 IVRT 和降低初始 TMPG 为特征（图 7.4）[13]。因此，当左心室松弛性受损时，E 波峰值速度相对于 A 波峰值速度降低（E/A 比值 < 1），因为二尖瓣在左心室完全舒张之前打开。此外，由于左心房 - 左心室压差需要更长时间达到平衡，左心室松弛时间延长，导致 DT 延长[5]。由于心房前负荷相对较高，在心房收缩期继发的代偿性血流增加，这说明 A 波峰值速度、时间 - 速度积分和持续时间增加。因此，松弛性受损 TMDF 速度频谱的特征是 "E/A 倒置"（E 波峰值速度降低和 A 波峰值速度增加）、IVRT 延长和 DT 延长。

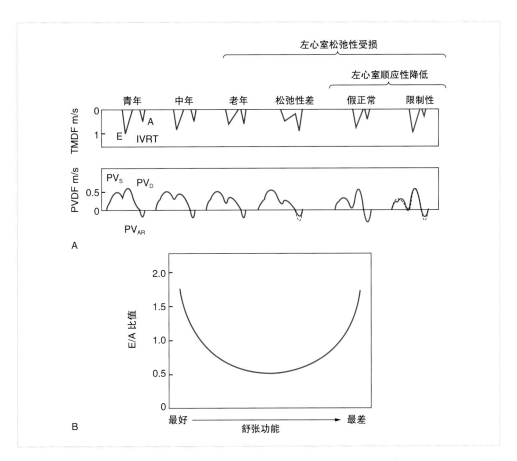

图 7.4　A. 进行性左心室舒张功能障碍对跨二尖瓣多普勒血流（TMDF）和肺静脉多普勒血流（PVDF）速度频谱的影响。注意，TMDF 和 PVDF 速度频谱的所有脉冲波多普勒指标从正常进展到舒张功能障碍时，均呈现抛物线样分布。由于严重的左心室松弛和弹性回缩，正常年轻人的跨二尖瓣压差最初升高，在松弛性受损后降低，最后左心室舒张功能障碍限制性模式中的左心室舒张末期压力升高，导致左心房压力升高时再次升高。PV 频谱记录了相应的变化。E—E 波；A—A 波；IVRT—左心室等容松弛时间；PV$_{AR}$—舒张晚期反向速度；PV—收缩期组分；PV$_D$—舒张期组分（经允许转载自 Appleton C, Hatle L. The natural history of left ventricular filling abnormalities: assessment by two-dimensional and Doppler echocardiography. Echocardiography. 1992;9:437–457. ）。B. 伴有进行性舒张功能障碍的跨二尖瓣 E/A 比值的抛物线样分布

　　伴有明显左心室顺应性降低和 LAP 严重增加的舒张功能障碍通常被描述为 "限制性" 左心室充盈异常[12]。伴有左心室舒张功能障碍限制性模式的 TMDF 速度频谱的特征是，由于 LAP 升高，相对于 A 波速度，E 波峰值速度升高（图 7.4）[13]。尽管舒张功能障碍加重时，松弛性受损与顺应性降低并存，但左心室舒张末期压力（LV end-diastolic pressure，LVEDP）相应增加，导致 LAP 明显升高，E 波峰值速度升高，同时出现舒张早期的快速充盈。由于 LAP 升高，二尖瓣提前打开，IVRT 缩短。DT 也异常短，这是因为早期跨二尖瓣血流进入顺应性差的左心室，导致左心房和左心室压力迅速平衡，这可能也与舒张期二尖瓣反流有关[12]。最后，A 波峰值速度和持续时间往往

因心房收缩力差和左心室压力快速升高而减小，从而提前结束舒张晚期二尖瓣充盈血流。因此，限制性的 TMDF 速度频谱的特征是，E 波峰值速度增大，A 波峰值速度降低（E/A 比值 > 2），同时 IVRT 和 DT 缩短。

舒张功能障碍的进展是从松弛性受损到限制性病理生理状态的过程。在该转变过程中，TMDF 速度频谱可以呈现类似正常左心室的假正常充盈模式（图 7.4 A）[13]。假正常充盈模式代表舒张功能障碍的中期阶段。在此阶段，当左心室顺应性降低时，受损的左心室松弛性和逐渐增加的充盈压力之间的平衡会产生 TMPG。因此，对于不同程度的舒张功能障碍，E/A 比值的频谱呈抛物线状，从年轻运动员中看到的有力左心室松弛形式，到最终舒张功能严重障碍时大同小异的限制性形式（图 7.4B）。介于二者之间的是舒张功能障碍的假性正常化，特征是 E 波和 A 波峰值速度、IVRT 和 DT 均为正常值。通过利用头高脚低位、体外循环、Valsalva 动作[14]和服用硝酸甘油来降低前负荷，也可以显示假阴性的正常跨二尖瓣血流患者潜在的左心室松弛性受损[15]。正常人通常对前负荷降低的反应是 E 波速度和 A 波速度呈现等比例降低[12]。前负荷降低也可有助于对舒张功能障碍的严重程度进行分级[15]。例如，前负荷降低，限制性模式不转变为假正常模式，这种情况则被认为是"不可逆的终末阶段"[4]。

多普勒超声心动图评价左心房充盈：肺静脉血流

左心房充盈的评价可以为评估左心室舒张功能提供重要的数据，尤其是当结合 TMDF 获得的数据时。典型的肺静脉多普勒血流（pulmonary venous Doppler flow，PVDF）频谱包括单相或双相收缩前向速度，尤其是在 LAP 低的情况下，这可能由心房松弛和二尖瓣环运动的时间分离导致（图 7.5）[16]。PV_{S1} 取决于左心房松弛和随后的压力下降情况。随后的峰值 PV_{S2} 反映了右心室每搏输出量、左心房顺应性、心室收缩早期对 LAP 的影响和伴随的二尖瓣反流（MR）。另外，在早期跨二尖瓣血流之后，舒张期出现较大的前向速度（PV_D），而左心房充当肺静脉和左心室之间的开放性管道。舒张晚期反向速度又称肺静脉心房反向血流（pulmonary venous atrial flow reversal，PV_{AR}），发生在左心房收缩期，并取决于左心房收缩力，心率，以及左心房、肺静脉和左心室的顺应性[10]。

在正常情况下，肺静脉收缩期峰值振幅和 TVI 等于或略大于相应的 PV_D 值（表 7.1）[9]。收缩期分数（收缩期 TVI 除以收缩期和舒张期 TVI 之和）低于 40% 与平均 LAP 增加相关[17]。此外，正常 PV_{AR} 间期（90 ~ 115 ms）等于或小于跨二尖瓣 A 波间期（120 ~ 140 ms）[11]。一般来说，与回到肺静脉的反向血流相比，左心房收缩应该导致更大的最终前向血流量，流向左心室。PV_{AR} 速度超过二尖瓣 A 波 35 cm/s 以上，或 PV_{AR} 间期比跨二尖瓣 A 波间期长 30 ms 以上，通常表示 LVEDP 升高，且与年龄无关[18]。

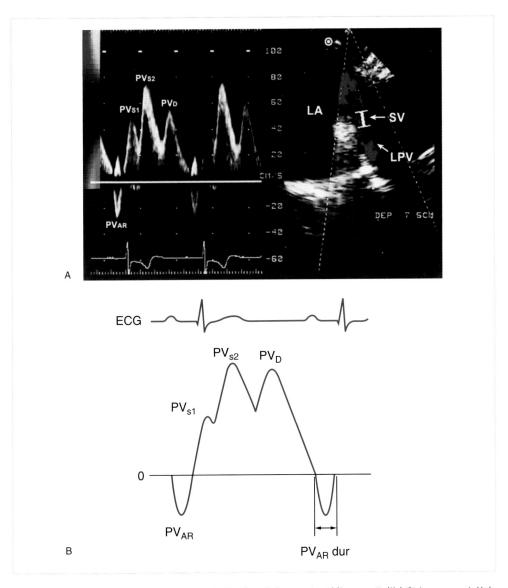

图 7.5　A. 肺静脉多普勒血流速度（PVDF）频谱。左心房充盈可以通过将 PWD 取样容积（2~4 mm）放在连接左心房的肺静脉（PV）口内约 1 cm 处来评估。B. 画有舒张功能相关指标的 PVDF 频谱图解。从 PVDF 获得的左心室舒张功能指标包括 S/D 峰值速度比值，以及反 A 波峰值速度和持续时间。PV_{AR}—舒张晚期反向速度；PV_{AR} dur—PVAR 波间期；PV_{S1}—收缩期第一组分；PV_{S2}—收缩期第二组分；PV_D—舒张期组分；SV—取样容积；LPV—左肺静脉

　　分析 PVDF 有助于在评估不同阶段的舒张功能障碍时评估 TMDF（图 7.4）。与左心室松弛性受损一致的 PVDF 频谱特征是，与二尖瓣 E 波速度平行的 PV_D 速度降低，PV_S 速度代偿性增加，导致收缩主导模式。相反，当左心室充盈受限时，收缩期前向速度降低，因为 LAP 升高，左心室顺应性降低，导致出现收缩期变钝（systolic blunting）模式。尽管 PV_D DT 通常缩短，类似跨二尖瓣 E 波速度的快速降低，但是更

大比例的前向血流仍然发生在舒张期。由于左心室顺应性降低和 LAP 的增加，PV_{AR} 速度和间期可能在有限制性病理生理状态的情况下延长，这会促进反向血流。或者，由于心房机械性衰竭，严重且不可逆限制性充盈患者的 PV_{AR} 速度可能会降低[19]。假性正常化肺静脉多普勒血流速度频谱的特征通常是收缩期相对变钝的模式，与跨二尖瓣 A 波间期相比，PV_{AR} 间期延长，这取决于 LAP 和左心室顺应性降低的程度（图 7.4）。在此情况下，PVDF 模式可能有助于区分正常和假性正常化 TMDF 频谱。然而，在正常年轻人和运动员中，不依赖于左心房对左心室充盈的重要贡献，左心房表现得更像一个"被动通道"，并且 PVs 变钝可能更常见[19]。

生理变量对左心房和左心室多普勒血流频谱的影响

TMDF 和 PVDF 频谱被认为有助于评估非手术和手术患者的左心室舒张功能。然而，由于前负荷、后负荷、心率和心律的变化对峰值速度及早期和晚期充盈有不可避免的影响，致使超声心动图参数在整个围手术期的应用受到限制[20]。前负荷的增加通常伴有跨二尖瓣 E 波峰值速度的成比例增加、IVRT 缩短和 DT 陡直。随着前负荷的降低，将出现相反的变化。由于 LAP 升高和跨二尖瓣容积血流速率增加，二尖瓣反流可能产生 E 波速度增加的 TMDE 频谱。孤立性左心室收缩功能障碍也可能伴随跨二尖瓣 E 波峰值速度增高和 A 波降低，这是因为舒张期充盈发生在左心室压力 – 容积曲线的更陡直部分[21]。最后，PWD 取样容积的位置和呼吸模式也会影响 TMDF 频谱[22]。

心动过速会导致跨二尖瓣 E 波 和 A 波速度融合，并导致 A 波速度和间期假性增加，特别是当 E 波速度超过 A 波速度 20 cm/s 时[10]。心律失常和同步也可能与 TMDF 和 PVDF 频谱的独特变化有关。例如，心房扑动可能在 TMDF 频谱中表现为"扑动波（flutter waves）"。在心房颤动（atrial fibrillation，AF）患者中，跨二尖瓣 A 波和 PV_{AR} 波缺失，E 波峰值速度和 DT 随着心动周期的长短变化而变化。AF 也可能伴有 PV_{S1} 缺失和 PV_{S2} 降低[23]。E 波速度的峰值加速率[24]、跨二尖瓣 E 波 DT 缩短、PVD 间期和初始减速斜率时间，可能仍然与存在 AF 时的左心室充盈压力增加相关[23]。

评价左心室舒张功能更新的超声心动图技术：二尖瓣环多普勒组织成像和彩色 M 模式的跨二尖瓣传播速度

多普勒组织成像评价二尖瓣环运动

最近，已有有关评价左心室舒张功能更新的超声心动图技术的报道。这种技术不易受负荷状况急剧变化的影响。二尖瓣环运动用多普勒组织成像（Doppler tissue imaging，DTI）来评价。多普勒组织成像是一种利用低速度、高振幅信号来消除与血流相关高速度的技术，它提供具有高时间和速度范围分辨率的信号[25]。利用 DTI 评价二尖瓣环运动的早期研究使用了经胸超声心动图和心尖部的四腔或两腔声窗。用 TEE

探头获得的食管中段四腔心切面也是将 PWD 取样容积（2.5～5 mm）定位在二尖瓣环侧壁位点（图 7.6）。另一种方法是，可以评估二尖瓣环室间隔侧，尽管组织速度较低，且左心室流出道中的血流速度可能影响组织多普勒频谱[26]。PWD 多普勒声束应尽可能平行于左心室的长轴向运动方向。重要的是，这些记录速度不仅代表二尖瓣环水平方向上特定节段心肌纤维缩短和伸长的速度，而且还受心脏结构平移和旋转相关速度的影响[27]。最低壁滤波和最小优化增益应用来消除由跨二尖瓣血流产生的血流速度信号。最后，应调整奈奎斯特极限、扫描速度和多普勒频谱大小，以实现最佳可视性。

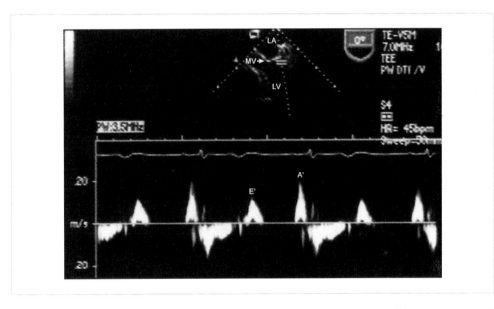

图 7.6　用多普勒组织成像（DTI）评价的二尖瓣环运动。将 PWD 取样容积置于二尖瓣（mitral valve, MV）环侧壁位点，以获得 DTI 频谱。二尖瓣环 DTI 频谱具有包括初始早期（E′）和晚期（A′）舒张组织速度的双相舒张期成分。LA—左心房；LV—左心室

　　二尖瓣环 DTI 频谱具有一个收缩期成分和双相舒张期成分。收缩期成分与射血分数相关[26]，双相舒张期成分为 TMDF 频谱的精确镜像，但组织速度的幅度明显较低（8～15 cm/s）。最初的舒张早期组织速度（E′）与二尖瓣血流同时开始，但是它的峰值速度早于跨二尖瓣 E 波峰值速度，并在左心室射入血流终止前结束[28]。在没有左心室重构和严重节段性室壁运动异常的情况下，E′ 反映了与左心室容量变化相关的组织速度，并且主要受心肌松弛性和弹性回缩的速度影响。在正常患者中，E′ 峰值速度明显大于舒张晚期组织速度 A′（这可以反映左心房收缩功能）[29]。

　　已经证实，E′ 与 τ 相关，这一发现支持其数值作为左心室松弛性指标[30]。E′和 E′/A′ 也随年龄增长而降低，并且在病理性左心室肥厚时降低，类似于跨二尖瓣血流速度[26-27]。然而，通过 DTI 评估的二尖瓣环运动和二尖瓣血流速度之间的一致

性，在松弛不良和充盈压升高并存时，会随着舒张功能障碍的进展而分裂。在 LVEDP 升高的患者中，表现为假阴性[27]或限制性跨二尖瓣多普勒血流速度频谱[28]，E′保持降低，这表明与前负荷无关（图 7.7）。事实上，与 TMDF 或 PVDF 频谱的任何单一或组合指标相比，E′实际已被证明是鉴别阴性和假正常患者的最佳方法[25]。此外，在使用生理盐水或硝酸甘油引起前负荷改变后，E′峰值速度和 E′/A′速度比都没有显著变化[29]。因此，E′是测量左心室舒张功能对前负荷相对不敏感的指标，并且可能在围术期负荷状况变化很大时特别有用。

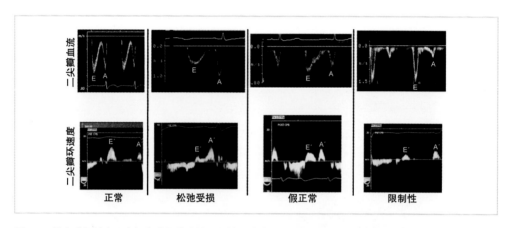

图 7.7 伴有进行性左心室舒张功能障碍的二尖瓣血流（E、A）和二尖瓣环速度（E′、A′）的模式。虽然 E/A 和 E′/A′ 均随舒张延迟而降低，但是一致性因舒张功能障碍的进行性模式而中断。E′/A′ 在假阴性和限制性模式保持降低，这支持了 E′ 作为左心室松弛性测量指标的实用性，以及对前负荷代偿的相对不敏感

彩色 M 模式的跨二尖瓣传播速度

左心室主动舒张的发生不是同步的，最初开始于心肌的心尖节段，并作为舒张早期回缩的主要来源[30]。左心室早期舒张产生负压，在二尖瓣口水平处开始形成心室内压力阶差。舒张早期，该压力阶差保持在左心室中间段，用于加速血流并促进血流向心尖充盈[30]。

由心室快速舒张驱动的左心室血流峰值速度的传播速率可以用彩色 M 型多普勒超声心动图来评估。虽然标准 PWD 仅允许血流速度在单一空间位置中进行时间分布，但是彩色 M 型多普勒超声心动图提供了这些速度的时空分布，并可用于描绘从二尖瓣口到左心室心尖的前向传播波的斜率（V_p）[27]。血流在心室内传播的速度（V_p）可以根据彩色波前的斜率确定（图 7.8）。已经证实，V_p 和 τ 之间呈显著负相关，并提示左心室快速舒张（短 τ）促进了左心室充盈从基底到心尖的快速传播[31]。此外，左心室最小压和 LVEDP 升高的患者具有较低的 V_p[30]。因此，V_p 可以代表一种评估左心室舒张功能的实用技术。

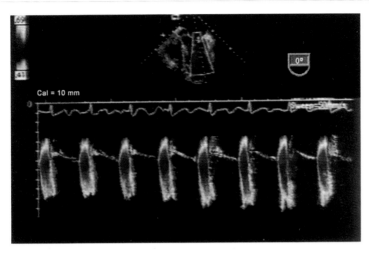

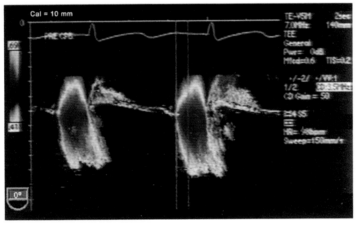

图 7.8 跨二尖瓣彩色 M 型多普勒血流传播速度通过将 M 型光标置于食管中段四腔心切面，通过二尖瓣流入区中心，并测量第一湍流速度的斜率而得到

　　获得左心室充盈的彩色 M 型多普勒图像的技术通常用经胸心尖长轴声窗描述。TEE 食管中段四腔心切面也允许在 M 模式多普勒声束平行于跨二尖瓣血流的彩色血流多普勒（color flow Doppler，CFD）显示时看到 V_p（图 7.8）。V_p 的测量起点在二尖瓣环，沿着第一湍流速度斜率，最好向左心室心尖延伸 3~4 cm [27]。观察前向彩色波，最好沿血流方向调整基线，把扫描速度调到最大，并调整深度。

　　据报道，在年轻的健康个体中，彩色 M 型 V_p 为 55~100 cm/s [31]。左心室舒张功能减退导致心室最小压降低，从而影响舒张早期左心室血流充盈（图 7.9）。与标准多普勒充盈指标相比，V_p 相对独立于前负荷，但对松弛性状态 [32] 和收缩性能 [33] 的变化有反应。因此，尽管 TMDF 和 PVDF 倾向于显示从正常到进行性舒张功能减退的抛物线样分布，V_p 随着假阴性或限制性左心室充盈而降低。此外，利用各种方法（部分

CPB、下腔静脉堵闭、静脉注射硝酸甘油、吸入硝酸戊酯、Valsalva 动作、垂头仰卧位和举高腿部）改变前负荷时，伴有跨二尖瓣 E 波峰值速度、E/A 波速度和 E 波减速度变化，但对 V_p 影响很小[33-35]。有趣的是，E 波峰值速度与传播速度的比值（E/V_p）可能有助于预测 LAP[33]，也与 AF 患者的左心室充盈压直接相关[24]。在体内和体外冠状动脉旁路移植手术后 V_p 有显著改善[36]。因此，与 E′ 一样，V_p 也是左心室舒张功能测量中对前负荷相对不敏感的指标，且在围术期负荷有很大变化时可能特别有用[37]。

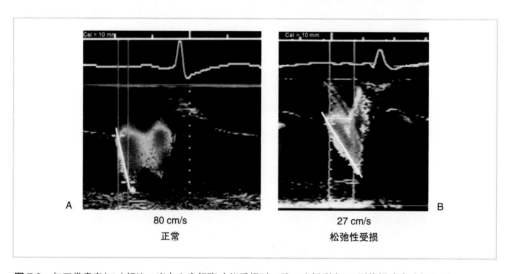

图 7.9　与正常患者（A）相比，当左心室舒张功能受损时，跨二尖瓣彩色 M 型传播速度降低（B）

应变和应变率

　　应变成像是源于 DTI 的一种相对新的超声心动图形式，它使用低速度和高振幅信号确定两个心肌之间的速度阶差[38-39]。应变（strain，S）是与施加力（应力）功能一样的组织形变，而应变率（strain rate，SR）用于描述组织形变速率。在评估舒张功能时，左心室节段的舒张应变率测量可能优于单独的心肌速度。在 50 名同时进行右心导管检查和超声心动图成像的患者中，Wang 等[40]证实，在等容积舒张期（isovolumetric relaxation，IVR），二尖瓣早期舒张速度（E）/SR 比值与平均楔压有很好的相关性。E/SR_{IVR} 在二尖瓣环舒张早期速度比值（E/Ea 比值）为 8~15 的患者中最有用，而且在射血分数正常和局部功能障碍的患者中均比 E/Ea 更准确（对于两者，$P < 0.01$）。左心室舒张变形也可以用应变成像和 V_p 来分析，以描述早期和晚期充盈。彩色 DTI 获得的像素速度值可以被处理成速度阶差，作为使用被称为应变率成像（strain rate imaging，SRI）的技术测量纵向应变，这样可以显示舒张期的时空关系。早期和晚期充盈期由心肌中的拉伸波组成，从基底向心尖传播。舒张功能的特征在于该波的峰值应变率和传播速度[41]（图 7.10）。Stoylen 等[41]观察了 26 例高血压患者，发现他们的收缩功能正常，舒张功能受损，并证实舒张期峰值 SR 和 V_p 均降低。此外，Hoffman 等[42]证实，在缺血性左心室功能障碍的患者中，SR 分析可以检测存活

和不存活心肌节段之间舒张功能的差异。SR 和 S 成像均与角度有关。然而，它们通常在长轴切面中用来测量左心室沿超声束的长轴缩短（收缩功能）或伸长（舒张功能）。与 DTI 不同，S 和 SR 都相对独立于平移或旋转运动。因此，应变成像在评估围术期舒张功能方面可能比传统超声心动图技术具有更多优势。

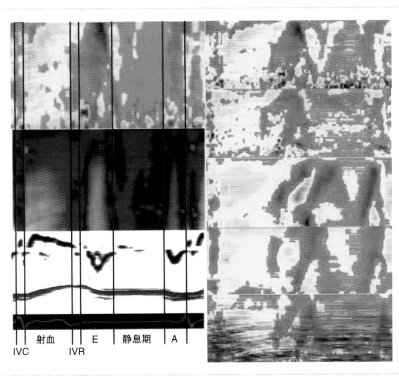

图 7.10　心动周期的各个阶段。A. 各阶段与不同方法的关系。顶部：正常的被检者间隔的长轴 M 型影像。中间：彩色多普勒组织成像（DTI）中的同一 M 型影像。底部：二尖瓣环间隔部分的 DTI 和 M 型曲线。等容收缩期（isovolumic contraction，IVC）被认为是短暂且几乎同时的缩短过程，然后是短暂回缩、延长缩短阶段弹射和有短暂回缩延长阶段的等容舒张（isovolumic relaxation，IVR）。早期充盈阶段（E）对应二尖瓣血流 E 波，被视为从底部向心尖传播的拉伸波。该阶段产生二尖瓣环 DTI 曲线的 E 波。拉伸波之后是短暂的回缩，从心尖传播到底部，导致 DTI 曲线的微小振荡。在心房收缩期间（A），晚期充盈阶段与早期充盈阶段类似。B. 来自 5 名正常的被检者的长轴 M 型影像，显示了应变率成像模式的显著变化，特别是在等容舒张中的变化。在 5 个样本中，可以看到拉伸波从心尖返回底部（经允许转载自 Stoylen A, Slordahl S, Skjelvan G, et al. Strain rate imaging in normal and reduced diastolic function: Comparison with pulse Doppler tissue imaging of the mitral annulus. J Am Soc Echocardiogr. 2001;14:264 –274.）

右心室舒张功能

通过全面的二维超声心动图检查右心室的质量或容积，可以获得右心室舒张功能的间接证据。然而，全面评估右心室舒张功能需要使用多普勒超声心动图评估三尖瓣血流速度（图 7.11A）。三尖瓣多普勒血流（transtricuspid Doppler flow，TTDF）速度和左心室充盈受到相同的生理变量影响，只不过因较大的三尖瓣（tricuspid valve，TV）环而往往较低。直接比较右心室和左心室的血流速度也揭示了时间和往复呼吸变化的差异。在自主吸气期间，胸腔内负压导致右心房容量增加，随后右心室舒张期充盈速度与呼气末数值相比提高 20%[21]。相对于呼气末，在自主吸气期间，左心房和左心室充盈程度实际上是降低的。在舒张障碍的患者中，呼吸变化的相关模式更明显。尽管没有彻底调查，我们推测，与自主通气相比，正压通气（positive pressure ventilation，PPV）会对 TTDF 速度模式产生相反的影响。

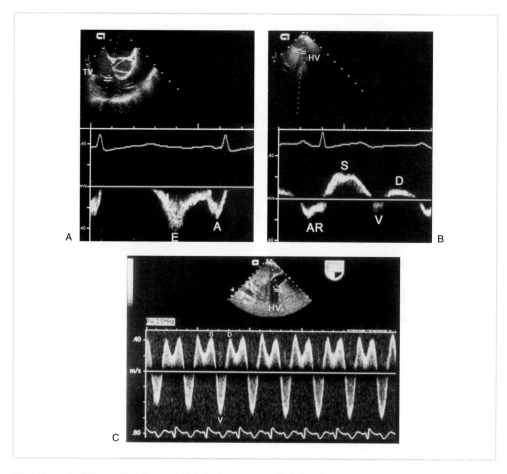

图 7.11　A. 正常跨三尖瓣多普勒血流速度频谱。B. 正常肝静脉多普勒血流速度频谱。C. 右心室顺应性降低的患者在收缩末期出现明显的肝反向血流波（V）。E—舒张早期速度；A—舒张晚期速度；AR—心房收缩反向血流；S—收缩早期前向血流；D—右心室充盈时前向血流；HV—肝静脉；TV—三尖瓣

　　超声心动图对右心室舒张功能的评估还包括对右心房流入血流速度的评估，涉及有相似轮廓和成分的肝静脉（hepatic venous，HV）、IVC 和上腔静脉（superior vena cava，SVC）的多普勒频谱。肝静脉呈切线汇入肝内 IVC，从食管中段、两腔心切面向右推进和转动 TEE 探头可观察到肝静脉。正常 HV 多普勒频谱（图 7.11B）的特征是：①心房收缩后的小反流波（AR 波）；②在 SVC 和 IVC 心房充盈期间，受三尖瓣环运动、右心房松弛性和三尖瓣反流（tricuspid regurgitation，TR）影响的前向收缩期（S 波）；

③受 RV 和 RA 顺应性影响的收缩末期的第二小反流波（V 波）；④在 RV 充盈期间，RA 作为被动通道的第二前向充盈期（D 波）[21]。

舒张期右心室功能障碍可以表现为跨三尖瓣峰值 E/A 波速度、E/A 波比值和 DT 的相对变化，这些变化与 TMDF 频谱与左心室松弛性和顺应性的变化有关[43-44]。肝静脉反流积分之和与总前向血流积分之和的比值（$TVI_A + TVI_V / TVI_S + TVI_D$）随着右心室舒张功能障碍或显著三尖瓣反流而增加，但前者的影响似乎更大[45]。此外，在自主吸气期间，跨三尖瓣 DT 明显缩短、肝静脉血流的舒张期优势显著、心室和心房反流波显著，这表明右心室顺应性显著降低，舒张充盈压增加（图 7.11C）[10]。自主吸气期间 IVC 直径的变化也反映了右心房压（RA pressure，RAP）。一般来说，低 RAP（0~5 mmHg）与小 IVC（<1.5 cm 直径）和自主吸气原直径塌陷超过 50% 有关。相反，RAP 显著增加（> 20 mmHg）与扩张 IVC 和 HV 相关，呼吸变化很小[21]。在肺动脉高压（pulmonary hypertension，PHT）患者和没有 PHT 但有 CHF 症状的患者中，已证实舒张性右心室功能障碍（较低三尖瓣 -E 波峰值速度、较低 E/A 比值和延长右心室 IVRT），这表明心室间相互依赖性在右心室充盈受损中可能起作用[46]。

心包疾病：缩窄性心包炎和心包填塞

心包疾病包括缩窄性心包炎（constrictive pericarditis，CP）和由积液引起的心包填塞（pericardial tamponade，PT），会阻碍舒张期血流。尽管胸部 X 线检查和 MRI 可能有助于诊断心包疾病，但超声心动图仍然在了解相关病理生理学中起主要作用。二维超声心动图可以识别增厚、纤维化和钙化的心包回声以及异常室间隔运动、舒张期左心室后壁变平和 IVC 扩张，这有助于诊断 CP[47]。此外，二维超声心动图识别心包积液时通常显示可能含有血栓的无回声区。尽管少量（< 25 mL）的腔内积液可能难以显现，但与 PT 病理生理学相关的更大量积液通常伴有其他二维超声心动图和 M 型特征，包括在整个心动周期中积液的持续性、心脏特征性的"摆动性运动"、右心室舒张早期塌陷、右心房舒张晚期至收缩早期内陷和室间隔运动异常[47]。

CP 和 PT 的诊断包括识别心房和心室多普勒血流频谱与呼吸变化的关系。正常情况下，在自主呼吸期间，胸膜腔内压被均匀传送至心包腔和心腔内。然而，胸膜腔内压的传播受到 CP 患者僵硬增厚心包和大量心包积液的阻挡。因此，在自主吸气时，左心房和左心室充盈压差降低，导致肺静脉舒张期前向速度降低、三尖瓣开放延迟、IVRT 延长和二尖瓣 E 波速度降低[23,48]。类似地，在自主呼气时，左心房和左心室充盈压差相对增加是左心房和左心室多普勒血流速度相应增加的原因。放大心室与 CP 和 PT 的相互作用是右侧心内血流交替变化的原因，导致自主吸气时三尖瓣 E 波速度增加。此外，在呼气时，HV 前向速度降低，反流量增加[49]。由于与 PPV 相关的胸膜腔内压变化与自主呼吸时的方向相反，机械通气逆转了在 CP 中左心房和左心室血流速度随呼吸变化的模式（图 7.12）[50]。因此，根据心房和心室多普勒血流频谱随呼吸的变化是一项确诊心包病变的实用方法。

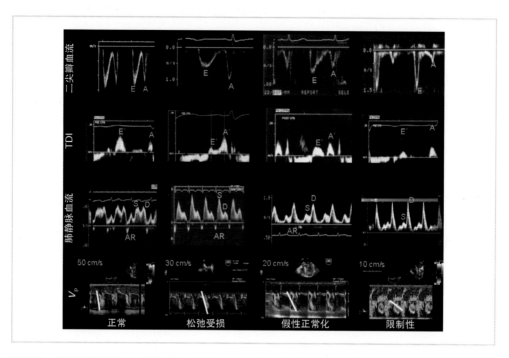

图 7.12　使用多普勒超声心动图评价舒张功能。TDI—组织多普勒成像；V_p—跨二尖瓣彩色血流传播速度；E—跨二尖瓣早期多普勒峰值血流速度；A—跨二尖瓣晚期多普勒峰值血流速度；E′—二尖瓣环舒张早期组织速度；A′—二尖瓣环舒张晚期组织速度；AR—肺静脉心房反向血流；S—收缩期肺静脉多普勒血流速度；D—舒张期肺静脉多普勒血流速度

　　仅从左心室和左心房多普勒血流速度可能很难区分限制性心肌病和缩窄性心包炎，因为这两种异常都可能表现出类似舒张期左心室限制性充盈的频谱[48]。然而，限制性心肌病通常不会出现呼吸时左心室和右心室之间不一致的压力变化。因此，依据 TMDF 和 PVDF 中的呼吸变化，可以将 CP 与限制性心肌病区分开来[51]。此外，与限制性心肌病患者相比，收缩功能正常的 CP 患者具有更快的 V_p[52]和正常或升高的 E′[53]。

舒张功能障碍的临床意义

　　CHF 是美国住院患者中最常见的诊断疾病，每年有 720 000 人入院[54]。约 1/2 CHF 患者有舒张功能障碍，射血分数正常[55]。舒张功能障碍随着年龄的增长而加重，尤其是老年高血压和心脏病患者[55]。尽管 DHF 患者的预后比收缩功能障碍患者更好，但与年龄和性别匹配的正常受试者相比，DHF 患者的死亡率增加了 4 倍[10]。因此，舒张功能障碍已成为医疗保健行业巨大的临床挑战。

　　DHF 在社区中相对较高的发病率也是围术期重症监护者关注的问题，因为很多

DHF 患者会进行心血管手术。

据报道，60% 以上的老年和血管外科患者术前伴有无症状的舒张期充盈异常[56]，并伴有短期和长期心血管不良预后[57-58]。另外有报道称，30% ~ 70% 的心脏外科患者术前伴有心脏舒张功能障碍，与难以脱离 CPB、更频繁的前性肌力支持和发病率增加相关[3,37]。Daniel 等[59] 评估 191 例 CABG 患者有舒张功能障碍。根据 EuroSCORE 评分和 Parsonnet 评分预测的死亡率和并发症，对术后 30 天的死亡率和并发症进行了比较。舒张功能障碍程度加重与存活率密切相关。然而，无论 EuroSCORE 评分还是 Parsonnet 评分都不能预测死亡率，这表明，在这些广泛使用的风险分层方案中增加舒张功能障碍测量具有潜在意义[59]。虽然评估舒张功能障碍的更复杂算法在围术期可能被认为是不切实际的，但是更简单的舒张功能障碍超声心动图测量，包括组织多普勒衍生的左心室舒张压 E/E′ 替代物，也被证明是心脏手术后不良后结果的预测[60-61]。在 CPB 后，与缺血 – 再灌注损伤、低温、代谢紊乱或心肌水肿相关的急性或进行性舒张功能障碍可能会进一步发展，并持续数分钟至数天[62]。术前识别高危患者并在术中监测舒张功能，以便制定预防性治疗策略，包括给予具有直接或间接舒张性质的药物制剂[63]，这有助于使患者脱离 CPB，并降低围术期发病率。

表 7.2　左心室舒张功能障碍的超声心动图指标

项目	正常（低龄者）	正常（成年人）	松弛性受损	假性正常化	限制性充盈
E/A（cm/s）	>1	>1	<1	1 ~ 2	>2
DT（ms）	<220	<220	>220	150 ~ 200	<150
IVRT（ms）	<100	<100	>100	60 ~ 100	<60
S/D	<1	≥ 1	≥ 1	<1	<1
PV_{AR}（cm/s）	<35	<35	<35	≥ 35^a	≥ 25^a
V_p（cm/s）	>55	>45	<45	<45	<45
E′（cm/s）	>10	>8	<8	<8	<8

注：a—除非出现心房机械性衰竭；E/A—左心室充盈早期和晚期比值；DT—LV 充盈早期减速时间；IVRT—等容松弛时间；S/D—肺静脉收缩期和舒张期血流比值；PV_{AR}—肺静脉心房收缩峰值反向速度；V_p—跨二尖瓣彩色 M 型传播速度；E′—二尖瓣环舒张早期峰值速度。（经允许转载自 Garcia M, Thomas J, Klein A. New Doppler echocardiographic applications for the study of diastolic function. J Am Coll Cardiol. 1998;32:872.）

总结

最佳的心脏功能需要有正常的舒张功能。心室充盈受损和心室僵硬度增大是导致 CHF 的主要原因。心脏舒张功能障碍在心血管外科患者中比较普遍，并可能提高围术期发病率。超声心动图为诊断舒张功能障碍、判断严重程度和分析病因提供了一种有效的无创方法[64]（图 7.12，表 7.2）。尽管心房和心室血流速度的常规多普勒超声心动图测量仍然是全面检查的重要组成部分，但包括二尖瓣环 DTI 和彩色 M 型跨二尖瓣 V_p 在内的更新技术可能对负荷状况的变化不太敏感。在不久的将来，更灵敏、更经济的超声心动图技术将被用于诊断舒张功能障碍，进而促进围术期治疗干预的发展。

参考文献

1. Grossman W. Diastolic dysfunction in congestive heart failure. *N Engl J Med.* 1991;22:1557–1564.
2. Pinamonti B, Lenarda A, Sinagra G, et al. Restrictive left ventricular filling pattern in dilated cardiomyopathy assessed by Doppler echocardiography: Clinical, echocardiographic, and hemodynamic correlations and prognostic implications. *J Am Coll Cardiol.* 1993;22:808–815.
3. Bernard F, Denault A, Babin D, et al. Diastolic dysfunction is predictive of difficult weaning from cardiopulmonary bypass. *Anesth Analg.* 2001;92:291–298.
4. Plotnick GD. Changes in diastolic function—Difficult to measure, harder to interpret. *Am J Heart J.* 1989;118:637–641.
5. Nishimura R, Tajik A. Evaluation of diastolic filling of left ventricle in health and disease: Doppler echocardiography is the clinician's Rosetta stone. *J Am Coll Cardiol.* 1997;30:8–18.
6. Pagel P, Grossman W, Haering J, et al. Left ventricular diastolic function in the normal and diseased heart: Perspectives for the anesthesiologist. *Anesthesiology.* 1993;79:836–854.
7. Zile M, Smith V. Relaxation and diastolic properties of the heart. In: Fozzard H, Haber E, Jennings R, Katz A, Morgan H, eds. *The Heart and Cardiovascular System: Scientific Foundations.* 2nd ed. New York, NY: Raven; 1991:1353–1367.
8. Appleton C, Galloway J, Gonzalez M, et al. Estimation of left ventricular filling pressures using two-dimensional and Doppler echocardiography in adult patients with cardiac disease: Additional value of analyzing left atrial size, left atrial ejection fraction and the difference in duration of pulmonary venous and mitral flow velocity at atrial contraction. *J Am Coll Cardiol.* 1993;22:1972–1982.
9. Cohen G, Pietrolungo J, Thomas J, et al. A practical guide to assessment of ventricular diastolic function using Doppler echocardiography. *J Am Coll Cardiol.* 1996;27:1753–1760.
10. Appleton C, Firstenberg M, Garcia M, et al. The echo-Doppler evaluation of left ventricular diastolic function: A current perspective. In: Kovacs S, ed. *Cardiology Clinics.* Philadelphia, PA: W.B. Saunders Company; 2000:513–546.
11. Little W, Ohno M, Kitzman D, et al. Determination of left ventricular chamber stiffness from the time for deceleration of early left ventricular filling. *Circulation.* 1995;92:1933–1939.
12. Oh J, Appleton C, Hatle L, et al. The noninvasive assessment of left ventricular diastolic function with two-dimensional and Doppler echocardiography. *J Am Soc Echocardiogr.* 1997;10:246–270.
13. Appleton C, Hatle L. The natural history of left ventricular filling abnormalities: Assessment by two-dimensional and Doppler echocardiography. *Echocardiography.* 1992;9:437–457.
14. Dumesnil J, Gaudreault G, Honos G, et al. Use of Valsalva maneuver to unmask left ventricular diastolic function abnormalities by Doppler echocardiography in patients with coronary artery disease or systemic hypertension. *Am J Cardiol.* 1991;68:515–519.
15. Hurrell D, Nishimura R, Ilstrup D, et al. Utility of preload alteration in assessment of left ventricular filling pressure by Doppler echocardiography: A simultaneous catheterization and Doppler echocardiographic study. *J Am Coll Cardiol.* 1997;30: 459–467.
16. Nishimura R, Abel M, Hatle L, et al. Relation of pulmonary vein to mitral flow velocities by transesophageal Doppler echocardiography: Effect of different loading conditions. *Circulation.* 1990;81:488–497.
17. Kuecherer H, Muhiudeen I, Kusumoto F, et al. Estimation of mean left atrial pressure from transesophageal pulsed Doppler echocardiography of pulmonary venous flow. *Circulation.* 1990;82:1127–1139.
18. Yamamoto K, Nishimura R, Burnett J, et al. Assessment of end-diastolic pressure by Doppler echocardiography: Contribution of duration of pulmonary venous versus mitral flow velocity curves at atrial contraction. *J Am Soc Echocardiogr.* 1997;10:52–59.
19. Appleton C, Hatle L, Popp R. Relation of transmitral flow velocity patterns to left ventricular diastolic function: New insights from a combined hemodynamic and Doppler echocardiographic study. *J Am Coll Cardiol.* 1988;12:426–440.
20. Nishimura R, Abel M, Hatle L, et al. Assessment of diastolic function of the heart: Background and current applications of Doppler echocardiography: Part II. Clinical studies. *Mayo Clin Proc.* 1989;64:181–204.
21. Otto C. Echocardiographic evaluation of ventricular diastolic filling and function. *Textbook of Clinical Echocardiography.* 2nd ed. Philadelphia, PA: W.B. Saunders Company; 2000:132–152.
22. Oka Y, Kato M, Strom J. Mitral valve. In: Oka Y, Goldinger P, eds. *Transesophageal Echocardiography.* Philadelphia, PA: J.B. Lippincott Co.; 1992:99–151.
23. Oh J. Assessment of diastolic function. In: Oh J, ed. *The Echo Manual.* 2nd ed. Philadelphia, PA: Lippincott Williams & Wilkins; 1999:45–57.
24. Nagueh S, Kopelen H, Quinones M. Assessment of left ventricular filling pressures by Doppler in the presence of

atrial fibrillation. *Circulation.* 1996;94:2138–2145.

25. Farias C, Rodriguez L, Garcia M, et al. Assessment of diastolic function by tissue Doppler echocardiography: Comparison with standard transmitral and pulmonary venous flow. *J Am Soc Echocardiogr.* 1999;12:609–617.

26. Nagueh S, Middleton K, Kopelen H, et al. Doppler tissue imaging: A noninvasive technique for evaluation of left ventricular relaxation and estimation of filling pressures. *J Am Coll Cardiol.* 1997;30:1527–1533.

27. Garcia M, Thomas J, Klein A. New Doppler echocardiographic applications for the study of diastolic function. *J Am Coll Cardiol.* 1998;32:865–875.

28. Garcia M, Rodriguez L, Ares M, et al. Differentiation of constrictive pericarditis from restrictive cardiomyopathy: Assessment of left ventricular diastolic velocities in longitudinal axis by Doppler tissue imaging. *J Am Coll Cardiol.* 1996; 27:108–114.

29. Sohn D, Chai I, Lee D, et al. Assessment of mitral annulus velocity by Doppler tissue imaging in the evaluation of left ventricular diastolic function. *J Am Coll Cardiol.* 1997;30:474–480.

30. Takatsuji H, Mikami T, Urasawa K, et al. A new approach for evaluation of left ventricular diastolic function: Spatial and temporal analysis of left ventricular filling flow propagation by color M-mode Doppler echocardiography. *J Am Coll Cardiol.* 1996;27:363–371.

31. Brun P, Triboiulloy C, Duval A, et al. Left ventricular flow propagation velocity during early filling is related to wall relaxation: A color M-mode Doppler analysis. *J Am Coll Cardiol.* 1992;20:420–432.

32. Garcia M, Smedira N, Greenberg N, et al. Color M-mode Doppler flow propagation velocity is a preload insensitive index of left ventricular relaxation: Animal and human validation. *J Am Coll Cardiol.* 2000;35:201–208.

33. Garcia M, Ares M, Asher C, et al. An index of early left ventricular filling that combined with pulsed Doppler peak E velocity may estimate capillary wedge pressure. *J Am Coll Cardiol.* 1997;29:448–454.

34. Moller J, Poulsen S, Sondergaard E, et al. Preload dependence of color M-mode Doppler flow propagation velocity in controls and in patients with left ventricular dysfunction. *J Am Soc Echocardiogr.* 2000;13:902–909.

35. Garcia M, Palac R, Malenka D, et al. Color M-mode Doppler flow propagation velocity is a relatively preload-independent index of left ventricular filling. *J Am Soc Echocardiogr.* 1999;12:129–137.

36. Ng K, Popovic Z, Troughton R, et al. Comparison of left ventricular diastolic function after on-pump versus off-pump coronary artery bypass grafting. *Am J Cardiol.* 2005;95:647–650.

37. Djainani G, Ti L, Mackensen B, et al. Color M-mode propagation velocity identifies patients with diastolic dysfunction during coronary bypass surgery. *Anesth Anlag.* 2001;92:SCA74.

38. Sutherland G, Di Salvo G, Claus P, et al. Strain and strain rate imaging: A new clinical approach to quantifying regional myocardial function. *J Am Soc Echocardiogr.* 2004;17:788–802.

39. Gilman G, Khanderia B, Hagen M, et al. Strain and strain rate: A step-by-step approach to image and data acquisition. *J Am Soc Echocardiogr.* 2004;17:1011–1020.

40. Wang J, Khoury D, Thohan V, et al. Global diastolic strain rate for the assessment of left ventricular relaxation and filling pressures. *Circulation.* 2007;115:1376–1383.

41. Stoylen A, Slordahl S, Skjelvan G, et al. Strain rate imaging in normal and reduced diastolic function: Comparison with pulse Doppler tissue imaging of the mitral annulus. *J Am Soc Echocardiogr.* 2001;14:264–274.

42. Hoffmann R, Altiok E, Nowak B, et al. Strain rate analysis allows detection of differences in diastolic function between viable and nonviable myocardial segments. *J Am Soc Echocardiogr.* 2005;18:330–335.

43. Klein A, Hatle L, Burstow D, et al. Comprehensive Doppler assessment of right ventricular diastolic function in cardiac amyloidosis. *J Am Coll Cardiol.* 1990;15:99–108.

44. Spencer K, Weinert L, Lang R. Effect of age, heart rate and tricuspid regurgitation on the Doppler echocardiographic evaluation of right ventricular diastolic function. *Cardiology.* 1999;92:59–64.

45. Nomura T, Lebowitz L, Koide Y, et al. Evaluation of hepatic venous flow using transesophageal echocardiography in coronary artery bypass surgery: An index of right ventricular function. *J Cardiothorac Vasc Anesth.* 1995;9:9–17.

46. Yu C, Sanderson J, Chan S, et al. Right ventricular diastolic dysfunction in heart failure. *Circulation.* 1996;93:1509–1514.

47. Feigenbaum H. Pericardial disease. In: Feigenbaum H, ed. *Echocardiography.* 5th ed. Baltimore, MD: Williams & Wilkins; 1994:556–588.

48. Klein A, Cohen G, Pietrolungo J, et al. Differentiation of constrictive pericarditis from restrictive cardiomyopathy by Doppler transesophageal echocardiographic measurements of respiratory variations in pulmonary venous flow. *J Am Coll Cardiol.* 1993;22:1935–1943.

49. Burstow D, Oh J, Bailey K, et al. Cardiac tamponade: Characteristic Doppler observations. *Mayo Clin Proc.* 1989;64:312–324.

50. Abdalla I, Murray D, Awad H, et al. Reversal of the pattern of respiratory variation of Doppler inflow velocities in constrictive pericarditis during mechanical ventilation. *J Am Soc Echocardiogr.* 2000;13:827–831.

51. Schiavone W, Calafiore P, Salcedo E. Transesophageal Doppler echocardiographic demonstration of pulmonary venous flow velocity in restrictive cardiomyopathy and constrictive pericarditis. *Am J Cardiol.* 1989;63:1286–1288.

52. Rodriguez L, Ares M, Vandervoort P, et al. Does color M-mode flow propagation differentiate between patients with restrictive vs. constrictive physiology? [Abstract]. *J Am Coll Cardiol.* 1996;27:268A.

53. Rajagopalan N, Garcia M, Rodriguez L, et al. Comparison of Doppler echocardiographic methods to differentiate constrictive pericarditis from restrictive cardiomyopathy [Abstract]. *J Am Coll Cardiol.* 1998;31:164A.

54. Yusef S, Thom T, Abbott RD. Changes in hypertension treatment and congestive heart failure mortality in the United States. *Hypertension.* 1989;13(suppl):174–179.

55. Vasan R, Larson M, Benjamin E, et al. Congestive heart failure in subjects with normal versus reduced left

ventricular ejection fraction: Prevalence and mortality in a population-based cohort. *J Am Coll Cardiol.* 1999;33:1948–1955.

56. Philip B, Pastor D, Bellows W, et al. Prevalence of congestive diastolic filling abnormalities in geriatric surgical patients. *Anesth Analg.* 2003;97:1214–1221.
57. Flu W, van Kuijik J, Hoeks S, et al. Prognostic implications of asymptomatic left ventricular dysfunction in patients undergoing vascular surgery. *Anesthesiology.* 2010;112:1316–1324.
58. Matyal R, Hess P, Subramaniam B, et al. Perioperative diastolic dysfunction during vascular surgery and its association with postoperative outcome. *J Vasc Surg.* 2009;50:70–76.
59. Merello L, Riesle E, Alburquerque J, et al. Risk scores do not predict high mortality after CABG in the presence of diastolic dysfunction. *Ann Thorac Surg.* 2008;85:1247–1255.
60. Groban L, Sanders D, Houle T, et al. Prognostic value of tissue Doppler-derived E/e on early morbid events after cardiac surgery. *Echocardiography.* 2010;27:131–138.
61. Swaminathan M, Nicoara A, Phillips-Bute B, et al. Utility of a simple algorithm to grade diastolic dysfunction and predict outcome after coronary artery bypass graft surgery. *Ann Thorac Surg.* 2011;91:1844–1851.
62. De Hert S, Rodrigus I, Haenen L, et al. Recovery of systolic and diastolic left ventricular function early after cardiopulmonary bypass. *Anesthesiology.* 1996;85:1063–1075.
63. Doolan L, Jones E, Kalman J, et al. A placebo-controlled trial verifying the efficacy of milrinone in weaning high-risk patients from cardiopulmonary bypass. *J Cardiothorac Vasc Anesth.* 1997;11:37–41.
64. Nagueh S, Appleton C, Gillebert T, et al. Recommendations for the evaluation of left ventricular diastolic function by echocardiography. *J Am Soc Echocardiogr.* 2009;22:107–133.

自测题

1. 下列哪一种左心室舒张功能障碍模式最常见于浸润性疾病的早期阶段？

   a. 限制性

   b. 假正常

   c. 缩窄性

   d. 松弛受损

2. 在自主吸气时，心包填塞患者的跨三尖瓣和跨二尖瓣多普勒血流频谱 E 波峰值速度如何变化？

E 波峰值速度	
跨三尖瓣	跨二尖瓣
a. 增加	减少
b. 减少	减少
c. 减少	增加
d. 增加	增加

3. 相对于左心室舒张功能障碍的限制性模式，受损松弛性模式的特征是什么？

跨二尖瓣多普勒血流速度	
等容舒张时间	E 波减速时间
a. 增加	增加
b. 增加	减少
c. 减少	增加
d. 减少	增加

4. 以下哪种情况会出现肺静脉 AR 波 / 二尖瓣 A 波间期比值增加？

   a. 左心房顺应性升高

   b. 左心房压降低

   c. 左心室舒张末压升高

   d. 肺静脉顺应性降低

5. 具有双相收缩期成分的肺静脉多普勒血流速度频谱具有初始前向速度（PV_{S1}），该速度与以下心动周期成分中的关系最密切？

   a. 左心房松弛

   b. 左心室收缩

   c. 左心房收缩

   d. 左心室顺应性

6. 有双相收缩期成分的肺静脉多普勒血流速度频谱具有较晚的收缩期前向峰值速度（PV_{S2}），该速度与以下哪个心动周期成分关系最密切？

   a. 右心室每搏输出量

   b. 左心房顺应性

   c. 左心室收缩

   d. 伴随二尖瓣反流

   e. 以上所有

7. 相对于成人正常值，左心室舒张功能的限制性模式显示多普勒超声心动图速度的哪一组相对变化？

肺静脉S/D 比值	二尖瓣环 DTI	跨二尖瓣彩色 M 型
速度比值	E 波峰值速度（E'）	传播速度（V_p）
a. 增加量	增加量	减少量
b. 减少量	减少量	减少量
c. 增加量	增加量	增加量
d. 减少量	减少量	增加量

8. 以下哪一项是房颤患者左心室充盈压升高的最佳多普勒超声心动图预测指标？
   a. PV_{AR}/MVA 间期比值增大
   b. 肺静脉舒张期血流减少
   c. 跨二尖瓣 E 波峰值速度升高
   d. 跨二尖瓣 E 波减速时间减少

9. 硝酸甘油会把假性正常化左心室流入模式转换成下列哪个跨二尖瓣多普勒血流速度模式？
   a. 正常值
   b. 限制性
   c. 松弛受损
   d. 缩窄性

10. 在哪种情况下，跨二尖瓣彩色 M 型传播速度（V_p）最有可能升高？
    a. 使用药物米力农（milrinone）
    b. 头高脚低位
    c. 使用硝酸甘油
    d. Valsalva 动作

11. 相对于其他传统多普勒超声心动图评价舒张功能，以下哪一项对应变成像最独特？
    a. 角度依赖性
    b. 独立于心脏的旋转和平移运动
    c. 使用组织速度的测量
    d. 也可用于评估收缩功能

12. 在自主吸气时进行超声心动图检查中，哪一项最符合右心室顺应性降低和充盈压升高的诊断？
    a. 跨三尖瓣 E 波减速时间延长
    b. 肝静脉血流的舒张期优势

c. 肝静脉 AR 波速度 – 时间积分减少
   d. 下腔静脉吸气时塌陷超过 50%

13. 大约有多少充血性心力衰竭患者有舒张功能障碍和正常射血分数？
    a. 10%
    b. 30%
    c. 50%
    d. 70%
    e. 90%

14. 据报道，大约有多少心脏外科患者术前有舒张功能障碍？
    a. < 10%
    b. 10% ~ 30%
    c. 30% ~ 60%
    d. 70% ~ 90%
    e. > 90%

15. 以下哪一项多普勒超声心动图测量是左心室舒张末压的最佳预测指标？
    a. 传播速度（V_p）
    b. 减速时间（DT）
    c. 肺静脉收缩期血流速度（PVs）
    d. 等容舒张时间（IVRT）
    e. 跨二尖瓣多普勒早期血流速度与二尖瓣环多普勒早期组织速度的比值（E/e′）

16. 与正常成人相比，高血压、正常收缩功能和舒张功能受损的患者更有可能表现出以下哪一组相对变化？

舒张期峰值应变率（SR）	传播速度（V_p）
a. 增加量	降低
b. 降低	增加量
c. 增加量	增加量
d. 降低	降低

17. 心脏外科患者围术期舒张功能障碍与下列不良事件中的哪项有关？
    a. 难于脱离体外循环
    b. 更频繁的变力支持
    c. 死亡率
    d. 以上均是

18. 以下哪项超声心动图测量舒张功能对负荷

状况的变化最不敏感?

a. 二尖瓣环多普勒早期组织

b. 跨二尖瓣多普勒晚期血流速度

c.肺静脉多普勒舒张期血流速度

d. 跨二尖瓣减速时间

19. 左心房收缩通常在正常人左心室充盈中占多大比例?

a. <20%

b. 20% ～ 40%

c. 40% ～ 60%

d. > 60%

20. 以下哪项超声心动图测量的舒张功能出现在假正常模式的患者中?

a. 跨二尖瓣多普勒早期血流速度升高（E）

b. 跨二尖瓣多普勒晚期血流速度降低（A）

c. 二尖瓣环多普勒早期组织速度升高

d. 肺静脉多普勒收缩期血流速度降低

e. 肺静脉多普勒舒张期血流速度降低

第三部分

瓣膜病

8 二尖瓣反流

A. Stephane Lambert

经食管超声心动图（transesophageal echocardiography，TEE）已经成为心脏外科手术室内的一项重要检查，使麻醉医师在外科手术决策中发挥重要作用。虽然术中二尖瓣反流（mitral regurgitation，MR）的评估具有一定挑战性，但应用术中 TEE 来评估 MR 对手术的进程及判断患者预后却有着重要的影响。

解剖结构

二尖瓣由较大的前叶和较小的后叶组成（图 8.1）。前叶约覆盖瓣膜表面积的 2/3。后叶呈 "C" 形，并盘绕在前叶周围，约占瓣膜周长的 2/3。前叶和后叶在前外侧和后内侧交界处汇合。在解剖学上，后叶被进一步分成 3 个扇贝形小叶，而前叶自身没有扇贝形小叶。当考虑二尖瓣的不同 TEE 成像平面时，要时刻记住两个小叶的对合会形成半环形路径，而非线性的路径。瓣膜被动态纤维肌环包围，即二尖瓣环。二尖瓣环呈马鞍形，收缩期瓣环直径缩小，对瓣膜叶正常关闭起重要作用。在各种病理状态下，二尖瓣环扩张并趋于平坦，导致二尖瓣小叶上的应力增加并损害其功能[1]。二尖

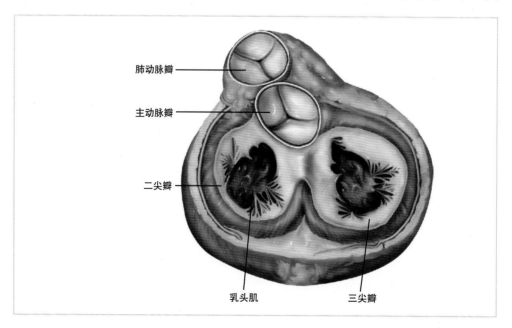

图 8.1　二尖瓣的解剖结构

瓣瓣叶通过腱索附着在两组乳头肌上，分别为前外侧乳头肌和后内侧乳头肌。每组乳头肌向两个二尖瓣小叶发出腱索。在收缩期，乳头肌收缩以保持腱索拉紧，并防止瓣叶脱入左心房[2]。

乳头肌血液供给情况是变化的，但在大多数患者中，前外侧乳头肌从左前降支（left anterior descending，LAD）和左回旋支（left circumflex，LCx）这两个主要冠状动脉的分支接受血液供应，而后内侧乳头肌从冠状动脉（右冠状动脉，right coronary artery，RCA）接受血液供应。这在临床上很重要，因为后外侧乳头肌梗死的发生率远远高于前外侧乳头肌。

腱索有 3 种类型：一级（或初级）腱索附着在瓣叶边缘，二级（或次级）腱索附着在瓣叶主体，三级腱索附着在后叶基底部。二尖瓣前叶与主动脉瓣有相同的纤维连接，这个区域有时被称为心脏的纤维体（fibrous body）或十字交叉（crux）。这种关系非常重要，因为其中一个瓣膜的手术可能会对另一个瓣膜的功能造成损伤。

命名

文献中有 3 种二尖瓣的命名方法。经典的解剖学命名法是指二尖瓣后叶的 3 个扇贝形小叶，根据解剖位置分为前外侧小叶、中间小叶和后内侧小叶[3]。前外侧小叶距离左心耳最近。超声心动图医师最常用的命名方法是 Carpentier 命名法[4]，即将后叶的 3 个扇贝形小叶定义为 P1、P2 和 P3，其中 P1 最接近左心耳；还将前叶的 3 个相应区域定义为 A1（相对于 P1）、A2（相对于 P2）和 A3（相对于 P3）。美国超声心动图学术委员会和美国心血管麻醉医师协会围术期经食管超声心动图认证工作组在《术中经食管多平面超声心动图综合检查指南》中采纳了该命名方法[5]。

第 3 种命名法通常称为 Duran 命名法[6]，根据附着在乳头肌的位置来描述二尖瓣段。这种方法将后叶的三个扇贝形小叶称为 P1、PM（中间）和 P2，其中 P1 最靠近左心耳。PM 扇贝形小叶进一步横向细分为 PM1，中间被细分为 PM2。Duran 将前叶分成两个区域，即 A1 和 A2，与后叶相应的扇贝形小叶对应。瓣膜的两个连合区域被定义为 C1（在 A1 和 P1 之间）和 C2（在 A2 和 P2 之间）。这种命名方法的基本原理是，附着于前外侧乳头肌的二尖瓣的每个部分都被赋予数字 1，而附着于后内侧乳头肌的二尖瓣的每个部分都被赋予数字 2。二尖瓣的三种命名方法示意图见图 8.2[7]。

某个医疗机构或医疗团队可能更倾向于其中的某一种命名方法。使用哪一种方法并不重要，只要团队的每个成员对使用的方法达成一致即可。读者应对这些方法有基本的了解，以避免混淆。例如，在 Carpentier 命名法和 Duran 命名方法中，P2 指的是不同的瓣膜区域。

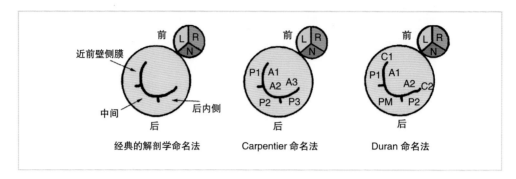

图 8.2　二尖瓣不同命名方法示意图。从左心房看二尖瓣与主动脉瓣的关系（经允许引自 Lang RM, Bierig M, Devereux RB, et al.Anesth Analg. 1999;88:1205–1212.）

二尖瓣反流的病因和发病机制

　　二尖瓣反流可以根据病因分类（表 8.1），或者更简单一些，根据导致反流的病理生理机制进行分类。Carpentier 建议根据瓣叶的活动度对二尖瓣反流进行分类[8-9]（图 8.3）。

表 8.1　二尖瓣反流的原因
先天性 心内膜垫缺损 其他先天性心脏病（如矫正型大动脉转位）
黏液样变性
风湿性疾病（常伴有二尖瓣狭窄）
心内膜炎 细菌性，病毒性等
心肌病 扩张型（缺血性、特发性、酒精性、药物相关性） 肥厚型
其他 系统性红斑狼疮 风湿性关节炎 强直性脊柱炎

- 第 1 种类型，MR 常见病因为瓣环扩张而瓣叶活动正常。这种类型的反流通常为中心性或轻微偏心性（图 8.3A），少见的发病机制包括感染性心内膜炎引起的二尖瓣瓣叶裂、瓣体瘤、穿孔或破坏（图 8.3B）。
- 第 2 种类型，二尖瓣瓣叶活动过度，反流束通常背离病变瓣叶。瓣叶活动过度的严重程度如图 8.4 所示。波浪状（或扇贝形状）是指二尖瓣部分瓣叶在收缩期突出到瓣环水平上方，但对合点仍在二尖瓣环平面下方的情况。脱垂则用来描述收缩期二尖瓣瓣叶尖在瓣环水平之上，引起二尖瓣反流。连枷样运动是指由于一个或多个腱

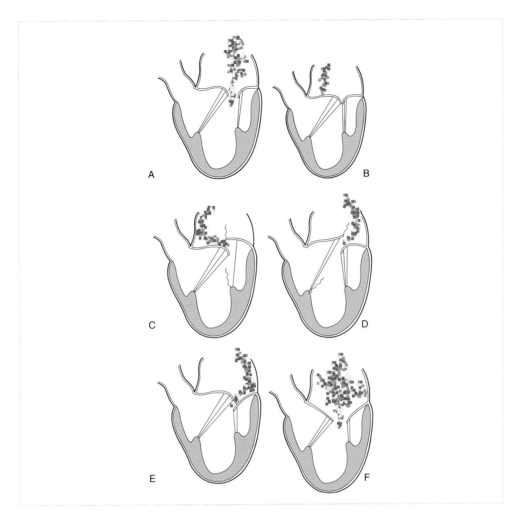

图 8.3 根据瓣叶活动程度，对二尖瓣反流进行 Carpentier 分类。在第 1 种类型中，瓣叶活动正常，二尖瓣反流束通常呈中心性（A, B）。在第 2 种类型中，瓣叶活动过度，二尖瓣反流束通常会远离病变瓣叶（C, D）。在第 3 种类型病变中，瓣叶活动受限，可进一步细分为 3a 型（结构型）（E）和 3b 型（功能性型）（F）。在第 3 种类型的病变中，如果仅有一个瓣叶受到影响，瓣膜反流束可能会指向病变瓣叶；如果两个二尖瓣瓣叶受到同样的影响，瓣膜反流束可能呈中心性（图片由 Gregory M. Hirsch 医师提供）

索断裂，导致瓣叶边缘在收缩期脱入左心房。严重脱垂和连枷有时很难区分，这是因为超声心动图可能看不到断裂的腱索。这只是学术性认识上的差异，因为两者的血流动力学改变和外科治疗方法通常相同（图 8.3 C, D）。

- 第 3 种类型，瓣叶活动受限，可进一步细分为 3a 型和 3b 型。在 3a 型中，活动受限是结构性（最常见的是风湿性）的，瓣叶活动在收缩期和舒张期都受到影响。在 3b 型中，活动受限是功能性的，由于左心室扩张和（或）乳头肌移位，收缩期二尖瓣瓣叶受到牵拉，导致二尖瓣对合不良，如图 8.3F 所示。冠状动脉疾病通常是 3b 型二尖瓣反流的病因，被称为缺血性二尖瓣反流。在 3b 型中，舒张期瓣叶活动

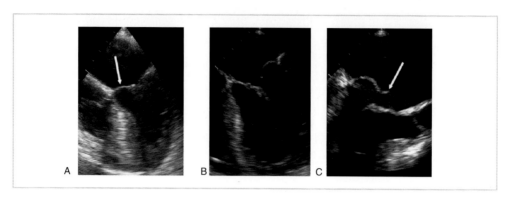

图 8.4　瓣叶活动过度。A. 波浪状（或扇贝形状）是指二尖瓣部分瓣叶在收缩期突出到瓣环水平上方，但对合点仍在二尖瓣环平面下方的情况。B. 脱垂用来描述收缩期二尖瓣瓣叶尖在瓣环水平之上，引起二尖瓣反流。C. 连枷样运动是指瓣叶边缘（箭头）在收缩期脱入左心房

正常。在第 3 种类型的病变中，如果仅有一个瓣叶受到影响，瓣膜反流束可能会沿患侧走行；如果两个二尖瓣瓣叶受到病变的影响相同，则反流束可能是中心性的。这是 3b 型中常见的异常，因为每组乳头肌支持两个瓣叶。结构性瓣叶活动限制通常伴有一定程度的二尖瓣狭窄。乳头肌缺血（即僵硬）也可能暂时限制瓣叶活动，导致对合不良。

经食管超声心动图评价二尖瓣反流的方法

在二尖瓣外科手术中用 TEE 评价二尖瓣反流时需要回答以下 3 个基本问题：①二尖瓣反流的严重程度如何？②二尖瓣反流的机制是什么？病变部位在哪里？③瓣膜是否可以通过手术修复？

二尖瓣反流的严重程度如何？

二尖瓣反流的严重程度分为轻微、轻度、中度和重度。这与血管造影的 1+、2+、3+ 和 4+ 相对应。心脏的基本二维检查（见本书第 2 章）有可能提供明显二尖瓣反流的线索。这些线索可能是直接指标（如对合面缺损面积较大，或瓣叶结构异常），也可能是间接指标（如重度二尖瓣反流导致的左心房、左心室容量负荷过重），或者是肺动脉高压的迹象（如右心室扩张、肥厚，室间隔平坦，以及肺动脉扩张等）。详细的二尖瓣二维检查对于病变精确定位非常有价值，具体内容将在后文介绍。

彩色多普勒对二尖瓣反流具有较高的灵敏度和特异度，因此它是筛查二尖瓣反流的最简单且最好的方法。彩色多普勒还提供对二尖瓣反流严重程度的半定量评价。根据反流束的总体表现（大小和深度），可以粗略估计反流的严重程度，但这种表现高度依赖于机器设置和接收腔中的压力，并可能让医师难以判断。有经验的视觉判断也只

能判断是轻度还是重度病例。据报道，在一组有 82 例患者的研究中，近 94% 的患者的反流束面积（regurgitant jet area，RJA）和左心房面积（left atrial area，LAA）的比例与心导管评估二尖瓣反流严重程度有更好的相关性[10]。心导管评估的重度二尖瓣反流患者中，其 RJA/LAA > 40%。然而，该指标也有很大局限性[11-13]，不应只通过多普勒反流束的大小来判断二尖瓣反流的严重程度。

反流束最窄的部分，称为缩流颈（vena contracta），可以测量。缩流颈直径与心导管评估二尖瓣反流程度的相关性良好，[14]（图 8.5）且缩流颈大于或等于 5.5 cm 提示重度二尖瓣反流。使用 7 mm 作为重度二尖瓣反流的界值会更有帮助，因为此时特异性强，但敏感性大幅降低[15]。注意，为了获得更好的相关性，该测量应该在食管中段长轴切面（midesophageal long-axis，ME-LAX）中进行。

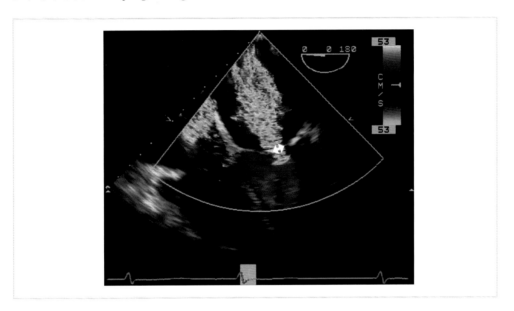

图 8.5　食管中段四腔心切面二尖瓣彩色多普勒扫描图像。箭头表示缩流颈的测量。二尖瓣反流束缩流颈宽度与二尖瓣反流的严重程度相关

反流束的方向也很重要，它不仅是病因的线索，也是严重程度的征象。虽然中心性反流束在本质上可能是功能性的（即它们可能由瓣环扩张或心室功能障碍引起），但偏心性反流束（图 8.6）几乎总是由二尖瓣结构本身的异常引起，并且在血管重建后不太可能改善。此外，需要仔细检查贴壁反流束。首先，反流束有足够能量"紧贴"心房壁一段距离，当没有其他办法证明时，应该考虑存在明显的血流动力学异常[16]。其次，贴壁反流束容易引起柯恩达效应（Coanda effect）。根据这一此物理学原理，被吸附到心房壁的反流束看起来比实际更小。因此，在没有其他办法加以证明之前，应将贴壁反流束认为是重度反流束。

如前文所述，重要的是要记住，任何由彩色多普勒进行的定量评估都高度依赖于

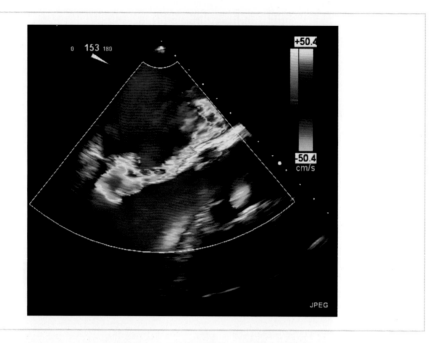

图 8.6 偏心性二尖瓣反流。这是食管中段四腔心切面二尖瓣彩色多普勒扫描图像。注意重度二尖瓣反流束紧贴左心房内壁。在没有其他办法证明之前，应将贴壁反流束认为是重度反流束

机器的设置（混叠速度、脉冲重复频率和帧频等）。这些内容将在后文中介绍。

频谱多普勒可以对二尖瓣膜进行半定量评价。反流束的峰值速度主要是左心室和左心房之间收缩期压力阶差的函数，连续波多普勒产生反流信号的强度与多普勒声束探测到的血细胞数量成正比（具体内容见本书第 5 章）。连续波多普勒上有清晰包络的浓密二尖瓣反流束表明，左心室输出的大部分血流正返回到左心房内。相反，反流束信号越弱且包络不完整，则表明反流部分越少。

脉冲波多普勒对肺静脉血流的评价也非常重要，应该成为常规评价二尖瓣反流的一部分。肺静脉血流的正常脉冲波多普勒频谱在收缩期和舒张期是前向血流信号。明显反流可引起收缩期肺静脉血流频谱变钝或反向，这一现象为显著二尖瓣反流的可靠征象（图 8.7）[17]。然而，重要的是，尽管肺静脉血流反向具有特异性，但这不是检测二尖瓣反流的特别敏感的方法。没有收缩期肺静脉血流频谱的变钝或反向，并不能排除重度二尖瓣反流，尤其是在慢性缺血的患者中。这些患者左心房顺应性较大，可以较好地削弱反流束的能量。表 8.2 总结了在轻度、中度和重度二尖瓣反流中常见的多普勒参数。

最后，重要的是要记住，前文描述的方法没有一种足以诊断重度二尖瓣反流。但是作为一组评价方法，它们提高了诊断的准确性。Zoghbi 等[15]很好地介绍了使用多种技术评价二尖瓣反流的严重程度。

更精确地定量评价 MR 需要进行数学计算，这部分内容将在本章后面阐述。

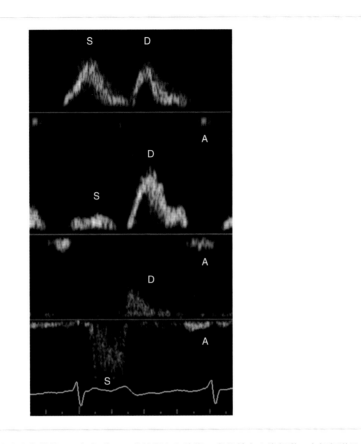

图 8.7 肺静脉血流的脉冲波多普勒。顶部频谱显示收缩期和舒张期正常的前向血流频谱。中部频谱显示收缩期血流变钝，伴有加重的二尖瓣反流程度。底部频谱显示重度二尖瓣反流时典型的收缩期反向血流频谱。注意反向血流频谱 S 波不是层流，这是由重度二尖瓣反流引起的

表 8.2 轻度、中度和重度二尖瓣反流中常见的多普勒和定量值

	轻度	中度	重度
■ 多普勒参数			
反流束面积 / 左心房面积	<4 cm^2 或 <20% 左心房面积	—	> 10 cm^2 或 >40% 左心房面积
连续波密度	不完全或微弱	通常浓密	浓密完全包络
肺静脉血流	收缩期优势	收缩期变钝 ^{a}	收缩期反向 ^{a}
■ 定量参数			
缩流颈宽度（mm）	<3	3 ~ 6.9	≥ 7
反流量（mL）	<30	30 ~ 59	≥ 60
反流分数（%）	<30	30 ~ 49	≥ 50
EROA（cm^2）	<0.20	0.20 ~ 0.39	≥ 0.40

注：a—收缩期变钝和反向血流具有特异性，但敏感性不高。具体内容见正文。EROA—有效反流口面积。

二尖瓣反流的机制是什么？病变部位在哪里？

全面系统的二尖瓣二维超声检查

一旦发现有明显的二尖瓣反流，就需要确定二尖瓣反流的机制和病变的确切部位，以便制订适当的外科手术计划。二尖瓣反流的几种机制在前文中已经介绍。为了解病变的确切部位，需要对二尖瓣进行系统的二维超声检查。

系统全面的二尖瓣检查整合了多项技术[5, 7, 18]，以获得每个部分的所有切面，以及应用可识别的心脏标志对每个区域进行定位。因此推荐使用下面描述的检查顺序（图 8.8）。

（1）当探头旋转 0° 时，在食管中段四腔心切面开始检查，此时二尖瓣位于屏

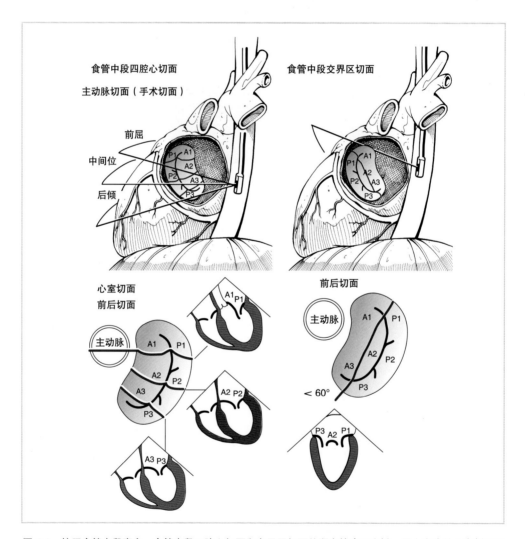

图 8.8 按照食管中段声窗、食管中段四腔心切面和交界区切面的顺序检查二尖瓣：图上方为从心房侧显示二尖瓣，这个角度类似于术中直接观察。图下方为从心室侧显示二尖瓣瓣膜，这个角度更接近 TEE 横截面

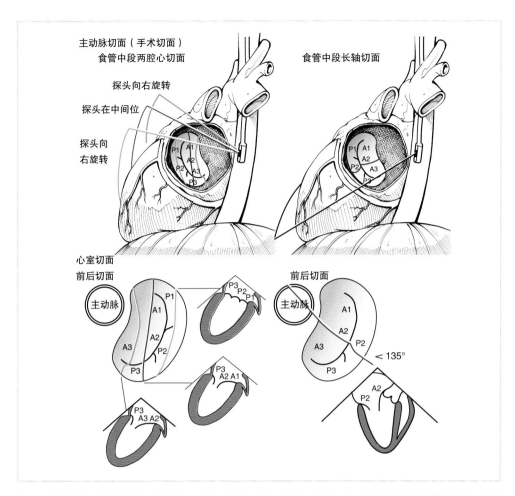

主动脉切面（手术切面）
食管中段两腔心切面

食管中段长轴切面

探头向右旋转

探头在中间位

探头向
右旋转

心室切面
前后切面

主动脉

前后切面

主动脉

< 135°

图 8.8（续）从食管中段声窗连续检查二尖瓣，长轴切面：同样，图上方从心房侧（这个角度类似于术中直接观察）和图下方从心室侧（这个角度更接近 TEE 横截面）检查二尖瓣

幕中央。二尖瓣前叶在内侧，靠近主动脉瓣；二尖瓣后叶在外侧。轻微撤回[18]或前屈[7]探头，使左心室流出道（LVOT）进入扫描平面，显示瓣膜靠前的部分（A1/A2，P1/P2）。相反，随着探头的推进[18]或后倾[7]，LVOT 从扫描平面内消失，检查瓣膜靠后的部分（A2/A3，P2/P3）。因此，通过轻轻地前屈或后倾探头，可以在探头传感器置于 0° 时看到整个二尖瓣。需要注意的是，由于存在解剖结构的差异，笔者认为，仅将探头传感器置于 0°，普通的超声心动图医师经常不能很好地区分 P1 和 P2，或者P2 和 P3。

（2）通过旋转成像获得食管中段二尖瓣交界区切面，以得到穿过连合部位的最佳切面。该切面通常在 60°～90° 得到[5]，显示 P1 在外侧，P3 在内侧，以及部分 A2 区。二尖瓣瓣叶之间的半圆形对合显示为双开口，以此评价交界区是否有病变及病变的严重程度。

（3）接下来，将探头向前旋转 80°～100°，以获得食管中段两腔心切面。此外，向左、右转动探头，可以获得 3 个重复性的切面，可以进一步确定二尖瓣的每个分区[7, 18]。

（4）然后，将探头旋转到 130° ~ 150°，以获得食管中段长轴切面。该切面可以确切地显示二尖瓣 A2 和 P2 区[5]。该切面横跨马鞍形二尖瓣环平面的最上方，因此它是评价二尖瓣脱垂的最佳切面，避免了使用食管中段四腔心切面时出现的假阳性。

（5）最后，将探头推入胃内，获得二尖瓣的经胃底左心室短轴切面[5, 7]（图 2.18）。该切面有助于诊断瓣裂和穿孔，而且彩色多普勒可以提供有关反流束起源的其他信息。

从技术上来说，只有当声束通过二尖瓣中部时才能得到前文所述的经典成像平面，这一点非常重要。事实上，从食管中段交界区切面或食管中段长轴切面转动探头，可以从连续切面中得到大量的二尖瓣三维结构的其他信息，但对初学者来说，可能会产生误导。例如，在交界区切面中，轻轻向右转动探头，可以显示更多的前叶，不仅显示 A2，还显示 A1 和 A3。向左转动探头，可显示更多的 P2，而不仅仅是 P1 和 P3。同样，在长轴切面中，当扫描线位于中部时，通常显示 A2 和 P2。但是，向右轻微旋转探头，会显示 A3 和 P3；向左轻微旋转，则显示 A1 和 P1。此外，当慢性病导致心脏旋转或扭曲时，三维超声心动图显示这些位置关系可能并不精准。

掌握检查技巧后，可以很快完成对二尖瓣的全面且详细检查。前文推荐的一系列切面足以用来评价二尖瓣的每个分区。根据笔者的经验，这种方法的准确性很高，一致性也很好。无论什么系列切面，对于任何检查而言，都应该具有一致性和系统性。与超声心动图的其他方法一样，重复性很重要。通过学习识别二尖瓣的正常解剖结构变异，将有助于理解异常病变。

二尖瓣的定量评价

使用连续性方程可以计算反流容积（regurgitant volume, RV）、反流分数（regurgitant fraction, RF）和反流口面积（regurgitant orifice area, ROA）。关于这个方法的详细介绍，请参见本书第 6 章中有关血流动力学评价的部分。

- 反流容积（RV）是舒张期进入左心室的血流量和收缩期通过主动脉瓣流出血液量之间的差值。通常情况下，计算通过 LVOT 的每搏输出量（$VTI_{LVOT} \times Area_{LVOT}$），再将其从舒张期二尖瓣的前向每搏输出量（$VTI_{MV} \times Area_{MV}$）中减去，即得到 RV。也可以使用肺动脉等替代部位的血流量来计算。由于二尖瓣口是椭圆形而不是圆形的，并且舒张期二尖瓣口表面积持续变化，计算 RV 有一定的困难。也可以使用近端等速表面积（proximal isovelocity surface area, PISA）方法计算 RV，如下文所述。
- 左心室血液在收缩期反流到左心房的百分比（RF）是 RV 与舒张期通过二尖瓣的

前向血流容积之比（即总搏出量）。

- 有效反流口面积（effective regurgitant orifice area，EROA）可以通过 PISA 方法计算。
  该方法也可用于评价二尖瓣狭窄的程度，详见本书第 9 章。PISA 方法在数年前曾
  被广泛使用[19]。但是，由于技术存在诸多局限性，该方法已经过时。简而言之，
  PISA 方法是利用血流动力学的原理，迫使血液进入反流口。当血流接近反流口时，
  血细胞沿着一系列向心性半球体加速，这一现象可以通过彩色多普勒观察到。在
  混叠速度［奈奎斯特极限（Nyquist limit）］时，多普勒血流颜色从红色变为蓝色
  （图 8.9）。这样就得到了血流速度和半球体的半径。知道血流速度和半球体的半
  径，就可以计算出该半径处的血流容积（＝面积 × 血流速度 ＝ $2\pi r^2$ × 奈奎斯特极
  限）。然后，通过连续波多普勒测量二尖瓣反流束的峰值速度来计算 EROA。

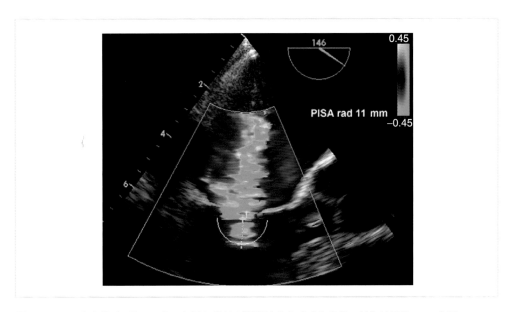

图 8.9　PISA 方法估测反流口面积。测量细胞达到混叠速度的半球体半径，并将其用于 PISA 方程

$$EROA = \frac{2\pi r^2 \times 奈奎斯特极限}{二尖瓣反流速度}$$

因 PISA 方法是基于多种假设提出的，因此它存在明显的局限性[20]。PISA 方法
假设反流口是圆形的，这可能与实际不符。PISA 方法对横截面积估测为 $2\pi r^2$，假设
PISA "壳体"是真正的半球体，而不是圆锥体或扁平壳体。Utsunomiya 等[21]建立的
PISA 壳体最接近真实的半球体，此时 PISA 壳体的半径为 11 ~ 15 mm。奈奎斯特极限
和彩色基线也应相应调整，以便将误差降到最低。此外，对于偏心性反流束，必须使
用角度校正，具体内容请参见本书第 9 章。

当满足一定临床条件时，可以使用简化的 PISA 公式。实际上，当奈奎斯特极限

设定为 40 cm/s，二尖瓣反流束的压差为 100 mmHg 时，整个公式可简化为：

$$EROA = \frac{r^2}{2}$$

请注意，如果 r^2 的值超过 1，则假设二尖瓣反流为重度是合理的。

测量反流容积、反流分数及反流面积很耗费时间，在外科手术的繁忙环境中可能并不实用。因此，这些参数在轻度或重度二尖瓣反流时不常规测量。然而，这些参数是对二尖瓣反流进行定量时的重要参数，对一些临界病变尤为重要。它们也是重要的研究工具。

表 8.2 总结了轻度、中度和重度二尖瓣反流中常见的定量参数。

评价二尖瓣反流的误区

二尖瓣疾病患者常伴有心脏扩张和心脏解剖结构扭曲。这使 TEE 检查具有挑战性，因为这种解剖结构变形改变了二尖瓣不同 TEE 横截面的常规表现。前负荷、后负荷、心肌收缩性和顺应性的变化会对二尖瓣反流的表现产生明显影响。在手术室里，所有这些因素常受到全身麻醉的影响。一些研究已经证实，在麻醉状态下，二尖瓣反流的严重程度至少降低一个级别[22-24]。这种差异在连枷二尖瓣中似乎不太明显，但在功能性二尖瓣反流患者中却很明显[23]。Gisbert 等[24] 报道，在大多数情况下，给予去氧肾上腺素可以消除全身麻醉的影响。其他瓣膜的变化也会影响二尖瓣反流。例如，在有明显主动脉瓣狭窄的二尖瓣反流患者中，通常在主动脉瓣置换（aortic valve replacement，AVR）后，二尖瓣反流的严重程度随心室内压力降低而减轻。在手术过程中，上述任何一项因素都会突然多次改变。因此，超声心动图医师在评价二尖瓣反流的严重程度时，必须随时了解检查时的临床状况。

功能性二尖瓣反流

在二尖瓣瓣叶结构正常的情况下，也可以看到二尖瓣反流。功能性二尖瓣反流通常发生在有慢性左心室功能障碍的患者中。虽然有些瓣环扩张也可作为二尖瓣反流发生机制的一部分，但是大部分功能性二尖瓣反流属于 Carpentier 分类的第 3b 型。导致功能性二尖瓣反流的最常见原因是缺血性心肌病，通常发生在下后壁心肌梗死之后。其他形式扩张性心肌病也会引起功能性二尖瓣反流。在冠状动脉旁路移植术中，功能性二尖瓣反流的临床意义在于与患者整体预后不良相关。功能性二尖瓣反流的发生机制是多因素的。但是，从源头上来说，功能性二尖瓣反流是一种心室疾病（ventricular disease）。在手术后，患者的预后将取决于左心室功能障碍的改善或恶化。导致功能性二尖瓣反流的部分因素如下。

（1）节段性室壁运动异常和扩张［有时是弗兰克动脉瘤（Frank aneurysm）］影响左心室前壁和后壁。左心室重塑，而且心室的球形度增加。

（2）左心室和二尖瓣器之间的不匹配会导致乳头之间距离增加，而且乳头肌相对于瓣叶的方向发生改变。

（3）上述情况导致二尖瓣瓣叶受到牵拉，最终使瓣叶对合不良，引起关闭不全。

（4）瓣环扩张也可能出现，主要发生在瓣环的前后径。

（5）最后，如果心室功能下降，二尖瓣收缩期闭合力降低也可能对瓣叶对合不良起一定作用。

目前已经认识到的 2 种牵拉方式[25]：①对称牵拉（指两个二尖瓣瓣叶在同一水平对合，但低于通常水平）；②非对称牵拉（指牵拉向量指向更靠后，对一个瓣叶产生的限制大于另一个瓣叶，并产生"假脱垂"的表现）。请注意，这不是真正的瓣叶脱垂，因为对合点远低于二尖瓣环。

术前是评价功能性二尖瓣反流的最佳时间。这是因为，功能性二尖瓣反流对负荷状况特别敏感。如前文所述，全身麻醉影响负荷状况，在麻醉状态下通常低估二尖瓣反流的程度。在结构性二尖瓣反流的情况下，麻醉状态的反流束可能看起来不多，但是二尖瓣结构异常仍然存在。在功能性二尖瓣反流中，除了牵拉瓣叶之外，二尖瓣几乎不存在结构异常，负荷降低可能对临床医师的诊断产生误导，这可能对患者的预后不利。

在手术室评价功能性二尖瓣反流时，需要同样遵守以下原则。

（1）注意解剖结构。排除二尖瓣反流的结构性原因，如瓣叶脱垂。

（2）仔细观察二尖瓣瓣叶，了解其是否受到牵拉（在收缩期，瓣叶没有返回到瓣环平面），或是否存在其他对瓣膜关闭、二尖瓣环直径、乳头肌位置和乳头肌附着区域室壁运动的限制因素。如上所述，这种牵拉可能是对称的或非对称的。

（3）观察左心室整体大小和形状。

（4）测量二尖瓣瓣叶"栓系距离（tethering distance）"和"栓系表面积（tethering surface area）"（也称为"穹隆距离"和"穹隆表面积"），可以作为牵拉严重程度的指标。在临床上，这可能与二尖瓣反流的严重程度无关。

功能性二尖瓣反流的外科手术方法仍有争议。相关内容在第 10 章中将详细介绍。

三维超声心动图

三维超声心动图已经出现近 20 年了。但是，直到最近，影像还是由计算机生成的多个 ECG 门控二维扫描图像重构而成，而且这些扫描图像需要在相当长的一段时间内才能收集到。该过程既复杂又耗时，而且影像质量不高。最近，矩阵技术已经应用在 TEE 探头尖部安装三维探头，并产生心脏及其各种结构的实时三维 TEE 影像。二尖瓣靠近心脏底部，并且瓣膜中心轴与超声束完全对准，因此特别适合三维成像。在所有三维 TEE 应用中，结构性二尖瓣疾病的术中成像可以说是最有价值的一种。专门研究二尖瓣三维超声心动图的文献已经在数量上超过所有其他心脏结构的研究文献，这也毫不奇怪。

相对于二维成像，三维超声心动图有一些优点。在许多情况下，三维影像比二维影像更直观，这些影像可以促进与外科手术团队的沟通。影像也可以在屏幕上操作，并可使用无限视角。此外，三维影像可以提供二维超声无法提供的信息。

像大多数技术进步一样，三维超声心动图也有其局限性。首先，三维超声仍然是超声，并且受到同样的物理定律的影响。因此，好的二维图像通常意味着好的三维影像，但是三维图像很少能弥补二维图像的不足。其次，三维图像需要计算机处理大量信息，导致帧频较低。得到的图像可能会"抖动（jerky）"，使解读图像变得困难。再者，三维超声会产生新的伪像和缺陷，操作人员必须熟悉这些伪像和缺陷。最后，漂亮的图片并不能保证更准确的诊断。

在三维模式下，获取"金字塔"形信息集，然后可以对该信息集进行切片，并从多个角度进行观察。可以说，二尖瓣的三维"正面（en face）"切面赢得了所有超声心动图中"最漂亮图像"的奖项。当影像质量良好时，甚至可以让初学者即时观察到多种二尖瓣病变（图

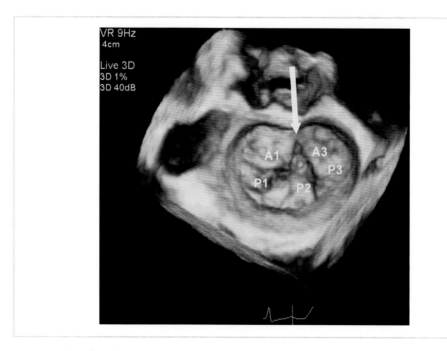

图 8.10　从左心房角度观察二尖瓣的三维焦距。根据 Carpentier 命名法，二尖瓣各段被标记为 P1、P2 和 P3 以及 A1 和 A3。按照惯例，瓣膜的左心房切面显示在"外科医师观察切面"中，A2（和主动脉瓣）处于时钟 12 点的位置。大箭头指向连枷 P2 扇贝形瓣叶。请注意附在连枷扇贝形瓣叶上的腱索（chordae tendineae）断裂部分（也请注意 A2 没有标记，因为它位于连枷 P2 扇贝形瓣叶后面）

8.10）。这对二尖瓣瓣叶脱垂或瓣环对合尤其如此（Carpentier 分类第 2 型）。然而，深度和其他因素导致单独使用三维 zoom 很难诊断瓣叶限制（Carpentier 分类第 3a 型）及功能性二尖瓣反流（第 3b 型）。正面心切面可以从左心房的角度（外科医师的角度）获得，也可以从左心室的角度获得，这类似于 CT 图像。左心房切面向外科医师展示了行心房切开术时的确切情况。而左心室切面是外科医师在打开心脏时难以获得的图像。

　　另一种称为多平面重建（multiplane reconstruction，MPR）的三维形态允许二尖瓣的 3 个二维正交平面同时可见，这些平面均可随意调整（图 8.11）。虽然该三维形态是离线模式，但可以在手术室中快速获得。实际上，三维形态将二尖瓣分解成三个可调节的二维平面，并确认任何扫描平面在另外两个轴上的位置，从而准确识别二尖瓣瓣膜的任何部分。这可以使病理学定位非常准确。需要注意的是，这并不能取代对二维二尖瓣扫描平面的全面了解，而是对二维二尖瓣扫描平面的补充。事实上，一旦很好地了解二维二尖瓣扫描平面，则可以离线获得二尖瓣系统性二维检查中包含的所有

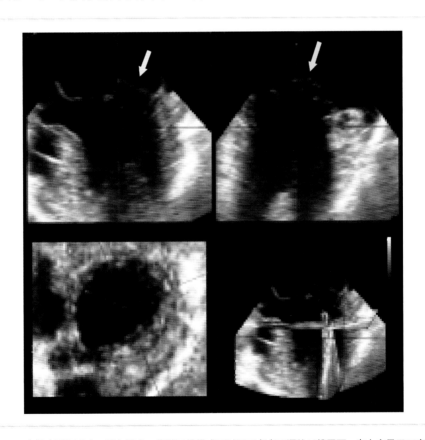

图 8.11　二尖瓣多平面重建。顾名思义，这种三维模式同时显示多个可调的二维平面。左上方显示二尖瓣瓣膜的食管中段四腔心切面。注意明显的 P2 脱垂（白色箭头）。右上方显示食管中段对合切面，再次显示相同的 P2 脱垂（黄色箭头）。左下方显示二尖瓣的短轴心切面。请注意，可以调整这些平面，为多个平面中的每个切面提供交叉参考

切面，以及全容积数据集和 MPR 信息。如果说良好的二维 TEE 诊断结果取决于探头操作者，那么良好的三维 TEE 诊断结果则取决于鼠标操作者。

彩色血流多普勒也可以应用于三维超声心动图。由于彩色血流多普勒非常接近左心房，从左房面很容易显示二尖瓣反流，从而精确地以三维超声确定二尖瓣反流束的位置、大小和方向。

最后，三维彩色血流多普勒影像的 MPR 允许检查者像使用任何其他三维结构一样分析二尖瓣反流束。反流束可以在任何轴上切割以测量容积。最近的一项研究表明，三维 TEE 测量二尖瓣反流容积的结果仅比金标准的心脏 MRI 测量低了 1.2%[26]。此外，MPR 为二尖瓣反流的定量分析提供了另一个方法。通过在两个平面上对齐彩色二尖瓣反流束，可以在第三轴上获得完美的缩流颈宽度横截面视图，从而可以对其表面积进行平面测量（图 8.12）。缩流颈宽度横截面积的诊断可靠性比一维直径更好，尽管还没有完全证实这一点。

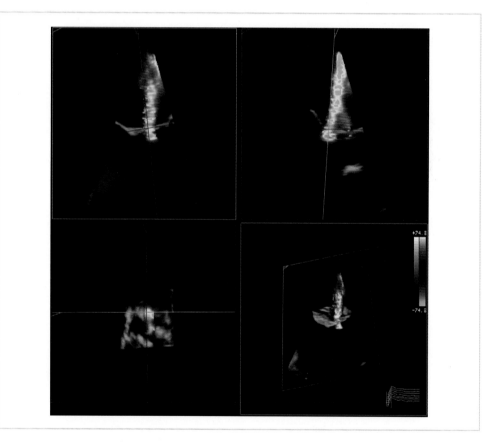

图 8.12　二尖瓣多平面重建。顾名思义，这种三维模式同时显示多个可调的二维平面。左上方显示二尖瓣瓣膜的食管中段四腔心切面。注意明显的 P2 脱垂（白色箭头）。右上方显示食管中段交界区切面，再次显示相同的 P2 脱垂（黄色箭头）。左下方显示二尖瓣的短轴心观。请注意，可以调整这些平面，为多个平面中的每个切面提供交叉参考

二尖瓣三维分析软件提供了二尖瓣解剖和病理学的详细结构分析，并且在未来可能有更广泛的使用。这些软件技术学习相对复杂，并且需要时间来操作实践。这些软件在手术室中的使用是不切实际的，因此不在此进一步讨论。

总结

在二尖瓣外科手术的决策过程中，术中 TEE 已经成为不可缺少的一部分，而且这也是评价二尖瓣反流的监护标准。借助详细全面的二尖瓣检查方法，医师可以明确二尖瓣的病变，并精确定位瓣膜上的病变位置。

在二尖瓣外科手术后，可以立即评价手术结果。在必要时，还可以立即采取进一步的干预措施。这些内容将在本书第 10 章中进行介绍。

三维超声心动图正成为术中超声心动图检查者的重要工具。此时它仍然是二维超声的辅助手段，但是它有望在二尖瓣病变术中评估时发挥越来越大的作用。

参考文献

1. Salgo IS, Gorman JH III, Gorman RC, et al. Effect of annular shape on leaflet curvature in reducing mitral leaflet stress. *Circulation.* 2002;106(6):711–717.
2. Joudinaud TM, Kegel CL, Flecher EM, et al. The papillary muscles as shock absorbers of the mitral valve complex. An experimental study. *Eur J Cardiothorac Surg.* 2007;32(1):96–101.
3. Cheitlin MD, Finkbeiner WE. Cardiac anatomy. In: Chatterjee K, Cheitlin MD, Karliner J, et al., eds. *Cardiology, an Illustrated Text.* Philadelphia, PA: JB Lippincott Co; 1991:1.9–1.10.
4. Carpentier AF, Lessana A, Relland JY, et al. The "physio-ring": An advanced concept in mitral valve annuloplasty. *Ann Thorac Surg.* 1995;60:1177–1185.
5. Shanewise JS, Cheung AT, Aronson S, et al. ASE/SCA guidelines for performing a comprehensive intraoperative multiplane transesophageal echocardiography examination: Recommendations of the American Society of Echocardiography Council for Intraoperative Echocardiography and the Society of Cardiovascular Anesthesiologists Task Force for Certification in Perioperative Transesophageal Echocardiography. *Anesth Analg.* 1999;89:870–884.
6. Kumar N, Kumar M, Duran CM. A revised terminology for recording surgical findings of the mitral valve. *J Heart Valve Dis.* 1995;4:70–75.
7. Lambert AS, Miller JP, Merrick SH, et al. Improved evaluation of the location and mechanism of mitral valve regurgitation with a systematic transesophageal echocardiography examination. *Anesth Analg.* 1999;88:1205–1212.
8. Carpentier A. Cardiac valve surgery–the "French correction." *J Thorac Cardiovasc Surg.* 1983;86:323–327.
9. Stewart WJ, Currie PJ, Salcedo EE, et al. Evaluation of mitral leaflet motion by echocardiography and jet direction by Doppler color flow mapping to determine the mechanisms of mitral regurgitation. *J Am Coll Cardiol.* 1992;20:1353–1361.
10. Helmcke F, Nanda NC, Hsiung MC, et al. Color Doppler assessment of mitral regurgitation with orthogonal planes. *Circulation.* 1987;75:175–183.
11. Cape EG, Yoganathan AP, Weyman AE, et al. Adjacent solid boundaries alter the size of regurgitant jets on Doppler color flow maps. *J Am Coll Cardiol.* 1991;17:1094–1102.
12. Simpson IA, Valdes-Cruz LM, Sahn DJ, et al. Doppler color flow mapping of simulated *in vitro* regurgitant jets: Evaluation of the effects of orifice size and hemodynamic variables. *J Am Coll Cardiol.* 1989;13:1195–1207.
13. Stevenson J. Two-dimensional color Doppler estimation of the severity of atrioventricular valve regurgitation: Important effects of instrument gain setting, pulse repetition frequency and carrier frequency. *J Am Soc Echocardiogr.* 1989;2:1–10.
14. Tribouilloy C, Shen WF, Quere JP, et al. Assessment of severity of mitral regurgitation by measuring regurgitant jet width at its origin with transesophageal Doppler color flow imaging. *Circulation.* 1992;85:1248–1253.
15. Zoghbi WA, Enriquez-Sarano M, American Society of Echocardiography, et al. Recommendations for evaluation of the severity of native valvular regurgitation with two-dimensional and Doppler echocardiography. *J Am Soc Echocardiogr.* 2003;16(7): 777–802.
16. Schiller NB, Foster E, Redberg RF. Transesophageal echocardiography in the evaluation of mitral regurgitation. The twentyfour signs of severe mitral regurgitation. *Cardiol Clin.* 1993;11:399–408.

17. Pu M, Griffin BP, Vandervoort PM, et al. The value of assessing pulmonary venous flow velocity for predicting severity of mitral regurgitation: A quantitative assessment integrating left ventricular function. *J Am Soc Echocardiogr*. 1999;12:736–743.

18. Foster GP, Isselbacher EM, Rose GA, et al. Accurate localization of mitral regurgitant defects using multiplane transesophageal echocardiography. *Ann Thorac Surg*. 1998;65:1025–1031.

19. Lambert AS. Proximal isovelocity surface area should be routinely measured in evaluating mitral regurgitation: A core review. *Anesth Analg*. 2007;105(4):940–943.

20. Simpson IA, Shiota T, Gharib M, et al. Current status of flow convergence for clinical applications: Is it a leaning tower of "PISA"? *J Am Coll Cardiol*. 1996;27(2):504–509.

21. Utsunomiya T, Doshi R, Patel D, et al. Calculation of volume flow rate by the proximal isovelocity surface area method: Simplified approach using color Doppler zero baseline shift. *J Am Coll Cardiol*. 1993;22(1):277–282.

22. Grewal KS, Malkowski MJ, Piracha AR, et al. Effect of general anesthesia on the severity of mitral regurgitation by transesophageal echocardiography. *Am J Cardiol*. 2000;85(2):199–203.

23. Bach DS, Deeb GM, Bolling SF. Accuracy of intraoperative transesophageal echocardiography for estimating the severity of functional mitral regurgitation. *Am J Cardiol*. 1995;76(7):508–512.

24. Gisbert A, Souliere V, Denault AY, et al. Dynamic quantitative echocardiographic evaluation of mitral regurgitation in the operating department. *J Am Soc Echocardiogr*. 2006;19(2):140–146.

25. Lee AP, Acker M, Kubo SH, et al. Mechanisms of recurrent functional mitral regurgitation after mitral valve repair in nonischemic dilated cardiomyopathy: Importance of distal anterior leaflet tethering. *Circulation*. 2009;119:2606–2614.

26. Shanks M, Siebelink HM, Delgado V, et al. Quantitative assessment of mitral regurgitation: Comparison between three-dimensional transesophageal echocardiography and magnetic resonance imaging. *Circ Cardiovasc Imaging*. 2010;3(6):694–700.

自测题

1. 以下哪种类型的二尖瓣反流通常与二尖瓣瓣叶的"结构"缺损无关？

    a. 1 型

    b. 2 型

    c. 3a 型

    d. 3b 型

    e. 以上都不是

2. 下列关于二尖瓣环的描述中，哪一项是错误的？

    a. 它是鞍形的

    b. 在收缩期直径减小

    c. 在疾病状态下，它会扩张，但会保持鞍形

    d. 在扩张时，它可能会导致二尖瓣反流

    e. 上述所有描述均正确

3. 在 Carpentier 命名法中，哪个二尖瓣段与 P3 段对合？

    a. A1

    b. A2

    c. A3

    d. 以上都不是

4. 假设适当地进行了所有测量，则重度二尖瓣反流会出现以下哪种迹象？

    a. 肺动脉向前收缩静脉流

    b. 缩流 3 mm

    c. 反流量 15 mL

    d. 射流面积 / 左心房面积 20%

    e. 以上都不是

5. TEE 报告称，"二尖瓣反流的机制是 2 型，有二尖瓣中心反流束"。你会从这份报告中得出什么结论？

    a. 这是预料之中的：2 型中的二尖瓣反流通常是中心射流

    b. 这是不可能的：TEE 报告肯定是错误的

    c. 这是预料之中的，但仅在 A2 段脱垂的情况下

    d. 在双叶瓣脱垂的情况下可能会发生

    e. 以上都不是

6. 下列关于缩流颈的描述中哪一项是错误的？

    a. 它是二尖瓣反流的最窄点

    b. 它应在食管中段连合切面中进行测量

    c. 直径不低于 7 mm，与重度二尖瓣反流相关

    d. 像其他所有彩色多普勒测量一样，它可能会受到增益和奈奎斯特极限的影

响

    e. 以上都正确

7. 下列哪些超声心动图迹象通常与重度二尖瓣反流无关?

    a. 二维超声上中较大的二尖瓣瓣裂

    b. 贴壁式二尖瓣反流

    c. 缩流颈宽度 8 mm

    d. 大型彩色多普勒二尖瓣反流,填充了左心房 2/3 的面积

    e. 所有上述迹象都与重度二尖瓣反流有关

8. 一患者在晚期症状下壁 ST 段抬高型心肌梗死后,在冠心病监护病室中表现稳定。突然,他呼吸困难,需要插管。听诊时,可听到新的全收缩期杂音。在这种临床背景下,最有可能的诊断是什么,你希望在超声心动图上发现什么?

    a. 二尖瓣拴系引起的急性重症 3b 型(功能性)二尖瓣反流

    b. 急性肺栓塞引起的严重右心室扩张

    c. 后乳头肌断裂引起的严重 2 型二尖瓣反流

    d. 伴有二尖瓣前叶撕裂的急性心内膜炎

    e. 上述情况都不太可能发生

9. 从下列选项中选择最佳答案:以下哪种情况下通常会发生二尖瓣环扩张?

    a. 慢性 1 型二尖瓣反流

    b. 慢性 2 型二尖瓣反流

    c. 慢性 3b 型二尖瓣反流

    d. 在上述任何情况下均会发生

    e. 在上述情况下均不会发生

10. 一例患者在二尖瓣修复手术室。术前评估显示重度(4+)二尖瓣反流。麻醉诱导后,检查仅显示轻度二尖瓣反流。你的操作步骤将包括以下哪一项?

    a. 从同事那里获得第二诊断

    b. 施用血管加压药(如去氧肾上腺素、麻黄碱或去甲肾上腺素)以升高血压

    c. 全面检查二尖瓣,以确定二尖瓣反流

的解剖学和病理生理学情况

    d. 检查术前影像,如果可能,联系心脏病专家

    e. 以上均为适当的步骤

11. 在冠状动脉旁路移植术中,在麻醉诱导后进行全面经食管超声心动图检查,你会发现微量(1+)二尖瓣反流。半小时后,(不改变回声仪上的任何设置)再观察二尖瓣影像,你会发现中度到重度(3+)二尖瓣中心反流。以下所有因素都有可能导致二尖瓣反流突然增加,除了:

    a. 急性缺血事件

    b. 外科医师打开心包

    c. 患者接受了大量液体团注

    d. 手术刺激导致血压升高

    e. 上述描述均不正确

12. 以下哪种机制被认为在功能性二尖瓣反流(3b 型)中起作用?

    a. 后乳头肌和顶端乳头肌移位

    b. 二尖瓣环扩张

    c. 二尖瓣瓣叶拴系

    d. 上述所有因素均起作用

    e. 上述所有因素均不起作用

13. 关于二尖瓣三维 TEE 的陈述,以下哪一项是正确的?

    a. 三维技术从 2008 年开始才可用

    b. 三维技术与任何重要的伪像无关

    c. 三维技术通常弥补了二维图像质量差的缺点

    d. 三维技术消除了低帧频的问题

    e. 上述所有陈述均不正确

14. 下列哪一种三维模式允许同时显示多个二维超声正交平面?

    a. 三维全容积切面

    b. 多平面重建(MPR)

    c. 三维缩放

    d. 实时三维

    e. 以上都不允许

15. 关于二尖瓣三维超声的陈述,以下哪项是

正确的？

a. 图像必须脱机处理，不能在手术室使用

b. 它消除了新手超声心动图操作者理解二维图像的需求

c. 它允许对二尖瓣的心室表面进行成像

d. 它不适用于二尖瓣的定量测量

e. 以上所有陈述均不正确

16. 关于目前可用的二尖瓣定量三维分析软件包，以下哪项陈述是**错误**的？

a. 它可在手术室中使用

b. 它可对二尖瓣进行详细的结构分析

c. 它通常不会显示二尖瓣环的钙化

d. 它有许多研究应用

e. 以上所有陈述均正确

17. 以下哪种情况最可能与功能性（3b 型）二尖瓣反流相关？

a. 酒精性心肌病

b. 黏液瘤性二尖瓣疾病

c. 风湿性二尖瓣疾病

d. 细菌性心内膜炎累及二尖瓣

e. 纤维弹性二尖瓣疾病

18. 如果患者的后内乳头肌破裂，以下所有二尖瓣段（Carpentier 命名法）都可能受到影响，除了：

a. A2

b. P2

c. A3

d. P1

e. P3

19. 以下哪一项不属于 2 型二尖瓣疾病？

a. P2 区受限

b. A3/P3 区脱垂

c. P2 区连枷

d. A2 区翻转

e. 以上都不属于

20. 以下哪项因素不会影响外科医师修复二尖瓣的能力？

a. 病变位置

b. 二尖瓣反流的严重程度

c. 二尖瓣反流的机制

d. 二尖瓣环的钙化程度

e. 外科医师的经验

9 二尖瓣狭窄

Colleen G. Koch

19世纪，内科医师 Jean Nicholas Corvisart 确立了叩诊在心脏疾病物理诊断中的价值。他将二尖瓣狭窄（mitral stenosis，MS）的舒张期震颤描述为"将手放在心前区能够明显感受到一种难以描述的血流受到阻碍的感觉，就像水流通过狭窄的出水口"[1]。早在1898年，D. W. Samways 在《柳叶刀》上发表了《心脏蠕动：性质和影响》（*Cardiac Peristalsis: Its Nature and Effects*），讨论了在最严重的二尖瓣狭窄情况下，进行心脏手术的可能性[2]。在现代，心导管检查可提供血流动力学信息，评估二尖瓣狭窄的严重程度。Popovic 等[3]调查了1985例单纯性瓣膜狭窄患者术前有创血流动力学测量的时间相关趋势。在8年的研究期间，瓣膜手术前心导管检查仍然是常见的做法，但这主要是为了确定冠状动脉的解剖结构。目前，对心导管检查获得有创血流动力学测量结果的需求已大幅减少，取而代之的是超声心动图的无创血流动力学测量[3]。二维超声心动图和多普勒超声心动图已经取代了心导管检查，对二尖瓣狭窄患者进行全面的评估[4]。

二尖瓣的解剖结构

从形态上来说，二尖瓣由左心房壁、二尖瓣环、二尖瓣前叶、二尖瓣后叶、腱索、前外侧乳头肌、后内侧乳头肌和左心室心肌组成[5-6]。瓣膜组织可分为两个连合区（前外侧连合区和后内侧连合区）和两个瓣叶区（二尖瓣前叶和二尖瓣后叶）。二尖瓣前叶的形状类似三角形，附着在大约1/3的二尖瓣环上，相当于主动脉瓣的左冠窦和一半无冠窦，附着于心脏的纤维支架上。与二尖瓣前叶相比，二尖瓣后叶附着在二尖瓣环上的长度更长。沿二尖瓣后叶独立缘的裂缝可识别单个瓣叶[5]。二尖瓣前叶基部到边缘的长度大于二尖瓣后叶基部到边缘的长度，虽然每个瓣叶的基部附着体不同，但是两个瓣叶的总表面积几乎相同。每个乳头肌的腱索都附着在两个二尖瓣瓣叶上。平均有120根腱索附着在二尖瓣瓣叶下，连于两个瓣叶与乳头肌之间，腱索之间的区域成为左心房与左心室之间的第二孔道[6]。

正常二尖瓣口的面积为 $4 \sim 6 \text{ cm}^2$。二尖瓣口面积小于 2 cm^2 会导致跨瓣压差略升高，而瓣膜面积小于 1.4 cm^2 就会导致跨瓣压差显著升高，从而出现二尖瓣狭窄的临床表现[7-9]。

二尖瓣狭窄的病因

二尖瓣狭窄的原因包括风湿性心脏病、左心房黏液瘤、重度二尖瓣环钙化、血栓形成、二尖瓣降落伞状畸形、先天性二尖瓣狭窄、二尖瓣瓣上狭窄和三房心等[6, 10]。图 9.1 和图 9.2 显示巨大左心房黏液瘤堵塞二尖瓣口。

成年患者二尖瓣狭窄最常见的原因仍然是风湿性心脏病[3, 6, 9]。风湿性二尖瓣狭窄的病理特征包括连合处融合，瓣叶组织和瓣下结构挛缩、瘢痕和弥漫性增厚，以及二尖瓣瓣叶内钙沉积。瓣叶的纤维化和钙化除了会导致瓣膜僵化外，还会导致有效瓣膜口减小。随着瓣膜面积受限、跨瓣压差和左心房压力增大，可能会导致肺动脉高压，

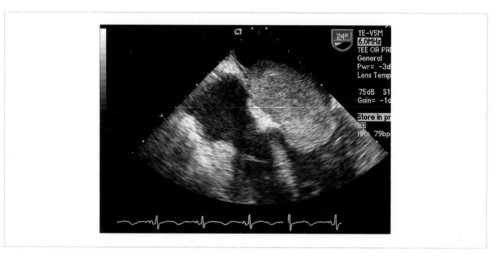

图 9.1 经食管超声心动图食管中段四腔心切面图像显示的引发二尖瓣狭窄的 3 cm×6 cm 左心房黏液瘤。心脏舒张期间，心房黏液瘤通过二尖瓣脱垂到左心室腔中

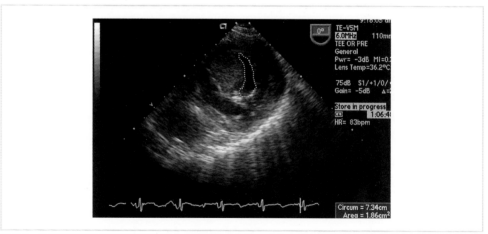

图 9.2 从经胃底短轴成像切面显示的左心房黏液瘤占据二尖瓣口的大部分区域。舒张期二尖瓣口的面积为 1.86 cm²

并伴有三尖瓣反流和右心室功能不全[6,8-10]。

二尖瓣狭窄的经食管超声心动图评估

接下来，讨论完整的诊断评估方法。本章最后将简要总结精确诊断二尖瓣狭窄的推荐方法。

二维超声心动图

与任何其他诊断形式相比，二维经食管超声心动图（TEE）通过多个成像平面，能够更清晰地定义二尖瓣狭窄的解剖结构。根据风湿性二尖瓣狭窄的病理生理学特征，超声心动图必须识别的主要特征包括瓣叶增厚程度、钙沉积量、瓣下损害程度、瓣叶活动度降低、腔室大小和功能的总体变化[11]。二维 TEE 也可同时评估相关问题，如其他瓣膜结构受损和肺动脉高压等。

二尖瓣瓣叶组织可显示不同程度的增厚和钙沉积，这导致二尖瓣瓣叶回声增强。钙沉积引起的"声影"可能会阻碍对远端解剖结构的观察。在这种情况下，TEE 的优势之一是能够从另一个平面对结构进行观察，这样操作者就可看到"声影"以外的东西。标准的食管中段四腔心、交界区、两腔心和长轴切面有助于评估病变的程度。腱索可显示不同程度的增厚和挛缩。经胃长轴成像切面提供了关于风湿性二尖瓣狭窄的瓣下受损的最佳信息。图 9.3 显示了风湿性二尖瓣狭窄的二维超声心动图特征。风湿性心脏病导致不同程度的二尖瓣瓣叶运动受限。在二维 TEE 中，瓣叶运动受限的特征是瓣叶活动度降低和二尖瓣前叶的舒张期隆起。隆起的原因是前叶和后叶沿着内侧和

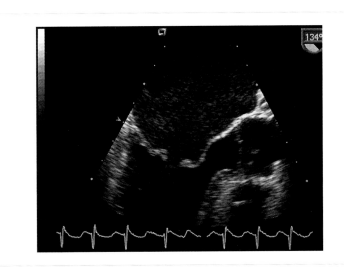

图 9.3　风湿性二尖瓣狭窄的食管中段主动脉瓣长轴切面显示了舒张期二尖瓣前叶的特征性舒张期隆起和左心房扩大。二尖瓣瓣叶，尤其是瓣叶边缘增厚，并且在钙沉积之后出现明亮回声

外侧连合处融合。瓣叶顶端受限或异常狭窄。活动的中段运动幅度最大，使二尖瓣前叶呈拱形，在舒张期向左心室流出道凸出[12-13]。图 9.3 显示了舒张期二尖瓣前叶的特征性隆起或"曲棍球杆形"畸形。

超声心动图评分系统

1988 年，Wilkins 等[11]制定了一个超声心动图评分系统，用以评估二尖瓣形态及其与经皮二尖瓣球囊扩张术成功的关系。评分系统包括 4 个部分，各部分都按 0 ~ 4 分进行评分，总得分范围为 0 ~ 16 分。用评分系统的 4 个组成部分评估二尖瓣的风湿性心脏病相关病理变化，包括瓣叶活动度降低、瓣叶增厚、瓣下增厚和钙化。研究人员的报告指出，超声心动图评分高（超过 11 分），代表晚期瓣叶畸形，与二尖瓣球囊扩张后的次优结果相关；超声心动图评分低（低于 9 分）与最优结果相关[11]。表 9.1 为超声心动图评分系统，描述了 4 个组成部分中，各个等级所代表的情况。虽然该评分系统是为二尖瓣球囊扩张术患者开发的，但它可作为风湿性二尖瓣狭窄患者进行 TEE 检查的指南。

表 9.1 超声心动图评分系统

等级	柔顺性	瓣下增厚度	瓣叶增厚度	钙化度
1	瓣膜柔顺性强，仅瓣叶尖端受限	二尖瓣瓣叶下方轻微增厚	瓣叶厚度接近正常（4 ~ 5 mm）	单一区域的回声强度增加
2	瓣叶中部和基部的柔顺性正常	腱索结构增厚，延伸到腱索长度的 1/3	瓣叶中部正常，边缘明显增厚（5 ~ 8 mm）	亮度增强区域局限于瓣叶边缘
3	瓣膜在舒张期持续前向运动，主要是基底段部	增厚延伸到腱索远侧 1/3	整个瓣叶均增厚（5 ~ 8 mm）	亮度增强区延伸到瓣叶中部
4	舒张期瓣叶没有前向或轻微前向运动	所有腱索结构的广泛性增厚和缩短向下延伸到乳头肌	所有瓣叶组织明显增厚（>10 mm）	大部分瓣叶组织都有广泛的亮度增强区

注：经允许引自 Wilkins G, Weyman A, Abascal V, et al. Percutaneous balloon dilatation of the mitral valve: An analysis of echocardiographic variables related to outcome and the mechanism of dilatation. *Br Heart J.* 1988;60:299–308.

标准腔室大小可根据二尖瓣狭窄的持续时间和程度的不同而不同。左心房面积的增加与慢性容量和压力超负荷有关。由于处于低流速状态，左心房会出现自发性超声显影或血栓。Daniel 等[14]描述的左心房自发性超声显影的特征是"动态的血流云雾影在左心房内以圆形或椭圆形缓慢卷曲"。他们发现，左心房自发性超声显影可有效评价二尖瓣狭窄患者血栓形成的风险。TEE 在检测左心房自发性超声显影方面比经胸超声心动图更敏感。左心房自发性超声显影表明血流淤滞可能是血栓形成的警告，因此彻底扫描左心房以排除血栓形成是至关重要的[14-15]。图 9.4 为左心房食管中段切面，可见左心耳中有血栓。

风湿性二尖瓣狭窄患者的左心室舒张功能也受到影响。Liu 等[16]证实了单纯风湿

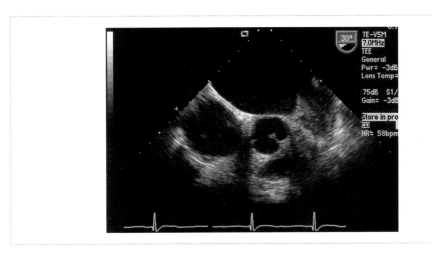

图 9.4   可从左心房短轴切面观察到左心耳中有血栓

性重度二尖瓣狭窄的患者左心室顺应性降低。顺应性下降与受腱索牵拉僵硬的瓣膜装置功能受限有关，二尖瓣球囊扩张术后其功能可能很快逆转。重度单纯性二尖瓣狭窄患者的左心室收缩功能与对照组几乎相同。左心房压力的慢性升高会导致肺血管结构改变，引起肺动脉高压，甚至右心衰竭[8-9]。TEE 对右心的评估可能显示不同程度的右心室功能不全和三尖瓣反流。应对心脏进行全面的二维检查和多普勒 TEE 检查，以排除相关的瓣膜病变。

生理评估

压差测定

二尖瓣口的正常流速低于 1.3 m/s。根据简化的伯努利方程，通过瞬时流速可计算狭窄瓣膜的压差[17-18]：

$$压差（mmHg）= 4v^2$$

式中，v 表示瞬时速度。

该公式忽略了血流加速度及黏滞性。由于狭窄远端流速明显高于狭窄近端，因此近端流速可被忽略[17-18]。利用食管中段四腔心切面、两腔心切面或左心室长轴切面应用连续波多普勒测量通过瓣口的血流速度。通过手动描记舒张期频谱轮廓，可得到平均压差，单位为毫米汞柱。图 9.5 显示，通过食管中段四腔心切面应用连续波多普勒测量二尖瓣狭窄患者二尖瓣平均压差。需要注意的是，当存在重度二尖瓣反流时，由于瓣口的前向流量增加，尽管瓣膜只是轻度狭窄，也可能导致跨瓣压差升高。因此，必须意识到，面对明显的二尖瓣反流时，二尖瓣狭窄程度可能会被高估[4]。如果声束与真实血流方向之间的角度较大（超过 20°），则会低估压差[17, 19]。利用彩色多普勒观察血流方向、调整声束角度，可最大限度地解决以上问题[19]。一般来说，狭窄瓣膜上的平均压差超过 10 mmHg 表示重度狭窄[20]（表 9.2）。

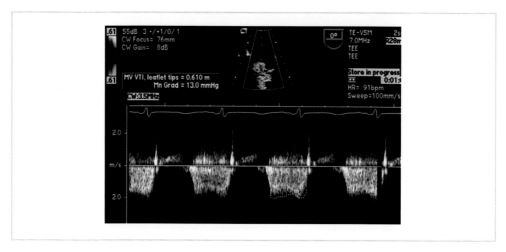

图 9.5 使用连续波多普勒获取二尖瓣狭窄患者的二尖瓣口前向血流频谱。通过描记频谱，可得出跨瓣平均压差为 13 mmHg，前向峰值流速为 2 m/s

表 9.2 二尖瓣狭窄的严重度的分级

项目	等级		
	轻度	中度	重度
具体发现			
二尖瓣面积（cm²）	>1.5	1 ~ 1.5	<1
支持性发现			
平均压差（mmHg）	<5	5 ~ 10	>10
肺动脉压力（mmHg）	<30	30 ~ 50	>50

注：研究对象为心率为 60 ~ 80 次 / 分的正常窦性心律患者。（经允许引自 Baumgartner H, Hung J, Bermejo J, et al. Echocardiographic assessment of valve stenosis: EAE/ASE recommendations for clinical practice. *J Am Soc Echo*. 2009;22:1–23.）

计算二尖瓣口面积（表 9.3）

也可通过确定二尖瓣口面积的减少量，来估计二尖瓣狭窄的严重程度。可通过二维技术和多普勒超声心动图技术来计算二尖瓣口的面积。

表 9.3 二尖瓣面积的确定方法

平面测量法	在舒张期描记冻结短轴切面
压力减半时间法（PHT, ms）	MVA = 220/PHT
减速时间法（DT, ms）	MVA = 759/DT
连续性方程法	MVA =（LVOT 面积 × LVOT TVI）/（MV TVI）
PISA 法	MVA = $2\pi\,\alpha^2 \times \alpha/180° \times v_a/v_p$

注：ms—毫秒；MVA—二尖瓣口面积（cm²）；α—漏斗角；v_a—混叠速度；v_p—跨瓣峰值流速；LVOT—左心室流出道；TVI—时间 - 速度积分；PISA—近端等速表面积。

平面测量法

平面测量法是一种从概念上来说非常简单的二维技术，用于计算二尖瓣口面积。从经胃底短轴切面直接显现舒张期的二尖瓣口，并描记瓣口边缘，以获取瓣膜开口面积测量值（图 9.6）。用这种技术获得的结果与有创检查获得的瓣膜开口面积测量值有良好的相关性[3, 12, 21]。图 9.6 显示了对风湿性二尖瓣狭窄患者应用平面测量法从经胃底短轴切面计算二尖瓣口面积。当使用这种技术时，操作人员应该认识到一些"易犯错误"。为获得精准图像，仪器的调节至关重要。例如，如果接收器的增益设置过低，瓣膜边缘可能会变得模糊，导致"回声失落"，并且会高估瓣膜开口面积[12]；当增益设置过高时，则会出现相反的情况，导致图像饱和，低估瓣膜开口面积[22]。成像平面选取不恰当是该技术可能产生误差的另一个重要原因。在舒张期，狭窄的二尖瓣口形似漏斗，最窄的部分是瓣尖。为获得最小瓣口面积，应从上至下扫描二尖瓣口。在瓣叶体内测量时，可能会高估瓣膜开口面积[21-23]。在接受二尖瓣成形术的患者中，由于平面测量法无法测量成形瓣膜的交界区，瓣膜开口面积可能被低估。

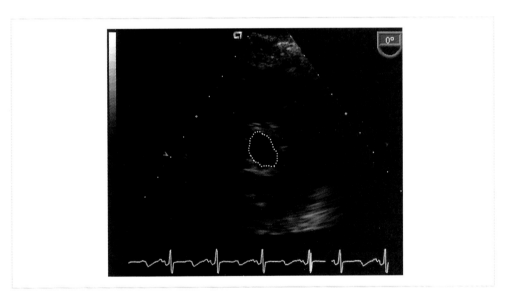

图 9.6 风湿性二尖瓣狭窄患者的二尖瓣口在经胃底短轴切面上呈"鱼嘴"状。通过对舒张期二尖瓣口边缘的描记，获得二尖瓣口面积测量值为 1.25 cm^2

压力减半时间（pressure half-time，PHT）法

压力减半时间描述了左心房和左心室之间的压差，与二尖瓣狭窄程度定量相关。当二尖瓣狭窄愈发严重时，左心房和左心室之间的压力下降速率按比例降低，左心房和左心室之间的压差会维持较长一段时间。压力减半时间是指房室压差从最大值降低到该值一半所需的时间。为了计算压力减半时间，使用多普勒测量二尖瓣峰值流速，并跟踪和测量下降所需的时间[3, 20, 24]。图 9.7 显示了二尖瓣狭窄患者的压力减半

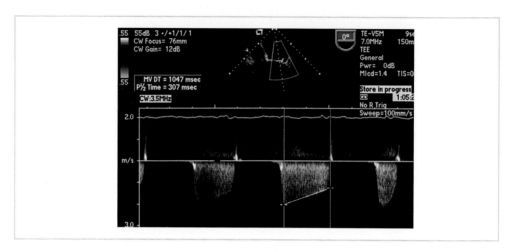

图 9.7 使用连续波多普勒获得的二尖瓣血流舒张期频谱的轮廓。测得压力减半时间测量为 307 ms，证实有重度二尖瓣狭窄

时间测量方法。通过将连续波多普勒波束与二尖瓣口血流对准，获取跨瓣血流速度信号。在操作人员标记最大和最小的跨瓣血流速度后，软件会自动计算压力减半时间。压力减半时间随二尖瓣狭窄的加重而增加[20, 24-26]。在正常二尖瓣中，压力减半时间通常小于 60 ms。在轻度二尖瓣狭窄中，压力减半时间约为 100 ms；在中度二尖瓣狭窄中，压力减半时间约为 200 ms；在重度二尖瓣狭窄中，压力减半时间的测量值则超过 300 ms[3, 24-25]。

可利用以下公式，通过压力减半时间测量值计算二尖瓣口面积。此方法最初由 Hatle 和 Angelsen 提出[27]：

$$二尖瓣口面积（cm^2）= 220/ 压力减半时间（ms）$$

他们指出，狭窄二尖瓣上的压降速度取决于瓣膜口的横截面积。因此，瓣膜口越窄（横截面积越小），压降速度越慢。

用压力减半时间法获得的测量值受血流动力学因素的影响，并取决于左心房和左心室的顺应性。将压力减半时间法应用于狭窄的二尖瓣时，必须考虑这些因素。例如，左心室顺应性降低和主动脉瓣严重反流会导致左心室舒张压快速上升，从而缩短压力减半时间，使二尖瓣口面积被高估[28-29]。Braverman 等[28]证明了用于计算二尖瓣口面积的压力减半时间法与血流动力学变量（如跨瓣压差峰值和房室顺应性）有关。二尖瓣成形术、房间隔缺损、房性心动过速和限制型心肌病等也会影响压力减半时间法的准确性[20, 30-32]。

减速时间（deceleration time，DT）法

减速时间法是评估二尖瓣口面积的另一种简单方法。该方法的原理是检查测量狭窄二尖瓣的血流速度衰减。以下公式描述了减速时间与二尖瓣口面积的关系[19]：

$$二尖瓣口面积（cm^2）= 759/ 减速时间（ms）$$

减速时间是峰值速度下降延续到基线水平所需时间。图 9.8 显示了减速时间的测量方法。对于频谱轮廓为线性衰减的，压力减半时间等于减速时间的 29%[20, 26]。

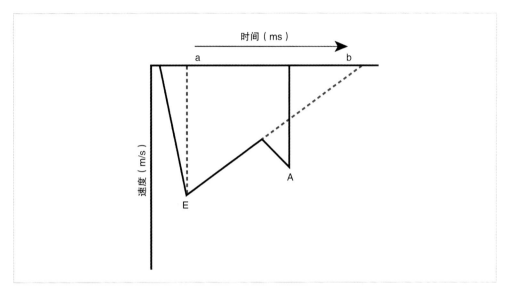

图 9.8　减速时间是峰值速度（a）降至基线水平（b）所需时间。E—早波；A—心房波

复杂病例上的一些有用概念

连续性方程法

计算二尖瓣口面积的连续性方程是基于流体力学中的质量守恒定律的。在没有瓣膜反流或分流的情况下，根据以下等式，二尖瓣处的容积流量应等于另一个瓣膜处的容积流量[26, 29]：

$$容积流量 = 面积_1× 时间 - 速度积分_1 = 面积_2× 时间 - 速度积分_2$$

因此，

$$面积_2=（面积_1× 时间 - 速度积分_1）/（时间 - 速度积分_2）$$

可根据多普勒超声心动图测得的值计算流经二尖瓣口的流量，计算方法为用瓣膜口面积乘以二尖瓣血流时间 - 速度积分。$面积_1×$ 时间 - 速度积分 $_1=$ 流经参照瓣膜的容积流量。参照面积（面积 $_1$）是假设几何模型为圆形时的横截面面积测量值。左心室流出道或肺动脉通常用于测量参照面积和时间 - 速度积分。从理论上讲，连续性方程与跨瓣压差、左心室顺应性和血流动力学变化无关[3, 28-29]。连续性方程不适用于参照瓣膜或二尖瓣反流情况，因为前向容积流量不相等，会造成显著的误差[29, 33]。

近端等速表面积法

近端等速表面积（proximal isovelocity sueface area，PISA）法，又称血流汇聚法，

是根据连续性方程原理，流经狭窄二尖瓣口的彩色多普勒血流成像会在左心房出现汇聚现象。图9.9是风湿性二尖瓣狭窄患者中近端血流汇聚的彩色多普勒血流示例。当血流汇聚在相对狭小的瓣口上时，可认为形成了半球形的等速"壳"。随着血液接近较小的瓣口，血流速度增加，导致彩色血流信号混叠，并产生较大的近端血流汇聚区域。当血流接近瓣口，升高的流速在彩色多普勒血流成像上表现为一个逐渐缩小的半圆，半径从二尖瓣瓣尖测量至彩色反转界面[19, 34-37]（图9.10）。容积流率为流量半球表面积和混叠速度的乘积。二尖瓣流入速度（瓣口处）可通过连续波多普勒获得。因此，连续性方程的基本元素可通过这种简单的颜色映射来获得，但瓣口面积的计算需要对二尖瓣口的真实形态进行校正。真正的半球形只有在瓣膜展开、瓣叶开放约180°时形成。二尖瓣瓣叶对向展开形成漏斗形时产生内角度 α；角度校正系数（$\alpha/180°$）矫正彩色血流成像所描绘的半球表面积，以便更准确地计算容积流率。该区域中的瞬时容积流率（Q）为半球表面积（$2\pi r^2$）和壳层混叠速度（v_a）的乘积：

$$Q = 2\pi r^2 \times \alpha/180° \times v_a$$

根据连续性方程原理，流经该区域的流量应等于流经受限瓣口的流量[34-36]。一旦计算出流率（Q），便可通过连续性方程获得二尖瓣口面积：

$$二尖瓣口面积（cm^2）= Q/v_p（cm/s）$$

其中，Q 为容积流率，v_p 为二尖瓣峰值流速。

图9.10说明了血流汇聚法在二尖瓣口面积计算中的应用。在二尖瓣关闭不全的情况下，这种方法可精确测量二尖瓣口面积。一些研究人员通过直接比较解剖和血流汇聚法计算的二尖瓣口面积，验证了血流汇聚法在二尖瓣口面积计算中的应用价值[34, 36, 38-39]。用血流汇聚法计算二尖瓣口面积可能非常耗时，但是其准确性不受相关

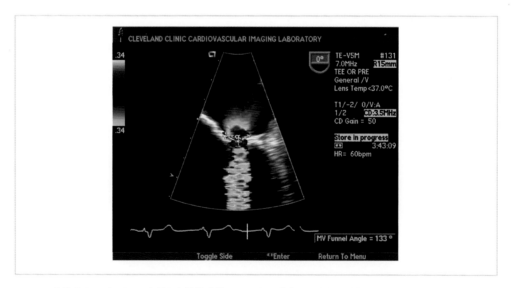

图9.9 食管中段四腔心切面的彩色多普勒成像显示了左心房侧二尖瓣口近端血流汇聚

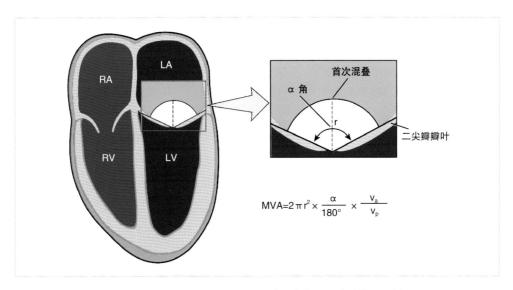

$$MVA = 2\pi r^2 \times \frac{\alpha}{180°} \times \frac{v_a}{v_p}$$

图 9.10 二尖瓣食管中段四腔心切面显示了使用近端等速表面积法计算二尖瓣面积所需的测量值。 $\alpha/180°$ 一角度校正系数；v_a 一混叠速度；v_p 一跨瓣峰值血流速度；RA一右心房；RV一右心室；LA一左心房；LV一左心室；MVA一二尖瓣口面积〔经允许引自 Rodriguez L, Thomas JD, Monterroso V, et al. Validation of the proximal flow convergence method: Calculation of orifice area in patients with mitral stenosis. Circulation, 1993,88:1157–1165.〕

二尖瓣或主动脉瓣反流的影响。在二维平面测量技术有限的情况下，当连续性方程参照瓣膜流量无法测量，以及当压力减半时间法受到血流动力学变化的影响时，这种二尖瓣口面积计算方法可能是最理想的方法[35]。

评估二尖瓣狭窄的实用方法

第 1 步：对二尖瓣进行二维评估并重点回答以下问题。①瓣膜的形态如何（也就是说，瓣膜是否变形）？②瓣叶的厚度和柔顺性是否正常？如果不正常，需进一步评估瓣膜，以确定评估瓣膜是否存在狭窄或反流。在经胃底短轴切面中，平面测量二尖瓣口面积最初是为了获得二尖瓣口面积的粗略估计值。

第 2 步：二维评估完成后，使用连续波多普勒测量二尖瓣血流。描记舒张期二尖瓣血流速度轮廓（图 9.5），利用超声心动图设备内部的软件确定平均压差。此外，使用压力减半时间法计算二尖瓣口面积（图 9.7）。大多数 TEE 设备也能推断流量衰减，计算减速时间。

如果测量结果符合表 9.2，则无须进一步评估。

第 3 步：对于无法使用压力减半时间法进行测量的患者，可使用连续性方程法和 PISA 法。

二尖瓣狭窄的三维超声心动图评估

三维超声心动图显示出了针对钙化[40]和风湿性二尖瓣狭窄[41]时测量二尖瓣口面积的准确性。Messika-Zeitoun 等[42]检验了实时三维超声心动图在经皮二尖瓣交界分离术中的应用。三维超声心动图提供了精确和可再现的二尖瓣口面积测量，类似于二维超声心动图。需要注意的是，笔者发现三维超声心动图能优化瓣膜解剖的"描述"，并为经验不足的操作者提供了更好的二尖瓣口面积测量方法；而经验丰富的操作者的报告结果与二维超声心动图相似。Zamorano 等[41]报告了三维超声心动图与有创方法相比能够更精准地并且可重复地对风湿性二尖瓣狭窄瓣口面积进行测量，也最为精确。其他人已经描述了使用实时三维超声心动图测量二尖瓣口面积的准确性和重复性[43]（图 9.11）。

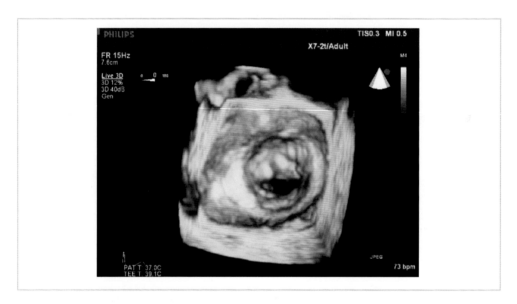

图 9.11　风湿性二尖瓣狭窄患者的三维超声心动图图像

有趣的是，Anwar 等通过对二尖瓣狭窄患者使用实时三维超声心动图验证了新的超声心动图评分系统。新评分系统的概念类似于 Wilkins 评分，评估中还使用了实时三维超声心动图。据报道，新评分系统改善了二尖瓣钙化和交界区粘连程度的形态学评估效果。与 Wilkins 评分相似，实时三维评分包括基于瓣膜钙化、厚度、柔顺性和瓣下病变程度的综合评分，评分较高代表瓣膜病变是更晚期的病变。实时三维评估将每个瓣叶分成 3 个区域，并分别对它们的厚度、钙化情况和柔顺性进行评分；根据腱索厚度和分离程度，瓣下结构分为 3 个等级[44-45]（表 9.4）。

表 9.4　基于实时三维超声心动图的二尖瓣评分

项目	前叶			后叶		
	A1	A2	A3	P1	P2	P3
厚度（0~6）（0=正常，1=增厚）[a]	0~1	0~1	0~1	0~1	0~1	0~1
柔顺性（0~6）（0=正常，1=受限）[a]	0~1	0~1	0~1	0~1	0~1	0~1
钙化（0~10）（0=无钙化，1~2=钙化）[b]	0~2	0~1	0~2	0~2	0~1	0~2
	瓣下结构[b]					
	近端 1/3		中 1/3		远端 1/3	
厚度（0~3）（0=正常，1=增厚）	0~1		0~1		0~1	
分离（0~6）（0=正常，1=局部分离，2=无分离）	0, 1, 2		0,1,2		0, 1, 2	

注：a—正常 = 0，轻度 =1~2，中度 =3~4，重度 ≥ 5；b—正常 = 0，轻度 =1~2，中度 =3~5，重度 ≥ 6。（经允许引自 Anwar A, Attia W, Nosir Y, et al. Validation of a new score for the assessment of mitral stenosis using real-time threedimensional echocardiography. *J Am Soc Echocardiogr.* 2010;23:13–22.）

总结

表 9.3 介绍了用于计算二尖瓣口面积的技术，表 9.2 显示了用不同技术获得的不同程度的二尖瓣狭窄分级。通常，二尖瓣狭窄面积超过 1.5 cm^2 表示轻度狭窄，1.0~1.5 cm^2 表示中度狭窄，小于 1.0 cm^2 表示重度狭窄[20]。每种技术都有其局限性。各种瓣膜评估方法之间的一致性及临床相关性将提高准确性和整体判断。

参考文献

1. Acierno LJ. Physical examination. In: *The History of Cardiology.* London: Parthenon Publishing Group; 1994:461–462.
2. Acierno LJ. Surgical modalities. In: *The History of Cardiology.* London: Parthenon Publishing Group; 1994:627.
3. Popovic AD, Thomas JD, Neskovic A, et al. Time-related trends in the preoperative evaluation of patients with valvular stenosis. *Am J Cardiol.* 1997;80:1464–1468.
4. Bruce CJ, Nishimura RA. Clinical assessment and management of mitral stenosis, valvular heart disease. *Cardiol Clin.* 1998;16:375–403.
5. Ranganathan N, Lam JH, Wigle ED, et al. Morphology of the human mitral valve: The valve leaflets. *Circulation.* 1970;41:459–467.
6. Roberts WC, Perloff JK. Mitral valvular disease: A clinicopathologic survey of the conditions causing the mitral valve to function abnormally. *Ann Intern Med.* 1972;77:939–974.
7. Kennedy JW, Yarnall SR, Murray JA, et al. Quantitative angiocardiography. IV. Relationships of left atrial and ventricular pressure and volume in mitral valve disease. *Circulation.* 1970;41:817–824.
8. Schlant RC, Alexander RW, O'Rourke RA, et al, eds. Mitral valve disease. In: *Hurst's the Heart.* 8th ed. New York, NY: McGraw-Hill; 1994:1483–1518.
9. Selzer A, Cohn K. Natural history of mitral stenosis: A review. *Circulation.* 1972;45:878–890.
10. Olson LJ, Subramanian R, Ackermann DM, et al. Surgical pathology of the mitral valve: A study of 712 cases spanning 21 years. *Mayo Clin Proc.* 1987;62:22–34.
11. Wilkins G, Weyman A, Abascal V, et al. Percutaneous balloon dilatation of the mitral valve: An analysis of echocardiographic variables related to outcome and the mechanism of dilatation. *Br Heart J.* 1988;60:299–308.
12. Otto C, ed. Valvular stenosis: Diagnosis, quantitation, and clinical approach. In: *Textbook of Clinical Echocardiography.* 2nd ed. Philadelphia, PA: WB Saunders; 2000:229–264.
13. Nichol PM, Gilbert BW, Kisslo JA. Two-dimensional echocardiographic assessment of mitral stenosis. *Circulation.* 1977; 55:120–128.

14. Daniel W, Nellessen U, Schroder E, et al. Left atrial spontaneous echo contrast in mitral valve disease: An indicator for an increased thromboembolic risk. *J Am Coll Cardiol.* 1988;11:1204–1211.

15. Chen YT, Kan MN, Chen JS, et al. Contributing factors to the formation of left atrial spontaneous echo contrast in mitral valvular disease. *J Ultrasound Med.* 1990;9:151–155.

16. Liu CP, Ting CT, Yang TM, et al. Reduced left ventricular compliance in human mitral stenosis: Role of reversible internal constraint. *Circulation.* 1992;85:1447–1456.

17. Hatle L, Brubakk A, Tromsdal A, et al. Noninvasive assessment of pressure drop in mitral stenosis by Doppler ultrasound. *Br Heart J.* 1978;40:131–140.

18. Oh JK, Seward JB, Tajik AJ. Hemodynamic assessment. In: *The Echo Manual.* 2nd ed. Philadelphia, PA: Lippincott Williams & Wilkins; 1999:59–71.

19. Weyman AE, ed. Left ventricular inflow tract I: The mitral valve. In: *Principles and Practice of Echocardiography.* 2nd ed. Philadelphia, PA: Lea & Febiger; 1994:391–497.

20. Baumgartner H, Hung J, Bermejo J, et al. Echocardiographic assessment of valve stenosis: EAE/ASE recommendations for clinical practice. *J Am Soc Echo.* 2009;22:1–23.

21. Henry WL, Griffith JM, Michaelis LL, et al. Measurement of mitral orifice area in patients with mitral valve disease by realtime, two-dimensional echocardiography. *Circulation.* 1975;51:827–831.

22. Martin RP, Rakowski H, Kleiman JH, et al. Reliability and reproducibility of two-dimensional echocardiographic measurement of the stenotic mitral valve orifice area. *Am J Cardiol.* 1979;43:560–568.

23. Wann LS, Weyman AE, Feigenbaum H, et al. Determination of mitral valve area by cross-sectional echocardiography. *Ann Intern Med.* 1978;88:337–341.

24. Libanoff AJ, Rodbard S. Atrioventricular pressure half-time: Measure of mitral valve orifice area. *Circulation.* 1968;38:144–150.

25. Hatle L, Angelsen B, Tromsdal A. Noninvasive assessment of atrioventricular pressure half-time by Doppler ultrasound. *Circulation.* 1979;60:1096–1104.

26. Bruce C, Nishimura R. Newer advances in the diagnosis and treatment of mitral stenosis. *Curr Probl Cardiol.* 1998;23:127–184.

27. Hatle L, Angelsen B, eds. Pulsed and continuous wave Doppler in the diagnosis and assessment of various heart lesions. In: *Doppler Ultrasound in Cardiology: Physical Principles and Clinical Applications.* Philadelphia, PA: Lea & Febiger; 1982:76–89.

28. Braverman AC, Thomas JD, Lee R. Doppler echocardiographic estimation of mitral valve area during changing hemodynamic conditions. *Am J Cardiol.* 1991;68:1485–1490.

29. Nakatani S, Masuyama T, Kodama K, et al. Value and limitations of Doppler echocardiography in the quantification of stenotic mitral valve area: Comparison of the pressure half-time and the continuity equation methods. *Circulation.* 1988;77:78–85.

30. Thomas JD, Wilkins G, Choong CYP, et al. Inaccuracy of mitral pressure half-time immediately after percutaneous mitral valvotomy: Dependence on transmitral gradient and left atrial and ventricular compliance. *Circulation.* 1988;78:980–993.

31. Thomas JD, Weyman AE. Doppler mitral pressure half-time: A clinical tool in search of theoretical justification. *J Am Coll Cardiol.* 1987;10:923–929.

32. Wranne B, Msee PA, Loyd D. Analysis of different methods of assessing the stenotic mitral valve area with emphasis on the pressure gradient half-time concept. *Am J Cardiol.* 1990;66:614–620.

33. Karp K, Teien D, Eriksson P. Doppler echocardiographic assessment on the valve area in patients with atrioventricular valve stenosis by application of the continuity equation. *J Intern Med.* 1989;225:261–266.

34. Rodriguez L, Thomas JD, Monterroso V, et al. Validation of the proximal flow convergence method: Calculation of orifice area in patients with mitral stenosis. *Circulation.* 1993;88:1157–1165.

35. Deng Y, Matsumoto M, Wang X, et al. Estimation of mitral valve area in patients with mitral stenosis by the flow convergence region method: Selection of aliasing velocity. *J Am Coll Cardiol.* 1994;24:683–689.

36. Rifkin R, Harper K, Tighe D. Comparison of proximal isovelocity surface area method with pressure half-time and planimetry in the evaluation of mitral stenosis. *J Am Coll Cardiol.* 1995;26:458–465.

37. Vandervoort PM, Rivera M, Mele D, et al. Application of color Doppler flow mapping to calculate effective regurgitant orifice area: An in vitro study and initial clinical observations. *Circulation.* 1993;88:1150–1156.

38. Degertekin M, Basaran Y, Gencbay M, et al. Validation of flow convergence region method in assessing mitral valve area in the course of transthoracic and transesophageal echocardiographic studies. *Am Heart J.* 1998;135:207–214.

39. Faletra F, Pezzano A, Fusco R, et al. Measurement of mitral valve area in mitral stenosis: Four echocardiographic methods compared with direct measurement of anatomic orifices. *J Am Coll Cardiol.* 1996;28:1190–1197.

40. Chu J, Levine R, Chua S, et al. Assessing mitral valve area and orifice geometry in calcific mitral stenosis: A new solution by real-time three-dimensional echocardiography. *J Am Soc Echocardiogr.* 2008;21:1006–1009.

41. Zamorano J, Cordeiro P, Sugeng L, et al. Real-time three-dimensional echocardiography for rheumatic mitral valve stenosis evaluation: An accurate and novel approach. *J Am Coll Cardiol.* 2004;43:2091–2096.

42. Messika-Zeitoun D, Brochet E, Holmin C, et al. Three-dimensional evaluation of the mitral valve area and commissural opening before and after percutaneous mitral commissurotomy in patients with mitral stenosis. *Eur Heart J.* 2007;28:72–79.

43. Binder T, Rosenhek R, Porenta G, et al. Improved assessment of mitral valve stenosis by volumetric real-time three-dimensional echocardiography. *J Am Coll Cardiol.* 2000;36:1355–1361.

44. Soliman O, Anwar A, Metawei A, et al. New scores for the assessment of mitral stenosis using real-time three-

dimensional echocardiography. *Curr Cardiovasc Imaging Rep.* 2011;4:370–377.

45. Anwar A, Attia W, Nosir Y, et al. Validation of a new score for the assessment of mitral stenosis using real-time threedimensional echocardiography. *J Am Soc Echocardiogr.* 2010;23:13–22.

自测题

1. 关于二尖瓣解剖的陈述中，下列哪一项是正确的?

 a. 虽然二尖瓣前叶基部至边缘的长度比二尖瓣后叶基部至边缘的长度长，但是两个瓣叶的总表面积几乎相同

 b. 正常二尖瓣口的面积为 4 ~ 6 cm²

 c. 二尖瓣前叶附着在大约 1/3 的二尖瓣环圆周上

 d. 上述所有描述均正确

2. 二尖瓣前叶的"曲棍球杆形"畸形反映了下列风湿性二尖瓣疾病的哪一项表现?

 a. 伴随重度二尖瓣反流

 b. 重度主动脉瓣关闭不全

 c. 二尖瓣舒张期血流的限制

 d. 肺动脉高压

3. 长期二尖瓣狭窄的二维特征包括:

 a. 左心房增大

 b. 左心房出现自发性超声显影

 c. 二尖瓣瓣叶增厚且相对固定

 d. 以上所有选项均正确

4. 重度二尖瓣狭窄最符合以下哪个压力减半时间测量值?

 a. 60 ms

 b. 120 ms

 c. 180 ms

 d. > 300 ms

5. 关于使用平均压差评估二尖瓣狭窄严重程度的陈述，下列哪一项是正确的?

 a. 当使用平均压差估计值时，二尖瓣向前血流增加，重度二尖瓣反流会导致二尖瓣狭窄程度被高估

 b. 二尖瓣上的平均压差与向前血流的程度无关

 c. 当使用平均压差估计值时，肺动脉高压会导致二尖瓣狭窄程度被低估

 d. 以上陈述均不正确

6. 当使用平面测量法计算二尖瓣面积时，下列哪一项可能会对二尖瓣面积的测量造成误差?

 a. 仪表因素，如增益设置过高或过低

 b. 成像平面取向不足

 c. 二尖瓣成形术后

 d. 以上所有选项均正确

7. 从多普勒频谱的轮廓中得到的二尖瓣压力减半时间为 280 ms，则计算出的二尖瓣口的面积为:

 a. 1.5 cm²

 b. 2 cm²

 c. 0.78 cm²

 d. 1.2 cm²

8. 以下哪个平均压差参数最能表明重度二尖瓣狭窄?

 a. 3 mmHg

 b. 5 ~ 6 mmHg

 c. > 12 mmHg

 d. 8 mmHg

9. 当使用压力减半时间来计算二尖瓣口面积时，下列哪个选项会导致测量误差?

 a. 轻度主动脉瓣关闭不全

 b. 中度肺动脉高压

 c. 重度主动脉瓣关闭不全

 d. 左心室顺应性轻微变化

10. 连续性方程可用于计算二尖瓣口面积。下列选项中哪一项是正确的?

 a. 二尖瓣或参考瓣膜伴随反流可能会导致误差

 b. 肺动脉高压会限制准确性

 c. 连续性方程理论上与左心室顺应性无关

 d. 分流的存在不会影响精确性

11. 使用 PISA 法计算二尖瓣口面积的好处之
一是：
a. 二尖瓣反流的存在使 PISA 法在计算二
尖瓣口面积时无效
b. 当使用 PISA 法计算二尖瓣口面积时，
主动脉瓣关闭不全会导致计算不准确
c. PISA 法的准确性不受伴随的二尖瓣或
主动脉瓣反流影响
d. 与平面测量法相比，PISA 法不是计算
二尖瓣口面积的定量方法

12. PISA 法在以下何种情况下最有用：
a. 当使用平面测量法有技术限制时
b. 当由于参考瓣膜无向前血流而无法使
用连续性方程时
c. 当压力减半时间受到血流动力学变化
的影响时
d. 以上所有选项均正确

13. 使用 PISA 法计算二尖瓣口面积时，为了
提高准确性，需要增加以下哪一项？
a. 排除峰值流速
b. 引入角度校正系数：$\alpha/180°$
c. 伴随二尖瓣反流的考虑
d. 舒张功能障碍的校正系数

14. 关于新提出的风湿性二尖瓣狭窄实时三维
评分系统，以下哪项陈述将它与 Wilkins
评分区分开来？
a. 不包括对瓣下受损程度的测量
b. 通过将每个瓣叶细分为 3 个部分，对
瓣叶受损进行了更详细的评估
c. 不包括瓣叶钙化程度
d. 不包括瓣叶增厚程度

15. 在多普勒频谱的测量中，假设减速时间为
800 ms，则计算出的二尖瓣面积为：

a. $<1.0\ cm^2$
b. $1.5\ cm^2$
c. $2.8\ cm^2$
d. $2.0\ cm^2$

16. 关于超声心动图发现自发性超声显影的陈
述中，下列哪一项是正确的？
a. 这表明高流量状态
b. 可能是患者血栓风险增加的警告信号
c. 出现在严重二尖瓣反流患者的左心房
d. 在心房纤颤患者中不常见

17. 长期二尖瓣狭窄，伴随左心房压力慢性升
高，可导致：
a. 肺血管的结构改变
b. 右心衰
c. 肺动脉高压
d. 以上所有选项均正确

18. 下列二尖瓣口面积测量值中，哪一项最符
合重度二尖瓣狭窄？
a. $2\ cm^2$
b. $<1\ cm^2$
c. $1.5\ cm^2$
d. $1.5 \sim 1.8\ cm^2$

19. 风湿性二尖瓣狭窄的病理特征包括以下哪
一项？
a. 瓣叶增厚
b. 钙沉积
c. 瓣叶运动受限
d. 以上所有选项均正确

20. 下列哪种情况会导致二尖瓣狭窄？
a. 风湿性心脏病
b. 二尖瓣降落伞状畸形
c. 三房心
d. 以上所有选项均正确

10 二尖瓣修复

Maurice Hogan，*Jörg Ender*

适应证

二尖瓣反流是最普遍的单纯性心脏瓣膜疾病[1]。瓣膜的修复或置换仍然是这些重度慢性疾病唯一有效的治疗方法[2-3]。

二尖瓣反流由结构性或功能性疾病引起[2-3]。结构性（或原发性）二尖瓣反流最常见的原因是退行性二尖瓣疾病，并提示二尖瓣装置结构（即瓣叶、腱索或乳头肌）产生病理改变。功能性（或继发性）二尖瓣反流意味着二尖瓣装置结构正常，反流通常由缺血性或扩张性心肌病引起。在这些功能性二尖瓣疾病病例中，反流是左心室扩张引起的乳头肌移位导致的，通常与二尖瓣环扩张相关。乳头肌移位引起瓣叶拴系并限制其运动，从而影响了对合[4]。

二尖瓣修复提高了长期生存率。如果患者在早期和中期进行手术，手术死亡率低（低于 1%），修复率高（80%~90%），这与瓣膜置换截然相反[5-6]。接受二尖瓣修复而非瓣膜置换的患者，其手术死亡率明显较低，左心室射血分数（LVEF）恢复较好，长期生存率较好[7-8]，患者感染性心内膜炎的发生率较低，血栓栓塞事件较少，且一般无须长期抗凝治疗，其预后改善很可观。

慢性重度二尖瓣反流最终导致左心室扩张。为了在有显著反流情况下保持充足的搏出量，左心室顺应性增加，从而导致离心性心肌肥厚。扩张的左心房和左心室可在较低的充盈压力下容纳反流量，因此肺淤血会减少。因此，这些早期反应具有适应性。在此阶段，患者可能没有明显症状。但是，随着时间的推移，左心室逐渐增大，左心室舒张期末压增加，导致左心室射血分数降低。随着左心房进行性扩张，会出现心房颤动和（或）肺动脉高压，慢性重度二尖瓣反流患者的心房颤动和（或）肺动脉高压发生是外科手术的指征，即使左心室射血分数保留和左心室收缩末期内径小于 40 mm 的患者也是如此[2-3]。

对慢性重度二尖瓣反流患者手术时机的建议取决于患者的症状，以及超声心动图对左心室功能和大小的评估（图 10.1）[2-3]。值得注意的是，对于无症状、左心室的大小和功能正常，无心房颤动或肺动脉高压的慢性重度二尖瓣反流患者，只有在瓣膜有可能修复（而非置换）的情况下，才建议进行瓣膜修复。目前还建议，对左心室功能不全和（或）左心室扩张的患者进行药物治疗。在这些患者中，传统手术不大可能

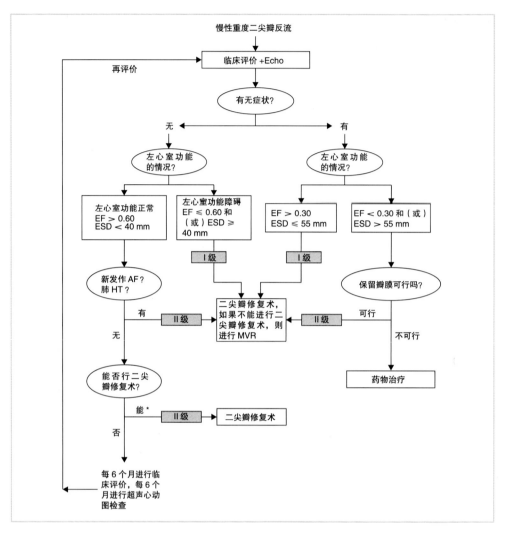

图 10.1 慢性重度二尖瓣反流患者的管理指南。* 代表如果由经验丰富的手术团队进行二尖瓣修复术，并且成功修复的可能性为 90% 以上，则无症状且左心室功能正常的患者可进行二尖瓣修复术。AF—心房颤动；Echo—超声心动图；EF—射血分数；ESD—收缩末期内径；HT—高血压；MVR—二尖瓣置换术

保留腱索。相关指南也未考虑经皮修复方案。尽管经皮二尖瓣钳夹手术在降低二尖瓣反流方面不如传统修复术有效，但与传统修复术相比，它涉及的主要不良事件较少，并且确实改善了患者的临床症状[9]。经皮二尖瓣钳夹手术的远期效果尚不明确，但是对于该组群的患者来说，该手术可能是有效的替代治疗方案。

超声心动图的评估

对于进行二尖瓣修复术的患者，术中经食管超声心动图检查是 I 级推荐[10]，这意味着 TEE 的实时监测可改善患者预后。术中 TEE 的评估可分为两个组成部分，即

修复前的评估和修复后的评估。

修复前的评估

修复前应评估以下内容：①二尖瓣装置的结构；②根据 Carpentier 分类的二尖瓣瓣叶功能；③二尖瓣反流的严重程度；④回旋支及其与二尖瓣环的关系；⑤继发结构异常或并发症；总结上述信息，与手术团队讨论手术成功修复的可能性，以便制订手术计划。

二尖瓣装置的结构

二尖瓣装置由二尖瓣环、二尖瓣瓣叶（前叶和后叶）、腱索、乳头肌和左心室组成。Carpentier 提出的描述二尖瓣瓣叶分区[11] 的命名法是目前接受度最广的命名方法（图 10.2）。二尖瓣装置的解剖在第 8 章中有详细介绍。为了直观显示二尖瓣装置的所有结构，并充分阐明二尖瓣反流机制和任何相关病理，有些观点是十分必要的[12]。

食管中段四腔心切面：通常显示二尖瓣的 A2 和 P2 区（图 10.3）。在此处稍微回退探头后可见 A1 和 P1 区，而稍微向前推进探头则可见 A3 和 P3 区（图 10.4）。也可通过测量左心室射血分数来评估左心室的收缩功能。若要评估左心室射血分数，则必须考虑患者的负荷

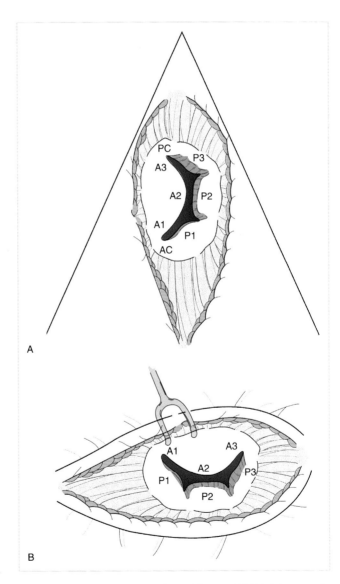

图 10.2　根据 Carpentier 瓣叶命名法划分的二尖瓣瓣叶分区。A. 超声心动图的短轴或"鱼嘴状"切面。B. 外科医师从患者右侧通过敞开的左心房看到的切面。超声心动图相对于外科医师的视角逆时针旋转 90°（头部向左倾斜）

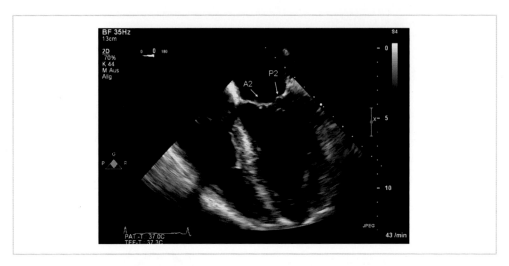

图 10.3   食管中段四腔心切面（标记了 A2 和 P2 区）。虽然典型的食管中段四腔心切面常经过 A2 和 P2 区，但是可通过稍微回退探头来观察 A1 和 P1 区，或者通过稍微向前推进探头来观察 A3 和 P3 区（图 10.4）

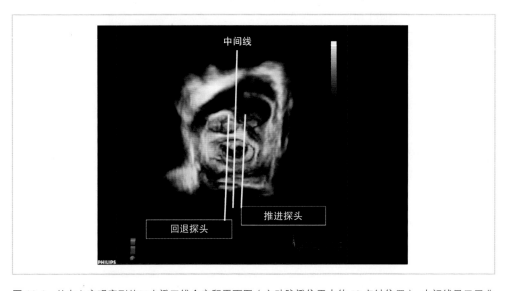

图 10.4   从左心房观察到的二尖瓣三维全容积平面图（主动脉瓣位于大约 12 点钟位置）。中间线显示了典型的食管中段四腔心切面经过 A2 和 P2 区。回退探头意味着二维探头通过 A1 和 P1 区，在相应的二维切面中主动脉瓣 / 左心室流出道显示更多。推进探头将二维扫描平面移动到 A3 和 P3 区

状况。左心室功能正常的二尖瓣反流患者，其左心室射血分数不低于 60%[3]。

术前左心室射血分数降低的患者，术后左心室射血分数也会降低，围手术期死亡率升高，长期生存率较低[13-14]。

食管中段二尖瓣交界区切面：从食管中段四腔心切面来看，增大旋转角度来扫描二尖瓣，可见 P3、A2 和 P1 区（图 10.5）。进一步增大旋转角度，可见有 P3、A3、A2 和 A1 区的食管中段双腔心切面（图 10.6）和有 P2 和 A2 区的食管中段长轴切面（图 10.7）。

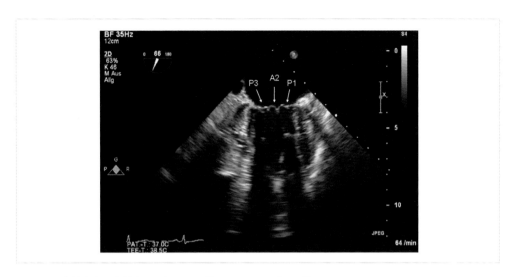

图 10.5　食管中段二尖瓣交界区切面。通常显示 P3、A2 和 P1 区

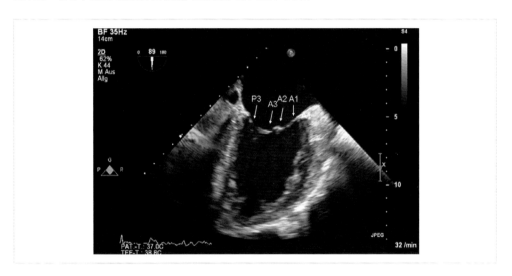

图 10.6　食管中段双腔心切面。从食管中段二尖瓣交界区切面将探头旋转角度增加到 90°～100°，显示 P3、A3、A2 和 A1 区

将探头从食管中段位置推进胃中，以获得经胃切面。

经胃短轴切面：通过测量缩短分数或面积变化分数，评估局部室壁运动异常，以及左心室整体功能。如出现新的局部室壁运动异常，可能是由二尖瓣修复后并发症引起（见修复后检查）。

经胃两腔心切面：由于超声束垂直于乳头肌和腱索传播，因此这两个结构通常显示得非常清晰（图 10.8）。在该切面上测量左心室直径[15]。

经胃底短轴切面：显示二尖瓣瓣叶的所有分区和两个交界区（图 10.9）。该切面允许平面测量二尖瓣口面积。可在舒张期诊断某个瓣叶的瓣裂（二尖瓣前叶瓣裂）。使用彩色血流多普勒（color flow Doppler，CFD）有助于明确诊断，实时三维 TEE 通常

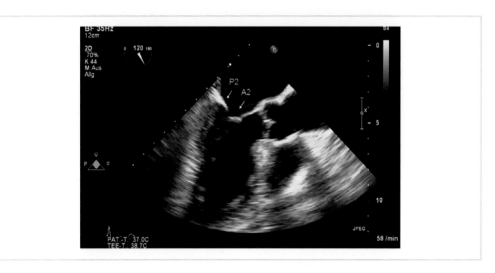

图 10.7   食管中段长轴切面。可见左心房、左心室、左心室流出道和主动脉瓣。当正切时，观察到的二尖瓣 A2、P2 区

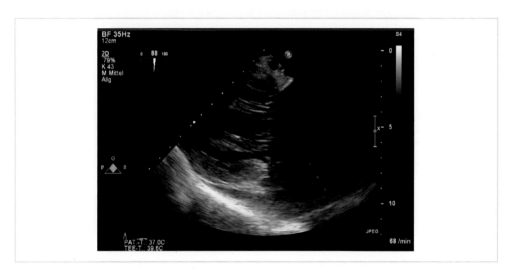

图 10.8   经胃两腔心切面。当超声束垂直于瓣下结构传播时，该切面非常有助于证明瓣下结构的病理改变，增强瓣下结构的可视性

可更好地显示该瓣裂。

　　二尖瓣三维评估：实时三维 TEE 对二尖瓣病理评估的附加价值仍是一个有争议的问题[16-17]。二尖瓣病理的实时三维 TEE 评估与手术所见结果之间有很高的一致性[18]。实时三维 TEE 最重要的潜在优势是，它能够提供多个更容易理解的独特的切面和图像。实时三维 TEE 可能是评估二尖瓣病理时的首选方法，因为它可作为二维检查的补充[19]。

　　使用三维超声心动图[20]采集图像时，无论是从左心房还是左心室观看二尖瓣，都要将主动脉瓣放置在上方。这样做的优点是二尖瓣前叶始终位于主动脉瓣下。从心

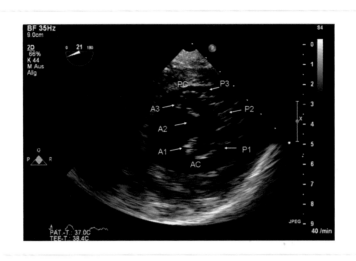

图 10.9　经胃底短轴切面。该切面很难被优化，真实显示了左心室壁基底段，可观察到左心室壁基底段室壁运动异常。在该图中，可见内交界（PC）和外交界（AC），也可分辨二尖瓣的 6 个分区。二尖瓣口面积可通过平面测量法测得。应用彩色血流多普勒通常有助于定位瓣膜反流

房侧看，从左至右，瓣膜分区被命名为 1、2 和 3（图 10.10）。左心房切面是观察二尖瓣时最直观和最有用的三维切面（也称为"正面视野"或"手术视野"），该切面通常有助于将 TEE 的发现转达给外科医师。因为在该切面中，可看见二尖瓣的所有分区，并且通常可清楚地定位病变，特别是在瓣叶过度运动的情况下（图 10.11）。与标准二维图像相比，通常能更清楚地观察到瓣裂、瓣叶凹陷或穿孔。

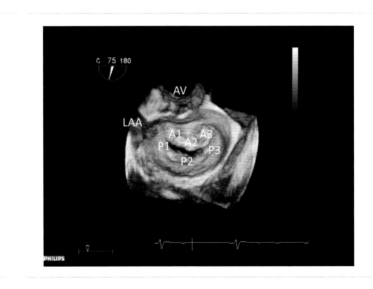

图 10.10　从左心房角度观察二尖瓣的三维切面。主动脉瓣（AV）位于上方，也可看到左心耳（LAA）。该切面也被称为二尖瓣的"正面切面"或"手术切面"。在这个切面可同时观察到二尖瓣的所有分区，并在此进行标记

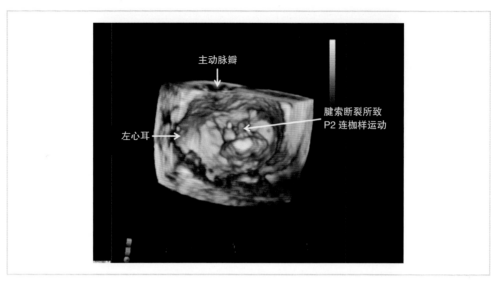

图 10.11　从左心房的角度观察二尖瓣的三维切面（主动脉瓣位于上方）。左心耳可被识别。该图像是在收缩期拍摄的，可清楚地识别腱索断裂所致 P2 连枷样运动

　　在检查二尖瓣装置的结构时，重要的是识别二尖瓣装置的钙化并量化其严重程度，尤其是瓣环和瓣叶上的钙化。在超声中，钙化具有特征性的强回声外观，并不难被识别（图 10.12）。但是，由于产生了阴影伪像，钙化可能会阻碍对其他结构的观察。

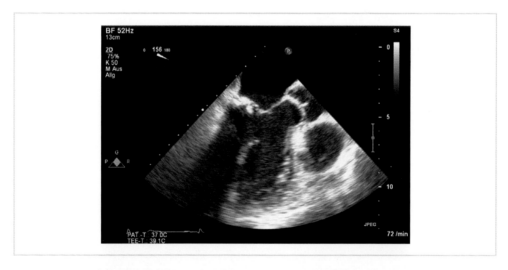

图 10.12　钙化。食管中段长轴切面显示了后叶的钙化区。这种回声密集和增厚的钙化区在下方产生了阴影伪像，阻碍了对底层结构的观察

　　定量测量：在术前对二尖瓣装置结构评估中需进行大量超声心动图测量，因为这些测量值对于评估瓣膜是否易于修复及制订修复方案至关重要。

二尖瓣环的尺寸

　　正常的二尖瓣环不是圆形，而是马鞍形，其横径和前后径之比约为 4 ：3。但是，

当瓣环扩张时，它主要在前后方向上扩张，横径和前后径之比降低。其原因是纤维弹性骨架在后瓣环周围最脆弱。因此，为了评估二尖瓣环的扩张程度，应在舒张期，食管中段长轴切面瓣环水平上测量 A2、P2 间瓣环的前后径[21]（图 10.13）。

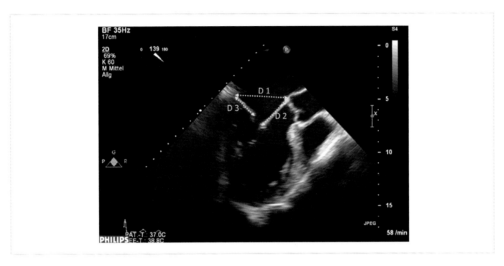

图 10.13 通过 A2 和 P2 段的食管中段长轴切面，应确保获得真实的食管中段长轴切面，即没有透视缩短，并避免斜行穿过主动脉瓣和左心室流出道。在舒张期测量瓣环（D1）、前叶长度（D2）和后叶长度（D3）

二尖瓣前叶长度

测量二尖瓣前叶的长度，可用于确定要植入的瓣环的尺寸，这对于二尖瓣修复的设计尤为重要。最好通过食管中段长轴切面在舒张期测量二尖瓣前叶的长度，从前叶基部（瓣环处）到瓣叶末端进行测量[21]（图 10.13）。由于前叶为半圆形，沿该图像平面中 A2 区的测量长度最大。应注意测量时不要包含附着在瓣叶末端的主要腱索。

二尖瓣后叶长度

可通过与瓣环和前叶相同的食管中段长轴图像来测量二尖瓣后叶的长度[21]（图 10.13）。从瓣环处的瓣叶基部到后叶末端进行测量。该测量的主要意义在于预测术后发生前叶收缩期前移（SAM）的可能性。

对合点到室间隔（C-sept）的距离

二尖瓣瓣叶对合点到室间隔的距离在修复后出现二尖瓣收缩期前移的风险评估中具有重要作用。应在食管中段长轴切面中再次测量 C-sept 距离。该测量在收缩期进行，这样瓣叶可以进行对合。测量从对合点到室间隔的最短距离（图 10.14）。

左心室收缩末期内径

最好在收缩期二尖瓣关闭时通过经胃两腔心切面来测量左心室收缩末期内径。左心室的长轴在图像中应是水平的，在从心内膜边缘到心内膜边缘的腱索水平上进行测量（图 10.15）。为了提高精确度，应在多个心动周期进行测量，以获得平均值，尤其

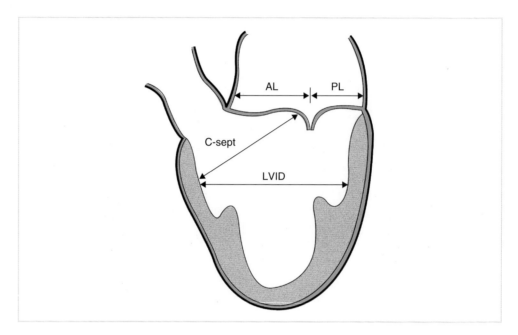

图 10.14 修复术前用于评价收缩期前移的经食管超声心动图测量的示意图。AL—前叶长度；PL—后叶长度；C-sept—对合点到隔膜的距离；LVID—收缩期左心室内径（经允许引自 Maslow AD, Regan MM, Haering JM, et al. Echocardiographic predictors of left ventricular outflow tract obstruction and systolic anterior motion of the mitral valve after mitral valve reconstruction for myxomatous valve disease. J Am Coll Cardiol, 1999,34:2096–2104. ）

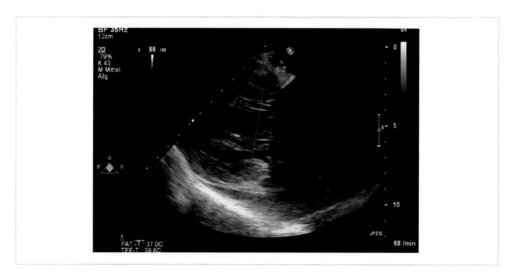

图 10.15 左心室收缩末期内径的测量。可在经胃两腔心切面中进行测量，也可在食管中段两腔心切面中进行测量。在收缩末期，在从心内膜边缘到心内膜边缘的腱索水平（也就是图中的红线）上进行测量

是在心律失常的情况下。测量值超过 40 mm 表明左心室扩张。也可使用食管中段两腔心切面进行测量[15]。

左心室舒张末期内径

左心室舒张末期内径可通过经胃或食管中段两腔心切面进行测量。本测量应在舒张末期进行。测量在腱索水平上进行，内径超过 55 mm 表明左心室扩张[15]。

隆起高度

隆起高度也称为对合深度。这是一项非常重要的指标，术前隆起高度达到 11 mm 与不良修复结果有关，隆起高度过高通常被视作二尖瓣置换的指征[22-23]。这通常在 Carpentier 分类 Ⅲ b 型病理的背景下发生，此时左心室扩张，随后二尖瓣瓣叶在收缩期受到限制，这意味着它们在二尖瓣环水平以下对合。应在收缩期的食管中段长轴切面或食管中段四腔心切面上进行测量。在二尖瓣上应用缩放功能或减小图像深度，可降低测量的误差。为进行该测量，应先通过标记瓣环平面来识别二尖瓣环水平。隆起高度是从标记瓣环水平线到对合点的垂直距离（图 10.16 ）。

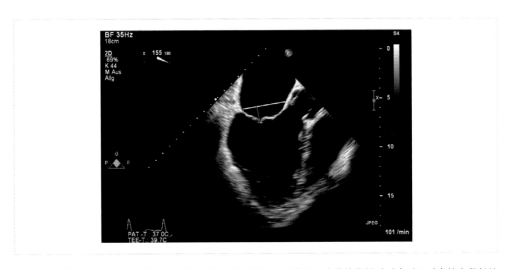

图 10.16 隆起高度。有助于确定功能性疾病中瓣膜是否可以修复。在收缩期瓣叶对合时通过食管中段长轴切面进行测量。识别二尖瓣瓣平面（白线），隆起高度是从对合点到这条线的垂直距离（红色箭头）

隆起面积

与隆起高度类似，隆起面积可通过收缩期食管中段长轴切面测得。隆起区域是由沿着瓣环平面和两个瓣叶心房侧的线所包围的区域（图 10.17）。隆起面积超过 2.5 cm² 时，则不利于对功能性二尖瓣反流患者进行二尖瓣修复[19]。

对合长度

对合长度代表了两个瓣叶在收缩期相互对合的程度。在收缩末期，可通过食管中段长轴切面测得对合长度（图 10.18）。因其与修复手术的远期效果息息相关，瓣叶修复后该值的测量更为重要。通常，与瓣叶切除术[24]相比，人工腱索植入后的对合长度更长。

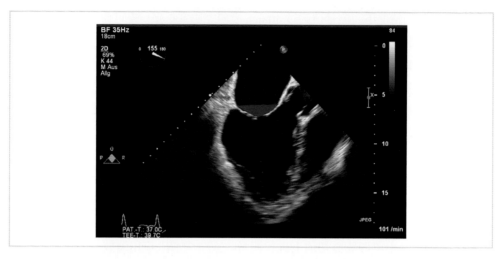

图10.17　隆起区域。采用与隆起高度相同的测量方法，隆起区域是由沿着瓣环平面和两个瓣叶心房侧的线所包围的区域（红色三角形）

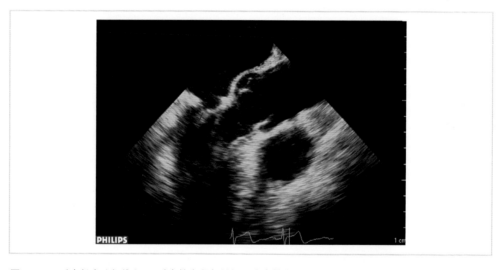

图10.18　对合长度（红线）。通过食管中段长轴切面或食管中段四腔心切面，测量收缩末期前叶和后叶之间的对合长度

Carpentier 分类

　　二尖瓣瓣叶的功能分类对确定瓣膜修复的可行性有一定影响，相关内容将在下文讨论。二尖瓣瓣叶按功能的分类是基于瓣叶运动的。Ⅰ型为瓣叶运动正常。Ⅱ型为瓣叶运动过度。Ⅲ型为瓣叶运动受限（图10.19）。Ⅲ型可进一步细分为Ⅲa型（结构性）和Ⅲb型（功能性）。在Ⅲa型中，由于瓣叶损伤（钙化或风湿性疾病），收缩期和舒张期运动受限。在Ⅲb型中，由于瓣叶受到束缚，收缩期运动受限（缺血性或扩张性心肌病可导致瓣叶收缩期活动受限）。

　　彩色血流多普勒有助于确定功能分类。在Ⅰ型中，二尖瓣反流通常为中心反流。

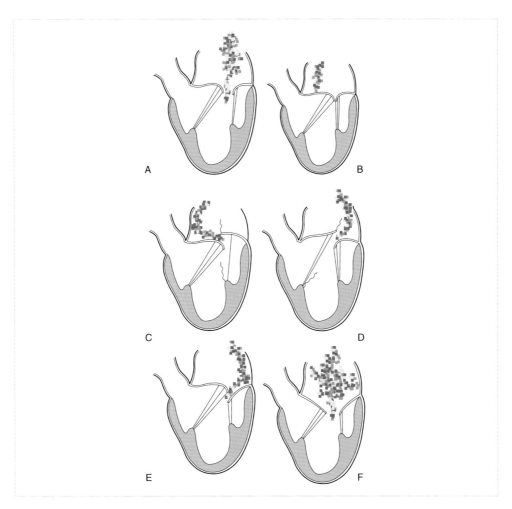

图 10.19　根据瓣叶运动对二尖瓣反流进行 Carpentier 分类。在Ⅰ型中，瓣叶运动正常，二尖瓣反流通常为中心反流（A，B）。在Ⅱ型中，瓣叶运动过度，二尖瓣反流通常会远离病变瓣叶（C，D）。在Ⅲ型中，瓣叶运动受限。Ⅲ型可进一步细分为Ⅲ a 型（结构性）（E）和Ⅲ b 型（功能性）（F）。在Ⅲ型中，如果仅有一个瓣叶受到影响，二尖瓣反流可能会指向病变瓣叶；如果有两个瓣叶受到同样的影响，二尖瓣反流可能为中心反流（图片由 *Gregory M. Hirsch* 医师提供）

在累及一个瓣叶的Ⅱ型中，二尖瓣反流为偏心性反流，并指向未累及的瓣叶上（图 10.20）。但是，如果累及两个瓣叶，则二尖瓣反流可能是中心反流。在Ⅲ型功能障碍中，二尖瓣反流通常为中心反流，因为通常两个瓣叶都受到影响。仅累及一个瓣叶时，二尖瓣反流为偏心性反流，并指向受影响的瓣叶（图 10.21）。此外，在Ⅱ型中，必须区分翻转、脱垂和连枷[19, 21]。

（1）翻转：指二尖瓣环平面上方瓣体的运动（图 10.22）。在某种程度上，这可能是正常的现象。当其在食管中段长轴切面中的运动幅度超过 2 mm 或在食管中段四腔心切面中的运动幅度超过 5 mm 时，则为异常表现。这通常与组织和腱索过度延长有关，并可能发生瓣叶脱垂。

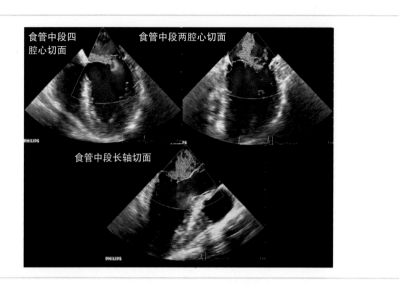

图 10.20 瓣叶运动过度引起的 Ⅱ 型反流的彩色血流多普勒（此种情况下，P2 区脱垂）。病变产生的反流为偏心性反流，血液沿未受累的瓣叶（A2）走行

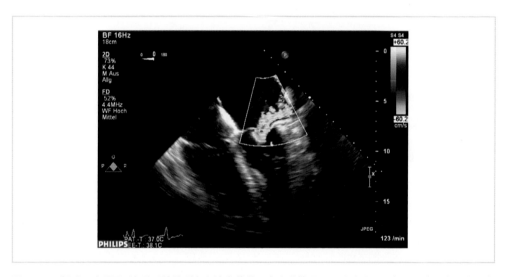

图 10.21 瓣叶运动受限引起的反流的彩色血流多普勒。在这种情况下，后叶受到限制，无法正常运动。病变产生的反流为偏心性反流，并流向受影响的后叶。

（2）脱垂：描述了二尖瓣环平面上方一个或两个瓣叶边缘的移位，其游离缘指向左心室（图 10.23）。这通常与腱索伸长有关，但也可能与腱索断裂有关。彩色血流多普勒显示的二尖瓣反流总是沿 Ⅱ 型患者未受累瓣叶走行（图 10.20）。

（3）连枷：指二尖瓣环平面上方一个或两个瓣叶的游离缘的移位，瓣叶的游离缘脱入左心房（图 10.24）。这通常与腱索断裂有关，但也可能与腱索极度延伸有关。

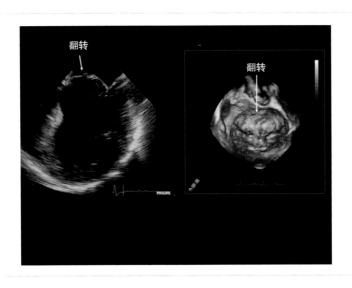

图 10.22 食管中段四腔心切面（左）及从左心房角度观察二尖瓣的三维平面图像（右）都显示了二尖瓣前叶过度翻转。瓣体（非游离缘）被推到二尖瓣环水平上

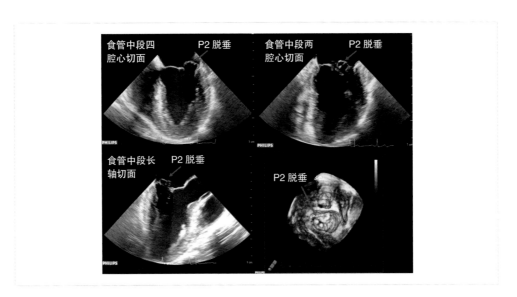

图 10.23 二维食管中段图像。从左心房的角度观察二尖瓣的四腔心切面（左上）、交界区切面（右上）、长轴切面（左下）和三维图像（右下），均发现 P2 段脱垂。在三维切面中，看不见 P1 段

二尖瓣反流的严重程度

实际上，最好采用缩流颈宽度、血流汇聚法（或 PISA 法）和肺静脉血流频谱来评估二尖瓣反流的严重程度（请结合第 8 章 二尖瓣反流所述）。

回旋支的可见性及其与二尖瓣环的关系

由瓣环成形术环或人工瓣膜缝合线引起的回旋支损伤或变形是一种公认的具有潜

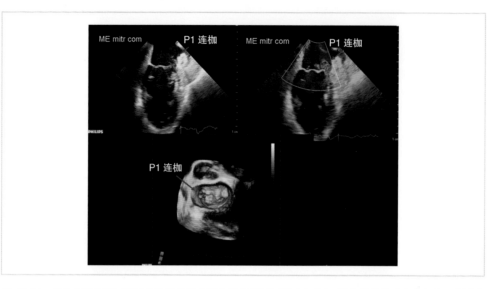

图 10.24　从左心房角度观察二尖瓣的二维食管中段交界区切面（左上）、彩色多普勒（右上）和三维图像（左下），均发现连枷 P1。连枷的原因是腱索断裂，附着在该段的腱索残余部分也在二尖瓣环的水平上连枷，并脱入左心房

在破坏性的并发症，在接受二尖瓣手术的患者中，发生率高达 1.8%[25-27]。在大多数患者中，可将 TEE 探头从主动脉瓣的中段长轴切面逐渐向左转动[28]，从而使回旋支可见。从左冠状动脉主干的起点，将探头转向患者的左侧，沿分叉路线进入左前降支和回旋支。进一步转动探头，则可看到回旋支沿二尖瓣环的走向（图 10.25）。冠状动脉回旋支必须与冠状静脉窦（平行于回旋支的静脉结构）相区别，回旋支的直径从起点开始即沿其进展而减小，而冠状静脉窦的直径增大，这有助于区分二者[29]。也可测量回旋支至二尖瓣环的距离，该信息可直接帮助外科医师。回旋支的术前可视化可作为修复后可视化的参考。

明确其他心脏结构的继发性异常和共存异常

建议在搭桥手术前后对接受二尖瓣修复的患者进行全面的 TEE 检查。除确定二尖瓣反流的病理和严重程度外，更重要的是检查二尖瓣反流的继发特征，并识别其他合并的心肌病变。

术前评估左心室的整体收缩功能和局部收缩功能及心室大小，以供术后检查时参考，这是至关重要的。还应注意主动脉，特别是注意有无动脉粥样硬化斑块存在。如果存在动脉粥样硬化斑块，则会增加术后脑血管事件的发生风险。升主动脉斑块或钙化增加了主动脉插管和阻断引起并发症的风险，如果存在风险，则可能需要改变手术方式[30]。如果采用逆行灌注技术，如微创技术，则关注降主动脉中的斑块变得更为重要。

还应评估右心的结构和功能。二尖瓣疾病患者的三尖瓣反流与不良预后相关，并

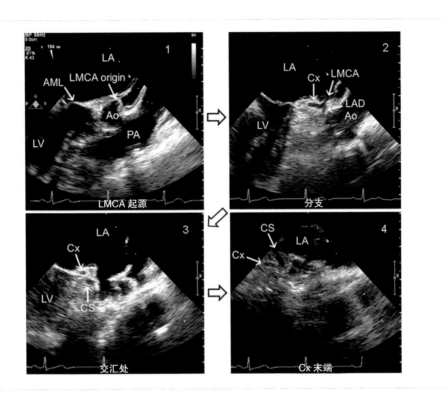

图 10.25 回旋支可见。LA—左心房；LMCA—左冠状动脉主干；AML—二尖瓣前叶；Ao—主动脉窦；PA—肺动脉；Cx—回旋支；LAD—左前降支；CS—冠状静脉窦［改编自 Ender J, Singh R, Nakahira J, et al. Echo didactic: Visualization of the circumflex artery in the perioperative setting with transesophageal echocardiography.Anesth Analg, 2012,115（1）:22–26.］

对生存率较低、心力衰竭和功能减退有预测作用[31]。中度至重度二尖瓣反流和右心室功能减退的心力衰竭患者［三尖瓣环收缩期位移（tricuspid annular plane systolic excursion，TAPSE）不超过 14 mm］的 2 年绝对死亡率比 TAPSE 超过 14 mm 的患者高出 27%[32]。接受二尖瓣手术且合并重度三尖瓣反流的患者，受益于同期的三尖瓣修复。当合并三尖瓣环扩张或肺动脉高压时，接受二尖瓣修复的患者由于重度三尖瓣反流，可能要考虑三尖瓣瓣环成形术[3]。

帮助规划手术程序

基于对瓣膜结构和功能的 TEE 评估，以及外科医师的专业知识，可估计修复的可能性。表 10.1 描述了基于病因和超声检查结果而成功修复的可能性。二尖瓣脱垂是发达国家二尖瓣反流最常见的病因。由于后叶单纯性脱垂（特别是 P2 段），修复成功率超过 92%[33]，这是最容易修复的缺陷。更复杂的病变也能修复，成功率也很高，特别是在大的临床研究中心[34]。

表 10.1　基于超声检查结果的器质性二尖瓣反流的二尖瓣修复成功率

病因	功能障碍	钙化	二尖瓣环扩张	修复概率
退行性	Ⅱ：局部脱垂［P2 和（或）A2］	无/局部	轻度/中度	可行
缺血性/功能性	Ⅰ或Ⅲb	无	中度	可行
Barlow 综合征	Ⅱ：广泛脱垂（不少于 3 个扇叶，后连合）	局部（瓣环）	中度	很难
风湿性	Ⅲa：柔韧的前叶	局部	中度	很难
重度 Barlow 综合征	Ⅱ：广泛脱垂（不少于 3 个扇叶，前连合）	广泛（瓣环和瓣叶）	重度	不太可能
心内膜炎	Ⅱ：脱垂加破坏性病变	无	无/轻度	不太可能
风湿性	Ⅲa：坚硬的前叶	广泛（瓣环和瓣叶）	中度/重度	不太可能
缺血性/功能性	Ⅲb：瓣膜严重变形	无	无或重度	不太可能

注：改编自 Lancellotti P, Moura L, Pierard LA, et al. European Association of Echocardiography recommendations for the assessment of valvular regurgitation. Part 2: mitral and tricuspid regurgitation（native valve disease）. Eur J Echocardiogr.2010;11:307-332.

　　退行性瓣膜疾病是Ⅱ型二尖瓣反流的最常见病因。该病可被进一步细分为 Barlow 综合征或弹性纤维缺乏。Barlow 综合征的典型超声心动图特征（也称为弥漫性黏液样变性）是瓣叶运动过度，通常影响多个（有时是全部）瓣叶区域，伴有瓣叶增厚、腱索伸长、腱索断裂和瓣环扩张。此外，可观察到二尖瓣后瓣环的后移情况（图 10.26）。典型的情况是存在大量的瓣叶组织，导致运动过度，并最终导致反流。二尖瓣弹性纤维缺乏的患者往往比 Barlow 综合征患者年龄更大，病变通常只涉及单个瓣叶区域。受影响的区域可能会局部增厚，该区域腱索的伸长或断裂通常很明显。与弹性纤维缺乏患者相比，Barlow 综合征患者的瓣膜修复更具挑战性，但瓣膜修复仍然是首选的治疗方法。

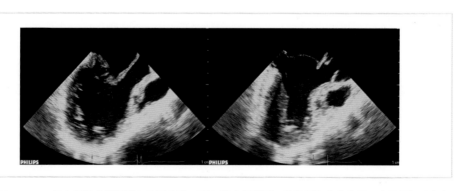

图 10.26 Barlow 综合征的典型超声心动图表现。两个瓣叶都增厚，瓣膜看起来有大量冗余的组织（左）。在收缩晚期（右），前叶脱垂，后瓣环明显后移

感染性心内膜炎不是瓣膜置换的指征，瓣膜修复可能可行。虽然通过超声心动图可以很容易地评估是否存在瓣环和瓣叶钙化及钙化程度，但是更换二尖瓣环钙化患者瓣膜的决定也依赖于术中肉眼观察，因为手术也可能清除其中一部分钙化。在这些情况下，充分评估二尖瓣装置的结构和功能至关重要，以便更好地确定最佳的手术方案。

二尖瓣前叶的收缩期前移是公认的二尖瓣修复的潜在并发症。在术前 TEE 检查中，二尖瓣修复后收缩期前移的预测因素是二尖瓣瓣叶对合点到室间隔的距离（C-sept 距离）减少，二尖瓣前叶和后叶高度之比小于 1.4，二尖瓣瓣叶绝对高度超过 1.5 cm[35-36]（图 10.14）。这种情况最有可能出现在 Barlow 综合征患者身上，瓣叶组织过多常导致收缩期前移。室间隔肥厚也与二尖瓣前叶收缩期前移的可能性增加有关。

二尖瓣修复技术

二尖瓣修复的基本目标如下[37]。

（1）维持或恢复完整的瓣叶运动。

（2）建立一个大的瓣叶对合区。

（3）重塑并稳定二尖瓣环。

目前最常见的二尖瓣修复手术的术式如下。

（1）成形环植入。

（2）人工腱索植入。

（3）腱索转移。

（4）腱索缩短或乳头肌缩短。

（5）瓣叶切除术。

（6）缘对缘修复（Alfieri 修复）。

（7）Ⅰ型瓣膜功能障碍修复技术。

（8）Ⅲ型瓣膜功能障碍修复技术。

所采用的特定手术技术和二尖瓣修复是否成功取决于引起反流的特定瓣膜病变及外科医师的专业知识和技能[2,3,19]。

成形环植入

在几乎所有的开放性二尖瓣修复手术中植入瓣环，其原理是稳定瓣环，恢复或维持收缩期二尖瓣横向距离与前后距离的正常比例（4∶3）。如前所述，二尖瓣环主要在前后方向上扩张，因为后瓣环是最薄弱的部位，所以以扩张阻力最小。瓣环的植入使瓣环的几何形状恢复正常，并有利于瓣叶之间加大对合，从而大幅提高了修复的耐久性和远期成功率[38]。

选择瓣环时，最重要的是选择正确的尺寸。通常，最佳尺寸应符合二尖瓣前叶的长度[11]。但是，对于某些 II 型病变（尤其是 Barlow 综合征），瓣环的尺寸应更大，以便容纳大量的瓣叶组织和良好的对合，同时降低术后收缩期前移的可能性。对于限制性二尖瓣疾病，瓣环尺寸应更小，以便瓣叶之间的良好对合。外科医师也可使用测瓣器来验证瓣环尺寸的适宜性。最近，使用三维 TEE 成像与叠加的计算机辅助设计建模相结合确定的瓣环成形术所用的瓣环与手术确定的瓣环尺寸之间的强相关性已经得到证实[39]，这种方法未来可能会发挥更大的作用。

人工腱索植入

人工腱索植入包括将聚四氟乙烯（polytetrafluoroethytene，PTFE）腱索附着到相应的乳头肌上，然后附着于相关二尖瓣瓣叶区域的游离缘，最后，植入瓣环成形术所用的瓣环。这种技术最初被应用于修复前叶的 II 型病变，现在也能很好地被用于修复后叶和双叶病变[34-40]。

这项技术的关键是确保新的人工腱索长度准确，以便实现良好的对合，使瓣叶运动正常。为了实现这一点，目前已经报告了多种技术[41]，其中一些技术涉及 TEE 衍生的测量方法[42]。体外循环前的 TEE 测量具有潜在优势，即 TEE 可在心脏搏动时进行，而外科医师只能在搏动停止时测量心脏[33-43]。这种修复技术的优点在于修复结果非常好。无论腱索的状态如何，该技术均可应用于大多数 II 型疾病，通常可以避免切除组织。

腱索转移

第二种常用于修复前叶 II 型病变的技术是腱索转移。从后叶中取出一条带有瓣叶组织的正常腱索，并将其移植到无支撑的前叶游离缘。然后，后叶中的病变可通过四边形切除以修复至正常形态[44]。另一种方案是将功能性次级腱索从前叶转移到脱垂的游离缘，或者用缝合线将前叶的游离缘固定到次级腱索上。这种技术的一个优点是无须对移植的腱索测定尺寸，缺点是该技术并非始终适用，因为它通常要求后叶正常，但实际并非总是如此。

腱索缩短或乳头肌缩短

这种技术最初由 Feldman[9] 提出，最常应用于腱索严重伸长所引起的前叶脱垂。在乳头肌中做一个切口，将多余的腱索包裹在乳头肌内，从而有效地缩短腱索。在此类修复术中，瓣环成形术所用的瓣环是必不可少的，它能减少腱索上的张力，有助于防止将来发生腱索断裂。但是有学者发现，因为术后腱索断裂，这项技术的远期效果不如腱索转移。另一种方案是通过去除楔形部分缩短乳头肌，旨在矫正 II 型前叶脱垂。

瓣叶切除术

Ⅱ型二尖瓣疾病的病理大多是腱索从后叶中段发生断裂和拉长。利用组织切除的瓣膜修复技术包括心脏停搏时二尖瓣的手术探查、涉及瓣叶区域的切除（根据切除部分的形状，称为"三角形"切除或"四边形"切除）、瓣叶重构和成形环植入。该技术传统上应用于后叶部分脱垂，并且效果非常理想；一项回顾性研究发现对于Ⅱ型后叶功能障碍的患者，人工腱索修复后瓣叶对合长度比切除修复更理想，因此植入人工腱索是一种有效的选择[33]。单纯性后叶Ⅱ型二尖瓣反流被认为是最容易修复的缺陷。在任何提供二尖瓣手术的医疗中心，这种缺陷的修复率应该在90%左右。应尽可能避免切除前叶组织，如果切除，切除面积不应超过瓣叶表面积的10%。

缘对缘修复（Alfieri修复）

这种技术是将前叶和后叶缝合在一起，通常在A2段和P2段之间缝合。该技术尤其适用于前叶脱垂的情况，也适用于典型Barlow综合征前叶组织冗长的情况。在这种情况下，该技术既能降低修复后瓣叶脱垂的可能性，也能降低术后二尖瓣前叶收缩期前移的可能性。Alfieri修复对围手术期超声心动图检查者来说要求更高。将A2段和P2段缝合在一起时，它们之间的对合是固定的，这就意味着这些节段中的瓣叶运动受限（尤其是在舒张期），并且形成了所谓的双孔瓣膜。由于瓣膜的总开口面积会减小，因此必须在术后检查中评估是否存在二尖瓣狭窄（图10.27）。

Ⅰ型瓣膜功能障碍修复技术

Ⅰ型二尖瓣功能障碍包括二尖瓣环扩张、二尖瓣瓣裂、瓣叶凹陷或瓣叶穿孔（创伤和心内膜炎）等。二尖瓣瓣裂是一种先天性畸形，是裂隙从瓣尖延伸到瓣环的缺陷，

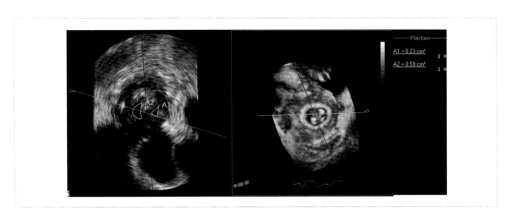

图10.27 修复后患者二尖瓣开口面积的离线三维分析。Alfieri缝合A2区及P2区，以及瓣环的植入（右）。单独测量每个瓣口的开口面积，面积的总和代表总体有效开口面积（A1+A2）（左）。总开口面积为0.82 cm²（0.23 cm² + 0.59 cm²），表示狭窄明显，预后不良

在舒张期更容易被发现。这种缺陷几乎只影响前叶，并且通常在 A2 区，很少影响后叶。瓣叶凹陷通常是后叶的扇叶之间的良性分割。它们通常不会延伸到瓣环，在舒张期易于观察，在收缩期趋于闭合，不会引起反流，因此通常不是病理性缺损。实时三维 TEE 能够直接识别和区分二尖瓣瓣裂和瓣叶凹陷；而使用标准二维 TEE 就很难区分二尖瓣瓣裂和瓣叶凹陷。

二尖瓣瓣裂的另一个特征是，它经常与其他先天性心脏病相关，如心内膜垫缺损、房间隔缺损、室间隔缺损或大动脉转位[45]。在二尖瓣瓣裂的情况下，TEE 检查的目的应该是识别或排除这些缺损。瓣裂或病理性凹陷的修复通常较为简单，多可通过直接闭合术成功修复，而不需要切除组织。如果存在瓣环扩张或其他适应证，可植入瓣环。

Ⅲ 型瓣膜功能障碍修复技术

在 Ⅲ a 型功能障碍中，二尖瓣瓣叶在收缩期和舒张期都受到限制。最常见的病因是风湿性心脏病，而在发达国家，则多为瓣膜钙化。虽然球囊扩张术是治疗非钙化风湿性二尖瓣狭窄的首选方法，但许多由风湿性心脏病引起的重度 MR 患者仍需开胸手术。可通过手术去除钙化灶，以改善瓣叶的柔顺性，便于瓣环的缝合。瓣环钙化使修复变得更加困难，增加了术后瓣周漏和心室破裂的风险。在风湿性心脏病引起的二尖瓣狭窄病变修复中，应进行交界区切开术，因为这种病情的特征是狭窄从交界区向内扩散。交界区切开术的切口不应延伸至距离瓣环 5 mm 以内，以避免术后渗漏。在瓣环扩张的情况下，需要植入瓣环。如果瓣环未扩张，仅进行交界区切开术，通常不需要植入瓣环。

在 Ⅲ b 型功能障碍中，心脏收缩期的瓣叶活动受限导致反流，TEE 在确定修复是否可行方面发挥着重要作用。术前，重要的是确定瓣环的尺寸和隆起高度。原则是采用较小尺寸的瓣环，将瓣叶聚集在一起，便于更好地对合。但是，仍然要测量二尖瓣前叶的长度，以供参考。

修复后的 TEE 检查

修复后的 TEE 检查包括两个不同阶段：第一个阶段是在体外循环结束前进行的更短时间的检查，重点是识别冠状动脉回旋支，确保心腔完全排气；第二个阶段是在体外循环撤机后进行的全面 TEE 检查，重点是评估二尖瓣的修复情况，并识别其他术后并发症。

修复后，体外循环结束前的 TEE 检查

（1）回旋支的识别及灌注情况。

（2）检查左心室是否完全排气。

修复后，体外循环结束后的 TEE 检查包括以下内容。

（3）定位和量化所有残留的二尖瓣反流（跨瓣反流或瓣周漏）。

（4）检查修复后继发的二尖瓣狭窄。

（5）筛查潜在的并发症。

a. 心室的整体和局部功能。

b. 二尖瓣前叶的收缩期前向运动和动态左心室流出道梗阻。

c. 由缝合影响无冠瓣导致的主动脉瓣反流、主动脉夹层以及室壁破裂。

识别回旋支

使用二维和彩色血流多普勒相结合的方法对回旋支进行术后检查。当患者仍处于体外循环，移除主动脉阻断钳时更容易观察到回旋支。在此阶段，令人放心的做法是识别一条沿其走行血流畅通的回旋支，并且术后重点观察其潜在并发症。如果术前回旋支已经被识别，但术后未见血流灌注时，则焦点应转向寻找左心室局部室壁运动异常，特别是沿着经胃短轴切面上 2 点钟和 5 点钟位置之间的后外侧和（或）前外侧壁，并且应通知外科医师。

检查左心室是否完全排气

在二尖瓣开放性修复期间，空气可进入左侧心腔。如果空气在体外循环停机之前未排出，则会导致体循环栓塞。如果空气进入大脑循环或冠脉循环，情况会变得特别麻烦。由于右冠状动脉起源靠前，空气会优先进入仰卧位患者的右冠状动脉，表现为下壁或右心室壁运动异常[46]。对于微创二尖瓣修复，在心脏暴露和探查受到限制的情况下，使用 TEE 评估腔内空气和识别新的局部室壁运动异常就显得更加重要。最好使用食管中段（四腔心、交界区、两腔心或长轴）切面对心脏内空气进行 TEE 评估，避免瓣环出现透视缩短或阴影，并特别注意左心室心尖部、左心耳和左心房。因为在这些部位，空气通常会聚集并表现为回声密集的气泡。随着心室功能的改善，在 TEE 图像中，可看到空气消散，并通过手术通风口排出。

评估残余的二尖瓣反流

修复后应立即评估二尖瓣装置的重塑结构，然后检查其功能是否正常，最后检查是否出现了新的并发症。重要的是要了解所行的手术技术，以便能够正确评估。

重点首先是二尖瓣瓣叶的运动。在收缩期和舒张期，前叶应自由运动。根据具体的修复类型，后叶的运动更有可能受到限制。这是因为，在大多数修复中，后叶将被稍微下拉以确保大面积对合（二尖瓣修复的基本目标之一）。在正常的二尖瓣中，A2 和 P2 之间的对合长度为 7~9 mm，并且随对合距离的靠近而减小。修复后，在 A2 和 P2 之间测得的对合长度应至少为 5 mm，理想情况下应更长（图

10.18）[24]。

二尖瓣修复的另一个基本目标是恢复瓣叶正常运动，特别是心脏收缩期间瓣叶的偏移不应超过瓣环平面，也就是说，不应有翻转、脱垂或连枷，并且瓣叶运动也不应受到限制。但是，这确实取决于所施行的修复方式。例如，如果修复是 Alfieri 修复[47]，则 P2 和 A2 将被缝合在一起，产生双孔二尖瓣。因此，必须了解修复手术的具体细节。重要的是，瓣环平面现在不是由瓣环成形术所用环的边缘限定的，而是由患者自身的二尖瓣环限定的，从心房侧将瓣环成形术所用的环缝合在瓣环顶部。

修复后评估的下一步是使用彩色血流多普勒分析流经二尖瓣装置的血流量。要评估术后二尖瓣反流，必须彻底完成体外循环。对于仍在进行机械循环支持的患者，评估其二尖瓣反流情况不够准确，应避免体外循环对修复效果评估的影响。为了准确评估，还必须适当设置奈奎斯特极限（50~60 cm/s），优化患者的前负荷、后负荷和心肌收缩性。血流始终沿阻力最小的路径流动，因此如果进行彩色血流多普勒评估时体循环的血压和后负荷较低，则任何程度的二尖瓣反流都会被低估，特别是在功能性反流的情况下更是如此。使用 PISA 法时，奈奎斯特极限基线的偏移从 50 cm/s 降至 37.5 cm/s，这使得观察者间关于缩流颈和有效反流瓣口面积测量的重复性更好[48]。再次从食管中段四腔心切面开始，扇形扫描应旋转 180°，将本次彩色血流多普勒的扇形图像放置在二尖瓣、左心房和近端瓣下结构上。一旦识别出反流，就必须对反流进行定量和定位。使用带有彩色血流多普勒的实时三维超声可更精确地定位残留的二尖瓣反流。

测量缩流颈的宽度并结合 PISA 法能最可靠地进行定量。在一些复杂的情况下，PISA 法的测量可能有助于确定是否进行体外循环并尝试重新修复瓣膜。一般来说，轻度的跨瓣反流，特别是当反流的持续时间限于早期收缩时，不需要进行体外循环。但是，手术结束时残留轻度或中度二尖瓣反流的患者与未残留二尖瓣反流的患者相比，更倾向于需要再次手术，尽管发病率或死亡率均未增加[49]。

术后三维评估在定位残留反流及区分瓣周漏（图 10.28）和跨瓣反流（图 10.29）方面特别有价值。在反流修复后需要进行体外循环或重新修复时，术后三维评估对于确定反流位置及其病理状况非常重要，这将决定修复策略，让外科医师知晓在何处探寻缺陷。

在进行 Alfieri 修复或二尖瓣钳夹修复后，对剩余瓣口的开口面积进行平面定量时，三维图像比标准二维图像具有明显的优势。使用二维成像很难在经胃底短轴切面上获得清晰的二尖瓣图像，也很难确定二尖瓣是否在正确的水平上。而使用三维离线分析，可在多个平面中裁切图像，从而识别和测量真实的瓣口面积（图 10.27）。

因某些特定的潜在因素，二尖瓣修复后的瓣膜中度或重度反流被视为效果不理想，应再次修复或行瓣膜置换。与术前相比，肺静脉血流频谱的改善表明，对患者来

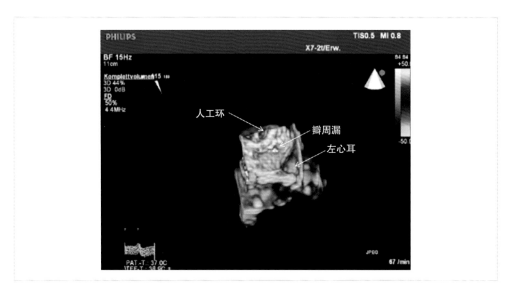

图 10.28 三维彩色血流多普勒显示了有明显瓣周漏的二尖瓣区域（本例为瓣膜置换后）。还要注意的是，应同时识别出左心耳，以作为定向参考

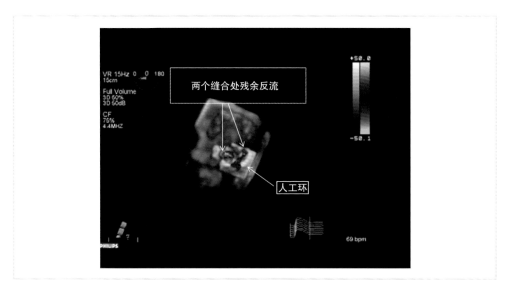

图 10.29 瓣环成形术后和瓣膜修复的三维彩色血流多普勒，显示了局限于两个连合处的残余反流。注意空间分辨率的限制，因为不能同时观察整个二尖瓣

说，反流的作用已经减小。最终，在出现残余反流的情况下，决定是否进行体外循环并尝试再次修复，应由外科医师和超声心动图检查者共同决定。对于条件较好的年轻患者，如果发现可修复的病变，为改善轻微的残余反流而进行再次体外循环，可能最终会对患者有利。

在存在瓣周漏的情况下，也应对这些反流束的严重程度进行量化。一般来说，与跨瓣反流束相比，除了轻度的反流束之外，任何其他反流束的修复都有一个较低的阈值。体外循环后微量瓣周漏，经常在应用鱼精蛋白后消失。但是，这可能会发展为持续的或更大的瓣周漏，如果不给予纠正，会导致瓣膜开裂、血流动力学不稳定或溶血。

检查修复后继发的二尖瓣狭窄

二尖瓣狭窄是罕见的二尖瓣修复并发症，发生率不到2%[50]。在体外循环后立即使用连续波多普勒测得平均跨瓣压差达到7 mmHg被认为与临床重度二尖瓣狭窄相关[50]。由于左心房和左心室顺应性及舒张功能的变化，在术后早期利用压力减半时间来量化二尖瓣狭窄是不可靠的。在这种情况下，应注意解释由连续波多普勒测得的压差。Alfieri修复后可能会出现特殊的困难情况。在经胃底短轴切面中利用二维或三维超声对二尖瓣口面积进行平面测量。瓣膜总开口面积是两个单独瓣口面积的总和。这除了能够量化二尖瓣的狭窄程度，也有利于舒张期观察二尖瓣的瓣口开放情况。可自由打开并有助于左心房和心室之间形成畅通管路的瓣膜不太可能与临床重度狭窄相关。建议在舒张期经胃底短轴切面中测量二尖瓣口面积，以便对二尖瓣狭窄的严重程度进行分级[51]。

筛查潜在的并发症

整体和局部心室功能不全

除了回旋支灌注中断之外，导致新发局部室壁运动异常的其他潜在原因包括主要影响右冠状动脉的冠状动脉内空气栓塞、心肌顿抑、心肌冬眠、体外循环后缺血和体外心脏起搏的影响。经胃中部乳头肌短轴切面、经胃底短轴切面和食管中段四腔心、两腔心和长轴切面可以定位局部室壁运动异常。通过测量面积变化分数和TAPSE对右心室功能进行量化。还应评估肺动脉收缩压。

二尖瓣前叶的收缩期前向运动和动态左心室流出道阻塞

二尖瓣前叶收缩期前移以及动态的左心室流出道梗阻的危险因素已在术前章节进行了介绍。当术前确定了这些因素后，可根据情况确定修复手术，最大限度地降低术后收缩期前向运动的风险。最常见的修复方式包括通过切除P2区的滑动瓣叶成形术将对合点向更后方移动，通过使用短的人工腱索将后叶直线下拉，以及Alfieri缝合和较大的成形环植入。如果存在室间隔肥厚，也可考虑进行局部室间隔切除术。利用超声心动图诊断收缩期前向运动和动态左心室流出道阻塞。根本问题在于收缩期时二尖瓣前叶被左心室压缩的前向血流吸引向左心室流出道，而并未正常地向左心房侧关闭。这将导致两个问题，即二尖瓣关闭不全和动态左心室流出道阻塞。一些血流动力学因素（如血容量过低、动力循环过高、心动过速和后负荷较低）加剧了这种情况，所有这些因素都可能在体外循环终止后出现。

　　最好通过 TEE 的食管中段长轴切面和五腔心切面对二尖瓣前叶收缩期前移进行诊断。可以看到在收缩期，前叶被推向左心室流出道的方向。彩色血流多普勒通常显示二尖瓣反流和左心室流出道湍流的反流束。通过阻塞的左心室流出道的连续波多普勒频谱显示了典型的匕首状（图 10.30），因此在收缩晚期压差出现峰值，不同于抛物线形的主动脉瓣狭窄曲线，后者在收缩中期压差出现峰值。动态左心室流出道梗阻引起主动脉瓣湍流，并可能导致主动脉瓣瓣叶在收缩期震颤。M 型超声心动图很好地证明了这一点。M 型超声可见有声束穿过主动脉瓣。

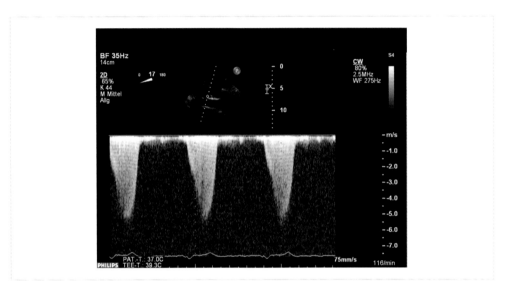

图 10.30　二尖瓣修复后出现收缩期前移的患者的左心室流出道和主动脉瓣连续波多普勒。多普勒剖面的形状为"匕首形"，因为峰值压差出现在收缩晚期

　　一旦诊断出收缩期前向运动（伴或不伴动态左心室流出道阻塞），下一步是通过确保足够的血管内容量、避免心动过速、用血管收缩剂增加后负荷和消除正性肌力药（如果可能）等方法优化患者的血流动力参数。优化完成后，应重新评估患者的收缩期前向运动、二尖瓣反流和动态左心室流出道阻塞。只有在极少数情况下，才有必要进行体外循环，重新修复或更换瓣膜。关于是否进行体外循环并尝试改善修复应该因人而异。二尖瓣前叶收缩期前移和动态左心室流出道梗阻是结构性和功能性混合的病理改变，因此，由于二尖瓣装置的结构而倾向于发展为二尖瓣前叶收缩期前移的患者可能会有由功能需求引起的症状，如运动期间心动过速和可能发生脱水。必须重点评估特殊患者进行体外循环的利弊关系。

主动脉瓣关闭不全、心室破裂和主动脉夹层

　　二尖瓣修复后可能会出现新的主动脉瓣关闭不全，特别是瓣膜成形术缝合线累及了主动脉瓣的左冠状窦或无冠状动脉窦时。尽管二尖瓣手术的潜在并发症极其罕见，但是心室破裂可能会危及生命[52]。二尖瓣环严重钙化的患者风险最大。主动脉夹层

同样是一种罕见但致命的并发症[53]。建议在手术结束时重复进行全面的术中 TEE 检查，以筛查这些病变。

总结

二尖瓣修复手术的成功取决于对患者的特殊病理情况应用适当的手术技术[54]。因此，TEE 在手术成功方面起着不可或缺的作用，它能准确诊断是否存在反流，按其病理生理学和严重程度进行分类，评估瓣膜修复的可能性，以及对手术效果进行术后评估。

参考文献

1. Klein AL, Burstow DJ, Tajik AJ, et al. Age-related prevalence of valvular regurgitation in normal subjects: A comprehensive color flow examination of 118 volunteers. *J Am Soc Echocardiogr.* 1990;3:54–63.
2. Bonow RO, Carabello BA, Kanu C, et al. ACC/AHA 2006 guidelines for the management of patients with valvular heart disease: A report of the American College of Cardiology/American Heart Association Task Force on Practice Guidelines (writing committee to revise the 1998 Guidelines for the Management of Patients With Valvular Heart Disease): Developed in collaboration with the Society of Cardiovascular Anesthesiologists: Endorsed by the Society for Cardiovascular Angiography and Interventions and the Society of Thoracic Surgeons. *Circulation.* 2006;114:e84–e231.
3. Bonow RO, Carabello BA, Chatterjee K, et al. 2008 Focused update incorporated into the ACC/AHA 2006 guidelines for the management of patients with valvular heart disease: A report of the American College of Cardiology/American Heart Association Task Force on Practice Guidelines (Writing Committee to Revise the 1998 Guidelines for the Management of Patients With Valvular Heart Disease): Endorsed by the Society of Cardiovascular Anesthesiologists, Society for Cardiovascular Angiography and Interventions, and Society of Thoracic Surgeons. *Circulation.* 2008;118:e523–e661.
4. Borger MA, Alam A, Murphy PM, et al. Chronic ischemic mitral regurgitation: Repair, replace or rethink? *Ann Thorac Surg.* 2006;81:1153–1161.
5. Enriquez-Sarano M, Akins CW, Vahanian A. Mitral regurgitation. *Lancet.* 2009;373:1382–1394.
6. Enriquez-Sarano M, Sundt TM 3rd. Early surgery is recommended for mitral regurgitation. *Circulation.* 2010;121:804–811.
7. Enriquez-Sarano M, Schaff HV, Orszulak TA, et al. Valve repair improves the outcome of surgery for mitral regurgitation. A multivariate analysis. *Circulation.* 1995;91:1022–1028.
8. Chikwe J, Goldstone AB, Passage J, et al. A propensity score-adjusted retrospective comparison of early and mid-term results of mitral valve repair versus replacement in octogenarians. *Eur Heart J.* 2011;32:618–626.
9. Feldman T, Foster E, Glower DD, et al. Percutaneous repair or surgery for mitral regurgitation. *N Engl J Med.* 2011;364:1395–1406.
10. Thys D, Abel M, Bollen BA, et al. Practice guidelines for perioperative transesophageal echocardiography. A report by the American Society of Anesthesiologists and the Society of Cardiovascular Anesthesiologists Task Force on Transesophageal Echocardiography. *Anesthesiology.* 1996;84:986–1006.
11. Carpentier AF, Lessana A, Relland JY, et al. The "physio-ring": An advanced concept in mitral valve annuloplasty. *Ann Thorac Surg.* 1995;60:1177–1185.
12. Shanewise JS, Cheung AT, Aronson S, et al. ASE/SCA guidelines for performing a comprehensive intraoperative multiplane transesophageal echocardiography examination: Recommendations of the American Society of Echocardiography Council for Intraoperative Echocardiography and the Society of Cardiovascular Anesthesiologists Task Force for Certification in Perioperative Transesophageal Echocardiography. *Anesth Analg.* 1999;89:870–884.
13. Enriquez-Sarano M, Tajik AJ, Schaff HV, et al. Echocardiographic prediction of survival after surgical correction of organic mitral regurgitation. *Circulation.* 1994;90:830–837.
14. Tribouilloy CM, Enriquez-Sarano M, Schaff HV, et al. Impact of preoperative symptoms on survival after surgical correction of organic mitral regurgitation: Rationale for optimizing surgical indications. *Circulation.* 1999;99:400–405.
15. Lang RM, Bierig M, Devereux RB, et al. Recommendations for chamber quantification: A report from the American Society of Echocardiography's Guidelines and Standards Committee and the Chamber Quantification Writing Group, developed in conjunction with the European Association of Echocardiography, a branch of the

European Society of Cardiology. *J Am Soc Echocardiogr.* 2005;18:1440–1463.

16. Grewal J, Mankad S, Freeman WK, et al. Real-time three-dimensional transesophageal echocardiography in the intraoperative assessment of mitral valve disease. *J Am Soc Echocardiogr.* 2009;22:34–41.

17. Mukherjee C, Tschernich H, Kaisers UX, et al. Real-time three-dimensional echocardiographic assessment of mitral valve: Is it really superior to 2D transesophageal echocardiography? *Ann Card Anaesth.* 2011;14:91–96.

18. Moustafa SE, Chandrasekaran K, Khandheria B, et al. Real-time three-dimensional transesophageal echocardiography assessment of the mitral valve: Perioperative advantages and game-changing findings. *J Heart Valve Dis.* 2011;20:114–122.

19. Lancellotti P, Moura L, Pierard LA, et al. European Association of Echocardiography recommendations for the assessment of valvular regurgitation. Part 2: Mitral and tricuspid regurgitation (native valve disease). *Eur J Echocardiogr.* 2010;11:307–332.

20. Lang RM, Badano LP, Tsang W, et al. EAE/ASE recommendations for image acquisition and display using three-dimensional echocardiography. *Eur Heart J Cardiovasc Imaging.* 2012;13:1–46.

21. Shah PM. Current concepts in mitral valve prolapse–diagnosis and management. *J Cardiol.* 2010;56:125–133.

22. Calafiore AM, Gallina S, Di Mauro M, et al. Mitral valve procedure in dilated cardiomyopathy: Repair or replacement? *Ann Thorac Surg.* 2001;71:1146–1152.

23. Kuwahara E, Otsuji Y, Iguro Y, et al. Mechanism of recurrent/persistent ischemic/functional mitral regurgitation in the chronic phase after surgical annuloplasty: Importance of augmented posterior leaflet tethering. *Circulation.* 2006;114:I529–I534.

24. Falk V, Seeburger J, Czesla M, et al. How does the use of polytetrafluoroethylene neochordae for posterior mitral valve prolapse (loop technique) compare with leaflet resection? A prospective randomized trial. *J Thorac Cardiovasc Surg.* 2008;136:1205–1206.

25. Aybek T, Risteski P, Miskovic A, et al. Seven years' experience with suture annuloplasty for mitral valve repair. *J Thorac Cardiovasc Surg.* 2006;131:99–106.

26. Tavilla G, Pacini D. Damage to the circumflex coronary artery during mitral valve repair with sliding leaflet technique. *Ann Thorac Surg.* 1998;66:2091–2093.

27. Pessa CJN, Gomes WJ, Catani R, et al. Anatomical relationship between the posterior mitral valve annulus and the coronary arteries. Implications to operative treatment. *Braz J Cardiovasc Surg.* 2004;19(4):372–377.

28. Ender J, Selbach M, Borger MA, et al. Echocardiographic identification of iatrogenic injury of the circumflex artery during minimally invasive mitral valve repair. *Ann Thorac Surg.* 2010;89:1866–1872.

29. Ender J, Singh R, Nakahira J, et al. Echo didactic: Visualization of the circumflex artery in the perioperative setting with transesophageal echocardiography. *Anesth Analg.* 2012;115:22–26.

30. Konstadt SN, Reich DL, Kahn R, et al. Transesophageal echocardiography can be used to screen for ascending aortic atherosclerosis. *Anesth Analg.* 1995;81:225–228.

31. Shiran A, Sagie A. Tricuspid regurgitation in mitral valve disease incidence, prognostic implications, mechanism, and management. *J Am Coll Cardiol.* 2009;53:401–408.

32. Dini FL, Conti U, Fontanive P, et al. Right ventricular dysfunction is a major predictor of outcome in patients with moderate to severe mitral regurgitation and left ventricular dysfunction. *Am Heart J.* 2007;154:172–179.

33. Seeburger J, Falk V, Borger MA, et al. Chordae replacement versus resection for repair of isolated posterior mitral leaflet prolapse: A egalite. *Ann Thorac Surg.* 2009;87:1715–1720.

34. Seeburger J, Borger MA, Doll N, et al. Comparison of outcomes of minimally invasive mitral valve surgery for posterior, anterior and bileaflet prolapse. *Eur J Cardiothorac Surg.* 2009;36:532–538.

35. Maslow AD, Regan MM, Haering JM, et al. Echocardiographic predictors of left ventricular outflow tract obstruction and systolic anterior motion of the mitral valve after mitral valve reconstruction for myxomatous valve disease. *J Am Coll Cardiol.* 1999;34:2096–2104.

36. Gillinov AM, Cosgrove DM 3rd. Modified sliding leaflet technique for repair of the mitral valve. *Ann Thorac Surg.* 1999;68:2356–2357.

37. Carpentier A. Cardiac valve surgery–the "French correction". *J Thorac Cardiovasc Surg.* 1983;86:323–337.

38. Johnston DR, Gillinov AM, Blackstone EH, et al. Surgical repair of posterior mitral valve prolapse: Implications for guidelines and percutaneous repair. *Ann Thorac Surg.* 2010;89:1385–1394.

39. Ender J, Eibel S, Mukherjee C, et al. Prediction of the annuloplasty ring size in patients undergoing mitral valve repair using real-time three-dimensional transoesophageal echocardiography. *Eur J Echocardiogr.* 2011;12:445–453.

40. Kuntze T, Borger MA, Falk V, et al. Early and mid-term results of mitral valve repair using premeasured Gore-Tex loops ('loop technique'). *Eur J Cardiothorac Surg.* 2008;33:566–572.

41. Duran CM, Pekar F. Techniques for ensuring the correct length of new mitral chords. *J Heart Valve Dis.* 2003;12:156–161.

42. Calafiore AM. Choice of artificial chordae length according to echocardiographic criteria. *Ann Thorac Surg.* 2006;81:375–377.

43. David TE. Outcomes of mitral valve repair for mitral regurgitation due to degenerative disease. *Semin Thorac Cardiovasc Surg.* 2007;19:116–120.

44. Gillinov AM, Cosgrove DM. Chordal transfer for repair of anterior leaflet prolapse. *Semin Thorac Cardiovasc Surg.* 2004;16:169–173.

45. Kondur A, Pitta S, Afonso L. Incremental utility of real-time three-dimensional echocardiography in the diagnosis and preoperative assessment of cleft mitral valve in adults. *Eur J Echocardiogr.* 2008;9:586–588.

46. Secknus MA, Asher CR, Scalia GM, et al. Intraoperative transesophageal echocardiography in minimally invasive cardiac valve surgery. *J Am Soc Echocardiogr.* 1999;12:231–236.

47. Alfieri O, Maisano F, De Bonis M, et al. The double-orifice technique in mitral valve repair: A simple solution for complex problems. *J Thorac Cardiovasc Surg.* 2001;122:674–681.

48. Hess H, Eibel S, Mukherjee C, et al. Quantification of mitral valve regurgitation with color flow Doppler using baseline shift. *Int J Cardiovasc Imaging.* 2013;29:267–274.

49. Fix J, Isada L, Cosgrove D, et al. Do patients with less than 'echo-perfect' results from mitral valve repair by intraoperative echocardiography have a different outcome? *Circulation.* 1993;88:II39–II48.

50. Riegel AK, Busch R, Segal S, et al. Evaluation of transmitral pressure gradients in the intraoperative echocardiographic diagnosis of mitral stenosis after mitral valve repair. *PLoS One.* 2011;6:e26559.

51. Baumgartner H, Hung J, Bermejo J, et al. Echocardiographic assessment of valve stenosis: EAE/ASE recommendations for clinical practice. *Eur J Echocardiogr.* 2009;10:1–25.

52. Deniz H, Sokullu O, Sanioglu S, et al. Risk factors for posterior ventricular rupture after mitral valve replacement: Results of 2560 patients. *Eur J Cardiothorac Surg.* 2008;34:780–784.

53. Williams ML, Sheng S, Gammie JS, et al. Richard E. Clark Award. Aortic dissection as a complication of cardiac surgery: Report from the Society of Thoracic Surgeons database. *Ann Thorac Surg.* 2010;90:1812–1816.

54. Adams DH, Rosenhek R, Falk V. Degenerative mitral valve regurgitation: Best practice revolution. *Eur Heart J.* 2010;31: 1958–1966.

自测题

1. 以下哪一项是正确的？

   a. 慢性重度二尖瓣反流是一种手术禁忌证，应进行药物治疗

   b. 扩张型心肌病继发的二尖瓣反流通常是一种功能性疾病，不是结构性疾病

   c. 二尖瓣修复术后患者的预后与手术技术水平无关

   d. 修复成功将导致二尖瓣瓣叶运动范围受限

2. 与二尖瓣反流相关的继发性心脏病理生理不包括哪一项？

   a. 左心室扩张

   b. 左心房扩张

   c. 房间隔黏液瘤

   d. 偏心性心肌肥大

3. 以下关于二尖瓣解剖的表述中哪一项不正确？

   a. 从解剖学上来说，二尖瓣前叶被 2 个凹陷分成 3 个节段

   b. 二尖瓣后叶的表面积小于二尖瓣前叶的表面积

   c. 初级腱索附着在二尖瓣瓣叶的独立缘

   d. 二尖瓣有 2 个连合：前外侧连合和后内侧连合

4. 以下关于二尖瓣解剖的表述中哪一项不正确？

   a. 二尖瓣环通常为鞍形

   b. 当二尖瓣环扩张时，主要由前向后扩张

   c. 后叶长度大于前叶长度

   d. 乳头肌通过腱索与两个二尖瓣瓣叶相连

5. 以下所有关于二尖瓣反流严重程度的评估，哪一项不正确？

   a. 对于全身麻醉的患者，其二尖瓣反流的严重程度通常被高估

   b. 反流束彩色血流多普勒评估所采用的奈奎斯特极限应设定为 50 ~ 60 cm/s

   c. 肺静脉的收缩期血流回流表明有重度二尖瓣反流

   d. 最好在食管中段四腔心切面和长轴切面中测量反流束缩流颈

6. 以下关于二尖瓣反流的功能分类，哪一项不正确？

   a. 在 Ⅲ b 型反流中，瓣叶局限于收缩期

   b. 二尖瓣瓣裂属于 Ⅰ 型反流

   c. Ⅱ 型反流是由瓣叶运动过度引起的

   d. 腱索断裂通常会导致 Ⅲ 型反流

7. 在评估二尖瓣反流的严重程度时，以下哪一项是正确的？

   a. 反流束缩流颈应在反流口附近的流束最窄部分测量

b. 对于多个反流束，单个缩流颈的总和为反流的真实严重程度

c. 当使用 PISA 法量化二尖瓣反流的严重程度时，奈奎斯特极限应设定为 $50 \sim 60$ cm/s

d. 不建议使用反流束区来评估二尖瓣反流的严重程度

8. 以下关于回旋支的表述，哪一项不正确？

a. 除非主动脉被阻断，否则在患者进行分流术时，可通过 TEE 观察动脉

b. 增加彩色血流多普勒所采用的奈奎斯特极限将提高血管内血流检测的灵敏度

c. 二尖瓣手术后发生回旋支闭塞的概率为 $1\% \sim 2\%$

d. 降低增益改善了血管的可视性

9. 以下哪种情况最适合二尖瓣修复？

a. 二尖瓣环钙化

b. 功能障碍表现为局部脱垂（如 P2 段）

c. 功能障碍为 Ⅲ a 型

d. 二尖瓣环严重扩张

10. 有助于预测二尖瓣修复后发生 SAM 的可能性因素不包括：

a. 从隔膜到二尖瓣瓣叶对合点（C-sept）的距离减小

b. 后叶的绝对高度超过 1.5 cm

c. 前叶高度与后叶高度之比小于 1.4

d. 出现二尖瓣环钙化

11. 关于修复后收缩期前向运动的治疗，以下哪一项是正确的？

a. 出现术后收缩期前向运动时，几乎总是需行分流术和进一步的手术矫正

b. 增加心率和减少后负荷会降低收缩期前向运动的严重程度

c. 肾上腺素是治疗术后收缩期前向运动的首选药物

d. 收缩期前向运动患者的左心室流出道梗阻通常也很明显

12. 关于二尖瓣修复后即刻评估是否狭窄的方法，以下哪一种最有帮助？

a. 二尖瓣血流压力减半时间

b. 二尖瓣平均压差的脉冲波多普勒评估

c. 二尖瓣峰值压差的连续波多普勒评估

d. 二尖瓣开口面积的平面测量

13. 通常无法在以下哪个 TEE 切面中看到二尖瓣的 A2 或 P2 段？

a. 食管中段两腔心切面

b. 经胃左心室基底段短轴切面

c. 食管中段四腔心切面

d. 食管中段长轴切面

14. 以下关于 Alfieri 修复技术的表述，哪一项不正确？

a. 它涉及将 A2 段和 P2 段缝合在一起

b. 它导致了三孔瓣膜的产生

c. 瓣膜的有效开口面积等于各瓣口面积的总和

d. 二尖瓣狭窄是公认的潜在并发症

15. 关于瓣叶运动过度，以下哪一项是正确的？

a. 翻转总会发展成脱垂，然后发展为连枷

b. 瓣叶翻转总是会导致反流束

c. 在 Ⅱ 型功能障碍的患者中，反流束流经未受影响的节段

d. 腱索断裂常会导致瓣叶连枷

16. 二尖瓣修复术后，下外侧或前外侧段新增的局部左心室壁运动异常应与以下哪一项特别相关？

a. 医源性回旋支损伤

b. 冠状动脉空气栓塞

c. 心肌顿抑

d. 高钾血症

17. 与膜置换相比，以下哪一项不是二尖瓣修复的优势？

a. 维持左心室功能

b. 血栓栓塞事件减少

c. 早期和晚期存活率更高

d. 手术时间更短

18. 二尖瓣修复的基本目标不包括：
    a. 恢复完整的瓣叶运动
    b. 用瓣环成形术环缩小二尖瓣口的尺寸
    c. 稳定和重塑二尖瓣环
    d. 建立大型对合区域

19. 常用的二尖瓣修复技术不包括：
    a. 腱索转移
    b. 成形术环植入
    c. 单纯性腱索释放
    d. 人工腱索植入

20. 关于二尖瓣修复的 TEE，以下哪一项不正确？
    a. TEE 是二尖瓣修复的 I 级推荐
    b. 术前应使用以问题为中心的 TEE，而非全面的检查
    c. 二尖瓣的经食管超声心动图评估一般优于经胸超声心动图评估
    d. 如果禁止在特殊患者中使用经食管超声心动图，则可使用心外膜超声心动图

11 主动脉瓣反流

Ira S. Cohen

经食管超声心动图在识别主动脉瓣反流方面的敏锐度表现在它能够检测 St.Jude 人工瓣膜的微小反流束，冲洗瓣膜表面的血小板聚集物。由于 TEE 相对有创，很少有研究首选 TEE 来评估主动脉瓣反流，很少开展研究调查。大多数的主动脉瓣反流严重程度的评估都基于这样的假设，即经胸超声心动图同样适用于 TEE。

主动脉瓣反流的机制

主动脉瓣舒张期的生理功能取决于形成复合体的多个组成部分之间的相互作用，包括主动脉瓣环、Valsalva 窦和窦管交界处（图 11.1）。主动脉瓣环基底插入到左心室流出道（LVOT）的肌肉和二尖瓣前叶的纤维膜中。外围瓣叶插入沿 Valsalva 窦延伸的半月结构中，止于窦管交界处，窦管直径通常比瓣环直径小 10%～15%[1]。当以倾斜的角度在食管中段长轴切面中看到瓣叶边缘时，可观察到这种关系。主动脉瓣反流的

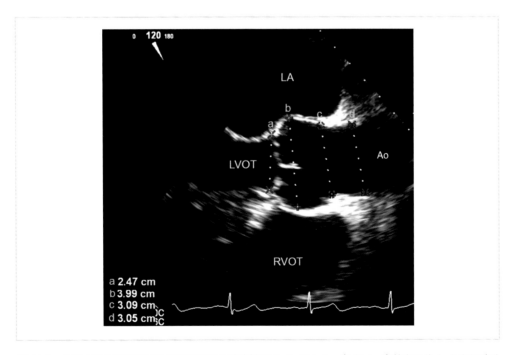

图 11.1　食管中段主动脉瓣长轴切面显示了主动脉瓣环（a）、Valsalva 窦（b）、窦管交界处（c）和近端升主动脉（d）的相关位置。Ao—主动脉；LA—左心房；LVOT—左心室流出道；RVOT—右心室流出道

发生机制具有越来越重要的临床意义，因为该机制会影响手术修复方法，而保留瓣膜可能是一种选择。目前，已经有人提出了一种分类方式，涉及三种功能机制[2-3]。

1型：主动脉根部的任何部分（主动脉瓣环、Valsalva 窦和窦管交界处）扩大而瓣叶正常。其见于特发性主动脉环扩张、升主动脉瘤、马方综合征、夹层、主动脉炎和埃勒斯-当洛综合征，可引起连合部扩张，使瓣叶边缘在舒张期无法对合，通常导致中心性反流。

2型：瓣叶运动过度。包括整体、局部或连枷脱垂，导致瓣环平面以下无法对合（如膜周部室间隔缺损和先天性瓣尖冗长）或游离缘穿孔（具有正常的瓣叶），通常伴随偏心性反流束。

3型：原发性瓣叶组织损伤。一个或多个瓣叶出现纤维化、钙化（退行性变、二瓣化或风湿性瓣叶）或穿孔（由心内膜炎导致）时，瓣叶运动受限，对合错位，最终导致偏心性反流。

一般来说，1型和2型可修复，3型通常需要更换瓣膜。TEE 评估被证明与手术直视高度相关，对该复合体组成部分的尺寸测量应属于常规 TEE 评估的一部分[3]。近期研究表明，修复后的术中评估可识别有复发反流风险的患者他们在初次手术时需要修复瓣膜，有时也可能置换瓣膜。预测复发性反流风险较高的关键因素包括相对于主动脉瓣环的对合程度（接合程度越低，效果越差）、是否存在残余主动脉瓣反流（残余反流越多，效果越差）及瓣叶的对合长度（短于 4 mm 时更差）[4]。

退行性或二叶式主动脉瓣疾病导致的3型反流是最常见的需要置换主动脉瓣的类型。

主动脉瓣反流的血流动力学

主动脉瓣反流表示左心室前负荷和后负荷的增加。前负荷的增加是由于反流容积增加导致舒张末期容积增加的结果。后负荷的增加是心室内径增加的结果。舒张末期任何左心室壁的增厚都会使室壁应力和射血所需力增加（拉普拉斯定律）。心室对慢性主动脉瓣反流的一般反应是扩张且顺应性增加，并且心肌肥厚以减少室壁应力。当心脏扩大时，会发生纵向肥厚（称为离心性肥厚）及向心性肥厚，这导致心脏扩大时，室壁保持所谓的"正常"厚度。因此，心室大小是反映反流严重程度和持续时间的一个指标，应被纳入病变严重程度的评估中。

急性主动脉瓣反流最常见的原因是心内膜炎以及外伤引起的继发的瓣膜撕裂，或急性夹层继发的瓣环拉伸。急性主动脉瓣关闭不全是耐受性最差的瓣膜病变之一，因为心脏通过上述机制代偿容积负荷急剧增加的能力有限。左心室舒张压迅速上升，并传递到肺部，导致肺部严重充血。因此，在急性主动脉瓣反流中，腔室大小通常正常，但是伴有严重的血流动力学改变。对于心力衰竭需安装主动脉内球囊反搏装置的患者，显著主动脉瓣反流的诊断至关重要，因为主动脉内球囊反搏会增加舒张压、加重反流。

由于负荷状况和外周血管阻力的短暂变化对主动脉瓣反流严重程度的多普勒指数存在潜在的重要影响，瓣膜功能不全严重程度的评估会变得复杂。在手术室中，多种因素同时影响心室前负荷和后负荷，在评估瓣膜病变的严重程度时，必须考虑这些变化的潜在影响。不当增加外周血管阻力和阻碍外周血管灌注（如手术刺激或接受血管加压药物），使全身血管阻力增加，加重瓣膜关闭不全。相反，血管扩张药物（如挥发性麻醉剂、血管紧张素转换酶抑制剂、受体阻断剂和钙通道阻滞剂）会降低外周血管阻力，进而降低临床和多普勒检查所表现的反流程度。除了反流口的大小和相关瓣膜的物理特性之外，反流源（主动脉）和受体左心室的物理特性（如扩张性、弹性、顺应性）是使术中评估复杂化的其他动态变量。事实上，大多数临床医师认为在手术室中不可能明确评估反流情况。影响评估主动脉瓣反流严重程度的因素众多，因此评价瓣膜反流需综合考虑多普勒技术提供的所有依据。

主动脉瓣的超声心动图评估

主动脉瓣可通过运动模式（M型）、二维、多普勒和三维超声心动图技术进行评估。主要方法是利用二维成像、脉冲波和连续波多普勒评估瓣膜形态和疾病的严重程度。主动脉瓣经食管二维超声心动图成像效果通常优于经胸成像，原因是高频TEE探头的分辨率有所改善。三维成像具有所有超声技术固有的局限性，这些局限性由图像分辨率上的扇形区大小、帧频和深度的相互关系决定。最好从食管中段短轴和长轴切面获得这两种类型的TEE成像。目前仍在研究三维TEE在主动脉瓣反流评估中的最终作用，但后文的介绍参考了利用三维成像测量缩流颈的初步观察结果。

自Ward等[5]首次描述使用脉冲波多普勒结合M型超声心动图和听诊检测主动脉瓣关闭不全以来，评估主动脉瓣反流严重程度的方法随着多普勒技术的进步而不断发展。下面按照临床适用性的顺序介绍利用TEE评估主动脉瓣反流严重程度的一般方法。左心室流出道彩色多普勒血流图像传统上被认为是最准确的超声心动图评估方法[6-11]。尽管测量缩流颈宽度的方法（即反流束穿过瓣膜平面时最小的横截面积）未被完全证实[8,10]，但因其不太受到负荷条件的影响，正成为一种有吸引力的方法[12]。大多数与该方法有关的研究都在体外或手术中应用超声探头对主动脉血流进行检测。TEE探头靠近主动脉根部和左心室流出道，并且能够用高频TEE信号对这些结构进行观察，从而在技术上来说，能够比TTE技术更准确地描绘反流束的大小。美国超声心动图协会发表了他们对反流性瓣膜病变评估的建议[13]，最近欧洲超声心动图协会发布了更新的指南[14]。

推荐切面

对于主动脉瓣狭窄，峰值流速是评估病变的关键因素，主动脉瓣反流病变中，反流束的检测至关重要，反流束在左心室流出道中的分布面积是评估严重程度的主要变量之一。要获得最有用的切面，通常是从标准食管中段四腔心切面开始，将检查角度变为 120° 左右，以在食管中段主动脉瓣长轴切面中显左心室流出道和近端主动脉（图 11.1）。从该位置回撤探头，稍微旋转探头，以优化切面来检查近端升主动脉。该切面能最好地测量主动脉根部的组成部分，以评估反流机制。食管中段主动脉瓣短轴切面可在 45°～60° 时很好地分辨主动脉瓣的各瓣膜。也可在四腔心切面中，将房室沟居中，并将角度调整为 45°～60°。偶尔需要将探头回撤数厘米，这是因为，主动脉瓣在略高于房室沟的平面上。

也可通过不常用的方法，即在食管下段 0° 水平附近或胃底水平约 120° 左右可获得左心室长轴切面。这些方法的优点是，在一些患者中，超声束几乎平行于血流方向；在另一些患者中，则需要经胃底水平切面确定平行于血流方向的位置。平行扫查对于反流束衰减斜率和心输出量的精确定量分析至关重要。相反，这种声束方向和更大的探查距离降低了空间分辨率，使其不能清晰地观察紧邻瓣膜平面下方主动脉瓣反流束的宽度或横截面积。然而，当患者存在二尖瓣位人工机械瓣或主动脉瓣位人工机械瓣受声影影响，其他切面不够清晰时，该切面是唯一能够清晰显示左心室流出道血流的切面。

瓣膜反流病变中，反流腔和受体腔之间的压差总是较高的。主动脉瓣反流中的压差对应于主动脉根部和左心室之间的舒张压差。根据简化的伯努利方程，压差等于反流束峰值速度平方的 4 倍。经胃左心室长轴切面可使声束与血流束平行。在主动脉瓣反流病变中，不同于用于评估狭窄病变的峰值速度测量，压差变化率提供了有用的临床信息。用于评估主动脉瓣反流病变的彩色血流多普勒技术提供了有用的信息，这在很大程度上与声束和反流的角度无关。

当使用彩色血流多普勒时，首先应将增益设置得足够高，使血池内（组织上）出现溢出伪像，随后降低增益，直到这些消失。未按照此方式来规范彩色多普勒检查可能会导致数据无效，并且是所谓的 "dial-a-jet" 现象的根源。在该现象中，多普勒信号过度增益会高估反流束的大小。同样，使用标准彩色速度标尺也很重要，因为标尺的变化会显著改变反流束的外观及其分布。

主动脉瓣反流的定量评估方法

彩色血流成像

在量化主动脉瓣反流的初步工作中，利用脉冲波多普勒反映反流束到达左心室腔的深度。该方法引出了数个与狭窄反流口高压差的影响有关的问题（具体请参照后文）。目前已有一种更好的方法，该方法结合了彩色血流显像技术，能够更好地定量评估反流程度[7, 15]。

反流束直径与左心室流出道直径之比

LVOT 的长轴成像用于测量主动脉瓣平面正下方（1 cm 以内）的反流束宽度，然后与同一点上 LVOT 的直径进行比较[7, 15]。最佳切面是食管中段主动脉瓣长轴切面，较少见的切面是食管中段五腔心切面（图 11.2）。选择显示彩色反流束最大直径的长轴切面进行分析。利用超声自带的软件分析包对冻结的图像慢速逐帧回顾进行分析测量。或者将 M 型光标垂直于流出道，放置在 LVOT 内径最大的点（通常在主动脉瓣瓣环平面下方 1 ~ 2 cm 处）。如果应用彩色血流成像技术，反流束将在流出道的 M 型切面中以彩色显示，并且可在该显示方式中通过超声检查设备的测量功能测量相对尺寸（图 11.3）。该方法是两种彩色分析方法中比较容易执行的方法（表 11.1），尽管体外负荷条件有重大变化，但该方法已被证明有效[15]。利用彩色血流图可很容易地观察到反流束起始点。高速射流（代表主动脉舒张压与左心室舒张压的阶差）的存在导致在该平面数厘米内心室中的血液快速流入，并且彩色射流向外伸展，使反流束在该平面下方快速扩大。从心室深处的平面显示该反流束，以图形方式显示该现象。

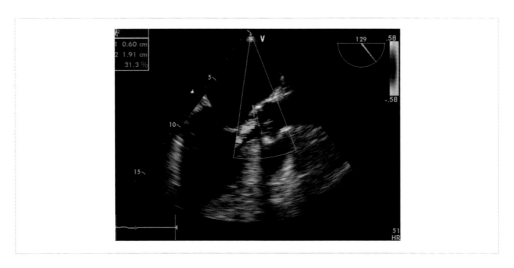

图 11.2　食管中段主动脉瓣长轴切面。图像显示了主动脉瓣关闭不全时，反流束宽度与左心室流出道直径之比的计算方法。利用超声心动图系统中的测量选项进行测量。本例比值为 31%，表明轻度主动脉瓣关闭不全

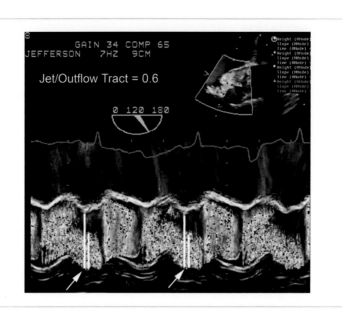

图 11.3　主动脉瓣反流的彩色 M 型评估。从食管中段主动脉瓣长轴切面来看，M 型光标垂直于主动脉根部，并靠近反流束的起点。M 型图像很好地显示了反流束和流出道。将反流束宽度的测量值与根部的测量值进行比较，比值为 60%，应诊断为中度主动脉反流（表 11.1）

表 11.1　主动脉瓣反流

参数	注意事项	轻度	中度	重度
舒张末期左心室二维成像（正常左心室内径 <5.6 cm 或 3.2 cm/m² ）	在其他条件下扩大 在急性 AR 中正常	正常	可变	扩张（慢性）
二维主动脉瓣叶	不准确	可变	可变	可能有连枷、对合缺损，可变
彩色多普勒ª： 反流束宽度/LVOT 直径	不准确，偏心性反流束	<25%	25% ~ 64%	≥ 65%
LVOT 中的反流束面积 /LVOT 面积	不准确，偏心性反流束	<5%	5% ~ 20%（轻度至中度）	21% ~ 59%（中度至重度）；>59%（重度）
缩流颈宽度ª	准确，多反流束	<0.3 cm	0.3 ~ 0.6 cm	> 0.6 cm
降主动脉的舒张期血流回流	主动脉僵硬，短暂僵硬是正常的	短暂，早期	全舒张期，高度可变	全舒张期，振幅增大
反流束斜率	起始速度 ~ 舒张 / 左心室 4 V^2	慢	≥ 2 m/s	≥ 3 m/s
反流束的压力减半时间	受主动脉压和左心室顺应性的影响	> 500 ms	200 ~ 500 ms	<200 ms

续表

参数	注意事项	轻度	中度	重度
反流量（mL/搏）	最大	<30 mL	30~44 mL（轻度至中度）	45~59 mL（中度至重度）；≥60 mL（重度）
反流分数（%）	最大	<30%	30%~39%（轻度至中度）	40%~49%（中度至重度）；≥50 mL（重度）
EROA（cm²）	最大；良好，偏心性反流束	<0.10 cm²	0.10~0.29 cm²	≥0.30 cm²
连续波多普勒频谱密度	定性；中度至重度重叠	稀疏	可变	密集

注：a—混叠速度设定为 50~60 cm/s；AR—主动脉瓣反流；LVOT—左心室流出道；EROA—有效反流口面积。

反流束面积与左心室流出道面积之比

在第二种彩色血流成像技术中，将 LVOT 中反流束的短轴面积与相同水平的 LVOT 面积进行比较（图 11.4）。该方法的首选切面为食管中段主动脉瓣短轴切面，但是探头要前进到瓣膜平面的正上方。同样，通过冻结回放检查来评估舒张期，追踪最大反流束面积并与 LVOT 面积进行比较。使用超声检查设备的软件分析包可简化该过程。该方法比"宽度－直径比"方法略精确，但在技术上来说更难操作。

注意

实际上，使用这些方法估计严重程度比较可靠，这些方法被广泛认为是多普勒评估的最佳和最容易应用的一些方法[16]。但是，这些方法确实需要技术上适宜的切面

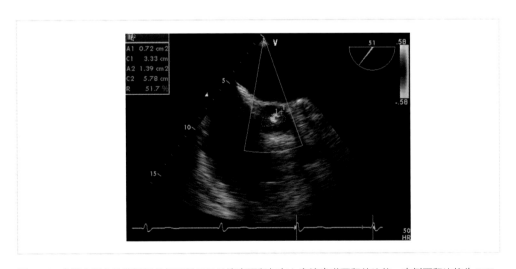

图 11.4 食管中段主动脉瓣短轴切面显示了反流束面积与左心室流出道面积的比值。本例面积比值为 51%，表明存在中度至重度的主动脉瓣反流

和彩色血流图像，而这些切面和图像并非始终都能获得（表 11.1）。

反流束有三个维度。如果反流束源自两个瓣叶未对合的缘（短轴切面），长轴切面超声束可能与反流束垂直，较细的反流束可能会视觉上充满整个流出道，使检查者高估主动脉瓣反流的严重程度。粗略观察反流束的流出道短轴切面将阐明这一点（图 11.5）。

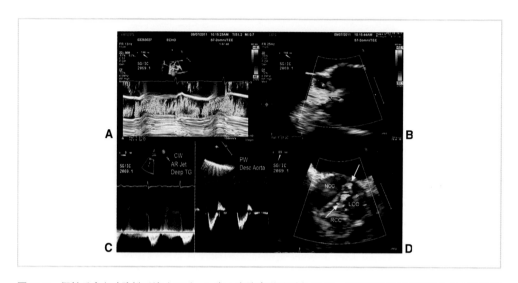

图 11.5　假性重度主动脉瓣反流（AR）。A. 左心室流出道的彩色 M 型。反流束填充了该平面上的大部分流出道。B. 缩流颈为 0.6 cm，符合中度至临界重度 AR。C. 左图为 AR 反流束的胃底切面，随着压力减半时间的延长，衰减缓慢；右图为近端降主动脉切面，显示了正常的舒张期血流模式。这两项发现都表明有轻度 AR。D. 反流束（箭头）的短轴图像，该反流束沿无冠状窦（NCC）和左冠状窦（LCC）的对合线流动。RCC—右冠状窦。在垂直长轴切面（A 和 B）中，高估了反流的严重程度

这些技术没有充分评估与主动脉瓣平面成角度的偏心性反流束。一种方法是在连续性方程质量守恒定律应用的基础上，采用与二尖瓣反流定量评估技术类似的技术。该技术分析了近端等速表面积，确定反流束进入反流瓣口的入口，并测量进入左心室的流量，以得出反流口面积。有关该技术的实际和理论问题将在下文讨论。采用缩流颈测量有助于分析偏心性反流束。这是一种更实用的术中方法，因为 TEE 的高分辨率清晰度比 TTE 更高。

测量缩流颈

缩流颈是反流束在穿过瓣膜平面后最窄的部分，当它接近并穿过瓣膜平面时，首先可通过观察彩色血流汇聚区（PISA 法）来识别。为了优化可见性，将超声扇形区变窄，降低深度，以便最大限度地优化左心室流出道的尺寸和帧频。可能需要对从该点起的成角和旋转进行细微调整，以识别缩流颈（图 11.6）。在一些患者中，特别是在存在偏心性反流束的情况下，无法观察到缩流颈。如前文所述，可在食管中段主动脉

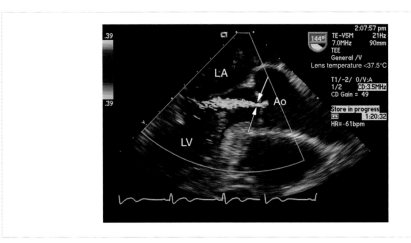

图 11.6 食管中段长轴切面。箭头表示缩流颈。如果缩流颈略低于血流汇聚区的瓣膜平面，其尺寸通常比较"真实"（最窄）。后者是来自中央主动脉的血流进入瓣膜主动脉侧的反流口被"聚焦"后达到其最窄尺寸的点。LA—左心房；Ao—主动脉；LV—左心室

瓣长轴和短轴切面中分别获得长轴和短轴切面。在反流束刚通过瓣口平面时测量缩流颈宽度[10, 17]。在舒张期的任意时相内，在反流束的长轴平面内测量缩流颈的最大直径，或在主动脉瓣短轴切面中测量缩流颈面积。一组接受 TEE 检查评估主动脉瓣反流的小样本研究的结果显示，缩流颈宽度超过 6 mm 或缩流颈面积超过 7.5 mm^2 提示有重度主动脉瓣反流[10]。缩流颈宽度为 3~6 mm 表明有中度主动脉瓣反流。宽度小于 3 mm 提示轻度主动脉瓣反流（表 11.1）。更重要的是，与通过该技术评估二尖瓣反流严重程度时所获得的观察结果相反[18]，通过去氧肾上腺素或容积负荷获得的后负荷变化不会改变缩流颈的大小，这表明这种测量与负荷相对无关[16, 19-20]。由于该方法相对容易操作，且明显与负荷无关，已经成为术中评估主动脉瓣反流的首选方法。应该再次强调的是，反流束是三维的，因此应获得多个切面，并对缩流颈的最佳限定区域进行分析。使用超声检查设备的软件分析包简化该过程。该方法比"宽度－直径比"方法略精确，但技术上更难。

在主动脉瓣反流评估中，三维成像的主要潜在优势可能是在缩流颈立体成像方面，特别是针对有偏心性反流束的患者（2 型和 3 型患者）。替代技术是使用 PISA 连续性方程来计算有效反流口面积的方法。但是，在主动脉瓣反流患者中，使用二维彩色血流成像很难获得明确的 PISA，甚至通常是不可能获得的。此外，需要一个修正系数，以解决 PISA 非真正半球的问题。此外，随着三维成像开始，可以很明显地发现，许多反流口的几何形状很复杂，而不是假设的圆形结构。采用绵羊模型的早期实验工作表明，缩流颈的彩色三维平面测量明显与反流严重程度的电磁流量测量值及计算的有效反流口面积相关[21]。可以对采用经胸或经食管三维技术获得的金字塔形数据集进行任何角度的切割。通过始于主动脉或心室表面、止于射流最小横切面积处的连续切割，使短轴切面平行于射流紧缩面。此外，反流束速度－时间积分乘以测得的缩流

面积得到的反流口面积将有助于估计反流容积。

在连续观察56例患者的一项研究中，Fang等[22]证明了由三维经胸超声确定的缩流颈大小与血管造影等级良好相关（r=0.95，P<0.001），且各等级之间几乎无重叠。该技术对中心反流束和偏心性反流束同样有效。从统计学角度来看，二维缩流颈测定表现出极好的相关性，但是各等级之间存在重叠。观察者间和观察者内的三维测量变异性较低。他们提出三维缩流颈面积估计值小于0.2 cm²、0.2～0.4 cm²、0.4～0.6 cm²和大于0.6 cm²，分别对应血管造影Ⅰ、Ⅱ、Ⅲ和Ⅳ级。其他研究者报道，使用经胸三维成像也有类似结果[23]。

迄今为止，尚无有关使用三维TEE测量缩流颈的相关文献报道。尽管高分辨率的经食管成像有良好的实用性，但主动脉瓣相对更靠前的解剖位置表明，在这种情况下，经胸技术可能更适用。三维TEE测量缩流颈的作用仍有待确定。

舒张期主动脉反流

衡量主动脉瓣关闭不全严重程度的另一个早期指标是升主动脉、降主动脉或主动脉弓出现舒张期反向血流[24]。最好通过在靠近主动脉弓的平面（食管上段主动脉弓长轴切面）观察主动脉，以评估反向血流，如图11.7所示。从食管中段位置回撤探头并向后旋转，在圆形横截面上以0°观察降主动脉，从而获得该切面。在主动脉屈曲的患者中，获得短轴切面所需的角度可能会有很大变化。当探头退到食管上段时，在距离门齿稍深于20 cm的位置横切主动脉弓，获得长轴平面。从此处开始，通常后倾成角稳定时，可观察较高的主动脉弓。主动脉升部和降部的图像通常只能在明显倾斜的角度获得。因此，这些切面在临床中均不属于常规探查切面。但是，因为血流比值

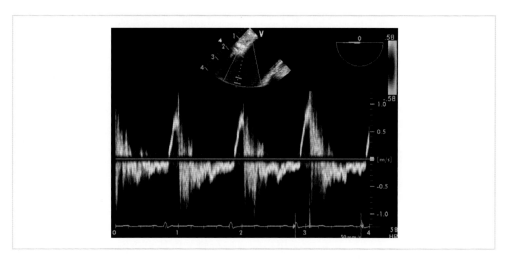

图11.7　食管上段主动脉弓长轴切面。可见重度主动脉瓣反流，表现为舒张期升主动脉弓的反流。注意舒张期内背离探头且低于基线的血流（全舒张期血流）

是舒张期血流与收缩期血流之比，而非绝对流速，所以无法应用其数值评估真实流速，而非检查的限制因素。如需定量观察，则可跟踪收缩期和舒张期血流，计算舒张期与收缩期 VTI 的比值。但是，通常不需要进行定量分析，舒张期 VTI 越接近收缩期 VTI，表明反流的严重程度就越高。

正常情况下，可在升主动脉和近端降主动脉中检测到与流入大血管和冠状动脉的血流有关的轻微反向血流。随着主动脉瓣关闭不全加重，相对于主动脉瓣前向血流，主动脉瓣反向血流的程度明显增多[25]。一般来说，主动脉的全舒张期反向血流越远（如到达降主动脉或腹主动脉），主动脉瓣反流就越严重。该评估仍然是确认主动脉瓣反流严重程度有用的辅助手段，但在伴主动脉瓣狭窄的情况下，其准确性较低[11, 24, 26]。重要的是，在由于技术原因（如植入的二尖瓣人工瓣膜产生的声影挡住了 LVOT），使 LVOT 无法在 TEE 上充分成像，已经证实术中降主动脉舒张期血液回流是重度主动脉瓣反流的一个指标。在这些患者中，不可能对反流束进行彩色血流多普勒成像[9]。

主动脉瓣反流频谱下降斜率

因为多普勒波束平行于反流束，所以在经胃长轴或深部经胃长轴切面分析主动脉瓣关闭不全的连续波多普勒波形。食管下段左心室流出道切面通常因其声束与血流成角过大，以致无法获得精确的反流束。为了使分析有意义，频谱必须包络完整、光滑。

该分析方法的原理是，根据伯努利方程，反流束的速度与舒张期主动脉根部和左心室之间的压差直接相关。当瓣膜出现较多反流时，压力会更快平衡，因为单位时间内有更多的血液通过瓣膜反流。主动脉和左心室之间的压差在重度反流时降低得更快，反流束的速度也会更快地降低。因此，反流束频谱下降斜率是对阶差消失率和反流严重程度的测量。主动脉瓣反流频谱下降斜率为 2 ~ 3 m/s，表明为中重度或重度主动脉瓣反流（3+ ~ 4+ 级）。压差的快速均衡会导致二尖瓣在心室收缩开始前过早关闭，表明有重度主动脉瓣反流；个别患者会出现，主动脉瓣在舒张期提前打开[27-28]。后一种表现通常只在重度反流急性发作时才能获得。为了分析连续波多普勒上的主动脉瓣反流频谱下降斜率，必须满足以下两项技术标准。

（1）连续波多普勒必须有明确平滑的包络。

（2）必须确认取得的是反流束中心的血流频谱。通过适当观察，反流束开始时的峰值压差应接近伯努利方程（$4v^2$）计算的值，以便合理估计动脉舒张压和左心室舒张压之间的阶差。

在通常情况下，主动脉和左心室之间的初始舒张压阶差为 60 ~ 80 mmHg，因此在较低程度的反流中，反流束速度较高（超过 4 m/s）。但主动脉舒张压和左心室舒张压近似的重度急性主动脉瓣反流除外。否则，频谱显示较低的峰值速度表明未直接观测真正的反流束。

压力减半时间的测量

压力减半时间是可以测算的。压力减半时间是指主动脉瓣反流最大跨瓣压差降低至该值的一半所需的时间。计算机分析包根据主动脉瓣反流束频谱下降斜率确定压力减半时间（图11.8）。压力减半时间低于200 ms表明存在重度主动脉瓣反流[28]。与左心室和主动脉顺应性相关的因素，以及左心室舒张压增高（心力衰竭、限制性充盈障碍和舒张功能障碍）都有可能导致阶差更快降低和病变更严重，并且通过反流束技术方法测得的斜率体现。因此，这两种方法常作为彩色多普勒血流成像评估主动脉瓣反流程度的验证方法。

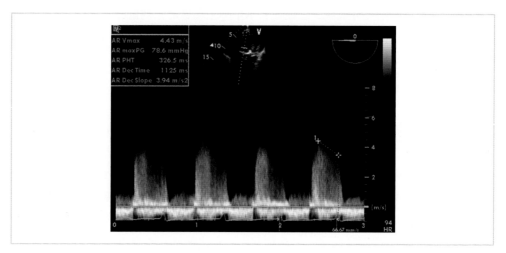

图 11.8　经胃长轴切面，平行主动脉瓣反流束的速度频谱。压力减半时间为218 m/s，斜率为3.94 m/s，表明存在中度至重度的主动脉瓣反流

反流容积的计算

主动脉瓣反流容积可在无其他反流（如二尖瓣反流）的情况下，通过左心室和右心室每搏输出量之间的差来计算。左心室流出道的横截面积乘以左心室流出道血流的VTI就可以得到左心室每搏输出量。然后根据右心室流出道直径和VTI来估算右心室每搏输出量。用所得的每搏输出量乘以心率，即得到每个回路的心输出量，再定量计算反流容积，即两个输出量之间的差值。

但是，在术中精确测量这些必要参数既耗时又具有技术挑战性。因此在一些特定患者中，该方法可能不切实际。基于左心室流出道三维测量的最新数据显示，左心室流出道通常呈椭圆形，二维直径可能无法代表真实的流出道面积，限制了测量的准确性。

反流束长度的彩色血流成像

为了完整性起见，本章包含了该方法。该方法除了在筛查是否存在主动脉瓣反流时使用以外，临床上不再使用。

技术

在量化主动脉瓣反流严重程度的第一种多普勒方法中，脉冲波多普勒用于反映延伸到左心室腔的反流束的长度[25, 29-30]（表 11.1）。彩色多普勒已经取代了这种方法。通过彩色多普勒成像技术监测到主动脉瓣平面以下的最大反流束长度，与心导管造影评估主动脉瓣关闭不全程度等效。心脏的大小也各不相同，因此测量基于解剖标志，而非基于瓣膜平面以下的长度。长度与二尖瓣结构相关，由于康达效应（Coanda 效应）以及 1 型或 2 型病变，90% 以上的反流束都流向二尖瓣前叶。少数患者反流束朝向室间隔走行。此时仍应结合二尖瓣的结构来判断主动脉瓣反流的程度。

局限性

如同任何形式的瓣膜关闭不全，发生反流的两个腔室之间压差较大。由于位置不同，驱动反流束通过小瓣口的压差为 60 ~ 110 mmHg 或更大。尽管有些反流未引起血流动力学异常，但是经常会有小规模反流束延伸到受体腔中。主动脉瓣反流模型的体外分析表明，长度更多是指主动脉和左心室之间的阶差指标，而非血管造影的严重程度[15, 31]。

由于进入低压腔室的高速反流束中夹带血液，将反流的彩色血流图作为严重程度的指标就变得更加复杂，这会使彩色多普勒高估反流束的表观长度。同样的现象可导致从心尖部（深部经胃 TEE 切面）观察时，左心室中的反流束面积更大。与在主动脉瓣平面附近测量反流束宽度相比，测量反流长度更容易受到这些现象的影响。

补充说明：多普勒信号特征在评估主动脉瓣反流中的作用

由于血流速度与压差直接相关，因此与 1 ~ 1.7 m/s 的收缩期速度相比，舒张期速度总是更高（4 ~ 5 m/s）。当通过超声机器的音频系统听到往复收缩和舒张期多普勒信号时，就能很容易发现异常。随着探头的对准，更接近平行于反流束的核心，声音变得更大，音调也更纯。反流束速度高并非意味着存在重度反流，而是主动脉和左心室之间的压差更高。如果增益设置恒定，则频谱多普勒信号的强度与反流的严重程度直接相关。这是因为反流量越大，其内包含的反射超声束的红细胞数量就越多。因此，反流越严重，多普勒信号就越强。

与正常人相比，在更严重病变的患者中，通过反流瓣膜前向血流可能会增加。

这是由于心脏必须通过主动脉瓣环排出反流和正常的每搏输出量，所以每搏输出量增加。LVOT 中的收缩期流速随明显的关闭不全而增加，流出道流速不低于 1.5 m/s 表明流出道相对于流经的血液容积而言较狭窄，并建议对重度反流进行诊断。此现象的临床推论是产生了相对主动脉瓣狭窄的功能性收缩期喷射性杂音。在对心脏进行听诊时，除了能听到主动脉瓣关闭不全的舒张期杂音之外，也能听到这种收缩期杂音。但是，这种技术可能会在有高动力循环状态及流出道流速为 1.5 ~ 2 m/s 的患者中产生误诊。

经食管超声心动图在术中的其他用途

主动脉瓣关闭不全的病因已在上文进行了介绍，并且提供了重要信息，即是否能成功修复瓣膜而非置换瓣膜。TEE 可帮助说明术前和术后的潜在问题。如果有主动脉夹层，可评估主动脉瓣反流机制，用于手术指导[32-37]。例如，Stanford A 型主动脉夹层，与主动脉瓣脱垂引起的反流相比，治疗上是选择主动脉瓣修复还是瓣膜置换，主要取决于瓣环撕裂程度，较小程度上与扩张的主动脉根部的内径相关[35]。高分辨率的 TEE 非常有助于确定与人工心脏瓣膜相关的反流病变的解剖位置，以及瓣膜植入用的缝合线。

二尖瓣前叶与主动脉根部后壁的解剖连续性在二尖瓣和主动脉瓣中引发了潜在的问题，这些问题与在植入人工瓣时清除瓣环中的钙化或放置"覆合"缝合线有关。TEE 可及时发现术中瓣膜放置位置异常以及瓣周漏的并发症，使术者可以及时解决问题，减少术后并发症。

瓣周漏检测是另一个有价值的筛查过程。通常，在食管中段主动脉瓣短轴切面中能较理想地观察瓣环。可在彩色血流多普勒成像的食管中段主动脉瓣长轴切面中评估人工瓣膜位置情况。人工瓣环产生的阴影可掩盖微量瓣周漏。如果这两种切面都不可用，则应尝试用常规的深部经胃长轴切面检查是否有反流。一般来说，肝素效应被鱼精蛋白逆转后，微量瓣周漏会闭合。上文已经介绍了 TEE 在预测瓣膜修复失败中的作用。

总结

通常情况下，最好通过测量缩流颈宽度来完成主动脉瓣反流术中的 TEE 评估，因为测量缩流颈宽度与测量其他项相比，负荷的依赖性更小。其次是主动脉瓣平面下 LVOT 中的反流束长度。主动脉舒张期血流回流的评估仍然是重要且有用的方法。本章中介绍的其他起辅助作用的方法，增强了操作者做出明确评估的信心。从整个近端主动脉复合体的成像和分析中获得的信息有助于指导手术。

参考文献

1. Underwood MJ, El Khoury G, Deronck D, et al. The aortic root: Structure, function, and surgical reconstruction. *Heart.* 2000;83(4):376–380.

2. El Khoury G, Glineur D, Rubay J, et al. Functional classification of aortic root/valve abnormalities and their correlation with etiologies and surgical procedures. *Curr Opin Cardiol.* 2005;20(2):115–121.

3. le Polain de Waroux JB, Pouleur AC, Goffinet C, et al. Functional anatomy of aortic regurgitation: Accuracy, prediction of surgical repairability, and outcome implications of transesophageal echocardiography. *Circulation.* 2007;116(11 suppl):I264–I269.

4. le Polain de Waroux JB, Pouleur AC, Robert A, et al. Mechanisms of recurrent aortic regurgitation after aortic valve repair: Predictive value of intraoperative transesophageal echocardiography. *JACC Cardiovasc Imaging.* 2009;2(8):931–939.

5. Ward JM, Baker DW, Rubenstein SA, et al. Detection of aortic insufficiency by pulse Doppler echocardiography. *J Clin Ultrasound.* 1977;5(1):5–10.

6. Meyerowitz CB, Jacobs LE, Kotler MN, et al. Assessment of aortic regurgitation by transesophageal echocardiography: Correlation with angiographic determination. *Echocardiography.* 1993;10:269–278.

7. Rafferty T, Durkin MA, Sittig D, et al. Transesophageal color flow Doppler imaging for aortic insufficiency in patients having cardiac operations. *J Thorac Cardiovasc Surg.* 1992;104(2):521–525.

8. Sato Y, Kawazoe K, Kamata J, et al. Clinical usefulness of the effective regurgitant orifice area determined by transesophageal echocardiography in patients with eccentric aortic regurgitation. *J Heart Valve Dis.* 1997;6(6):580–586.

9. Sutton DC, Kluger R, Ahmed SU, et al. Flow reversal in the descending aorta: A guide to intraoperative assessment of aortic regurgitation with transesophageal echocardiography. *J Thorac Cardiovasc Surg.* 1994;108(3):576–582.

10. Willett DL, Hall SA, Jessen ME, et al. Assessment of aortic regurgitation by transesophageal color Doppler imaging of the vena contracta: Validation against an intraoperative aortic flow probe. *J Am Coll Cardiol.* 2001;37(5):1450–1455.

11. Zarauza J, Ares M, Vílchez FG, et al. An integrated approach to the quantification of aortic regurgitation by Doppler echocardiography. *Am Heart J.* 1998;136(6):1030–1041.

12. Yoganathan AP, Cape EG, Sung HW, et al. Review of hydrodynamic principles for the cardiologist: Applications to the study of blood flow and jets by imaging techniques. *J Am Coll Cardiol.* 1988;12(5):1344–1353.

13. Zoghbi WA, Enriquez-Sarano M, American Society of Echocardiography, et al. Recommendations for evaluation of the severity of native valvular regurgitation with two-dimensional and Doppler echocardiography. *J Am Soc Echocardiogr.* 2003; 16(7):777–802.

14. Lancellotti P, Tribouilloy C, European Association of Echocardiography, et al. European Association of Echocardiography recommendations for the assessment of valvular regurgitation. Part 1: Aortic and pulmonary regurgitation (native valve disease). *Eur J Echocardiogr.* 2010;11(3):223–244.

15. Switzer DF, Yoganathan AP, Nanda NC, et al. Calibration of color Doppler flow mapping during extreme hemodynamic conditions in vitro: A foundation for a reliable quantitative grading system for aortic incompetence. *Circulation.* 1987; 75(4):837–846.

16. Perry GJ, Helmcke F, Nanda NC, et al. Evaluation of aortic insufficiency by Doppler color flow mapping. *J Am Coll Cardiol.* 1987;9(4):952–959.

17. Tribouilloy CM, Enriquez-Sarano M, Bailey KR, et al. Assessment of severity of aortic regurgitation using the width of the vena contracta: A clinical color Doppler imaging study. *Circulation.* 2000;102(5):558–564.

18. Kizilbash AM, Willett DL, Brickner ME, et al. Effects of afterload reduction on vena contracta width in mitral regurgitation. *J Am Coll Cardiol.* 1998;32(2):427–431.

19. Ishii M, Jones M, Shiota T, et al. Evaluation of eccentric aortic regurgitation by color Doppler jet and color Doppler-imaged vena contracta measurements: An animal study of quantified aortic regurgitation. *Am Heart J.* 1996;132(4):796–804.

20. Ishii M, Jones M, Shiota T, et al. Quantifying aortic regurgitation by using the color Doppler-imaged vena contracta: A chronic animal model study. *Circulation.* 1997;96(6):2009–2015.

21. Mori Y, Shiota T, Jones M, et al. Three-dimensional reconstruction of the color Doppler-imaged vena contracta for quantifying aortic regurgitation: Studies in a chronic animal model. *Circulation.* 1999;99(12):1611–1617.

22. Fang L, Hsiung MC, Miller AP, et al. Assessment of aortic regurgitation by live three-dimensional transthoracic echocardiographic measurements of vena contracta area: Usefulness and validation. *Echocardiography.* 2005;22(9):775–781.

23. Chin CH, Chen CH, Lo HS. The correlation between three-dimensional vena contracta area and aortic regurgitation index in patients with aortic regurgitation. *Echocardiography.* 2010;27(2):161–166.

24. Diebold B, Peronneau P, Blanchard D, et al. Non-invasive quantification of aortic regurgitation by Doppler echocardiography. *Br Heart J.* 1983;49(2):167–173.

25. Quinones MA, Young JB, Waggoner AD, et al. Assessment of pulsed Doppler echocardiography in detection and quantification of aortic and mitral regurgitation. *Br Heart J.* 1980;44(6):612–620.

26. Reimold SC, Maier SE, Aggarwal K, et al. Aortic flow velocity patterns in chronic aortic regurgitation: Implications for Doppler echocardiography. *J Am Soc Echocardiogr.* 1996;9(5):675–683.

27. Cohen IS, Wharton TP Jr, Neill WA. Pathophysiologic observations on premature opening of the aortic valve

utilizing a technique for multiplane echocardiographic analysis. *Am Heart J.* 1979;97(6):766–772.

28. Labovitz AJ, Ferrara RP, Kern MJ, et al. Quantitative evaluation of aortic insufficiency by continuous wave Doppler echocardiography. *J Am Coll Cardiol.* 1986;8(6):1341–1347.
29. Ciobanu M, Abbasi AS, Allen M, et al. Pulsed Doppler echocardiography in the diagnosis and estimation of severity of aortic insufficiency. *Am J Cardiol.* 1982;49(2):339–343.
30. Toguchi M, Ichimiya S, Yokoi K, et al. Clinical investigation of aortic insufficiency by means of pulsed Doppler echocardiography. *Jpn Heart J.* 1981;22(4):537–550.
31. Taylor AL, Eichhorn EJ, Brickner ME, et al. Aortic valve morphology: An important in vitro determinant of proximal regurgitant jet width by Doppler color flow mapping. *J Am Coll Cardiol.* 1990;16(2):405–412.
32. Adam MC, Tribouilloy C, Mirode A, et al. [Contribution of transesophageal and transthoracic echography in the evaluation of the mechanism and quantification of regurgitation in mitral and aortic bioprosthetic valves]. *Arch Mal Coeur Vaiss.* 1993; 86(9):1345–1350.
33. Brandstatt P, Carlioz R, Fontaine B, et al. [Acute post-traumatic aortic insufficiency: Transesophageal echocardiography in the diagnosis and therapy of the lesions]. *Ann Cardiol Angeiol (Paris).* 1998;47(8):563–567.
34. Hioki J, Shibutani T, Naito T, et al. [Aortic valve insufficiency caused by nonpenetrating chest trauma difficult to distinguish from infective endocarditis with transesophageal echocardiography: A case report]. *J Cardiol.* 1997;29 suppl 2:143–149.
35. Keane MG, Wiegers SE, Yang E, et al. Structural determinants of aortic regurgitation in type A dissection and the role of valvular resuspension as determined by intraoperative transesophageal echocardiography. *Am J Cardiol.* 2000;85(5):604–610.
36. Movsowitz HD, Levine RA, Hilgenberg AD, et al. Transesophageal echocardiographic description of the mechanisms of aortic regurgitation in acute type A aortic dissection: Implications for aortic valve repair. *J Am Coll Cardiol.* 2000;36(3):884–890.
37. Oda H, Tanaka T, Yamazaki Y, et al. A case of nonpenetrating traumatic aortic regurgitation detected by transesophageal echocardiography. *Tohoku J Exp Med.* 1997;182(1):93–101.

自测题

1. 以下哪一个因素会影响手术过程中主动脉瓣反流的程度？
   a. 使用血管加压药
   b. 存在挥发性麻醉药
   c. 患者的容量状态
   d. 以上所有选项均正确

2. 哪一种 TEE 切面最有助于评估 St.Jude 二尖瓣患者的主动脉瓣？
   a. 食管中段四腔心切面
   b. 食管中段主动脉瓣长轴切面
   c. 食管中段主动脉瓣短轴切面
   d. 经胃长轴切面

3. 在哪一种切面中多普勒波束能在主动脉瓣反流患者中最好地与反流束平行？
   a. 食管中段四腔心切面
   b. 食管中段主动脉瓣长轴切面
   c. 食管中段主动脉瓣短轴切面
   d. 经胃短轴切面
   e. 深部经胃长轴切面

4. 当主动脉瓣反流束高度与 LVOT 直径之比用于量化主动脉瓣反流的程度时，以下哪一项是正确的：
   a. 必须优化彩色增益设置
   b. 首选食管中段主动脉瓣长轴切面
   c. 主动脉瓣反流等级为 4+ 时，比率大于 65%
   d. 以上所有选项均正确

5. 当使用压力减半时间法量化主动脉瓣反流的严重程度时，以下哪一项不会人为地加重主动脉瓣反流的表观严重程度？
   a. 充血性心力衰竭
   b. 生理功能受限
   c. 舒张功能障碍
   d. 急性心肌梗死
   e. 急性出血

6. 使用 TEE 很难在主动脉瓣反流患者中获得舒张期主动脉血液回流。以下关于技术的陈述，哪一项不正确？
   a. 食管上段主动脉弓长轴切面有用
   b. 获得准确的流速至关重要
   c. 远端主动脉有全舒张期血流表明有重度主动脉瓣反流
   d. 与升主动脉相比，降主动脉的主动脉瓣反流舒张末期速度剖面与主动脉瓣反流严重程度的相关性更好

7. 以下关于主动脉瓣反流连续波多普勒分析的陈述，哪一项是正确的？
　a. 需要与反流束平行对准
　b. 首选深部经胃长轴切面和经胃长轴切面
　c. 由于声束对准不良，食管中段切面基本上不够用
　d. 平滑波形的包络需要保持完整
　e. 以上所有选项均正确

8. 在用多普勒评估主动脉瓣反流束衰减斜率时，哪一个原理不重要？
　a. 为保证"更干净"的包络，首选脉冲波多普勒
　b. 反流束的速度与舒张期主动脉和左心室之间的压差成正比
　c. 重度反流病变将更快地平衡主动脉和左心室之间的压差
　d. 随着主动脉瓣反流的严重程度加剧，主动脉瓣反流束的速度会更快降低

9. 在试图优化主动脉瓣反流患者的多普勒波束对准时，应记住以下哪一项观察结果？
　a. 速度应该很高（4～5 m/s）
　b. 当反流束流入时，主动脉瓣反流会发出响亮的听诊音
　c. 频谱多普勒信号的强度（暗度）与反流的严重程度成比例
　d. 显著主动脉瓣反流患者的 LVOT 收缩期速度通常超过 1.5 m/s
　e. 以上所有选项都正确

10. 以下哪一种情况不表明有重度主动脉瓣反流？
　a. 压力减半时间不足 500 ms
　b. LVOT 中主动脉瓣反流束的高度与 LVOT 直径之比大于 65%
　c. LVOT 中主动脉瓣反流束的面积与 LVOT 面积之比大于 60%
　d. 降主动脉的舒张期血液回流

针对以下问题（11～14 题），请将每个问题与下列选项中的相应选项匹配：
　a. 食管中段左心室长轴切面
　b. 食管中段左心室短轴切面
　c. 经胃长轴切面
　d. 深部经胃切面

11. 最好通过哪种切面来评估主动脉瓣关闭不全的机制和病因？

12. 使用哪种切面对主动脉瓣反流严重程度进行最准确的彩色多普勒临床评估？

13. 使用哪种切面可获得平行声束以确定舒张期跨主动脉瓣压差的下降速率？

14. 哪种切面是评估反流严重程度时最不准确的彩色血流多普勒切面？

15. 在左心室流出道中，偏心性反流束的三维成像：
　a. 可允许在 3 个平面上与缩流颈平行，提高其测量精度
　b. 能在所有患者中轻易获得，原因是三维 TEE 探头中有大量元件（约 3000 个）
　c. 由于主动脉瓣距探头尖端的相对深度，可能难以获得
　d. 不受主动脉瓣钙化的影响
　e. 以上所有选项均正确
　f. a 和 c 正确
　g. b 和 d 正确

16. 主动脉瓣叶连合处的上插入点大约在：
　a. 窦管交界处的高度
　b. 主动脉瓣环的高度
　c. Valsalva 窦处
　d. 右冠状动脉和左冠状动脉的起始高度

17. 下列哪种类型的主动脉瓣反流最可能需要主动脉瓣置换？
　a. Ⅰ型
　b. Ⅱ型
　c. Ⅲ型
　d. 以上所有选项均正确

18. 主动脉瓣反流患者的外周动脉血压为 175/75 mmHg。反流束开始时的峰值速度

大约为：

a. 2 m/s

b. 3 m/s

c. 4 m/s

d. 5 m/s

19. 主动脉瓣反流修复后，以下风险因素均能预测显著性主动脉瓣反流的复发率较高，除了：

a. 相对于瓣环的高对合水平

b. 对合长度短于 4 mm

c. 瓣叶运动受限

d. 修复后有残余主动脉瓣反流

20. 主动脉瓣反流的三维 TEE 最适用于以下哪一项计算？

a. 反流容积

b. 有效反流口面积

c. 缩流

d. 由于 AV 的位置靠前，所以没有用处

12 主动脉瓣狭窄

Ira S. Cohen

引言

除冠状动脉旁路移植术外，AVR 是 65 岁以上主动脉瓣重度狭窄患者心脏手术中最常见的手术。经皮主动脉瓣置换术（TAVR）是基于经股动脉联合导管，并辅以三维经食管超声技术的手术，这增加了实施瓣膜置换术患者的数量。这个年龄组的绝大多数患者的病理生理基础是瓣膜动脉粥样硬化性退行性病变。相比之下，在 35～55 岁年龄组中，大多数接受主动脉瓣置换术的患者是二叶式主动脉瓣，通常这种瓣膜会提前钙化，并且与升主动脉扩张有关。风湿性疾病引起的主动脉瓣受损的发生率远低于未使用抗生素时的发生率，通常会导致交界区融合，并往往合并二尖瓣病变。

一般来说，严重的主动脉瓣狭窄是在术前诊断的。临床上引起血流动力学改变的重度主动脉瓣狭窄需行主动脉瓣置换手术的指征是充血性心力衰竭（通常以劳力性呼吸困难开始）、晕厥和心绞痛。如果排除了导致这些症状的其他潜在原因，那么这些症状的存在具有极其重要的临床意义，因为在症状出现时不能进行手术治疗，这会导致不良预后。即使估计的瓣膜面积小于"临界值"，情况也是如此。主动脉瓣面积可通过将液压原理应用于生理系统的假设及压差测量得到的估计值来测量，压差测量在很大程度上取决于测量时的心输出量。

狭窄的病变进展可能非常快。对于某个体来说，病变往往呈线性进展，但是根据最初的超声心动图发现，病变进展是不可预测的[1-2]。最新指南主张根据主动脉瓣疾病的进展规律，如果存在中度以上主动脉瓣狭窄，即使患者无明显临床症状，也应在行冠状动脉旁路移植术的同时行主动脉瓣置换术。因此在其他心脏手术中，是否预防性更换非重度狭窄瓣膜，变得越来越重要[3]。因此，术中超声心动图检查者必须熟练掌握评估主动脉瓣狭窄严重程度的技术（表 12.1）。

表 12.1 主动脉瓣狭窄的严重度分级

项目	主动脉硬化	轻度	中度	重度
主动脉射流速度（m/s）	≤ 2.5	2.6～2.9	3～4	>4
平均压差（mmHg）	—	<20	20～40	>40
主动脉瓣面积（cm²）	—	>1.5	1～1.5	<1
主动脉瓣口面积指数（cm²/m²）	—	>0.85	0.60～0.85	<0.60
速度比值	—	>0.50	0.25～0.50	<0.25

注：改编自 Baumgartner H, Hung J, Bermejo J, et al. Echocardiographic assessment of valve stenosis: EAE/ASE recommendations for clinical practice. *J Am Soc Echocardiogr.* 2009;22:1-23.

病理生理学

随着狭窄程度的进展，主动脉瓣狭窄使心室的后负荷随着时间的推移逐渐增加。心室壁应力的增加导致不同程度的向心性肥厚，以代偿室壁增加的应力。最终失代偿，出现典型症状。由于肥厚心肌的僵硬和伴随的胶原沉积，肥厚心肌室壁的顺应性降低，从而导致舒张功能障碍和心室对前负荷的依赖性增加。心房收缩可从正常的 $3 \sim 4$ mmHg 增加到 $30 \sim 40$ mmHg 的水平，在每次收缩前拉伸肥厚的心室壁。心房颤动造成的心房收缩丧失，会导致急性肺水肿。这些非顺应性心室壁需要相对较高的前负荷（充盈压），这是术后有效处理的关键。

AS 可在无明显冠状动脉疾病的情况下引起心绞痛。关于这种机制的主要原理是，肥厚心室壁的组织肿胀，限制了心肌内走行的冠状动脉的舒张能力，损害冠状动脉的血流储备。最新数据显示，左心室重量指数（氧需求量的决定因素）、MRI 延迟增强（纤维化的标志）、主动脉瓣压差、左心室质量、女性、左心室充盈压（间隔 E/e′）和心肌纤维化与心肌灌注储备减少有单变量关联。其中，左心室质量指数（O_2 需求量的决定因素）和 MRI 延迟增强（纤维化的指标）似乎最重要[4]。因此，临床有或没有心绞痛的患者，都应行冠状动脉造影检查以明确冠状动脉的病变情况（约 50% 患者合并冠状动脉疾病）。运动、心律失常或急性心力衰竭可导致外周血管扩张、心输出量不足，进而出现晕厥。肺淤血由心脏舒张功能不全和舒张充盈期缩短、心室顺应性减低、前负荷（左心房压力）越来越高导致。

主动脉瓣的超声心动图评估

可通过 M 型、二维、多普勒和三维超声心动图技术评估主动脉瓣。主要方法是利用二维成像、脉冲波多普勒和连续波多普勒来评估瓣膜形态和疾病的严重程度。主动脉瓣的 TEE 二维超声心动图成像通常优于 TTE 成像，原因是高频 TEE 探头的分辨率有所提高。三维成像具有所有超声技术固有的局限性，这些局限性由图像分辨率上的扇区大小、帧频和深度的相互关系决定。在一些患者中，由于主动脉瓣位置靠前，因此以三维 TTE 方法而非三维 TEE 可更好地观察主动脉瓣。三维成像的时间分辨率降低经常导致正常主动脉瓣的回声失落。随着瓣膜狭窄的进展，瓣叶会增厚和钙化，三维成像也可能受到相关声影的影响。初始数据表明，仅在少数患者中获得最佳的三维图像，但这些图像是十分有价值的信息。这两类 TEE 的最佳成像可从食管中段短轴和长轴切面中获得。目前仍在研究三维 TEE 在主动脉瓣狭窄评估中的最终作用，在下文讨论中会参考既往研究。最近，评估主动脉瓣狭窄方法的指南[5]已经出版。下面按照指南推荐的优先顺序进行介绍。

主动脉瓣狭窄的定量多普勒评估

用多普勒超声心动图定量评估主动脉瓣狭窄严重程度有两种方法，分别为用修正的伯努利方程测量跨瓣压差，以及用连续性方程估计主动脉瓣面积。这两种方法都要求超声束尽可能平行于前向血流。

用于评估主动脉瓣狭窄的经食管超声心动图多普勒成像技术

在主动脉瓣狭窄中，将 TEE 探头平行于左心室流出道和主动脉瓣是一种挑战。经常使用的是经胃底切面和经胃长轴切面，具体使用其中哪一种，取决于哪种切面能提供平行于狭窄反流束的最佳探查窗口。在经胃短轴切面中，将探头向前推进，同时继续前屈，可从左心室探查附近获取经胃深部长轴切面。偶尔逆时针旋转探头，并在大范围内改变探查角度可能会有所帮助。探头位于乳头肌中部或略上方，将成像平面的探查角度增加到 120°～140°（此时左心室流出道、主动脉瓣和升主动脉进入视野）时，可获得经胃长轴切面。这两种技术都为主动脉瓣血流动力学检查提供了极好的方法。但是患者的解剖结构将决定哪种切面能对跨瓣血流进行最佳探查。因此，建议同时利用两个切面进行测量，以获取主动脉瓣狭窄的最高流速。少数患者经食管中段（120°）左心室流出道长轴切面即可得到满意血流频谱。

在讨论多普勒成像和入射角时需要注意一点。一些超声心动图系统提供了一种方法，将多普勒频移速度乘以超声心动图检查者手动输入的声束对主动脉血流入射角的余弦来视觉校正探查角度。人们普遍认为这是一种不可靠的方法，因为声束和血流在三维空间相互作用，二维成像无法准确地提供反流束的真实入射角。对于湍流射流束，如主动脉瓣狭窄中的射流束，很难判断与血流的平行情况。这种射流束可能非常偏心地指向可观察到的二维平面。因此，通过观察射流束的彩色血流图来进行表观纠正可能是非常不精确的。获得最高速度的平滑填充型包络是确认精度的更好方法。描记峰速包络时不应将顶端的人为切迹包含在内。通过多普勒信号的声音定位到最响亮音频也有助于确定探查声束平行于血流。理想情况下，声束应与实际反流束成 0°～15°。

多普勒测定跨主动脉瓣压差：修正的伯努利方程

修正的伯努利方程用于计算跨主动脉瓣压差（表 12.2）。修正的伯努利方程指出，最大压差等于峰值射流速度平方的 4 倍，并允许计算跨任何瓣口的峰值瞬时压差。因此，如果跨主动脉瓣的峰值血流速度为 4 m/s，则计算的峰值压差为 64 mmHg。通过随时间推移的瞬时压差平均值来计算平均压差，可通过跟踪主动脉流速曲线，并使用超声检查设备分析程序来实现该功能（图 12.1）。平均速度不能用来估计伯努利方程中的平均压差。必须计算瞬时压差的平均值（通过迹函数）。根据峰值速度 2.4 $(V_{max})^2$，可计算不太精确的平均压差。多普勒测得的平均压差与经导管测得的平均压差具有很好的相关性，并且最常用于评估主动脉瓣狭窄的严重程度。要使这个评估正确，必须获得真实的峰值速度。包络平滑且明确的速度曲线通常是有效的。

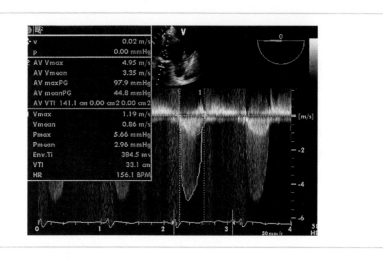

图 12.1 在经胃底切面，主动脉瓣重度狭窄的连续波多普勒声束与主动脉瓣口血流束平行。主动脉瓣狭窄的描记标记为 2（外包络线），最大主动脉瓣速度为 4.95 m/s，伯努利方程得出的主动脉瓣峰值压差为 97.9 mmHg。主动脉瓣时间速度积分（TVI）为 141.1 cm。描记 1 是左心室流出道速度。左心室流出道最大速度为 1.19 m/s，左心室流出道 TVI 为 33.1 cm

表 12.2　跨主动脉瓣压差方程

峰值压差（简化的伯努利方程）
峰值压差（mmHg）= 4 ×（主动脉峰值速度）^{2}

平均压差
平均压差（估计值）= 2.4（V_{max}）^{2}

主动脉瓣反流显著时的峰值压差（修正的伯努利方程）
压差 = 4 ×［（峰值主动脉速度）^{2}－（LVOT 速度）^{2}］

注：LVOT—左心室流出道。

　　峰值压差可能会受瓣膜平面心室侧血流量的影响。请记住，简化的伯努利方程忽略了左心室流出道血流速度的影响。但是，在合并主动脉瓣关闭不全和其他高输出状态下，左心室流出道血流速度超过 1.5 m/s 时，伯努利方程必须考虑左心室流出道血流速度，以免高估压差（表 12.2）。例如，如果流出道速度为 1.7 m/s，峰值跨瓣速度为 4 m/s，则实际压差为 4 ×（$4^2-1.7^2$）=52.4 mmHg，而非简化的伯努利方程预测的 64 mmHg。

　　在主动脉瓣狭窄患者中，心导管检查和超声心动图测得的压差之间经常出现差异。以超声心动图评估的左心室流出道与主动脉瓣口间的最大瞬时压差常大于经心导管检查测量的左心室与主动脉间的峰值压差（图 12.2）。此外，与冠状动脉造影术的测量相比，压力恢复现象（即从狭窄瓣膜远端狭窄瓣口出现的加速动能中恢复压力能量）可导致多普勒估计的跨瓣压差升高。一般来说，这只是小主动脉根部（窦管交界处不超过 3 cm）的一个致病因素。

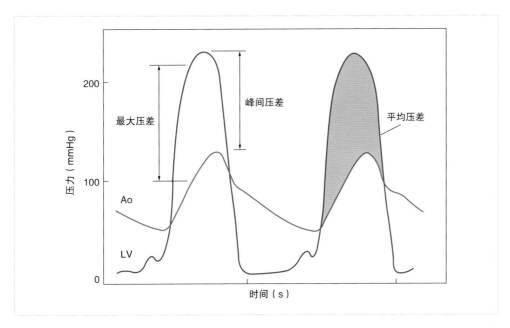

图 12.2 对重度主动脉瓣狭窄患者使用充液导管测量左心室（LV）压力和主动脉（Ao）压力的示意图。最大瞬时压差大于峰间压差。阴影区域表示平均压差（经允许引自 Otto CM. Textbook of Clinical Echocardiography. 2nd ed. Philadelphia, PA: WB Saunders; 2000:238）

重度主动脉瓣狭窄患者的平均压差通常不低于 40 mmHg，或最大速度不低于 4 m/s。射血分数低的患者除外，压差可能不会较高。在这些患者中，峰值压差低至 20～30 mmHg，可能与临界狭窄有关，应考虑连续性方程和平面测量，以及多巴酚丁胺负荷试验，以进一步评估真实的主动脉瓣狭窄。评估过程中的系统性高血压也会影响表观压差和左心室射血分数，在评定压差评估的有效性时也必须考虑到这一点。

主动脉瓣口面积的多普勒估算：连续性方程（图 12.3）

连续性方程表明，流入狭窄主动脉瓣口的血流量等于流出狭窄主动脉瓣口的血流量。如果我们能够计算通过左心室流出道进入狭窄主动脉瓣的血流量，并测量其离开

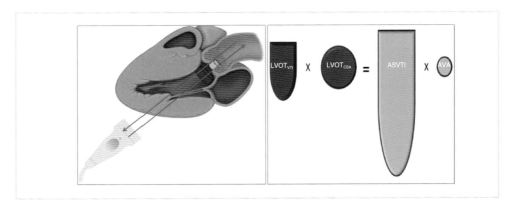

图 12.3 平行多普勒声束对准及"有进就有出"概念的展示。因此，$LVOT_{VTI} \times LVOT_{CSA} = AS_{VTI} \times$ 主动脉瓣面积（AVA）

狭窄瓣膜的速度，则可重新排列方程，以计算狭窄瓣膜的面积（表 12.3）。根据方程得出的瓣膜面积是有效面积，而非根据瓣膜平面测量得出的解剖面积。尽管有效面积略小于解剖面积，但作为临床疗效的主要预测因素，已得到验证[5]。正常主动脉瓣口的面积为 3 ~ 4 cm²（图 12.4）。基于血流动力学和自然病史数据，指南将重度主动脉瓣狭窄定义为瓣膜面积小于 1 cm²，平均压差大于 40 mmHg，或峰值反流束速度大于 4 m/s[3]（表 12.1）。

表 12.3　用连续性方程计算主动脉瓣面积

连续性方程（进多少出多少）

LVOT 每搏输出量 =AV 每搏输出量

每搏输出量 = CSA × TVI

因此，

$TVI_{LVOT} × 面积_{LVOT} = TVI_{AV} × 面积_{AV}$

$$面积_{AV} = \frac{TVI_{LVOT} × 面积_{LVOT}}{TVI_{AV}}$$

主动脉瓣面积

LVOT 速度（m/s，最大）

LVOT 直径（cm，内膜至内膜，收缩期中期）

LVOT 面积（cm²）= πr^2

瓣膜面积（cm²，连续性方程）

注：LVOT—左心室流出道；AV—主动脉瓣；CSA—横截面积；TVI—时间 – 速度积分。

首先，计算左心室流出道的横截面积。在食管中段主动脉瓣长轴切面中，测量收缩期中期主动脉瓣瓣环水平左心室流出道的内径（心内膜到心内膜），得到左心室流出道瓣环直径，即初始估计值（图 12.5B）。但是，理想情况下，应在心尖切面中可获得最佳流出道速度频谱的位置对流出道进行测量。通常在主动脉瓣瓣环的位置，或在主动脉瓣瓣环以下的 1 cm 内进行测量。左心室流出道的直径通常为 1.8 ~ 2.2 cm，与体型大小成比例。由于半径在连续性方程中作平方计算，因此流出道测量的不准确性可归因于该技术中的诸多误差。最常见的差异出现在老年女性及体型较大的男性中。前者的流出道（和体表面积）通常比平均值小，后者的流出道（和体表面积）通常比平均值大。如果我们假设左心室流出道的横截面是一个圆，则计算左心室流出道的面积为 πr^2［或 $\pi (D/2)^2$］。通过 CT 血管造影和三维 TTE 超声[6-8]评估患者的左心室流出道大小，观察结果显示，左心室流出道横截面通常不是圆形，而是卵形，所以最好使用这些技术对左心室流出道的真实大小进行平面测量。假设二维超声中左心室流出道横截面是圆形的，可能导致低估左心室流出道横截面积的发生率高达 15%。在确定经皮跨主动脉瓣人工瓣膜的大小时，更精确的测量是至关重要的，因为尺寸过小通常会导致主动脉瓣人工瓣瓣周漏。但是，假设左心室流出道横截面为圆形适用于对严重程度的临床评估，对更精确测量的需求将需要更多测值。

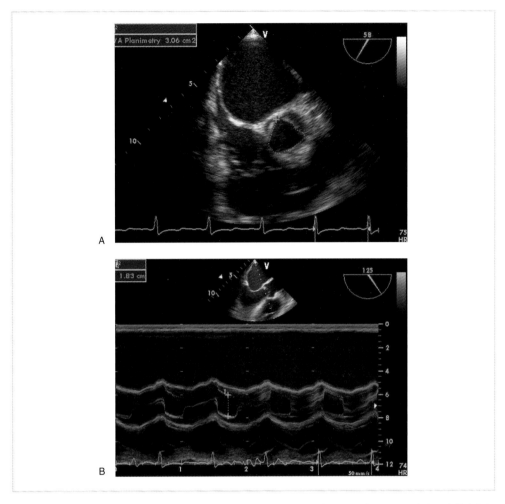

图 12.4 A. 食管中段主动脉瓣短轴切面显示正常主动脉瓣开口面积为 3.06 cm²。B. 同一患者，食管中段主动脉瓣长轴切面 M 型超声显示瓣叶开放幅约为 18 mm

其次，计算左心室流出道的时间 – 速度积分（TVI）的方法有两种。可使用脉冲波多普勒，取样容积刚好在左心室流出道内的主动脉瓣瓣环的近端（图 12.6）。取样容积逐渐向主动脉瓣移动，直到在测得瓣环大小的流出道水平处获得平滑的左心室流出道速度频谱。如果稍微低于主动脉瓣瓣环，则应在同一位置重新测量左心室流出道的大小。所有超声心动图检查设备上提供的内部计算包可用于描记左心室流出道速度，计算左心室流出道的 TVI。脉冲波多普勒对于此类血流的测量是必不可少的。这是因为，从左心室流入狭窄主动脉瓣口的血流加速，必须在流出道进行精确测量。另一种没有得到很好印证的替代方法是使用连续波多普勒穿过主动脉瓣进行测量。如果声束平行于左心室流出道前向血流，则在高速主动脉射流频谱成像中出现的低速血流频谱，代表左心室流出道低速的前向流动，并且可如前所述描记并计算左心室流出道的 TVI（图 12.1）。但是，此包络峰值可能会错误地偏高，这是因为主动脉下射流

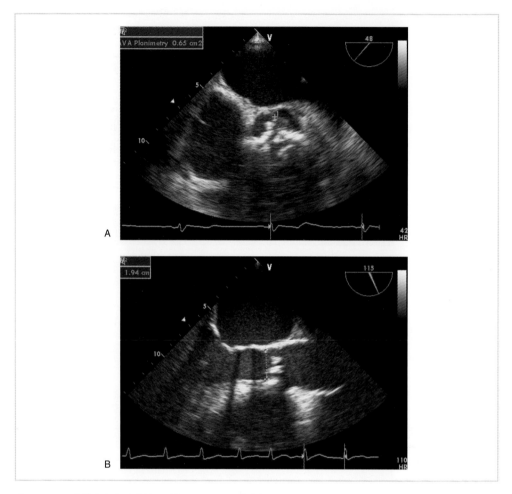

图 12.5 A. 食管中段主动脉瓣短轴切面，可见主动脉瓣呈三叶瓣，瓣膜明显钙化。平面测量获得的主动脉瓣口面积为 0.65 cm²。B. 收缩期中期的食管中段主动脉瓣长轴切面，测量左心室流出道的直径（1.94 cm）。从主动脉瓣瓣环处测量左心室流出道的直径。根据连续性方程得出的主动脉瓣面积为 0.70 cm²。连续波多普勒值来自图 12.1

束不断变窄以适应瓣口，并加速进入狭窄的瓣口，形成近端等速表面区域（参见本书第 8 章），从而使表观峰值速度高于瓣环水平处的速度，并导致瓣膜面积被高估。"双包络"结构表明与射流正确对准，有助于脉冲波多普勒确认瓣环水平处的速度。因此，它可能有助于确定最佳探查窗口，以便用脉冲波多普勒测量左心室流出道的实际速度。

最后，从经胃底切面和（或）经胃长轴切面（取最优者）中获得的连续波多普勒频谱的较大包络线（图 12.1）中描记主动脉瓣的 TVI。这些测量要求多普勒探头尽量接近平行于血流的方向。将左心室流出道直径、左心室流出道 TVI 和主动脉瓣的 TVI 的结果值输入连续性方程，计算主动脉瓣口面积。一些临床医师在这些分析中使用峰值速度而非 TVI，尽管从理论角度来看，TVI 的相关性更好。

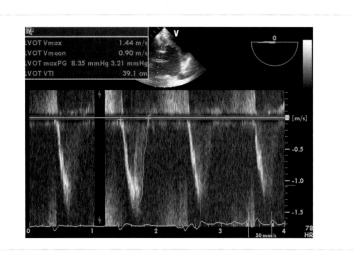

图 12.6 在主动脉瓣的经胃底切面，用脉冲波多普勒测量左心室流出道流速。左心室流出道时间 – 速度积分被评估为 39.1 cm。注意与内包络评估为 33.1 cm 的瓣口面积的相关性（与图 12.1 为同一患者）

主动脉瓣口的平面测量

　　早期超声心动图检查者观察主动脉瓣叶运动的特征，试图确定主动脉梗阻的严重程度。在二维长轴切面中，主动脉瓣开口低于 8 mm 表明为危重疾病，开口超过 12 mm 表明为非危重疾病[9]。此外在鉴别非危重疾病方面，M 型超声心动图显示的主动脉瓣叶震颤比二维图像更具有优势[10]。这些发现已被后来的技术所取代。

　　食管中段主动脉瓣短轴切面中的二维超声心动图以 45°～60° 的角度对主动脉瓣的短轴切面进行成像，并允许对主动脉瓣口进行平面测量。精确的平面测量要求对成像平面和机器设置进行优化，以显示最小瓣口，步骤如下。

　　（1）获得主动脉瓣的短轴切面，此切面应包含所有 3 个瓣叶。

　　（2）使用彩色血流多普勒成像（颜色增益最小），以帮助调整成像平面的探头深度和角度，确定最窄瓣口，定位瓣口边缘。

　　（3）将增益设置调整到最小，显示整个瓣口，优化二维图像。由于增厚瓣叶的强亮回声会产生"晕状伪像"，过度增益会导致低估瓣膜面积。瓣膜钙化导致的强亮回声引起的声影也可能会使测定瓣口面积变得麻烦。优化时可能需要细微调整角度、增益和探头深度。

　　（4）使用超声检查设备对瓣口进行描记，以计算其面积（图 12.4 和 12.5A）。

　　尽管 TTE 能成功进行平面测量，但据报道，TEE 凭借其优越的分辨率可更有效地进行精确的平面测量[11-13]。尽管心输出量的变化会使多普勒和有创性瓣膜面积估计值产生差异[14]，但不会导致面积测量值变化。因此，该技术在心输出量较低或正常的患者中应是同样有效的。并且已有数据表明，在心输出量较低或较高的患者中，该技术比 Gorlin 公式更精确[15]。

所有平面测量技术都局限于无法确定被观察到的是否为实际最小瓣口，被测量平面是否低于真实最小瓣口，以及与真实最小瓣口是否成角度。虽然使用上述技术能最大程度减小误差，但是当可获得足够的图像时，三维成像可确定真实瓣口相对于主动脉长轴的角度，使待测量瓣口平面能更精确地对准。最佳三维切面是使用实时、全容积和缩放模式从食管中段主动脉瓣短轴和长轴切面中获得横截面中的瓣膜短轴切面[16]。使用专用软件显示并对齐正交切面，在不考虑其相对于主动脉长轴方位的情况下，允许对最小主动脉瓣口进行平面测量（图 12.7）。

将其与心导管检查实验室中用于计算主动脉瓣口面积的"金标准"进行比较，来评估平面测量的准确性，用 Gorlin 公式计算主动脉瓣面积：

$$主动脉瓣口面积 = \frac{心输出量}{44.3（SEP）（HR）\sqrt{平均压差}}$$

式中，44.3 为经验修正系数。因为我们只在收缩期评估流经瓣膜的血流，所以还考虑了收缩射血期（systolic ejection period，SEP）。将使用三维 TTE 结合连续性方程与三维 TEE 结合 Gorlin 公式对比发现，使用三维 TEE 比二维 TEE 平面测量法更精确、可重现性好[17-19]。在瓣膜明显钙化（通常有钙化）的情况下，TEE 的准确性降低，并非所有观察者都一致认为 TEE 平面测量法测得的瓣膜面积与 Gorlin 公式测得的瓣膜面积有良好的相关性[20-21]。尽管最终可能会证明三维成像更准确，但是二维成像和多普勒评估的结果仍是现行主动脉瓣狭窄严重程度评估标准的基础。

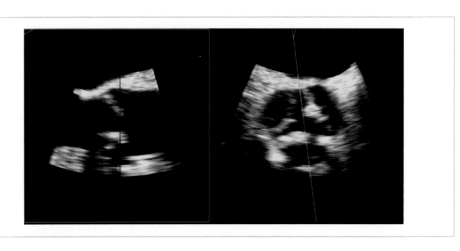

图 12.7　使用专用软件显示并对齐正交切面，在不考虑其相对于主动脉长轴方位的情况下，对最小主动脉瓣口进行平面测量

技术考虑

因 TEE 多普勒声束入射角度限制，其评估主动脉瓣狭窄程度比 TTE 多普勒评估的难度更大。通常，射流方位导致探头定位时无法使声束与射流平行。将不充分射流视为真实射流是错误低估狭窄严重程度的一个重要原因。除非能看到明确的速度包络，否则不得对严重程度进行定量估算。

二尖瓣关闭不全引发的反流很容易被误认为是由主动脉瓣狭窄引发的。这两种射流有一些共同的特征：当从经胃和经食管下段路径探查时，这两种射流都是背离探头的高速血流，在收缩中期达到峰值，并且可能位于相同的探查路径，原因是多普勒波束通常穿过左心房前部和相邻的主动脉根部。在后一种情况下，可探查前向二尖瓣反流束和狭窄主动脉射流。应使用彩色多普勒成像来直观地记录未穿过二尖瓣反流束这一情况。在上述手段较为困难的情况下，可在脉冲波多普勒记录期间，在二尖瓣反流开始时进行观察，以确定起始流速和心电图 QRS 复合波之间的关系，以供参考。因为左心室开始收缩时压力几乎总是超过左心房压力（左心房压力正常为 0 ~ 12 mmHg），所以二尖瓣反流会较早开始（在等容收缩期间）。因为当左心室压力超过中心主动脉舒张压（60 ~ 90 mmHg）时主动脉瓣才射血，所以主动脉瓣狭窄射流在收缩期开始的时相较晚。上述情况通常发生在 QRS 复合波的中晚期，以更快的扫描速度（100 mm/s）记录射流，能更容易确定上述情况。在二维成像中，观察主动脉瓣的形态学有助于根据瓣膜的活动性评估是否存在明显的狭窄。但是应记住，在低输出状态下，主动脉瓣活动减低并不是因为重度狭窄而是心排量降低导致。

特别注意事项

压力恢复

血流经过狭窄的主动脉瓣向缩流处（紧邻狭窄瓣口远端的血流汇聚点）汇聚，将势能（压力）转化为动能，导致缩流处的压力降低。向远侧分流使一些动能重新转换成势能（压力），同时恢复数厘米内损失的部分压力（图 12.8）。使用基于多普勒的方法检测射流紧缩处的峰值速度，由多普勒估计的跨瓣压差将大于由左心室流出道和主动脉根部之间的同步有创压力测量计算的跨瓣压差。因此，由多普勒估计的压差高于导管测量值，评估的瓣膜面积小于导管测量值[5]（图 12.2）。

压力恢复是评估患者小主动脉根部（直径不超过 3 cm）的一个主要因素，在小型个体和儿童中的临床相关性最大。由连续性方程（AVAce）获得的主动脉瓣面积与在窦管交界处测得的升主动脉（Aa）横截面面积（$Aa = \pi r^2$，其中 $r=$ 窦管交界处主动脉直径的一半）之间的关系参见以下方程[22-24]：

$$压力恢复（mmHg）= 4V^2 \times (2AVA/Aa)\ [1 - AVA/Aa]$$

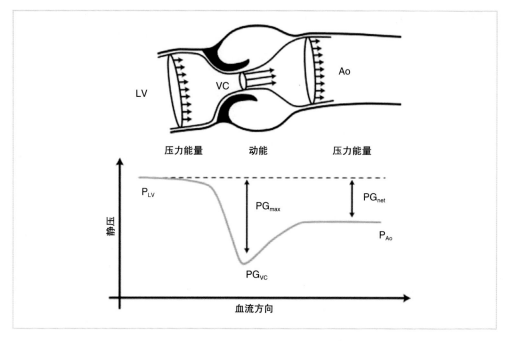

图 12.8 压力恢复的概念：血流通过狭窄的主动脉瓣汇聚到缩流处，将势能（压力）转化为动能，从而降低缩流处的压力。向远侧分流使一些动能重新转换成势能（压力），同时恢复数厘米内损失的部分压力。P_{LV}—左心室压力；PG_{max}—最大压差；LV—左心室；VC—缩流颈；Ao—主动脉根部；P_{VC}—缩流处压力；PG_{net}—压差净变化；P_{Ao}—主动脉压力

$$压力恢复校正的 AVA = AVA_{ce} × Aa/（Aa - AVA_{ce}）$$

在临床和瓣膜形态学结果与超声评估不一致（尤其是在升主动脉较小）的情况下，应考虑应用这种校正。

体循环高血压和动脉顺应性

即使瓣膜狭窄，体循环血压及动脉顺应性仍是左心室运动的重要负荷因素。体循环压力增加或动脉顺应性降低会导致压差和射血分数降低。由于收缩压的显著升高将导致压差明显被低估，因此应始终记录收缩压，将其纳入患者的数据分析中，特别是在进行一系列比较时[25-26]。

低压差、每搏输出量低的严重主动脉瓣狭窄的评估

如前文所述，狭窄处的压差随狭窄处的血流而变化。在运动期间或高肾上腺素状态下（如在手术室中），压差会增加，这是因为压差与心输出量成正比，但是瓣膜面积保持不变。用于计算瓣膜面积的 Gorlin 公式反映了这种关系，心输出量为分子，压差为分母。对于心输出量正常的患者，显著狭窄和可能严重的狭窄通常会导致峰值压差超过 64 mmHg，并且通常会明显升高。

对于心输出量较低的患者，在狭窄可能严重的情况下，峰值压差可能为 20 ～

30 mmHg。对于心输出量正常的患者，峰值压差通常较低，并且对血流动力学毫无影响。因此，心输出量是决定瓣膜压差的重要因素。在报告低压差为无关紧要的因素之前，应常规对左心室功能进行超声心动图评估。随着射血分数和心输出量的降低，尽管有主动脉瓣重度狭窄，压差也会很低。

最近提出了一种新的分组，即射血分数正常、每搏输出量低（低于 35 mL/m²）和跨瓣压差低，但瓣膜严重狭窄的患者。临床相关因素包括女性患者的发病率增加，通常伴有中度至重度的向心性左心室肥厚（left ventricular hypertorphy，LVH）和左心室腔较小。对这些患者整体左心室功能的分析显示，左心室功能总体上有所降低，这表明尽管 LVEF 正常，但是这些心室还是受到了损害。如果不进行手术治疗，这些患者的病程似乎会以类似于中重度瓣膜疾病的方式发展。最近有人提出，将患者细分为包括流出参数（大于或小于 35 mL/m²）和射血分数在内的亚类，以便更好地描述高危人群的特征。该话题可能会在即将发布的临床管理指南修订版中进一步讨论[27-31]。

压差在评估疑似本身为心脏病患者的主动脉瓣狭窄时存在局限性，瓣膜面积的估计依赖于连续性方程和无量纲指标（见后文）。此外，可使用多巴酚丁胺负荷超声心动图来评估这些患者的射血分数减低是因为患者本身的心脏病还是重度主动脉瓣狭窄。

无量纲指标

对于左心室射血分数降低的患者，除了计算主动脉瓣的估计面积之外，超声心动图检查者还可利用 $LVOT_{TVI}/AV_{TVI}$ 的比值或 $LVOT_{PV}/AV_{PV}$ 的比值来评估 AS 的严重程度。这种方法是对连续性方程的改良（表 12.3），但剔除了主动脉根部面积（LVOT 面积）这种常见的测量误差来源，以提供无量纲指标[32]。主动脉根部面积本质上是一个常数，因此可从方程式中剔除，以提供评价严重程度的替代性指标。比值不超过 0.25 表明疾病危重。这种方法也有助于确定主动脉瓣环大小的测量误差是否已经导致估计的主动脉瓣面积与跨瓣压差的比值不成比例地升高或降低。这对于主动脉瓣置换术后随访，尤其是那些主动脉瓣环大小测量困难的患者来说，是一项有用指标。

多巴酚丁胺负荷试验

左心室功能较差的患者无法达到明显的压差，所以可以使用多巴酚丁胺负荷试验来确定低压差是由固有心肌疾病还是瓣膜疾病引起的。静脉注射低剂量多巴酚丁胺（通常从每分钟 2.5～5 μg/kg 开始，每 3～5 分钟增加 2.5～5 μg/kg）以增加心输出量，同时监测相关的多普勒参数。要求最终实现每分钟增加 10～20 次心跳，将静息心率增加到 100 次 / 分，或将静息心输出量增加至少 20%。在瓣膜面积恒定的情况下，心输出量和瓣膜压差的增加表明存在重度瓣膜疾病。随着心输出量的增加，瓣膜面积的增加表明有原发性心肌疾病，不能将瓣膜置换作为唯一的最终治疗手段，此类患者的手术效果可能比压差较高且基础功能正常的患者差。但是，主动脉瓣狭窄很特别，它是少数的术前射血分数低，但瓣膜置换后能恢复正常的心血管病之一[5]。

主动脉瓣反流中主动脉瓣狭窄压差的评估

在收缩期，当主动脉瓣关闭不全引发反流时，从心室排出的血量会增加。原因是，向前的每搏输出量现在等于从肺部流回的血量加上从主动脉流回的血量。后者可超过向前的每搏输出量的50%。增加的血量必须通过左心室流出道排出，而左心室流出道扩张以容纳增加的血量的能力有限。因此，左心室流出道中的血流速度增加，原因是该区域对于其中穿行的血量来说相对狭窄。流出道的血流速度增加会使本身瓣膜狭窄患者的血流速度进一步加快。当LVOT流速为1.5 m/s或更高时，无论是从主动脉瓣反流或另一种高动力状态，都必须使用完全修正的伯努利方程来精确计算真正的瓣膜压差（表12.3）。应使用脉冲波多普勒在LVOT直径测量水平对流出道速度进行取样。

术前和术后的主动脉瓣下梗阻

二尖瓣前叶和室间隔相互靠近。在一小部分患者中，由于对主动脉瓣狭窄的代偿性反应，室间隔肥厚并膨出到流出道中，并且在食管中段长轴切面中可能位于大多数右冠瓣下方（术前反映在胸骨旁长轴TTE切面中），呈"S"状室间隔。老年女性高血压患者经常发生这种情况。她们有明显的LVH，并且左心室腔通常较小，二尖瓣环钙化明显[33]。二尖瓣出现收缩期前向运动，偶尔有真正的主动脉瓣下狭窄生理特征。置换主动脉瓣时伴随心室后负荷降低可能导致SAM的发展或恶化，导致新的主动脉瓣下狭窄或主动脉瓣下狭窄加重。

主动脉瓣狭窄也可与真正的特发性肥厚性主动脉瓣下狭窄和二尖瓣SAM共存[34]。主动脉瓣下狭窄导致的加速度可能会延伸到LVOT，导致无法计算跨瓣压差。在这种情况下，估计瓣膜狭窄程度的最佳方法是主动脉瓣口短轴切面的平面测量。AVR可使二尖瓣前叶更靠近隔膜，SAM可能会发展或恶化，导致继发性主动脉瓣下狭窄，在生理上与特发性肥厚性主动脉瓣下狭窄相同。典型的发现是在动态主动脉瓣下梗阻中看到的所谓的"匕首形"（或晚期峰值）射流，这是由心室变小和二尖瓣向室间隔靠近时收缩后期压差增加引起的（图12.9）。修复松弛的二尖瓣后，冗长的二尖瓣瓣叶也会出现类似的现象[8,35]。心室瓣膜置换后的后负荷降低偶尔会导致左心室腔压差增加或心腔中段阻塞。

所有这些现象的结果是，除非瓣下梗阻被认为由术后低血压导致，否则不可能停止体外循环。在这种情况下，长轴切面中对左心室流出道的检查观察到二尖瓣前向运动。彩色血流多普勒显示，跨LVOT（或狭小的心腔内）压差及经常伴随的二尖瓣反流引起了高速混叠的五彩镶嵌血流现象。连续波多普勒的检查表明，高流速与阻塞引起的压差成比例，这可用修正的伯努利方程来量化。这种继发性高血压采用降压治疗是不合理的。应通过β-受体阻滞剂的负性肌力作用降低心肌收缩力，减慢心率，延长心脏舒张期充盈时间来增加左心室容量负荷。在罕见的情况下，梗阻可能难以控制，需要进行间隔切除术或将二尖瓣置换为人工瓣膜。

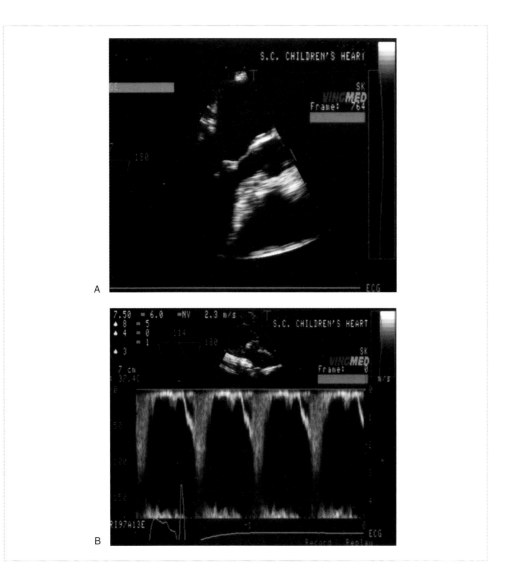

图 12.9 A. 食管中段长轴切面，可见累及左心室流出道的严重非对称性室间隔肥厚。注意室间隔肥厚区域近端边缘的左心室流出道急性变窄。B. 高脉冲重复频率多普勒，可见动态流出道梗阻的典型"匕首形"流速频谱

总结

对主动脉瓣狭窄的评估仍然是一项挑战，但应用超声心动图进行连续无创的测量是非常有价值的。一般来说，在超声心动图检查中，各种技术的应用可更可靠地评估疾病的严重程度，特别是当评估结果相互支持时。但是，在临床实践中，必须整合患者的数据，临床表现和超声心动图的检查结果之间仍需要有良好的相关性。因此，超声心动图检查者必须完全熟悉这些技术的应用，以便在手术室中对主动脉瓣狭窄进行最佳评估。

参考文献

1. Roger VL, Tajik AJ. Progression of aortic stenosis in adults: New insights provided by Doppler echocardiography. *J Heart Valve Dis.* 1993;2:114–118.

2. Rosenhek R, Binder T, Porenta G, et al. Predictors of outcome in severe, asymptomatic aortic stenosis. *N Engl J Med.* 2000;343:611–617.

3. American College of Cardiology/American Heart Association Task Force on Practice Guidelines, Society of Cardiovascular Anesthesiologists, Society for Cardiovascular Angiography and Interventions, et al. ACC/AHA 2006 guidelines for the management of patients with valvular heart disease: A report of the American College of Cardiology/American Heart Association Task Force on Practice Guidelines (writing committee to revise the 1998 Guidelines for the Management of Patients With Valvular Heart Disease): Developed in collaboration with the Society of Cardiovascular Anesthesiologists: Endorsed by the Society for Cardiovascular Angiography and Interventions and the Society of Thoracic Surgeons. *Circulation.* 2006;114:e84–e231.

4. Vahanian A, Otto CM. Risk stratification of patients with aortic stenosis. *Eur Heart J.* 2010;31:416–423.

5. Baumgartner H, Hung J, Bermejo J, et al. Echocardiographic assessment of valve stenosis: EAE/ASE recommendations for clinical practice. *J Am Soc Echocardiogr.* 2009;22:1–23.

6. Pibarot P, Dumesnil JG. Paradoxical low-flow, low-gradient aortic stenosis adding new pieces to the puzzle. *J Am Coll Cardiol.* 2011;58:413–415.

7. Cooper J, Pinheiro L, Fan P, et al. A practical approach to cardiovascular Doppler ultrasound. In: V N, ed. *Doppler Echocardiography.* Baltimore, MD: Williams & Wilkins; 1993:59–68.

8. Mihaileanu S, Marino JP, Chauvaud S, et al. Left ventricular outflow obstruction after mitral valve repair (Carpentier's technique). Proposed mechanisms of disease. *Circulation.* 1988;78:I78–I84.

9. Godley RW, Green D, Dillon JC, et al. Reliability of two-dimensional echocardiography in assessing the severity of valvular aortic stenosis. *Chest.* 1981;79:657–662.

10. Chin ML, Bernstein RF, Child JS, et al. Aortic valve systolic flutter as a screening test for severe aortic stenosis. *Am J Cardiol.* 1983;51:981–985.

11. Hoffmann R, Flachskampf FA, Hanrath P. Planimetry of orifice area in aortic stenosis using multiplane transesophageal echocardiography. *J Am Coll Cardiol.* 1993;22:529–534.

12. Okura H, Yoshida K, Hozumi T, et al. Planimetry and transthoracic two-dimensional echocardiography in noninvasive assessment of aortic valve area in patients with valvular aortic stenosis. *J Am Coll Cardiol.* 1997;30:753–759.

13. Stoddard MF, Arce J, Liddell NE, et al. Two-dimensional transesophageal echocardiographic determination of aortic valve area in adults with aortic stenosis. *Am Heart J.* 1991;122:1415–1422.

14. Burwash IG, Dickinson A, Teskey RJ, et al. Aortic valve area discrepancy by Gorlin equation and Doppler echocardiography continuity equation: Relationship to flow in patients with valvular aortic stenosis. *Can J Cardiol.* 2000;16:985–992.

15. Tardif JC, Miller DS, Pandian NG, et al. Effects of variations in flow on aortic valve area in aortic stenosis based on in vivo planimetry of aortic valve area by multiplane transesophageal echocardiography. *Am J Cardiol.* 1995;76:193–198.

16. Lang RM, Badano LP, Tsang W, et al. EAE/ASE recommendations for image acquisition and display using three-dimensional echocardiography. *J Am Soc Echocardiogr.* 2012;25:3–46.

17. Blot-Souletie N, Hebrard A, Acar P, et al. Comparison of accuracy of aortic valve area assessment in aortic stenosis by real time three-dimensional echocardiography in biplane mode versus two-dimensional transthoracic and transesophageal echocardiography. *Echocardiography.* 2007;24:1065–1072.

18. Goland S, Trento A, Iida K, et al. Assessment of aortic stenosis by three-dimensional echocardiography: An accurate and novel approach. *Heart.* 2007;93:801–807.

19. Adda J, Mielot C, Giorgi R, et al. Low-flow, low-gradient severe aortic stenosis despite normal ejection fraction is associated with severe left ventricular dysfunction as assessed by speckle-tracking echocardiography: A multicenter study. *Circ Cardiovasc Imaging.* 2012;5:27–35.

20. Bernard Y, Meneveau N, Vuillemenot A, et al. Planimetry of aortic valve area using multiplane transoesophageal echocardiography is not a reliable method for assessing severity of aortic stenosis. *Heart.* 1997;78:68–73.

21. Awtry EH, Davidoff R. Low-flow low-gradient aortic stenosis: In search of optimal risk stratification. *Circ Cardiovasc Imaging.* 2012;5:6–8.

22. Baumgartner H, Schima H, Tulzer G, et al. Effect of stenosis geometry on the Doppler-catheter gradient relation in vitro: A manifestation of pressure recovery. *J Am Coll Cardiol.* 1993;21:1018–1025.

23. Garcia D, Dumesnil JG, Durand LG, et al. Discrepancies between catheter and Doppler estimates of valve effective orifice area can be predicted from the pressure recovery phenomenon: Practical implications with regard to quantification of aortic stenosis severity. *J Am Coll Cardiol.* 2003;41:435–442.

24. Bahlmann E, Cramariuc D, Gerdts E, et al. Impact of pressure recovery on echocardiographic assessment of asymptomatic aortic stenosis: A SEAS substudy. *JACC Cardiovasc Imaging.* 2010;3:555–562.

25. Kadem L, Dumesnil JG, Rieu R, et al. Impact of systemic hypertension on the assessment of aortic stenosis. *Heart.* 2005;91:354–361.

26. Pibarot P, Dumesnil JG. New concepts in valvular hemodynamics: Implications for diagnosis and treatment of aortic stenosis. *Can J Cardiol.* 2007;23 suppl B:40B–47B.

27. Flachskampf FA, Kavianipour M. Varying hemodynamics and differences in prognosis in patients with asymptomatic severe aortic stenosis and preserved ejection fraction: A call to review cutoffs and concepts. *J Am Coll Cardiol.* 2012;59:244–245.
28. Jander N, Minners J, Holme I, et al. Outcome of patients with low-gradient "severe" aortic stenosis and preserved ejection fraction. *Circulation.* 2011;123:887–895.
29. Lancellotti P, Magne J, Donal E, et al. Clinical outcome in asymptomatic severe aortic stenosis: Insights from the new proposed aortic stenosis grading classification. *J Am Coll Cardiol.* 2012;59:235–243.
30. Pibarot P, Dumesnil JG. Improving assessment of aortic stenosis. *J Am Coll Cardiol.* 2012;60:169–180.
31. Pibarot P, Dumesnil JG. Low-flow, low-gradient aortic stenosis with normal and depressed left ventricular ejection fraction. *J Am Coll Cardiol.* 2012;60(19):1845–1853.
32. Oh JK, Taliercio CP, Holmes DR Jr, et al. Prediction of the severity of aortic stenosis by Doppler aortic valve area determination: Prospective Doppler-catheterization correlation in 100 patients. *J Am Coll Cardiol.* 1988;11:1227–1234.
33. Topol EJ, Traill TA, Fortuin NJ. Hypertensive hypertrophic cardiomyopathy of the elderly. *N Engl J Med.* 1985;312:277–283.
34. Chung KJ, Manning JA, Gramiak R. Echocardiography in coexisting hypertrophic subaortic stenosis and fixed left ventricular outflow obstruction. *Circulation.* 1974;49:673–677.
35. Kronzon I, Cohen ML, Winer HE, et al. Left ventricular outflow obstruction: A complication of mitral valvuloplasty. *J Am Coll Cardiol.* 1984;4:825–828.

自测题

1. 心导管检查中使用 Gorlin 公式有以下限制，除了：
   a. 在主动脉瓣关闭不全的患者中，可能会错误地高估主动脉瓣面积
   b. 必须对心房颤动患者的多次心跳的心输出量求平均值
   c. 需要峰间压差
   d. 必须计算收缩期射血时间
   e. 跨狭窄主动脉瓣压差直接随心输出量的变化而变化

2. 以下关于平面测量在主动脉瓣狭窄评估中的有效性的陈述不正确的是：
   a. 首选食管中段主动脉瓣短轴切面
   b. 主动脉瓣面积平面测量结果与导管插入术测定的结果密切相关
   c. 主动脉瓣面积的适当平面测定取决于足够的心输出量
   d. 显著的瓣膜钙化降低了平面测量法测定面积的准确性
   e. 三维平面测量有助于通过第三维定向获得真正的瓣膜最小横截面面积

3. 以下关于主动脉瓣连续波多普勒评估的陈述不正确的是：
   a. 因为多普勒波束与血流平行对准，所以首选的切面是深部经胃长轴切面
   b. 深部经胃长轴切面与 TTE 得出的主动脉瓣流速的相关性超过 0.9
   c. 如果存在二尖瓣人工瓣膜，可使用 120° 的经胃长轴切面获得主动脉瓣膜流速
   d. 通过电子操纵（角度校正），把产生的信号引向二维彩色多普勒图像上可见的射流方向，利用食管中段切面获得精确的流速

4. 患者被确定具有以下多普勒参数：左心室流出道速度为 1.7 m/s；主动脉瓣速度为 4.6 m/s。跨主动脉瓣压差为：
   a. 84.64 mmHg
   b. 73 mmHg
   c. 33.64 mmHg
   d. 11.56 mmHg

5. 以下关于左心室和主动脉瓣压差的陈述，正确的是：
   a. 多普勒得出的平均跨瓣压差接近导管插入术得出的平均跨瓣压差
   b. 导管插入术得出的峰间压差通常为记录的最高压差
   c. 多普勒得出的最大瞬时压差与导管插入术得出的峰间压差相当
   d. 以上所有选项均正确

6. 患者的左心室射血分数为 10%。在确定

AS 的严重程度时，首先测量哪一项？

a. 主动脉瓣峰值流速

b. 主动脉瓣面积对多巴酚丁胺介导的心输出量增加的反应

c. 主动脉瓣平均压差

d. 面积仪测得的主动脉瓣面积

e. LVOT 时间 – 速度积分（TVI）/ 主动脉瓣 TVI 的比值

7. 一例因严重主动脉瓣狭窄而接受瓣膜置换的患者的术前评估显示，室间隔基底过度肥厚至左心室流出道。瓣膜置换后，当患者停止体外循环，患者会出现低血压。此时适当的干预措施是：

a. 应用具有正性肌力的加压药，以保持足够的外周灌注压力

b. 应用加压药，施加容量负荷，原因是肥厚的左心室由于缺乏顺应性而需要较高的充盈压力

c. 重新评估左心室的状态，以确定术后是否发生了主动脉瓣下梗阻性疾病（SAM）

d. 容量负荷，撤去加压药，并考虑应用 β – 受体阻滞剂

8. 下列哪一个参数对测得的主动脉瓣面积没有影响？

a. 动脉血压

b. 窦管交界处的直径

c. 左心室收缩期功能

d. 二尖瓣反流

9. 在主动脉瓣严重狭窄的情况下，下列哪一项可能与低跨瓣压差有关？

a. 扩张型心肌病

b. 非梗阻性肥厚型心肌病

c. 射血分数正常的小左心室腔

d. 以上所有选项均正确

e. 以上所有选项均错误

10. 在肥厚型心肌病导致主动脉瓣狭窄伴主动脉瓣下梗阻的情况下，评估主动脉瓣面积的最佳方法是：

a. 使用梗阻区域上方左心室流出道峰值流速的连续性方程

b. 主动脉瓣口的平面测量

c. 无量纲指标

d. 使用主动脉瓣下梗阻区域下方左心室峰值流速的连续性方程

11. 当使用连续性方程时，下列关于左心室流出道测量的陈述，哪一项是正确的？

a. 在主动脉瓣附近 1 cm 处测量直径

b. 从内部至内部边缘，在主动脉瓣瓣叶插入物或速度测量部位平行靠近主动脉瓣

c. 在瓣尖测量直径

d. 在该测量中出现误差的可能性很小

12. 患者被诊断患有主动脉瓣狭窄。以下哪一项会增加跨主动脉瓣压差？

a. 运动

b. 主动脉瓣关闭不全

c. 急性心肌梗死

d. a 和 b

e. 上述所有选项均正确

13. 以下哪一项与心肌灌注储备减少无关？

a. 主动脉瓣压差

b. 左心室质量指数

c. 男性

d. 左心室充盈压力

e. 心肌纤维化

14. 以下哪一项与心肌灌注储备减少最相关？

a. 主动脉瓣压差

b. 左心室质量指数

c. 男性

d. 左心室充盈压力

e. 心肌纤维化

15. SAM 的治疗措施可包括以下哪一项？

a. 二尖瓣置换

b. 容积膨胀

c. 减少使用术中强心剂

d. β – 受体阻滞剂

e. 以上所有选项均正确

16. 患者的主动脉瓣速度为 5 m/s，则其跨主

动脉瓣平均压差为：

 a. 30 mmHg

 b. 50 mmHg

 c. 60 mmHg

 d. 100 mmHg

17. 主动脉瓣的三维 TEE 不受以下哪一项的限制？

 a. 时间分辨率高

 b. 主动脉瓣叶薄

 c. 前部位置

 d. 帧速率低

18. 一名 40 岁的男性在打高尔夫球时晕厥。尽管二维 TTE 成像不佳，但该患者的主动脉瓣平均压差为 40 mmHg。该患者主动脉瓣狭窄最常见的原因是什么？

 a. 二叶式主动脉瓣

 b. 钙化性主动脉瓣狭窄

 c. 风湿性心脏病

 d. 马方综合征

19. 心率为 80 次 / 分、心输出量为 2 L/min、主动脉瓣峰值压差为 30 mmHg、LVEF 为 20% 的患者接受多巴酚丁胺负荷试验，结果见下表。哪个示例表明患者有严重的主动脉瓣狭窄？

选项	心率	心输出量（L/min）	主动脉瓣峰值压差（mmHg）	主动脉瓣面积（cm^2）
a.	80	2	30	1
b.	100	2	30	1
c.	100	3.5	50	1
d.	100	3.5	50	1.4
e.	100	2	30	1.4

20. 心率为 80 次 / 分、心输出量为 2 L/min、主动脉瓣峰值压差为 30 mmHg、LVEF 为 20% 的患者接受多巴酚丁胺负荷试验，结果见下表。哪个示例表明患者有原发性心肌病？

选项	心率	心输出量（L/min）	主动脉瓣峰值压差（mmHg）	主动脉瓣面积（cm^2）
a.	80	2	30	1
b.	100	2	30	1
c.	100	3.5	50	1
d.	100	3.5	50	1.4
e.	100	2	30	1.4

13 人工瓣膜

Ira S. Cohen

引言

　　1960 年第一个人工心脏瓣膜被成功植入。Starr 在风湿性二尖瓣狭窄患者中植入了 Starr‑Edwards 球笼瓣膜，Harken 在风湿性主动脉瓣狭窄和反流患者的冠状动脉下主动脉瓣处植入了 Harken 球形人工瓣膜。在接下来的 45 年里，许多生产商生产了各种类型的人工瓣膜，以供临床使用。在过去的 10 年中，人们对人工瓣膜与患者不匹配风险的关注日益增多，这种关注已经成为推动具有更大有效瓣口尺寸和更有利血流动力学特性的人工瓣膜发展的重要因素。人工瓣膜的生产也已成为一项具有竞争力的业务。各生产商都创造出独特的产品，每个心脏外科医师在选择瓣膜时都有特定的偏好。因此，人工瓣膜的设计、构造和市场营销是一个持续的过程，并且进行着不断的改进，以改善生物相容性、耐久性、血流动力学性能和植入的容易性，这可从频繁出现的新商标和新模型中得到证明。评估人工瓣膜功能的一个挑战是识别和鉴别多种类型、模型和尺寸的人工瓣膜的超声心动图特征和血流动力学性能。这些类型、模型和尺寸的人工瓣膜已经能在市场上买到，并且可能在现有的患者群体中使用。

经食管超声心动图在人工心脏瓣膜评价中的作用

　　多平面经食管超声心动图被认为是识别人工瓣膜类型、评估其功能和诊断人工瓣膜功能障碍的首选诊断技术[1-6]。将二维和三维与彩色多普勒以及频谱多普勒成像相结合的能力使 TEE 能够在人工瓣膜结构和血流动力学功能的基础上生成诊断信息。但是，使用超声成像对人工心脏瓣膜进行评估存在特殊问题，其原因是机械瓣膜和生物人工瓣膜部件的声学特性较差，从而很难对瓣膜和周围的软组织进行详细成像。此外，瓣膜及其机械部件的尺寸较小，使详细检查支架和阀体或瓣叶的运动具有挑战性。

　　尽管检查设备被不断改进，但是使用 TTE 获得的成像分辨率与使用 TEE 获得的成像分辨率并不匹配。在超声探头靠近心脏瓣膜结构的情况下，凭借改进的成像效果，TEE 可对人工瓣膜功能进行详细评估，并确定人工瓣膜功能障碍的病因。高分辨率二维和三维成像可区分瓣叶和阀体的正常和异常运动，也能检测到瓣膜支架的异常运动或人工瓣环裂开。此外，可使用二维和三维成像检测人工瓣膜上的赘生物、钙化、血管翳和血栓形成。

彩色多普勒成像可区分正常关闭和渗漏反流束（冲洗射流）以及病理性跨瓣反流和瓣周漏。使用频谱多普勒技术量化血流速度，通常可估计跨瓣压差和人工瓣膜的有效瓣口面积[1,7-10]。

TEE 的临床适应证包括瓣膜置换前对自体瓣膜的评估，人工瓣膜植入后对瓣膜功能的即刻评估，人工瓣膜功能障碍的诊断，人工瓣膜与患者不匹配的评估，以及与瓣膜置换相关的早期并发症诊断等（表 13.1）。

表 13.1　人工心脏瓣膜和 TEE 的临床适应证

瓣膜置换之前进行 TEE 评估
- 验证自体瓣膜疾病
- 评估瓣环钙化的程度
- 估计自体瓣膜的瓣环直径。在主动脉瓣疾病中，小的瓣环可决定待植入瓣膜的类型
- 评估瓣膜修复的可行性，考虑到人工瓣膜的局限性，瓣膜修复几乎总是比瓣膜置换更可取

瓣膜置换后即刻进行 TEE 评估
- 验证人工瓣膜器是稳定的，并且在自体瓣膜的瓣环内定位良好
- 验证所有瓣叶或阀体活动正常
- 验证存在特征性跨瓣冲洗反流束及其位置
- 验证不存在瓣周漏或病理性跨瓣反流
- 验证人工瓣膜支架或保留的瓣下结构不会造成左心室流出道梗阻
- 通过测量跨瓣压差、多普勒速度指数和有效瓣口面积，验证人工瓣膜的血流动力学功能是否满意

TEE 评估瓣膜置换对心脏其他结构的附带损伤
- 主动脉瓣置换后，二尖瓣前叶的错位缝合引起二尖瓣反流
- 二尖瓣置换后，主动脉瓣尖的错位缝合引起主动脉瓣反流
- 主动脉瓣置换后冠状动脉梗阻，表现为右心室功能障碍或左心室功能障碍
- 二尖瓣置换术后的左回旋支损伤或梗阻，表现为左心室壁节段运动异常
- 二尖瓣或主动脉瓣置换后，心室或心房间隔缺损
- 二尖瓣置换后，左心室流出道梗阻

TEE 诊断人工瓣膜功能障碍
- 确定人工瓣膜类型
- 检测并量化跨瓣反流或瓣周漏的严重程度
- 检测瓣环开裂情况
- 检测与心内膜炎相关的赘生物
- 检测瓣膜上的血栓或血管翳形成
- 检测并量化瓣膜狭窄
- 检测结构性瓣膜退行性变或钙化

人工瓣膜 TEE 检查的技术考虑

许多用于评估自体瓣膜功能的超声成像技术可用来评估人工心脏瓣膜，但是也需要考虑某些特殊因素。超声波不会穿透机械瓣膜和生物瓣膜的金属和聚合物成分。这

些部件产生强烈的镜面反射，而且声影的存在影响远端结构的成像。出于这些原因，降低传输增益有助于减少伪像，以分辨非生物材料附近的结构细节部分。为克服声影造成的一些问题，有必要从不同的探头位置对人工瓣膜进行成像，以获得人工瓣膜上游和下游的切面。例如，由于瓣膜缝合环产生的阴影，食管中段主动脉瓣长轴切面将无法可靠地显示机械人工主动脉瓣的运动（图 13.1）。通过将 TEE 探头推入经胃底部切面或经胃深部切面，可通过主动脉瓣在顶部或左心室中部经胃长轴切面观察到人工主动脉瓣叶的运动，且不会受到缝合环的干扰（图 13.2）。同样，使用经胃心室中部或深部经胃长轴切面对人工二尖瓣的心室侧进行成像时，可观察到仅使用食管中段切面无法观察到的细节。

多普勒超声心动图可用于评估具有中心定向线性跨瓣血流的瓣膜（如双叶瓣、侧倾碟瓣和生物瓣膜）的跨瓣压差。相比之下，对于球笼瓣或碟笼瓣（在此处，阀体会改变流经瓣膜的血流方向），伯努利方程将无法准确估计跨瓣压差。

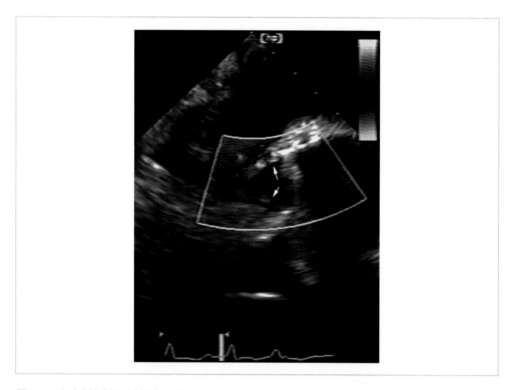

图 13.1 主动脉瓣处的双叶机械人工瓣。在主动脉瓣处有双叶机械人工瓣的患者中，以 135° 多平面角度获得的经食管超声心动图食管中段主动脉瓣长轴切面。舒张期彩色多普勒血流成像显示了起源于瓣叶铰合点（箭头）的 2 个渗漏反流束的正常外观。注意，瓣环支架引起超声阴影，导致难以从该成像角度评估瓣叶运动。通过主动脉瓣的经胃长轴切面或深部经胃长轴切面对于评估单个瓣叶的运动是必要的

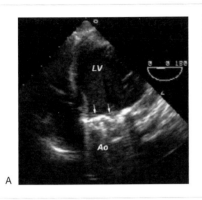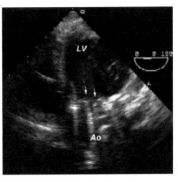

图 13.2　主动脉瓣处的双叶机械人工瓣。经食管超声心动图以 0° 的多平面角度显示深部经胃顶部长轴切面，可对人工瓣膜叶（箭头）及其运动进行成像。在舒张期（A），2 个瓣叶都处于完全关闭状态，相对于瓣环平面成 30° 角。在收缩期（B），2 个瓣叶都处于完全打开状态，相对于瓣环平面成 90° 角。LV—左心室；Ao—主动脉

各类型人工心脏瓣膜的超声心动图特征

　　每种类型的人工瓣膜都有不同的超声心动图和血流动力学特征。可通过 TEE 检查来识别瓣膜结构部件的类型、形状和运动。在了解制造商公布的瓣膜正常运动范围的规格后，需要获得平均跨瓣压差和平均有效瓣口面积，以验证人工瓣膜的功能，诊断人工瓣膜的功能障碍[1, 8-10]。一般来说，人工瓣膜分为机械瓣膜和生物瓣膜，并按制造商、型号和缝合环外径分类（参见表 13.2 和附录 D）。

机械瓣膜

　　机械瓣膜比生物瓣膜更耐用，但会导致血栓形成，需要进行全身抗凝。出于这个原因，机械瓣膜传统上被认为适合年轻患者，因为他们寿命更长，但更有可能在植入生物瓣后出现结构性瓣膜障碍。对于因其他原因需要抗凝治疗或有不可接受的再次手术风险的患者，首选机械瓣膜。机械瓣膜的硅橡胶、金属和热解碳部件是超声波的不良导体，会造成声影、混响和强烈的镜面反射。机械瓣膜的超声心动图外观和特征可根据阀体机制进行分类。

表 13.2　人工瓣膜的类型

生物瓣膜	说明
同种异体移植瓣膜	无法与自体瓣膜区分，仅在主动脉瓣处使用（CryoLife 同种异体主动脉瓣移植瓣膜）
猪瓣膜	配有 3 个支柱的聚丙烯或埃尔吉洛伊非磁性合金支架上的猪主动脉瓣（如 Hancock、Carpentier‑Edwards、Medtronic Mosaic、St. Jude 生物植入物、St. Jude Medical Epic 和 Wessex）

续表

生物瓣膜	说明
心包瓣	由牛心包或猪心包制成，安装在配有 3 个支柱的涤纶覆盖支撑架上的三叶瓣膜（如 Bioflo 心包瓣、Carpentier-Edwards 心包瓣、Labcor-Santiago 心包瓣、Sorin Mitroflow、Ionescu-Shiley、Sorin Pericarbon 和 St. Jude Medical Trifecta）
无支架瓣膜	增强型猪主动脉根部（Biocor 无支架瓣膜、CryoLife-O'Brien 无支架瓣膜、Edwards Prima 无支架瓣膜、Medtronic Freestyle、Toronto 无支架猪瓣膜和 Medtronic ATS 3f）
经导管瓣膜	支撑在圆形截面耐纶丝支架内，通过导管植入的三叶心包瓣（Edwards SAPIEN 和 Medtronic CoreValve）
球笼瓣	带 U 形拱，含硅橡胶球的圆形缝合环（如 Braunwald-Cutter、Harken 和 Starr‐Edwards）
碟笼瓣	带短笼，含轻质硅橡胶中央啮合碟的圆形缝合环（如 Beall、Kay-Shiley、Kay-Suzuki 和 Starr-Edwards 6520 型）
侧倾碟瓣	圆环开口中形成 2 个瓣口的偏心铰式单倾碟瓣（如 Bjork Shiley、Lillehehi-Kaster、Medtronic Hall、Omnick、Omniscience、Sorin Allcarbon 单叶瓣和 Wada-Cutter）
双叶瓣	几乎垂直开口的圆环中形成 3 个瓣口的两个半圆形铰式瓣叶（如 ATS、Carbomedics、Duromedics、Edwards MIRA、Jyros 双叶瓣、ON-X、St. Jude Medical、Sorin Allcarbon 和 Sorin Bicarbon）

双叶瓣

双叶瓣（又称双叶人工机械瓣膜）是最常见的机械植入瓣膜，因为它们具有出色的耐久性，并且相对于缝合环直径，瓣口面积较大。可在主动脉瓣、二尖瓣或三尖瓣处进行植入。瓣膜由 2 个半圆形瓣叶构成。这些瓣叶悬挂在由缝合环围绕的圆形瓣环中的 4 个铰合点上（图 13.3）。当瓣叶打开时，在瓣环内形成 3 个单独的瓣口。瓣叶的形状和缝合环的宽度，以及用于构造瓣膜部件的材料，在设计上都有细微差异。

对人工瓣膜进行系统的 TEE 检查包括验证正常的瓣叶运动、人工瓣膜在自体瓣环内的正确就位和流经瓣膜的正常血流模式。此外，TEE 检查应验证存在正常的冲洗射流，以及不存在明显的瓣周漏和异常的跨瓣反流。TEE 还可用于估计跨瓣压差，以计算瓣膜的有效瓣口面积。

（1）确认瓣叶运动。使用二维和三维成像确认 2 个机械瓣叶的开放和关闭情况。在短轴成像平面中，处于开放状态的 2 个瓣叶在圆环内产生 2 个线状声影（图 13.4）。对于在二尖瓣位置植入的瓣膜，使用食管中段长轴切面可最好地检查瓣叶运动（图 13.5）。瓣膜的多平面旋转产生垂直于 2 个瓣叶的横截面成像平面，从而同时观察 2 个瓣叶的运动（图 13.5）。2 个瓣叶以 85°～90°角倾斜对称打开，并且相对于瓣环平面以 30°的角度关闭，行程弧度约 60°。在主动脉处植入的瓣膜，其瓣叶运动更难

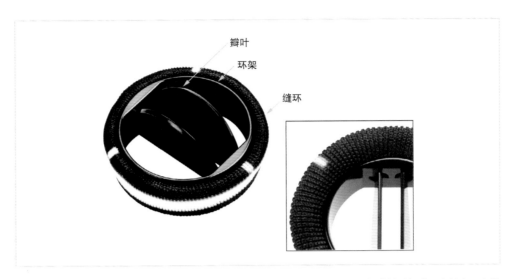

图 13.3 Carbomedics R 系列主动脉瓣二叶机械瓣照片。瓣膜由 2 个半圆形热解碳瓣叶组成，由缝合环内的热解碳瓣环支撑。插图显示瓣叶闭启的铰合点。这种瓣叶在铰合点处有少量的渗漏反流

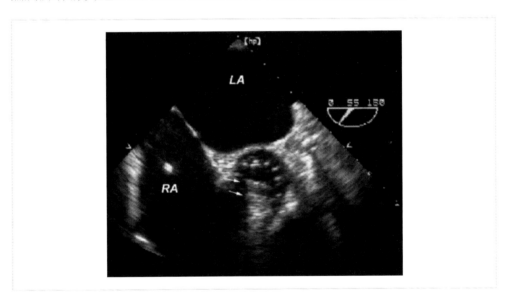

图 13.4 主动脉瓣处的双叶机械人工瓣。TEE 食管中段短轴图像刚好在收缩期瓣膜环平面上方获得，该图像是机械瓣膜处于打开状态时两个平行瓣叶（箭头）的横截面图像。由远场中的机械瓣膜引起的声影，导致难以分辨瓣环远端部分的细节。LA—左心房；RA—右心房

评估（图 13.1、13.4）。缝合环和瓣叶的声影通常会使食管中段主动脉瓣长轴切面中的瓣叶运动变得模糊。在经胃长轴和深部经胃长轴切面中可更好地观察到单个瓣叶的运动，并且可通过左心室和左心室流出道的远场获得主动脉瓣的无障碍切面（图 13.2、13.6）。

（2）确认瓣膜正确就位。人工缝合环不完全固定或缝合环裂开，会导致瓣周漏。瓣周漏是指源自人工瓣环或缝合环外部的反流（图 13.7）。植入人工缝合环后，固定

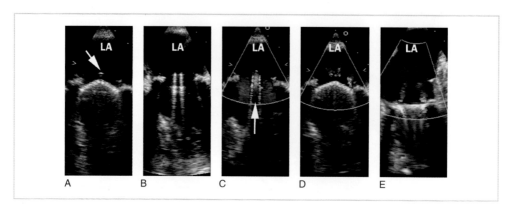

图 13.5　二尖瓣位功能正常的双叶机械瓣膜的多平面 TEE 食管中段图像。A 和 D 为心脏收缩中期人工瓣膜的外观，2 个瓣叶以垂直于枢轴的多平面角度处于关闭状态（双瓣叶切面）。A 中的箭头显示了包含铰合点的枢轴防护器的位置。B 和 C 为心脏舒张期人工瓣膜的外观，2 个瓣叶以垂直于枢轴的多平面角度处于打开状态（双瓣叶切面）。C 中的箭头显示了中心瓣口的位置。心脏收缩中期的多普勒彩色血流成像（D 和 E）显示了源自铰合点或瓣叶和瓣膜支架之间的正常反流束的典型外观。从双瓣叶切面以多平面角度向前旋转 90°，得到平行于枢轴的单瓣叶切面（E）。在单瓣叶切面中，多普勒彩色血流成像显示了来自铰合点（E）的中央定向反流束。LA—左心房（图片由 Cheung 和 Streckenbach 医师提供）

不完全的最常见原因是自体瓣环严重钙化或瓣环缝合线撕裂。人工瓣膜心内膜炎是晚期瓣膜裂开的最常见原因，在二维成像中会表现为整个瓣膜器的"摇摆"运动。在瓣膜的多平面长轴图像中，可理想地识别出人工瓣膜的正确就位、瓣周漏和开裂。

（3）确认正常的血流模式，以及不存在病理性的跨瓣反流和瓣周漏。彩色血流多普勒成像将显示瓣叶打开时流经瓣环的中央顺行血流，以及瓣叶闭合时的小规模特征性反流束。少量反流对于双叶人工瓣膜来说是正常的，是由关闭回流和渗漏回流引起的。关闭回流是瓣叶关闭所需的反向血流。机械瓣膜关闭后发生渗漏回流。该回流源自瓣叶的 4 个铰合点，以及阀体边缘和人工瓣膜支架之间的其他位置。源自铰合点的渗漏回流束产生 4 个中央定向反流束，在通过人工瓣膜的长轴图像中，以平行于瓣叶对齐的多平面角度能很好地观察到这 4 个反流束（图 13.1、13.5、13.6）。这些冲洗射流横向源自人工瓣环的内缘附近，并向内流向左心房。双叶瓣设计允许铰合点处有少量反流，以防止铰合机构内形成血栓。有时也可通过彩色多普勒成像（图 13.5）对源自瓣叶边缘且在关闭时与瓣环交汇的小规模渗漏反流束进行成像。正常的生理性反流束规模小且持续时间短，可根据其大小、位置、方向和持续时间等，与病理性跨瓣反流相区别。

缝合环内的射流引起的病理性反流称为跨瓣反流。瓣膜植入后即刻出现的病理性跨瓣反流表明瓣叶功能障碍。造成跨瓣反流的瓣叶功能障碍的术中原因包括：保留的组织导致瓣膜关闭障碍，缝线错位干扰瓣叶运动，以及铰链内的残屑将瓣叶卡在固定位置（图 13.8）。来自缝合环外部的显著反流称为瓣周漏，通常是病理性反流。

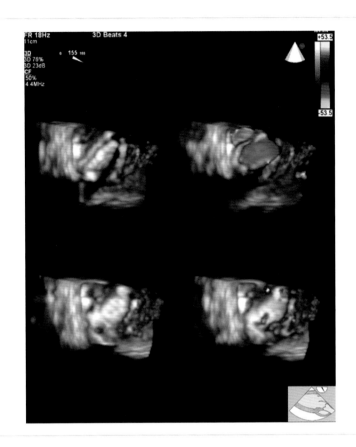

图 13.6　采用多普勒彩色血流全容积三维 TEE 从左心室侧以 155° 的多平面角度观察主动脉处功能正常的机械双叶瓣获得的经胃主动脉瓣长轴切面，在收缩期，阀体处于打开状态。在舒张期，阀体处于关闭状态。彩色抑制（左图）显示了阀体的打开位置（左上图）和关闭位置（左下图）。多普勒彩色血流成像（右图）显示了收缩期流经人工瓣膜 3 个瓣口的正常跨瓣血流模式（右上图）和舒张期封堵器铰合点处反流束的正常模式（右下图）。在功能正常的机械双叶人工瓣膜（未显示）中，通常可在封堵器和瓣环支架之间检测到小规模跨瓣反流束（图片由 Cheung 和 Streckenbach 医师提供）

（4）计算跨瓣压差和有效瓣口面积：可采用多普勒超声心动图评估人工瓣膜的血流动力学性能（图 13.9）。对多普勒获得的人工瓣膜血流动力学参数的解释很复杂。这是因为，即使功能正常的人工瓣膜也会阻碍血流；且根据人工瓣膜的不同类型、型号和瓣环直径，跨人工瓣膜的血流速度分布也不均匀。由于通过中央矩形瓣口的血流速度大于通过双叶瓣的 2 个半圆形瓣口的血流速度，一些研究表明，基于伯努利方程，采用多普勒获得的压差可能比真正的跨瓣压差高[11]。然而，其他一些研究也表明，采用多普勒和导管获得的跨人工瓣膜压差之间的差异可通过局部压差和瓣口下游的压力恢复来解释[11-12]。基于这种解释，采用多普勒和导管获得的压差之间的差异可能无法代表对采用导管法获得的压差的高估，而代表了测量方式、技术路线和压力梯度相对于人工瓣口的精确位置的内在差异。此外，基于压力减半时间（MVA = 220/$PT_{1/2}$）估计二尖瓣面积的方程式可能不适用于结构和流动特性与自体瓣膜不同的人工

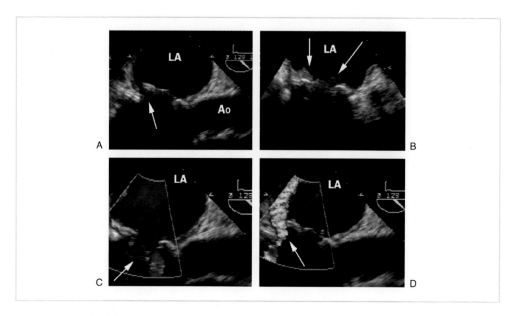

图 13.7　在二尖瓣处有人工球笼瓣且伴有人工瓣膜心内膜炎和开裂的患者中获得的经食管中段长轴切面。二维成像（A）显示了人工瓣膜的"摇摆"运动，以及缝合环与二尖瓣环后部自体瓣环的分离（箭头，A），这是开裂的特征。二维成像也检测到了人工瓣膜上与心内膜炎相关的赘生物（箭头，B）。舒张期的多普勒彩色血流成像显示，开放式封堵器周围的顺行血流流入左心室（箭头，图 C）。收缩期的多普勒彩色血流成像显示了开裂区的瓣膜旁反流（箭头，D）。LA—左心房；Ao—主动脉（图片由 Cheung 和 Streckenbach 医师提供）

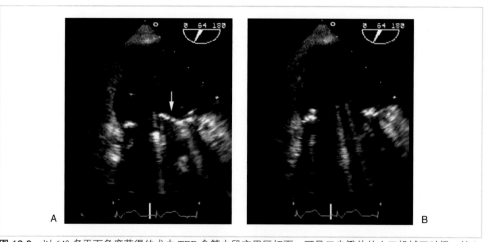

图 13.8　以 64° 多平面角度获得的术中 TEE 食管中段交界区切面，可见二尖瓣处的人工机械双叶瓣。植入双叶瓣后，舒张期双叶瓣的即刻 TEE 成像表明前叶被卡在关闭位置（箭头，A）。手术后，对受困瓣叶的 TEE 检查显示，2 个瓣叶在舒张期完全打开（B），并且在整个心动周期内正常移动

瓣膜。为了量化人工瓣膜功能，可采用以下方法解释多普勒测量结果。一种方法是仅报告通过人工瓣膜的多普勒跨瓣峰值和平均流速实际值，并根据临床报告、制造商公布的可在各自网站获得的规范、人工瓣膜包装上的说明书和美国超声心动图协会人工

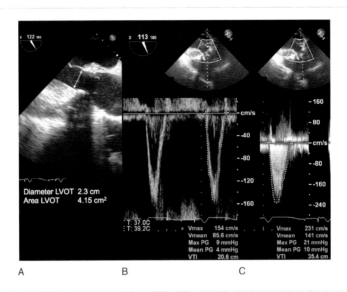

图 13.9 在主动脉瓣处植入的人工瓣膜，其功能可由 TEE 在收缩中期评估，方法是使用二维成像测量食管中段主动脉瓣长轴切面中左心室流出道的直径（A），使用脉冲波多普勒测量经胃主动脉瓣长轴切面中左心室流出道的血流速度（B），以及使用连续波多普勒测量经胃主动脉瓣长轴切面中的跨瓣血流速度（C）。在主动脉瓣处植入 29 mm 的生物人工瓣膜，使用简化的伯努利方程计算峰值跨瓣压差为 21 mmHg，平均压差为 10 mmHg。使用非简化的伯努利方程计算峰值跨瓣压差为 12 mmHg，平均压差为 6 mmHg。多普勒速度指数（Doppler velocity index，DVI）为 0.66，有效瓣口面积为 2.4 cm² [图片由 Cheung 和 Streckenbach 医师提供]

瓣膜评估指南附录（详见附录 D），将这些值与特定类型、型号和尺寸的人工瓣膜的既定正常值进行比较[1, 10]。同样，根据连续性方程，采用多普勒计算的人工瓣膜有效瓣口面积可与特定类型、型号和尺寸的人工瓣膜有效瓣口面积进行比较（表 13.3 和附录 D）[1, 10]。针对解释人工瓣膜患者多普勒血流动力学信息的复杂性，另一个有价值的补充是采用多普勒获得的压差取决于血流，甚至血液黏度。人工瓣膜植入后，血液稀释引起的血液黏度降低或强心剂引起的心输出量增加可能导致使用简化的伯努利方程会高估人工瓣膜压差。为评估人工主动脉瓣，一种方法是使用多普勒速度指数（$DVI = V_{LVOT}/V_{AoV}$）将经过人工瓣膜的多普勒跨瓣血流速度转化为经过 LVOT 的血流速度（表 13.4）[1, 13-14]。例如，使用 DVI 或双包络技术评估主动脉瓣位置人工瓣膜的功能，LVOT 中的峰值血流速度（V_{LVOT}）与峰值跨瓣血流速度（V_{AoV}）之比小于 0.25（$V_{LVOT}/V_{AoV} < 0.25$），表明人工瓣膜明显狭窄（表 13.5）[1, 13]。另一种方法是使用非简化的伯努利方程估算人工瓣膜压差，该方程考虑了瓣膜上游侧的血流速度，即 $[P_1 - P_2 = 4(V_2^2 - V_1^2)]$。同样，为了评估二尖瓣位置人工瓣膜的功能，跨瓣速度 – 时间积分（VTI_{MV}）与 LVOT 速度 – 时间积分（VTI_{LVOT}）比值大于 2.5（$VTI_{MV}/VTI_{LVOT} > 2.5$）表明人工瓣膜明显狭窄（表 13.4、13.6）[14]。

表 13.3　使用连续性方程测定有效瓣口面积（EOA）

$EOA = LVOT_{面积}（VTI_{LVOT}/VTI_{跨瓣}）$

式中，

　　EOA 为人工瓣膜的有效瓣口面积

　　$LVOT_{面积}$ 为左心室流出道（LVOT）的横截面积 $[π（LVOT 直径 /2）^2]$

　　VTI_{LVOT} 为经 LVOT 血流的速度时间积分

　　$VTI_{跨瓣}$ 为跨瓣血流的速度 – 时间积分

表 13.4　测定多普勒速度指数（DVI）

主动脉瓣 $DVI = Vmax_{LVOT}/Vmax_{AoV}$

二尖瓣 $DVI = VTI_{MV}/VTI_{LVOT}$

式中，

　　DVI 为多普勒速度指数

　　$Vmax_{LVOT}$ 为左心室流出道的最大血流速度

　　$Vmax_{AoV}$ 为经人工主动脉瓣的最大血流速度

　　VTI_{MV} 为经人工二尖瓣的血流速度 – 时间积分

　　VTI_{LVOT} 为经左心室流出道的血流速度 – 时间积分

表 13.5　人工主动脉瓣狭窄的多普勒诊断参数 [a]

参数	正常	潜在狭窄	显著狭窄
峰值流速（m/s）[b]	<3	3 ~ 4	>4
平均压差（mmHg）[b]	<20	20 ~ 35	>35
DVI	≥ 0.30	0.25 ~ 0.29	<0.25
EOA（cm²）	>1.2	0.8 ~ 1.2	<0.8
跨瓣速度频谱	三角形，峰值前移	中间	圆形，轮廓对称

注：[a] 指在经主动脉瓣的每搏输出量正常（50 ~ 70 mL）的条件下；[b] 指参数更易受血流的影响，包括伴随的主动脉瓣反流。（改编自 Zoghbi WA、Chambers JB、Dumesnil JG et al. Recommendations for evaluation of prosthetic valves with echocardiography and Doppler ultrasound. J Am Soc Echocardiogr. 2009; 22: 975 – 1014.）

表 13.6　人工二尖瓣狭窄的多普勒诊断参数

项目	可能		显著狭窄 [a]
	正常	狭窄 [a]	
峰值流速（m/s）[b,c]	<1.9	1.9 ~ 2.5	>2.5
平均压差（mmHg）[b,c]	≤ 5	6 ~ 10	>10
VTI_{MV}/VTI_{LVOT} [b,c]	<2.2	2.2 ~ 2.5	>2.5
EOA（cm²）	≥ 2	1 ~ 2	<1
PHT（ms）	<130	130 ~ 200	>200

注：[a] 指如出现异常值，应更仔细地评估瓣膜功能，并考虑其他情况，如心输出量过高、心动过速或人工瓣膜与患者不匹配。[b] 指在一些生物人工瓣膜中，截断值可能比图示略高。[c] 指在有明显的二尖瓣反流时，这些参数也是异常的。PHT—压力减半时间；VTI_{LVOT}—左心室流出道的速度时间积分；VTI_{MV}—经人工二尖瓣的速度 – 时间积分。EOA—有效瓣口面积。（改编自 Zoghbi WA, Chambers JB, Dumesnil JG, et al. Recommendations for evaluation of prosthetic valves with echocardiography and Doppler ultrasound. J Am Soc Echocardiogr. 2009; 22: 975 – 1014.）

球笼瓣

球笼瓣是第一种植入人体的人工瓣膜。球笼瓣由一个硅橡胶和金属球阀体组成，被装在配有 3~4 个金属支柱的金属丝笼中。硅橡胶球形阀体投射出一个超声阴影，其在金属丝笼的运动在瓣膜长轴平面上成像最佳（图 13.10）。在短轴成像平面中，硅橡胶球形阀体可在金属丝柱内成像。瓣膜短轴平面内的多普勒彩色血流成像显示了金属支柱之间穿过硅橡胶球形阀体外周的血流（图 13.10）。

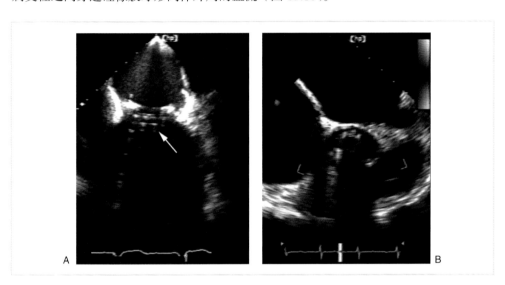

图 13.10　Starr–Edwards 球笼机械瓣膜。A. 心脏舒张末期二尖瓣处人工球笼瓣的经食管超声心动图食管中段四腔心切面。金属丝笼中包含的硅橡胶球形封堵器（箭头）造成超声阴影，进而难以对瓣膜远端进行成像。B. 在主动脉瓣处有球笼瓣的患者中，以 50° 的多平面角度获得的 TEE 食管中段主动脉瓣短轴切面。注意金属丝笼的 3 个金属支柱。彩色多普勒血流成像显示硅橡胶球形封堵器周边的经瓣血流。同样，硅橡胶球形封堵器会造成超声阴影

侧倾碟瓣

侧倾碟瓣已经被植入主动脉瓣、二尖瓣和三尖瓣处。侧倾碟瓣由 1 个单碟阀体组成，阀体由支柱支撑。单碟阀体的枢轴开口为 60°~80°，形成 2 个不同尺寸和形状的瓣口。这种瓣膜的优势在于其低矮的外形，以及相对其支架尺寸而言的更大的孔径。尽管美国已经不再生产用于植入的侧倾碟瓣，但仍有许多患者体内有此类机械瓣膜。当使用彩色多普勒成像进行检查时，可通过 Medtronic Hall 瓣膜中存在中心孔和 Bjork Shiley 瓣膜中不存在中心孔来区分侧倾碟瓣的 2 种主要型号（图 13.11、13.12）。

超声心动图检查包括以下内容。

（1）确认阀体在长轴成像平面中的正确侧倾动作。

（2）在短轴成像平面中，当瓣膜倾侧打开时，碟式阀体的一个边缘应移进或移出成像平面。

（3）多普勒彩色血流成像显示，源自碟式阀体铰合点的中心流动式渗漏反流束或

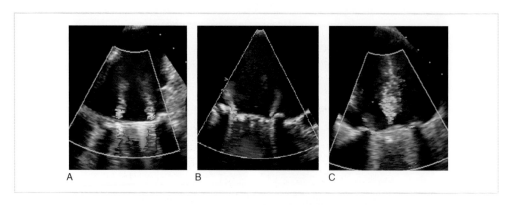

图 13.11 收缩中期经食管中段图像和彩色多普勒成像，分别可见二尖瓣处有双叶机械瓣（A）、Bjork–Shiley 侧倾碟瓣（B）和 Medtronic Hall 侧倾碟瓣（C）人工瓣膜的患者中，渗漏反流束的正常模式。双叶机械瓣的不同之处在于，在平行于封堵器旋转轴的多平面横截面图像中，有从封堵器铰合点发出的向内反流束（A）。Bjork Shiley 瓣膜的不同之处在于，在倾侧碟式封堵器中心瓣口有渗漏反流束（C）。Medtronic Hall 瓣膜没有中心瓣口，但是倾侧碟瓣和侧向定位的瓣环支架之间有小规模的渗漏反流束（B）（图片由 Cheung 和 Streckenbach 医师提供）

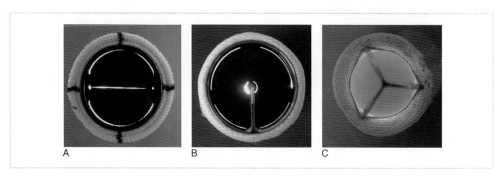

图 13.12 双叶（St. Jude Medical，A）、倾侧碟（Medtronic Hall，B）和球笼（Starr–Edwards，C）机械人工瓣膜的透照。可见多普勒彩色血流成像上出现的正常冲洗和渗漏反流束的典型起源位置（图片由 Cheung 和 Streckenbach 医师提供）

源自碟片和瓣环支架之间的接触点处的小规模渗漏反流束是 Bjork Shiley 瓣膜的正常特征（图 13.11、13.12）。源自瓣环支架内边缘的 2 个侧向反流束是 Bjork Shiley 瓣膜的正常特征（图 13.11）。

（4）支柱断裂是一种严重的并发症，可导致阀体失灵，甚至导致碟片栓塞，表现为严重的跨瓣反流。瓣膜上的血栓或血管翳内向生长会限制阀体的打开，甚至损伤阀体，使其无法完全关闭，导致狭窄或跨瓣反流（图 13.13）。

生物瓣膜或组织瓣膜

生物瓣膜不需要全身抗凝，但有效使用期只有 12～15 年。人工生物瓣膜的生物部件易受瓣叶钙化、撕裂或穿孔等结构性瓣膜病变的影响。无支架人工生物主动脉瓣也易受瓣环或主动脉根部扩张的影响而产生反流。对于预期寿命小于 15 年的老年患

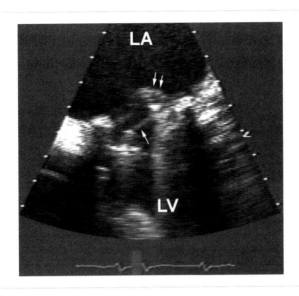

图 13.13 二尖瓣处 Bjork Shiley 人工机械侧倾碟瓣上有血管翳形成。二尖瓣处有人工机械侧倾碟瓣的患者的收缩期经食管超声心动图食管中段四腔心切面。单碟封堵器（单箭头）未能在收缩期完全关闭，而在舒张期完全打开（未显示）。瓣膜上形成的血管翳（双箭头）限制了蝶式封堵器的运动，导致人工二尖瓣狭窄和跨二尖瓣反流。LA—左心房；LV—左心室

者，或者不能耐受抗凝治疗（或无法进行抗凝治疗）的患者，通常首选生物瓣膜。人工生物瓣膜的生物部件具有良好的声学特性，允许通过超声波成像。一般来说，自体心脏瓣膜检查时采用的原理同样可应用于人工生物瓣膜的 TEE 检查。

带支架异种猪瓣

带支架异种猪瓣由戊二醛保存的异种猪主动脉瓣构成，被安装在附带缝合环的包织物金属丝或聚合物框架上（图 13.14）。可将它们植入主动脉瓣、二尖瓣或三尖瓣处。在短轴

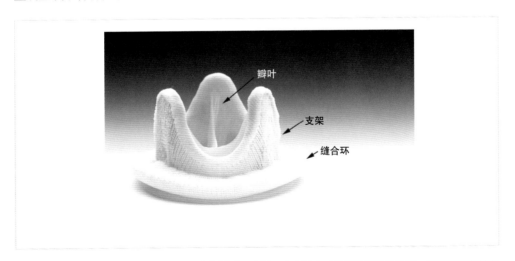

图 13.14 Carpentier–Edwards 6625 型猪生物瓣膜二尖瓣。它由猪主动脉异种移植物构成。异种移植物被安装在线形支架上，支架由缝合环包围

上，打开由支柱支撑的 3 个瓣叶，形成一个膨胀三角形的中心瓣口。在长轴上，瓣叶在打开时对称分离，关闭时在瓣膜中心对合。支撑瓣叶的支柱从瓣环底部延伸，并指向瓣膜的下游侧。多普勒彩色血流成像有时可检测到来自中央对合点的小规模关闭或渗漏反流束。

带支架心包瓣

带支架心包瓣由牛心包或猪心包制成，由金属丝框架支撑，金属丝框架上有 3 个与缝合环连接的支柱。心包瓣叶可置于支柱内侧（Carpentier–Edwards Perimount）（图 13.15）或支柱外侧（Sorin Mitroflow 或 St. Jude Medical Trifecta）（图 13.16、13.17）。此外，支撑器可置于瓣环缝合环上方，便于瓣环上的植入。以上做法的目的在于，相对于人工瓣膜的瓣环外部尺寸，尽量增大有效瓣口的面积。与带支架人工生物猪瓣相

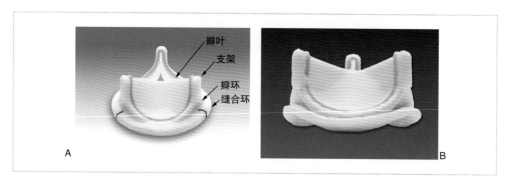

图 13.15 Carpentier–Edwards 6900 型牛心包生物瓣膜二尖瓣。它由猪主动脉异种移植物构成。异种移植物被安装在线形支架上，支架被缝合环包围（A）。Carpentier–Edwards Perimount Magna 瓣（B）为牛心包生物瓣膜，用于植入主动脉处。将瓣膜装置安装在缝合环上方，以使有效瓣口面积最大化（图片由 Cheung 和 Streckenbach 医师提供）

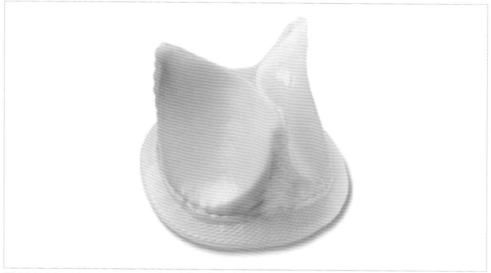

图 13.16 St.Jude Medical Trifecta 人工生物心包主动脉瓣。瓣叶由猪心包构成，被置于钛支架上，以确定最大的有效瓣口面积（图片由 Cheung 和 Streckenbach 医师提供）

比，人工生物心包瓣较细小，但是这些瓣膜的超声心动图表现相似，尽管它与带支架的猪主动脉移植瓣不完全相同。对于一些人工生物心包瓣，植入后轻度的中央跨瓣反流可立即恢复正常（图13.18）。此外，有时可在支柱的织物覆盖区域或支架和缝合环

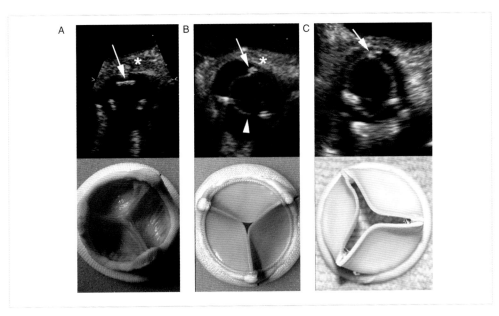

图13.17　主动脉瓣处带支架人工生物瓣膜的食管中段主动脉瓣短轴（上方图）切面，以及相应的实际人工瓣膜（下方图）。突出到猪（Hancock II）生物瓣膜主动脉根部的支柱（箭头，A）可在短轴横截面切面（A）中显示，但是人工瓣膜支架造成的声影掩盖了人工生物瓣叶。心脏收缩期Carpentier-Edwards牛心包人工生物瓣膜的支柱（箭头，B）和单个瓣叶（三角箭头，B）都可在短轴横截面切面中成像（B）。通过详细检查，可知Sorin Mitroflow人工瓣膜上的心包瓣叶（箭头，C）安装在支柱的外表面上。主动脉瓣置换后，主动脉根壁有时会水肿或增厚（星号，A和B）（图片由Cheung和Streckenbach医师提供）

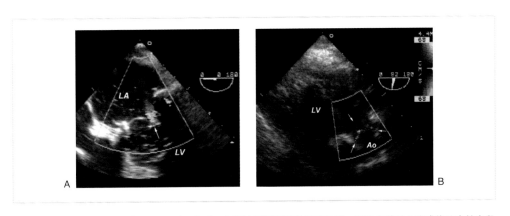

图13.18　牛心包人工生物瓣膜植入后，有时可立即检测到轻度的跨瓣反流。彩色多普勒血流成像的食管中段四腔心切面显示，在二尖瓣处植入的牛心包人工生物瓣膜的瓣叶连合处有轻度的中央反流（箭头，A）。采用彩色多普勒血流成像通过主动脉瓣获得的经胃左心室长轴切面检测到，在主动脉瓣处植入的牛心包人工生物瓣膜的织物覆盖支柱（箭头）区域有轻度反流（B）。这些跨瓣反流束的严重程度通常会随着时间的推移而降低。LA—左心房；LV—左心室；Ao—主动脉

之间的区域发现少量跨瓣渗漏反流束（图 13.18）。当织物被细胞或内皮密封时，这些经过人工生物瓣膜织物的跨瓣渗漏反流束通常会逐渐消失。

无支架瓣膜

第一代无支架人工生物瓣膜是由戊二醛保存的织物增强型猪主动脉移植瓣，无框架、支架和缝合环。它们被用于主动脉瓣处，或被用于替换主动脉根部。移除支架和缝合环后，可增加瓣膜置换后获得的有效瓣口面积，特别适用于自体主动脉瓣环直径小于 20 mm 的患者。移除支架后，瓣叶和瓣环能更好地自由运动，并且理论上可降低瓣膜退化的风险。但是，无支架主动脉瓣的功能取决于主动脉根部的几何形状。瓣环尺寸的不匹配、瓣叶在瓣环平面中的错位，或主动脉根部的扩张，将改变瓣叶的连合，最终导致反流。因此，术中超声心动图检查必须精确地确定自体瓣环的尺寸，验证升主动脉无扩张，且窦管交界处的直径与无支架瓣膜的直径匹配，或窦管交界处的直径是无支架瓣膜直径的 10% 或更小[15]。除了瓣环底部的涤纶增强物引起的声影外，无支架瓣膜的超声心动图表现与自体主动脉瓣的几乎没有区别（图 13.19）。将无支架人工生物瓣膜植入自体主动脉根部增加了重叠区域血管壁的厚度，并且可能出现瓣膜旁反流（图 13.19）。植入无支架人工生物瓣膜后，多达 25% 的患者可检测到微量或轻度的中央主动脉瓣反流。

Medtronic ATS 3f 是新一代无支架心包瓣膜，由 3 个马心包瓣叶构成，外观呈管形，直接连接到聚酯瓣环缝合环上。在主动脉瓣环内完成植入后，直接附着在自体主动脉壁上的瓣膜远端的 3 个连合片和人工缝合环可通过 TEE 显示出来。植入后用彩色多普勒检查是否有反流，这有助于确保瓣膜和连合悬点在主动脉根部内正确定位。

同种异体移植瓣膜

冷冻保存的人主动脉根部同种异体移植物的尺寸根据主动脉瓣环的直径来确定，

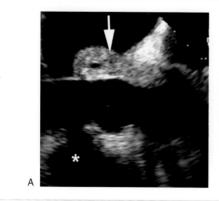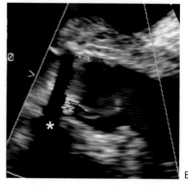

图 13.19　在主动脉处植入无支架猪人工生物瓣膜（Medtronic Freestyle）后获得的术中经食管中段主动脉瓣长轴切面（A）。植入瓣膜后，主动脉周围增厚（箭头，A）很常见，可归因于组织水肿。只有包织物增强型瓣环缝合环会在二维（星号，A）和多普勒彩色图像（星号，B）上产生声影（图片由 Cheung 和 Streckenbach 医师提供）

一般为 20 ~ 26 mm。如果没有支架，则要求同种异体移植瓣的瓣环尺寸与自体瓣环尺寸相匹配，以确保瓣膜功能。植入的同种异体移植瓣尺寸过小或过大，可能导致主动脉瓣反流。同种异体主动脉瓣移植瓣的超声心动图外观与自体主动脉瓣和主动脉根部的超声心动图外观无法区分。针对主动脉根部脓肿的主动脉瓣内膜炎、主动脉根部扩张的二叶式主动脉瓣、A 型主动脉夹层或涉及主动脉根部和升主动脉的动脉瘤，可采用人主动脉根部同种异体移植瓣、无支架猪主动脉根部或机械带瓣管道置换主动脉根部，并重新植入冠状动脉。

超声心动图诊断人工瓣膜功能障碍的临床注意事项

人工瓣膜功能障碍可导致反流、狭窄或溶血。TEE 被认为是诊断和评估疑似人工瓣膜功能障碍的首选诊断检查。

（1）人工瓣膜反流。当多普勒检查显示人工瓣膜中有反流时，区分生理性反流和病理性反流是很重要的。

a. 除了球笼瓣和大约 10% 的人工生物瓣膜外，在所有机械人工瓣膜中通常能观察到少量反流。关闭回流是瓣膜关闭所需的反向血流。相比之下，渗漏回流发生在机械瓣膜关闭之后，源自铰合处及阀体和瓣环之间的对合区域（图 13.1、13.5、13.6、13.12、13.18）。生理性反流束规模小且持续时间短。各类瓣膜的渗漏反流模式是独特的，不同于病理性反流（图 13.11）。植入后可立即使用 TEE 多普勒血流成像在人工瓣膜中检测到轻度的跨瓣反流（图 13.18）。源自瓣叶对合部位的反流束向中央流动。瓣膜支架织物覆盖区域的渗漏反流源自瓣膜支柱，并流向瓣膜中心。植入后使用 TEE 检测到人工生物瓣膜有轻度生理性跨瓣反流，这些反流通常在手术结束时减少，甚至消失。

b. 人工生物瓣膜中病理性跨瓣反流通常与瓣叶钙化、穿孔、撕裂或脱垂等慢性退行性变化相关（图 13.20、13.21），或与心内膜炎引起的瓣叶破坏相关。在机械人工瓣膜中，病理性跨瓣反流可由血管翳、血栓、赘生物或瓣膜部件上的异物引起，阻碍了阀体的完全关闭（图 13.22）。机械瓣膜中瓣叶或阀体运动的二维和三维成像有助于检测血管翳、血栓或赘生物撞击阀体引起的跨瓣反流。基于反流分数、反流束面积、反流束长度和缩流或射流宽度多普勒测量的分级系统也适用于评估人工瓣膜反流的临床严重程度。但是，与人工瓣膜功能障碍相关的反流，其模式和位置不同于与原发性心脏瓣膜疾病相关的反流。有时需要一种替代或综合方法对反流的严重程度进行分级。例如，在出现瓣膜旁反流的情况下，瓣环缺损程度可用于量化反流的严重程度及反流束的宽度、大小、长度、偏心率、密度和近端血流汇聚情况（表 13.7、13.8）。

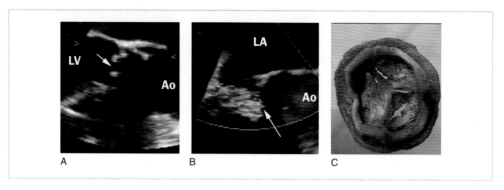

图 13.20　在主动脉位置植入的猪生物瓣膜的经食管中段主动脉瓣长轴切面，可见瓣尖脱垂和穿孔的结构性瓣膜退化（箭头，A）。舒张期的多普勒彩色血流成像（B）显示，人工瓣膜（C）上有较明显的缺损，引起重度跨瓣反流（箭头，B）（图片由 Cheung 和 Streckenbach 医师提供）。LV—左心室；Ao—主动脉；LA—左心房

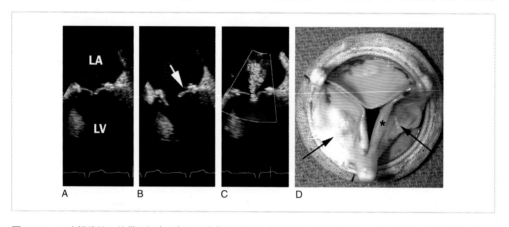

图 13.21　二尖瓣处植入的带支架牛心包人工生物瓣膜的经食管中段四腔心切面。二维成像显示收缩期瓣叶不完全对合（A），舒张期瓣叶运动受限（箭头，B）。多普勒彩色血流成像显示了重度中央二尖瓣反流（C）。在外植标本中可看到人工瓣膜的瓣叶底部有血管翳形成（箭头，D），瓣叶边缘增厚（星号，D），导致瓣叶受限和跨瓣反流（图片由 Cheung 和 Streckenbach 医师提供）。LV—左心室；LA—左心房

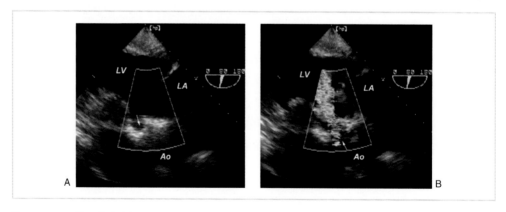

图 13.22　血管翳向内生长，瓣叶被卡在打开位置，导致重度跨瓣反流。主动脉瓣处有双叶机械人工瓣的患者的穿主动脉瓣经胃左心室中部长轴切面。二维成像（A）显示其中一个瓣叶不动，被卡在打开位置（箭头）。彩色多普勒血流成像（B）显示，瓣叶被卡在打开位置的人工瓣膜区域有重度跨瓣反流（箭头）。LA—左心房；LV—左心室；Ao—主动脉

表 13.7　人工主动脉瓣反流严重程度分级的超声心动图参数

参数	轻度	中度	重度
■ 二维和三维参数			
瓣膜支架	正常	异常[a]	异常[a]
瓣叶或阀体	正常	异常[b]	异常[b]
■ 多普勒参数			
射流宽度 /LVOT直径 ×100%[c]	窄（≤ 25）	中等（26 ~ 64）	宽（>65）
射流密度（连续波多普勒）	不完全 / 微弱	密集	密集
射流减速率（PHT, ms）[d]	慢（> 500）	多变（200 ~ 500）	急剧（<200）
LOVT 血流 / 肺血流之比	轻微增加	中等	大幅增加
舒张期血流倒流（降主动脉）	无或短暂	中等	明显
反流量（mL/ 搏）	<30	30 ~ 59	>60
反流分数（%）	<30	30 ~ 50	>50

注：[a] 异常运动包括裂开或摇摆。[b] 异常运动包括阀体不移动、阀体活动受限或人工生物瓣叶脱垂。[c] 奈奎斯特极限设定为 50 ~ 60 cm/s。该参数对偏心性反流束不太有效。[d] 受左心室顺应性影响。LVOT—左心室流出道；PHT—压力减半时间。（改编自 Zoghbi WA, Chambers JB, Dumesnil JG, et al. Recommendations for evaluation of prosthetic valves with echocardiography and Doppler ultrasound. *J Am Soc Echocardiogr.* 2009;22:975–1014.）

表 13.8　人工二尖瓣反流严重程度分级的超声心动图参数

参数	轻度	中度	重度
■ 二维和三维参数			
瓣膜支架	正常	异常[a]	异常[a]
瓣叶或阀体	正常	异常[b]	异常[b]
■ 多普勒参数			
彩色血流射流[c]	小规模中心射流 <4 cm^2	可变 4 ~ 8 cm^2	大规模中心射流 >8 cm^2 偏心性壁冲击射流
血流汇聚[d]	无或最少	中等	多
肺静脉血流[e]	收缩期较多	收缩期削弱	收缩期血流倒流
缩流颈宽度（cm）[f]	<0.3	0.3 ~ 0.59	≥ 0.6
反流量（mL/ 搏）[f]	<30	30 ~ 59	≥ 60
反流分数（%）[f]	<30	30 ~ 49	≥ 50
EROA（cm^2）[f]	<0.20	0.20 ~ 0.49	≥ 0.50

注：[a] 异常运动包括裂开或摇摆。[b] 异常运动包括阀体不移动、阀体活动受限或人工生物瓣叶脱垂。[c] 奈奎斯特极限设定为 50 ~ 60 cm/s。[d] 在奈奎斯特极限为 40 cm/s 时，最小和较大血流汇聚分别定义为中心射流的血流汇聚半径 <0.4 cm 和 ≥ 0.9 cm；偏心射流的阈值可能更大。[e] 收缩期削弱的其他原因包括心房颤动和左心房压力增加。[f] 与用于自体二尖瓣反流相比，定量多普勒参数在用于人工二尖瓣反流分级时有效性较差。EROA—有效反流瓣口面积。（改编自 Zoghbi WA, Chambers JB, Dumesnil JG, et al. Recommendations for evaluation of prosthetic valves with echocardiography and Doppler ultrasound. *J Am Soc Echocardiogr.* 2009;22:975–1014.）

c. 瓣周漏通常是病理性反流，由人工瓣膜心内膜炎、人工缝合环未完全固定到自体瓣环或缝合环开裂导致。人工缝合环未完全固定通常由自体瓣环钙化或瓣环缝合线撕脱导致，瓣环钙化增加了人工瓣膜植入的难度。使用彩色多普勒血流成像观察到的瓣周漏反流束源自缝合环外部的某一点，产生沿接收腔室壁追踪的偏心射流，并且通常伴随邻近上游心腔室中缺损部位的近端血流汇聚区（图13.7）。支持在人工瓣膜植入后立即对 TEE 检测瓣周漏做出反应的最佳行动方案的证据有限。一些临床系列研究表明，术中 TEE 有助于检测瓣周漏，改进瓣膜替换术[16]。在小规模系列研究中，在二尖瓣置换后，即刻使用 TEE，检测到 6 例轻度瓣周漏患者中有 2 例中度瓣周漏患者出现临床恶化[17]。另一项研究检查了 27 例主动脉瓣或二尖瓣置换术后患者，发现通过 TEE 多普勒彩色血流成像检测到的微量瓣周漏在瓣膜置换术后很常见，并且与术后早期发病率无关[18]。最后，在 608 例接受主动脉瓣或二尖瓣替换术的患者中，术中 TEE 检测到 18.3% 的患者存在微量或轻度瓣周漏，该反流被多普勒彩色血流成像定义为面积小于 3 cm^2 的反流[19]。在早期随访中，50% 的患者瓣周漏已经得到解决。在后期随访中，最初的 113 例轻度瓣周漏患者中只有 4 例反流恶化。植入瓣膜后，精确描述 TEE 检测到的瓣周漏的位置、瓣环缺损程度和多模式评估的严重程度，对于指导术中是否需要进行修正非常重要。瓣膜裂开导致的瓣周漏是瓣膜置换后的晚期并发症，通常与心内膜炎有关。缝合环的部分裂开可能会破坏人工瓣膜的稳定性，从而使整个人工瓣膜"摇摆"运动，二维成像可检测到自体瓣环和人工瓣环明显分离（图 13.7、13.23）。

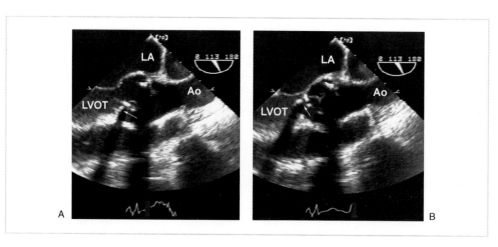

图 13.23　主动脉瓣位置的牛心包人工生物瓣膜裂开。以 113° 的多平面角度切面获得的经食管超声心动图食管中段主动脉瓣长轴图像，显示了主动脉瓣位置的心包人工生物瓣膜裂开。在收缩期（A），人工支架的前部（箭头）向自体主动脉瓣环的左心室侧移位。在舒张期（B），人工支架的前部与主动脉瓣环完全分离（箭头）。裂开和瓣环部分分离导致人工瓣膜"摇摆"运动，分离区内有瓣膜旁反流。LA—左心房；LVOT—左心室流出道；Ao—主动脉

（2）人工瓣膜狭窄。与自体瓣膜相比，所有人工瓣膜都有轻度狭窄，狭窄情况取决于瓣膜的类型、大小和患者的血流动力学状况。使用简化的伯努利方程计算的跨人工瓣膜压差取决于人工瓣膜的类型、位置、大小、人工瓣膜近端血流速度和心输出量。因此，在检查具体人工瓣膜的血流动力学性能时，根据瓣环尺寸列出特定类型和型号的瓣膜血流动力学规格的包装说明书或已公布的正常值常被用作参考（附录 D）[1,8-10]。对于二尖瓣处的瓣膜，其峰值跨瓣压差范围为 3 ~ 4 mmHg；对于主动脉瓣处的瓣膜，其峰值跨瓣压差范围为 10 ~ 30 mmHg。表明人工瓣膜明显狭窄的超声心动图参数阈值也可在已公布的指南中获得（表 13.5、13.6、13.9）[1]。

表 13.9　人工三尖瓣狭窄的多普勒诊断参数

参数	考虑瓣膜狭窄 [a]
峰值流速 [b]	> 1.7 m/s
平均压差 [b]	≥ 6 mmHg
压力减半时间	≥ 230 ms

注：[a] 由于呼吸变化，至少采用 5 个心动周期的平均值。[b] 人工瓣膜反流也可能增加这些参数。（改编自 Zoghbi WA, Chambers JB, Dumesnil JG, et al. Recommendations for evaluation of prosthetic valves with echocardiography and Doppler ultrasound. *J Am Soc Echocardiogr.* 2009;22:975–1014.）

（3）连续性方程也可用于估算二尖瓣或主动脉瓣位置处人工瓣膜的有效瓣口面积（EOA）（表 13.3）。连续性方程使用多普勒测量流经人工瓣膜的血流速度 – 时间积分（VTI），该速度 – 时间积分与左心室流出道的横截面面积和流经左心室流出道的血流 VTI 相关。采用连续性方程估计二尖瓣处人工瓣膜的 EOA 正常值不小于 2 cm²，主动脉瓣处人工瓣膜的 EOA 正常值大于 1.2 cm²（表 13.5、13.6）。生物瓣膜狭窄由慢性退行性变化引起，导致瓣叶钙化、增厚和僵硬，瓣叶完全打开的能力受限。可通过二维和三维检查探测退行性变化和瓣叶运动受限。在机械瓣膜中，狭窄可能由血栓、血管翳、赘生物、缝合线，甚至保留的瓣下结构引起。这些结构将阀体限制在关闭位置，或影响阀体完全打开的能力（图 13.8 和 13.13）。

（4）人工瓣膜与患者不匹配。人工心脏瓣膜相对于自体心脏瓣膜来说更狭窄。尽管仍有一些争议，但多项临床研究已证明，植入一个对于患者个体来说太小的人工瓣膜可能导致严重的血流阻塞[20-23]。功能正常的人工瓣膜引起血流阻塞时，其血流动力学后果增加了主动脉瓣膜置换后的死亡和心脏并发症的可能性[21-23]。在主动脉瓣狭窄的患者中，在主动脉瓣位植入狭小的不匹配的人工瓣膜被证明与术后心室质量降低程度不够相关，这种情况被称为人工瓣膜与患者不匹配，在左心室射血分数降低的患者中尤为重要。最好在人工瓣膜置换术后描述人工瓣膜与患者的不匹配情况，因为自体主动脉瓣环的直径限制了可植入人工瓣膜的尺寸。但是，另外数项研究也表明，二尖瓣置换后也可能出现人工瓣膜与患者不匹配现象，表现为肺动脉高压[25]。术中 TEE 提供了一个测量自体主动脉瓣环直径和确定可植入人工瓣膜尺寸的机会，从而有助于检查者根据指数化的有效瓣口面积［$EOA_i = EOA/BSA$，式中 EOA_i 为指数化的有效瓣口面积，EOA 为人工瓣膜的有效瓣口面积，BSA 为患者的体表面积（单位为 m^2）］预测人工瓣膜与患者不匹配的风险（表 13.3）。置换主动脉瓣后，EOA_i 不超过 0.65 cm^2/m^2 表明人工瓣膜与患者严重不匹配；EOA_i 为 0.65 ~ 0.85 cm^2/m^2 表明为中度不匹配；EOA_i 不小于 0.85 cm^2/m^2 表明为轻度不匹配[21]。置换二尖瓣后，EOA_i 不超过 1.2 cm^2/m^2 表明人工瓣膜与患者严重不匹配[21]。如果术中 TEE 测量在主动脉瓣置换前检测到小的主动脉瓣环，降低患者与人工瓣膜不匹配风险的手术选择包括将人工瓣膜植入瓣环上方的位置，为给定的瓣环直径挑选 EOA 最大的人工瓣膜型号，行主动脉根部扩大手术以允许植入更大的人工瓣膜，或置换主动脉根部。

（5）血栓和血管翳。急性血栓形成通常由抗凝治疗不充分造成，可阻塞流经瓣膜的血流或干扰阀体的打开和关闭，从而导致瓣膜狭窄或反流。狭窄或反流也可能由血管翳向内生长引起，是一种亚急性疾病。二维和三维成像可显示附着在人工瓣膜上的异常回声，有时会干扰或限制阀体装置的活动（图 13.13）。血管翳具有纤维成分，回声致密，牢牢固定在瓣膜结构上。血栓更易移动，体积更大，有时与心腔内低血流区域的自发性显影有关[26]。彩色多普勒成像可显示跨瓣反流，或受影响瓣叶的偏心流入模式（图 13.22）。有时只能通过明显的人工瓣膜狭窄或异常的反流模式来间接诊断血管翳向内生长。

（6）溶血。溶血在现代人工瓣膜假体中不常见。但是当血液受到高峰值剪切应力时，会出现溶血。当血液与人工瓣膜材料碰撞时快速加速或快速减速，会出现流体动力学状况[27]。通过彩色多普勒血流成像获得的与溶血相关反流束通常表现出血流分裂、碰撞或快速加速的模式。自由反流束或逐渐减速的反流束不太可能产生溶血。

（7）心内膜炎。瓣膜置换后，3% ~ 6% 的患者患有人工瓣膜心内膜炎，死亡率为 20% ~ 80%[3]。TEE 诊断是目前人工瓣心内膜炎的最佳诊断技术，用于检测赘生物、裂开或瓣环脓肿（图 13.7、13.24）[28]。由于存在伪像，使用食管中段和经胃成像平面检查人工瓣膜两侧是否有赘生物是很重要的。

（8）LVOT 梗阻。造成主动脉瓣下狭窄的 LVOT 梗阻不常见，但它是公认的二尖瓣置换术并发症[29-31]。在使用瓣膜保留或腱索保留技术进行二尖瓣置换术后，残留在 LVOT 中的二尖瓣瓣叶或腱索结构会导致 LVOT 梗阻。LVOT 梗阻也可能由二尖瓣处的人工生物瓣引起。人工瓣支柱伸入 LVOT，引起 LVOT 梗阻。经胃长轴切面提供一种在二尖瓣置换后对 LVOT 进行成像，并使用连续波多普勒估计 LVOT 压差的方法。

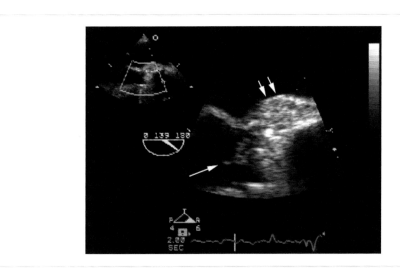

图 13.24 主动脉瓣处有机械双叶瓣的心内膜炎和主动脉根部脓肿。以 139° 的多平面角度获得的经食管超声心动图食管中段主动脉瓣长轴图像，显示了主动脉瓣处有机械双叶瓣的患者有人工瓣膜心内膜炎。心室舒张期间，在左心室流出道对附着在人工瓣膜上的赘生物进行成像（单箭头）。主动脉根部后壁增厚（双箭头）表明有主动脉根部脓肿

总结

TEE 的重要临床应用包括人工心脏瓣膜的评估、人工瓣膜功能障碍的诊断和与瓣膜置换相关的并发症的检测。对于接受瓣膜置换术的患者和有人工心脏瓣膜的患者，有必要采用系统的 TEE 检查方法验证人工瓣膜的正常功能，并诊断人工瓣膜功能障碍或与瓣膜置换手术相关的并发症（表 13.10）。

表 13.10　在瓣膜置换术中应用 TEE 的一般原则

- 了解医院中使用的人工瓣膜的型号，及其二维、三维和多普勒超声心动图特征
- 执行并记录基线（分流术前）完整的标准化 TEE 检查
- 观察并倾听外科医师植入人工瓣膜的过程
- 在体外循环脱机之前，开始对人工瓣膜进行 TEE 评估
- 使用 TEE 清除心腔中的气体
- 成为从经胃切面中检查心脏瓣膜的专家
- 使用二维、三维、缩放和慢镜头回放检查人工瓣膜
- 使用多普勒超声心动图量化人工瓣膜的血流动力学性能
- 通过其他人的意见来确认有难度的诊断
- 应对常用型号和尺寸的人工瓣膜的血流动力学规范有参考价值

参考文献

1. Zoghbi WA, Chambers JB, Dumesnil JG, et al. Recommendations for evaluation of prosthetic valves with echocardiography and Doppler ultrasound. *J Am Soc Echocardiogr.* 2009;22:975–1014.

2. Seward JB, Labovitz AJ, Lewis JF, et al. ACC position statement. Transesophageal echocardiography. *J Am Coll Cardiol.* 1992;20:506.

3. Vongpatanasin W, Hillis DL, Lange RA. Medical progress: Prosthetic heart valves. *N Engl J Med.* 1996;335:407–416.

4. Daniel WG, Mugge A, Grote J, et al. Comparison of transthoracic and transesophageal echocardiography for detection of abnormalities of prosthetic and bioprosthetic valves in the mitral and aortic positions. *Am J Cardiol.* 1993;71:210–215.

5. Khandheria BK, Seward JB, Oh JK, et al. Value and limitations of transesophageal echocardiography in assessment of mitral valve prostheses. *Circulation.* 1991;83:1956–1968.

6. Karalis DG, Chandrasekaran K, Ross JJ, et al. Single-plane transesophageal echocardiography for assessing function of mechanical or bioprosthetic valves in the aortic position. *Am J Cardiol.* 1992;69:1310–1315.

7. Chambers J, Fraser A, Lawford P, et al. Echocardiographic assessment of artificial heart valves: British Society of Echocardiography position paper. *Br Heart J.* 1994;71(4 suppl):6–14.

8. Panidis IP, Ross J, Mintz GS. Normal and abnormal prosthetic valve function as assessed by Doppler echocardiography. *J Am Coll Cardiol.* 1986;8:317–326.

9. Reisner SA, Meltzer RS. Normal values of prosthetic valve Doppler echocardiographic parameters: A review. *J Am Soc Echocardiogr.* 1988;1:201–210.

10. Rosenhek R, Binder T, Maurer G, et al. Normal values for Doppler echocardiographic assessment of heart valve prostheses. *J Am Soc Echocardiogr.* 2003;16:1116–1127.

11. Baumgartner H, Khan S, DeRobertis M, et al. Discrepancies between Doppler and catheter gradients in aortic prosthetic valves in vitro. A manifestation of localized gradients and pressure recovery. *Circulation.* 1990;82:1467–1475.

12. Bech-Hanssen O, Gjertsson P, Houltz E, et al. Net pressure gradients in aortic prosthetic valves can be estimated by Doppler. *J Am Soc Echocardiogr.* 2003;16:858–866.

13. Maslow AD, Haering JM, Heindel S, et al. An evaluation of prosthetic aortic valves using transesophageal echocardiography: The double-envelope technique. *Anesth Analg.* 2000;91:509–516.

14. Malouf JF, Ballo M, Connolly HM, et al. Doppler echocardiography of 119 normal-functioning St Jude Medical mitral valve prostheses: A comprehensive assessment including time-velocity integral ratio and prosthesis performance index. *J Am Soc Echocardiogr.* 2005;18:252–256.

15. Guarracino F, Zussa C, Polesel E, et al. Influence of transesophageal echocardiography on intraoperative decision making for Toronto stentless prosthetic valve implantation. *J Heart Valve Dis.* 2001;10:31–34.

16. Shapira Y, Vaturi M, Weisenberg DE, et al. Impact of intraoperative transesophageal echocardiography in patients undergoing valve replacement. *Ann Thorac Surg.* 2004;78:579–583.

17. Movsowitz HD, Shah SI, Ioli A, et al. Long-term follow-up of mitral paraprosthetic regurgitation by transesophageal echocardiography. *J Am Soc Echocardiogr.* 1994;7:488–492.

18. Morehead AJ, Firstenberg MS, Shiota T, et al. Intraoperative echocardiographic detection of regurgitant jets after valve replacement. *Ann Thorac Surg.* 2000;69:135–139.

19. O'Rourke DJ, Palac RT, Malenka DJ, et al. Outcome of mild periprosthetic regurgitation detected by intraoperative transesophageal echocardiography. *J Am Coll Cardiol.* 2001;38:163–166.

20. Koch CG, Khandwala F, Estafanous FG, et al. Impact of prosthesis-patient size on functional recovery after aortic valve replacement. *Circulation.* 2005;111:3221–3229.

21. Blais C, Dumesnil JG, Baillot R, et al. Impact of valve prosthesis-patient mismatch on short-term mortality after aortic valve replacement. *Circulation.* 2003;108:983–988.

22. Tasca G, Mhagna Z, Perotti S, et al. Impact of prosthesis-patient mismatch on cardiac events and midterm mortality after aortic valve replacement in patients with pure aortic stenosis. *Circulation.* 2006;113:570–576.

23. Mohty-Echahidi D, Malouf JF, Girard SE, et al. Impact of prosthesis-patient mismatch on long-term survival in patients with small St. Jude Medical mechanical prostheses in the aortic position. *Circulation.* 2006;113:420–426.

24. Tasca G, Brunelli F, Cirillo M, et al. Impact of valve prosthesis-patient mismatch on left ventricular mass regression following aortic valve replacement. *Ann Thorac Surg.* 2005;79:505–510.

25. Li M, Dumesnil JG, Mathieu P, et al. Impact of valve prosthesis-patient mismatch on pulmonary arterial pressure after mitral valve replacement. *J Am Coll Cardiol.* 2005;45:1034–1040.

26. Barbetseas J, Nagueh SF, Pitsavos C, et al. Differentiating thrombus from pannus formation in obstructed mechanical prosthetic valves: An evaluation of clinical, transthoracic, and transesophageal echocardiographic parameters. *J Am Coll Cardiol.* 1998;32:1410–1417.

27. Garcia MJ, Vandervoort P, Stewart WJ, et al. Mechanisms of hemolysis with mitral prosthetic regurgitation. Study using transesophageal echocardiography and fluid dynamic simulation. *J Am Coll Cardiol.* 1996;27:399–406.

28. Piper C, Korfer R, Horstkotte D. Prosthetic valve endocarditis. *Heart.* 2001;85:590–593.

29. Jett GK, Jett MD, Banhart GR, et al. Left ventricular outflow tract obstruction with mitral valve replacement in small ventricular cavities. *Ann Thorac Surg.* 1986;41:70–74.

30. Come PC, Riley MF, Weintraub RM, et al. Dynamic left ventricular outflow tract obstruction when the anterior leaflet is retained at prosthetic mitral valve replacement. *Ann Thorac Surg.* 1987;43:561–563.

31. Gallet B, Berrebi A, Grinda JM, et al. Severe intermittent intraprosthetic regurgitation after mitral valve replacement with subvalvular preservation. *J Am Soc Echocardiogr.* 2001;14:314–316.

自测题

1. 一例 62 岁男性患者因主动脉瓣狭窄接受了人工生物瓣膜替换术。使用连续波多普勒超声心动图测得经过人工瓣膜的峰值流速为 231 cm/s，平均流速为 141 cm/s；使用脉冲波多普勒超声心动图测得左心室流出道的峰值流速为 154 cm/s，平均流速为 86 cm/s。其跨人工生物主动脉瓣平均压差为：

   a. 30 mmHg

   b. 21 mmHg

   c. 12 mmHg

   d. 10 mmHg

   e. 4 mmHg

2. 一例年龄 82 岁、身高 158 cm、体重 67 kg、体表面积 1.68 m² 的女性患者，接受了主动脉瓣置换术，置换了 19 mm 的人工生物瓣膜。植入人工生物瓣膜后，使用超声心动图测得左心室流出道直径为 1.8 cm，左心室流出道中的速度 – 时间积分为 30 cm，跨人工主动脉瓣的血流速度 – 时间积分为 60 cm。这些发现与以下哪一项一致？

   a. 人工瓣膜与患者匹配

   b. 人工瓣膜与患者轻度不匹配

   c. 人工瓣膜与患者中度不匹配

   d. 人工瓣膜与患者严重不匹配

   e. 无法根据以上信息确定人工瓣膜与患者的不匹配程度

3. 一例 74 岁的男性患者因主动脉瓣狭窄接受了主动脉瓣置换术。人工主动脉瓣植入后的术中 TEE 检查显示有瓣膜旁反流。评定人工瓣膜反流严重程度的最佳超声心动图方法是：

   a. 用多普勒彩色血流成像测量反流束的宽度

   b. 用连续波多普勒估计反流束的密度

   c. 检测反流部位近端血流是否加速

   d. 计算反流容积

   e. 结合反流的定性和定量超声心动图参数

4. 一例 70 岁的女性接受了 TEE 检查，以评估 15 年前因二尖瓣狭窄而在二尖瓣处植入的双叶机械人工瓣膜的功能。使用连续波多普勒超声心动图测得经过人工瓣膜的峰值流速为 1.5 m/s，平均跨瓣压差为 4 mmHg，压力减半时间为 110 ms。这些发现与以下哪一项一致？

   a. 二尖瓣位置的人工瓣膜功能正常

   b. 人工瓣膜可能狭窄

   c. 人工瓣膜明显狭窄

   d. 在心输出量正常的情况下，人工瓣膜明显狭窄

   e. 超声心动图不能用于诊断人工二尖瓣狭窄

5. 一例 56 岁、身高 183 cm、体重 82 kg、体表面积 2 m²、左心室射血分数为 60% 的男性患者，因钙化性主动脉瓣狭窄而计划进行主动脉瓣置换术。术中 TEE 检查显示自体主动脉瓣环的直径为 19.5 mm。为避免人工瓣膜与患者严重不匹配，需要执行以下哪项操作？

   a. 扩大主动脉根部

   b. 避免使用机械人工瓣膜

   c. 置换主动脉根部

   d. 肥厚心肌切除术

   e. 选用瓣口面积 >1.3 cm² 的人工瓣膜

6. 一例有二叶式主动脉瓣、主动脉瓣反流和升主动脉扩张的 50 岁男性患者，接受了利用机械带瓣管道的主动脉根部、升主动脉和部分主动脉弓复合置换术。近端主动脉瓣环缝合线处的渗漏：

   a. 无临床后果

   b. 导致可由 TEE 检测到的瓣膜旁反流

   c. 导致非病理性跨瓣反流

   d. 导致心包填塞

   e. 导致主动脉假性动脉瘤

7. 评估植入主动脉处的机械双叶人工瓣膜阀

体运动的最佳 TEE 切面是：

　　a. TEE 食管中段主动脉瓣短轴切面

　　b. TEE 食管中段主动脉瓣长轴切面

　　c. TEE 食管中段右心室流入 – 流出道切面

　　d. TEE 经胃长轴切面

　　e. TEE 无法用于评估植入主动脉处的机械人工瓣膜阀体运动

8. 评估植入二尖瓣处的机械双叶人工瓣膜阀体运动的最佳 TEE 切面是：

　　a. TEE 食管中段四腔心切面

　　b. TEE 食管中段主动脉瓣短轴切面

　　c. TEE 经胃长轴切面

　　d. TEE 经胃两腔心切面

　　e. TEE 深部经胃长轴切面

9. 一例 85 岁的女性患者因二尖瓣狭窄而在二尖瓣处植入了人工球笼瓣，之后出现了充血性心力衰竭。通过 TEE 检查可最准确地确定以下哪一项？

　　a. 人工瓣膜与患者不匹配

　　b. 人工瓣膜狭窄的严重程度

　　c. 瓣膜旁反流的严重程度

　　d. 左心室舒张末压

　　e. 人工瓣膜的瓣口估计面积

10. 一例 48 岁的女性患者在儿童时期接受了法洛四联症的修复，用人工生物瓣膜置换了肺动脉瓣，以治疗严重的肺动脉瓣反流。在有流经肺动脉瓣处人工生物瓣轻度生理性跨瓣反流的情况下，以下哪一种 TEE 成像平面可用于评估肺动脉压？

　　a. TEE 食管中段主动脉瓣短轴切面

　　b. TEE 食管中段右心室流入 – 流出道切面

　　c. TEE 经胃右心室流入道切面

　　d. TEE 食管上段主动脉弓短轴切面

　　e. 没有 TEE 成像平面可用于测量流经肺动脉处人工瓣膜的血流速度

11. TEE 食管中段主动脉瓣短轴切面（见下

图）显示，患者的主动脉瓣处植入了哪种类型的人工瓣膜？

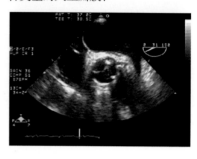

　　a. 双叶机械人工瓣

　　b. 侧倾碟瓣

　　c. 球笼机械人工瓣

　　d. 无支架猪生物瓣

　　e. 人工生物心包瓣

12. 经二尖瓣血流速度的连续波多普勒频谱显示图（见下图）显示，患者的二尖瓣处植入了哪种类型的人工瓣膜？

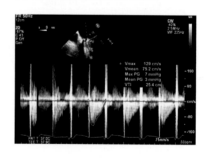

　　a. 双叶机械人工瓣

　　b. 猪人工生物瓣

　　c. 牛心包人工瓣

　　d. 人工二尖瓣环

　　e. 二尖瓣处没有植入人工瓣

13. 以下哪种人工瓣膜不再供临床使用？

　　a. 球笼瓣

　　b. 人工生物猪瓣

　　c. 牛心包人工生物瓣

　　d. 人主动脉同种异体移植瓣

　　e. 机械双叶人工瓣

14. 用 TEE 评估一例二尖瓣处植入生物瓣的发热患者。以下哪些超声心动图发现结果表明有人工瓣心内膜炎？

a. 瓣周漏

b. 人工瓣膜叶上有赘生物

c. 跨瓣反流

d. 瓣膜支架的摇摆运动

e. 以上所有答案均正确

15. 植入瓣膜后，通过彩色多普勒血流成像检测到的下列哪个部位的跨人工瓣膜反流最有可能是病理性反流？

a. 机械双叶人工瓣的铰合点

b. 牛心包人工生物瓣的中央连合处

c. 穿过缝合环的缝线处

d. 自体瓣环和缝合环之间

e. 瓣膜植入后的所有反流都是病理性反流

16. 表明生物瓣膜结构性瓣膜退化的超声心动图发现结果是：

a. 瓣叶脱垂

b. 瓣叶钙化

c. 瓣叶穿孔

d. 瓣叶打开受限

e. 以上所有答案均正确

17. 血管翳向内生长损害了植入主动脉处的双叶机械人工瓣的功能，很可能会产生以下哪种超声心动图病理性结果？

a. 人工瓣膜上有包块

b. 铰合点的正常跨瓣反流束消失

c. 多普勒速度指数小于 0.25

d. 瓣膜支架运动异常

e. 瓣周漏

18. 对于主动脉处有人工生物瓣的患者，如要准确应用多普勒速度指数来量化其人工瓣膜狭窄的严重程度，需要：

a. 测量左心室流出道中的血流速度

b. 计算心输出量

c. 了解人工瓣的尺寸

d. 估算左心室流出道的横截面积

e. 正常的窦性心律

19. 一例 52 岁的男性患者，5 年前因风湿性二尖瓣狭窄接受了二尖瓣置换术，出现了发热和白细胞增多。血液培养物中无细菌生长。评估该患者的人工瓣膜心内膜炎最敏感和具体的检测是：

a. 经胸超声心动图

b. 经食管超声心动图

c. 荧光透视

d. CT

e. 心导管检查

20. 对一例二尖瓣处有功能正常的人工瓣膜的 56 岁患者，使用多普勒彩色血流成像获得 TEE 食管中段四腔心切面（见下图）。TEE 检查表明人工瓣膜是：

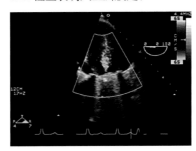

a. Starr‐Edwards 球笼人工瓣

b. Bjork Shiley 侧倾碟人工瓣

c. Medtronic Hall 侧倾碟人工瓣

d. St. Jude Medical 双叶人工瓣

e. Sorin Mitroflow 人工瓣

14 右心室、右心房、三尖瓣和肺动脉瓣

Rebecca A. Schroeder，Barbora Parizkova，Jonathan B. Mark

引言

右心室功能障碍是围手术期常见的问题。心肌保护不足、肺血管阻力增加、右心室冠状动脉空气栓塞和急性瓣膜功能障碍会损害右心室的性能。本章将介绍右心室、右心房、三尖瓣和肺动脉瓣的超声心动图评估方法。

右心室

解剖结构

由于右心室的复杂几何形态、不对称性和新月形横截面，超声心动图对右心室的评估变得复杂。右心室由游离壁和与左心室共享的室间隔组成。右心室游离壁被分成与相邻左心室段相对应的基底段、中段和心尖段，如食管中段四腔心切面所示。还可根据流入和流出道对右心室进行观察，隔缘肉柱。分隔这 2 个区域，并反映它们的胚胎起源。经食管超声心动图通常能很好地显示心尖部具有独特调节束的部分。在大多数正常个体中，调节束是指从下室间隔延伸到右心室游离前壁的肌肉小梁，并作为三尖瓣乳头肌的锚定结构（图 14.1）。

经食管超声心动图切面

（1）食管中段四腔心切面。在右心室长轴切面中可以对右心室的 3 个节段进行评估。在该切面中，右心室与椭圆形的左心室相比呈三角形，其长度仅为左心室长度的 2/3（详见本书第 2 章和附录）。

（2）食管中段右心室流入 – 流出道切面。右心房、右心室和肺动脉通常被称为环绕切面，该切面近乎"环绕"着主动脉瓣和左心房，可动态显示从左到右 270° 弧线范围（详见本书第 2 章和附录）。

（3）经胃乳头肌中部短轴切面。除对左心室功能进行监测外，该切面还用于评估右心室游离壁和室间隔的功能（图 14.2）。

（4）经胃右心室流入道切面。该切面类似于左心室的两腔心切面，是通过将多平面

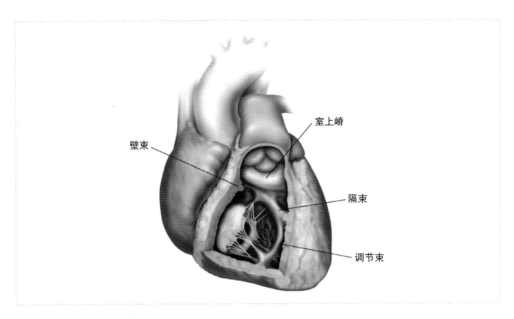

图 14.1 右心室的解剖结构示意图

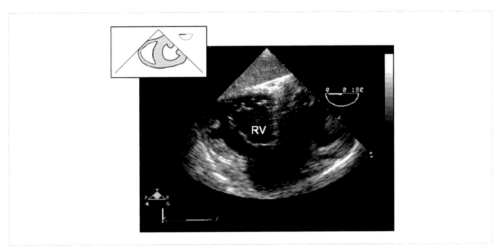

图 14.2 经胃乳头肌中部短轴切面。该图像显示了心脏舒张期（即瓣叶处于打开位置）短轴上的三尖瓣。RV—右心室

角度从右心室的经胃短轴切面向前推进 90° 或直到在长轴上能看到右心房和右心室，且右心室流入和三尖瓣在图像中居中而获得。或者，可展开左心房和左心室的经胃两腔心切面，然后顺时针（向右）旋转探头，直到显示右心房及右心室。这 2 种方式应产生类似的右心室流入道图像及右心房和右心室长轴图像（图 14.3）。

加上其他 TEE 切面，可更完整地评估右心室功能，特别是右心室壁运动的局部评估[1]。

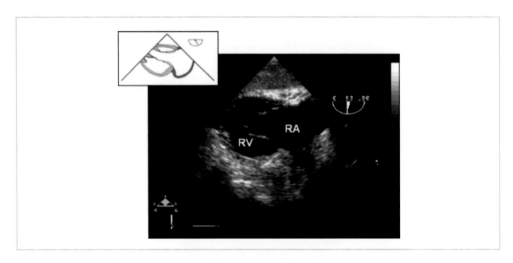

图14.3 经胃右心室流入道切面。RA—右心房；RV—右心室

评估右心室整体功能

肥厚

舒张末期右心室游离壁的正常厚度不足5 mm[2]。当右心室游离壁厚度超过5 mm时，右心室肥厚，表明肺动脉压力升高或肺动脉狭窄（pulmonic stenosis，PS）[3]。在慢性肺心病患者中，右心室壁厚可能超过10 mm，而腔内肌小梁更加突出，尤其是在心尖部。

扩张

右心室扩张可能与右心室容积或慢性右心室压力超负荷有关。通常，舒张末期的右心室横截面面积约为左心室面积的60%。当右心室扩张时，其横截面的形状从三角形变为圆形。此外，心尖通常仅由左心室构成，心室间可平等共享，甚至由右心室主导，表明右心室明显扩张。当右心室轻度扩张时，在二维成像中，右心室面积大于左心室面积的70%；当右心室中度扩张时，右心室面积约等于左心室面积；当右心室重度扩张时，右心室面积大于左心室面积[3-4]（图14.4）。

收缩功能

右心室收缩功能的定量评估受到右心室独特几何形状的限制。而随着右心室容积的变化，其形状也很容易发生变化。右心室游离壁的向心性运动使右心室完成射血，右心室流出道（RVOT）的贡献较小。右心室轴向缩短和三尖瓣环收缩压下降，也是右心室射血的重要原因[3-4]。右心室功能障碍的症状包括右心室游离壁运动功能严重减退或丧失，右心室扩张，右心室形状从新月形变为圆形，以及室间隔变平坦或向左心室膨胀。

三尖瓣环收缩期位移

三尖瓣环侧面的长轴收缩期位移可作为评价右心室收缩功能的指标。正常的三尖瓣环收缩期位移（TAPSE）为20~25 mm，如小于15 mm，则为显著降低。位移角度

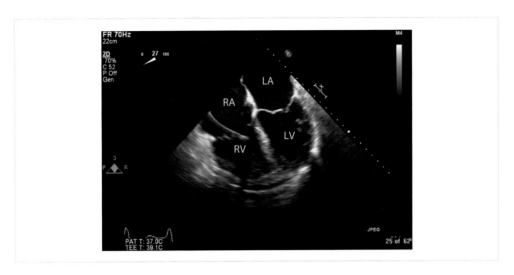

图 14.4 右心室扩张。注意右心室的扩张形状，从三角形变为圆形。在右心房和心室中能看到肺动脉导管。RA—右心房；RV—右心室；LA—左心房；LV—左心室

朝向心尖，并且稍微大于二尖瓣环正常位移[2]。三尖瓣环向心尖倾斜，而二尖瓣环以更对称的形式向心尖移动[4]。TAPSE 的降低表明右心室收缩功能受多种因素的影响而下降。

肝静脉血流模式

用脉冲波多普勒检查心动周期各阶段的流速模式，可获得与右心室功能相关的有用信息。正常肝静脉血流模式由 4 个阶段组成。收缩期的初始正向血流与右心室收缩期的心房舒张和三尖瓣的心尖运动相关，并对应心房压力测量中的 x-descent。随后与早期心室充盈相关的舒张期血流对应 y-descent。在 y-descent 之前，通常可检测到 2 个小的逆行波，对应舒张末期和收缩末期的心房收缩（图 14.5）。当右心室收缩功能受损时，肝静脉血流的收缩流入波会减弱，甚至会逆转。

评估右心室局部功能

右心室主要由右冠状动脉供血，但有一小部分的游离前壁可能由左前降支的圆锥支供血[4-5]。由于薄壁右心室是容积依赖型腔室，其射血分数对后负荷的变化极其敏感。相比之下，厚壁左心室是压力依赖型腔室，在后负荷需求发生较大变化的情况下，其射血分数有很大程度的保留。此外，由于右心室的不规则性和不对称性，检查者难以检测或量化肌力功能的变化。更明显的功能变化（如无运动或运动障碍）是右心室梗死的敏感指标[3,6]。与右心室梗死相关的少见结果包括右心室扩张、乳头肌功能障碍、三尖瓣反流和室间隔的矛盾运动[3,6]。

室间隔

检查室间隔运动有助于区分右心室容积超负荷和右心室压力超负荷[2]。

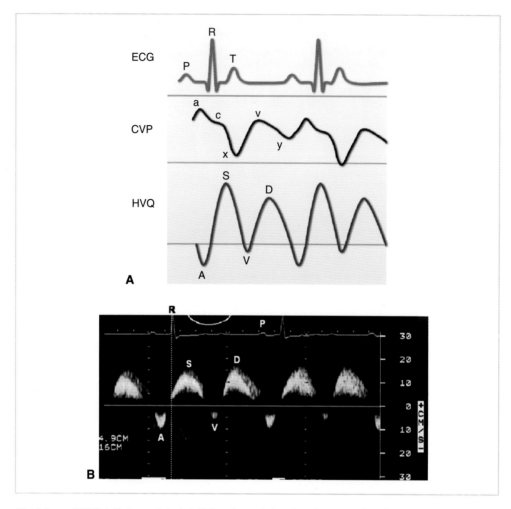

图 14.5　A. 肝静脉血流（HVQ）与中心静脉压（CVP）和心电图（ECG）的相关性。B. 正常肝静脉血流的脉冲波多普勒图像，包括收缩期（S）和舒张期（D）的正向血流及 2 个小型逆行波（A 和 V）

右心室容积超负荷

右心室容积超负荷的特征是右心室变圆、凸出，通常延伸到心尖，有时在四腔心切面中的尺寸超过左心室。通常，随着房间隔或室间隔缺损及三尖瓣或肺动脉瓣反流引起总血流量增加，心室会扩大。尽管右心室容积超负荷和压力超负荷的特征可能重叠，但是右心室容积超负荷更一致地导致右心室扩张。检查室间隔可能会为右心室功能障碍的病因提供更多线索。通常，室间隔作为左心室的一部分，并在整个心动周期中保持朝向左心室的凸向右心室侧。随着右心室扩张或肥大，其总质量会增加，间隔变平，出现间隔异常运动。与慢性压力超负荷相反，慢性容积超负荷最终会导致间隔变形，且在舒张末期变形最大，在收缩期向右心室（即远离左心室中心）异常运动[2]。

右心室压力超负荷

右心室压力超负荷伴随肺动脉高压或狭窄，其特征是右心室游离壁肥厚，最终导致室间隔和游离壁肥厚。与右心室容积超负荷相反，右心室压力超负荷在收缩末期和舒张早期产生最大限度的室间隔变形[2]。

右心房

解剖结构

右心房为薄壁结构，形状不规则，上腔静脉进入上壁前部附近，下腔静脉进入下壁右后部附近。三尖瓣环位于右心房下部，冠状静脉窦在此结构的上方汇入右心房。下腔静脉瓣和希阿里网与下腔静脉口相关。胎儿期，静脉窦右瓣或下瓣回退失败可能导致下腔静脉瓣持续存在。希阿里网是右心房腔内的链状有孔结构，尽管最常见的起源是下腔静脉口，但它也可能起源于右心房游离壁、冠状静脉窦或房间隔。

经食管超声心动图切面

可从标准食管中段四腔心切面或食管中段右心室流入 – 流出道切面对右心房进行 TEE 评估。食管中段双腔切面也非常有用（详见本书第 2 章和附录），特别是在评估右心房游离壁和房间隔时。右心房尺寸的正常上限为 18 cm²，或 5.3 cm × 4.4 cm[5]。

三尖瓣

解剖结构

三尖瓣由瓣叶、腱索、乳头肌、瓣环和右心室心肌组成。三尖瓣是三叶瓣，这三叶瓣的大小不等（图 14.6）。前乳头肌最大，起源于调节束，而腱索将乳头肌与三尖瓣叶连接起来。三尖瓣环比二尖瓣环更大，位置与二尖瓣环相比更靠近心尖部。

经食管超声心动图切面

对三尖瓣的 TEE 评估侧重于与右心室相同的标准。

（1）食管中段四腔心切面。在标准食管中段四腔心切面，使探头稍微向右（顺时针）旋转，将三尖瓣移动到扫描平面的中心，推进并撤回探头，可对整个三尖瓣进行成像。该切面显示了前叶和隔叶。

（2）食管中段右心室流入 – 流出道切面。该切面是三尖瓣的正交切面，瓣口通过的血流与超声束更接近平行。因此优化了三尖瓣流速的定量测量。

（3）食管中段双腔切面。在大约 120° 的标准食管中段双腔切面中，多平面角度略有增加，直到三尖瓣出现在显示器的最左侧。该切面提供了超声束与三尖瓣反流束方向的最佳对准，最大限度地降低连续波或脉冲波多普勒测量的误差。

（4）经胃切面。经胃切面用于评估右心室，也为三尖瓣成像提供了有用的窗口。

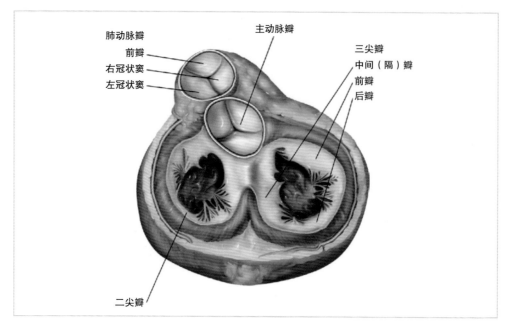

肺动脉瓣
前瓣
右冠状窦
左冠状窦

主动脉瓣

三尖瓣
中间（隔）瓣
前瓣
后瓣

二尖瓣

图 14.6 三尖瓣解剖结构示意图

在左心室的经胃中部短轴切面中，将 TEE 探头（顺时针）向右旋转，可获得良好的三尖瓣短轴切面，进而识别中间（隔）瓣、前瓣和后瓣。经胃右心室流入道切面提供了支撑三尖瓣的腱索和右心室乳头肌的最佳图像。

三尖瓣反流

三尖瓣反流是成人中最常见的右侧瓣膜病变。最常见的原因是右心室扩大或慢性肺动脉高压引起的三尖瓣环扩张。

二维超声心动图

三尖瓣反流的二维超声心动图特征包括右心房、右心室和三尖瓣环扩张，导致三尖瓣关闭不全，甚至导致三尖瓣瓣叶脱垂。

多普勒超声心动图

彩色血流多普勒

彩色血流多普勒最适于评估反流的严重程度，严重的功能障碍是指反流束血流信号面积大于右心房的 50%，或表现为层流彩色信号。当反流束指向房间隔时，必须将反流束与正常的腔静脉血流或经过房间隔缺损的分流区分开来（图 14.7）。

脉冲波多普勒

也可通过测量收缩期肝静脉或腔静脉反流来记录严重的三尖瓣反流（图 14.8）。

估测肺动脉收缩压

可使用连续波多普勒来观察看得见的三尖瓣反流束，以测量其峰值速度。然后可

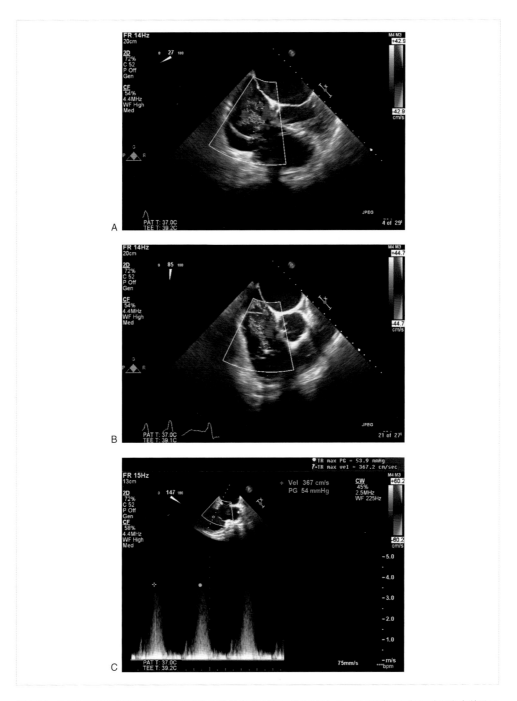

图 14.7 A. 显示重度三尖瓣反流彩色多普勒图像的食管中段四腔心切面。B. 显示重度三尖瓣反流彩色多普勒图像的食管中段右心室流入 – 流出道切面，射流环绕在凸出的下腔静脉瓣周围。C. 三尖瓣反流的连续波多普勒图像。肺动脉收缩压为 59~64 mmHg［ $\Delta p = 4（3.7）^2$，肺动脉收缩压 = 54 + 右心房压力］[13]

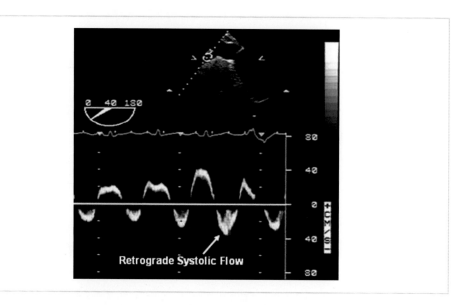

图 14.8　重度三尖瓣反流收缩期肝静脉反向血流的脉冲波多普勒图像

使用简化的伯努利方程（$\delta \rho = 4v^2$，v 为三尖瓣反流的峰值速度）来估测跨瓣压差，将其与右心房压力相加，可估算右心室的峰值收缩压。在右心室流出道未梗阻的情况下，通过计算出右心室收缩压，可很好地估算肺动脉收缩压。但是，为了避免低估误差，将超声束与反流束方向对准是至关重要的（图 14.7）。

三尖瓣狭窄

通过观察瓣叶结构异常情况来诊断三尖瓣狭窄，并通过跨三尖瓣血流的连续波多普勒检查来量化三尖瓣狭窄。

二维超声心动图

符合三尖瓣狭窄的特征包括瓣叶增厚回声增强、舒张瓣叶隆起及三尖瓣口尺寸减小。

多普勒超声心动图

三尖瓣是最大的心脏瓣膜，跨三尖瓣血流的速度非常低，通常低于 0.7 m/s。尽管三尖瓣处的人工瓣膜的峰值流速可能接近正常流速的 2 倍，但峰值流速超过 1.5 m/s 表明有显著的三尖瓣狭窄。正如任何疑似瓣膜功能障碍一样，应计算有效瓣口面积，以确认各严重程度下的峰值流速估计值[5]。

三尖瓣疾病的病因

瓣环扩张

瓣环扩张导致瓣叶对合不良和三尖瓣反流不断发展。反流的严重程度与瓣环扩张程度直接相关，可通过瓣环成形术治疗。

风湿性疾病

风湿性疾病是获得性三尖瓣狭窄的最常见原因，导致瓣叶纤维化和瘢痕形成、隆起，最终导致症状明显的瓣叶交界处融合。风湿性三尖瓣疾病通常包括反流，且二尖瓣也受到影响。

心内膜炎

三尖瓣赘生物通常是附着在瓣叶或瓣环上的强回声摆动团块。通常，它们可累及受影响瓣叶的心房表面，并且通常比左侧房室瓣上的更大。瓣叶受损可能最终导致连枷样改变和严重的三尖瓣反流。

类癌综合征

类癌通常出现在小肠远端，能分泌血清素、缓激肽、组胺和前列腺素。这些物质通常只损害右侧的瓣膜结构，因为正常肺组织中存在的大量单胺氧化酶可使这些物质失去活性。类癌性心脏病的典型特征包括三尖瓣和（或）肺动脉瓣瓣叶增厚和纤维化，伴有中度至重度的三尖瓣反流、轻度三尖瓣狭窄和肺动脉瓣狭窄[6]。三尖瓣反流主要由瓣叶运动受限导致，使瓣叶尖端无法充分闭合。与风湿性心脏病相反，类癌综合征不会导致三尖瓣叶隆起或交界处融合。

埃布斯坦畸形

埃布斯坦畸形是一种先天性疾病，瓣叶向右心室心尖异常移位导致了三尖瓣畸形。通常，前叶是冗长的，经常有穿孔且呈"帆状"，而隔叶和后叶未发育或完全缺失。当二尖瓣和三尖瓣环平面之间的长轴间隔超过 8 mm/m^2 时，则疑似有埃布斯坦畸形。三尖瓣的这种明显下移导致一部分右心室心房化[7]。相关特征包括房间隔缺损、右心室功能受损、传导异常和三尖瓣反流。

肺动脉瓣

解剖结构

肺动脉瓣是三叶瓣，包括前、右和左半月瓣。其瓣叶比主动脉瓣瓣叶薄，并且与右心室的肌肉系统直接相连。

经食管超声心动图切面

由于肺动脉瓣位于心脏前部，用 TEE 很难获得肺动脉瓣的高分辨率图像。经胸成像在探头定位和角度方面更加灵活，因此在某些情况下可能更理想。

（1）食管中段右心室流入 – 流出道切面。最适合肺动脉瓣成像的 TEE 扫描切面是食管中段右心室流入 – 流出道切面。肺动脉瓣出现在主动脉瓣左冠状动脉窦的交界区附近。由于肺动脉瓣与主动脉瓣约成 90° 角，所以在短轴上观察主动脉瓣时，通常可在长轴上观察肺动脉瓣。

（2）食管中段主动脉瓣短轴切面。当探头从食管中段主动脉瓣短轴位置逐渐退出时，肺动脉瓣将再次显示在主动脉瓣附近的长轴上，但也有相当一部分主肺动脉在极近场（通常称为 Y 切面）中分为左支和右支（图 14.9）。

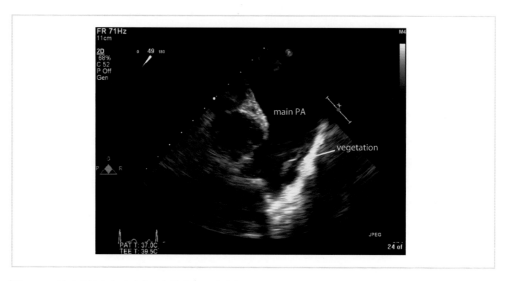

图 14.9　肺动脉瓣和主肺动脉的食管中段主动脉瓣短轴切面。注意附着在肺动脉瓣上、但是可在近端主肺动脉观察到的赘生物

（3）食管上段肺动脉瓣长轴或主动脉弓短轴切面。将探头角度在主动脉弓的长轴切面或 Y 切面旋转 90°，即可获得该切面。血流与超声信号矢量紧密对准，使此处成为使用连续波多普勒检测肺动脉瓣反流或量化狭窄的极佳位置。

（4）经胃肺动脉瓣切面。从经胃左心室乳头肌中部短轴切面中来看，将探头向右转动，旋转到 110°～140°，长轴上的 RVOT 和肺动脉瓣将显示在远场中（图 14.10）。该切面有助于从 RVOT 获得心输出量的多普勒测量值[8]。

肺动脉瓣反流

先天性肺动脉瓣反流由瓣尖结构异常引起，而获得性肺动脉瓣反流通常会加剧肺动脉高压、瓣环扩张或其他结构变形。肺动脉瓣反流的严重程度通常通过其在彩色血流多普勒图上的外观来量化。肺动脉导管对肺动脉瓣反流或三尖瓣反流的严重程度影响很小[9]。

肺动脉瓣狭窄

最常见的肺动脉瓣狭窄是先天性的，但也可能由风湿性心脏病、类癌性心脏病或感染性心内膜炎导致。对瓣叶运动的二维检查或跨瓣血流的彩色血流多普勒外观，可量化狭窄的严重程度。

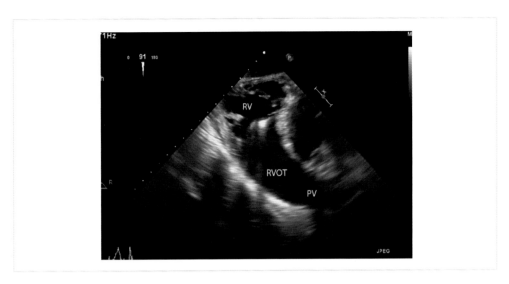

图 14.10 RVOT 和肺动脉瓣的经胃长轴切面。RV—右心室；RVOT—右心室流出道；PV—肺动脉瓣

二维超声心动图

肺动脉瓣狭窄的特征包括最初的收缩期瓣叶运动异常，以及随后的狭窄瓣叶向肺动脉隆起。其他常见的特征是右心室肥大和右心房增大。

多普勒超声心动图

肺动脉瓣狭窄的多普勒特征包括流经狭窄瓣膜的血流速度增加，出现狭窄后湍流。

Ross 术

1967 年，Donald Ross 描述了用患者的自体肺动脉瓣置换异常的主动脉瓣（即自体肺动脉瓣移植术）。在手术中，用 TEE 评估肺动脉瓣反流，并提供肺动脉瓣和主动脉瓣的尺寸，以确定候选瓣膜的适宜性。此外，术中新出现的左心室室间隔运动异常可能表明在肺动脉瓣的分离和切除过程中结扎了冠状动脉间隔支。术后随访患者，确定是否有主动脉瓣关闭不全（自体移植失败的早期迹象）[10]。

实时三维经食管超声心动图

实时三维经食管超声心动图（red-time three=dimensional transesopnageal echocardiography，RT-3D TEE）缩放和全容积模式经证明有助于右侧心脏结构的成像（图 14.11）。RT-3D TEE 可通过获取三尖瓣反流束的缩流面积，并利用与三尖瓣口平行的成像平面裁剪 RT-3DCFD 数据集，帮助利用 CFD 估测三尖瓣反流的严重程度。这在三尖瓣反流晚期尤其有用，原因是瓣膜的鞍形结构变得更圆、更平[11]。使用 RT-3D TEE 可更容易地观察和测量狭窄瓣膜的瓣口。

传统二维成像技术支持右心室容积测定，但仅提供 EF 测定的替代方法。随着技

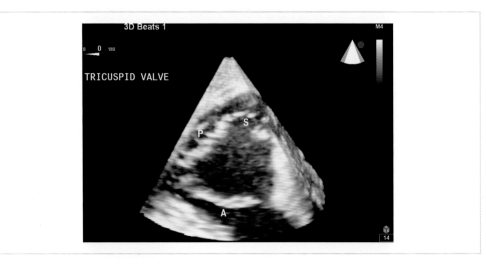

图 14.11 三尖瓣的经胃短轴三维图像，可见处于打开状态的舒张末期瓣叶。前叶（A），后叶（P），隔叶（S）

术的发展，RT-3D TEE 可快速获取三维右心室数据集，并且数据集能较大范围再现右心室[12]。此外，该技术似乎不太倾向于低估收缩末期和舒张末期容积测量结果，得到的腔室容积和 EF 测量结果比二维技术更精确[5]。目前，尽管已有量化软件，但还未被整合到临床实践中。三维 TEE 的显著局限性是可用声学窗口的质量不稳定，特别是对于肺动脉瓣，以及数据收集和分析所需的时间较长[5]。截至目前，没有证据表明三维评估可改善手术结果。

参考文献

1. Kasper J, Bolliger D, Skarvan K, et al. Additional cross-sectional transesophageal echocardiography views improve perioperative right heart assessment. *Anesthesiology.* 2012;117(4):726–734.
2. Haddad F, Couture P, Tousignant C, et al. The right ventricle in cardiac surgery, a perioperative perspective: I. Anatomy, physiology, and assessment. *Anesth Analg.* 2009;108(2):407–421.
3. Horton KD, Meece RW, Hill JC. Assessment of the right ventricle by echocardiography: A primer for cardiac sonographers. *J Am Soc Echocardiogr.* 2009;22(7):776–792; quiz 861–862.
4. Vitarelli A, Terzano C. Do we have two hearts? New insights in right ventricular function supported by myocardial imaging echocardiography. *Heart Fail Rev.* 2010;15(1):39–61.
5. Rudski LG, Lai WW, Afilalo J, et al. Guidelines for the echocardiographic assessment of the right heart in adults: A report from the American Society of Echocardiography endorsed by the European Association of Echocardiography, a registered branch of the European Society of Cardiology, and the Canadian Society of Echocardiography. *J Am Soc Echocardiogr.* 2010;23(7): 685–713; quiz 786–788.
6. Bruce CJ, Connolly HM. Right-sided valve disease deserves a little more respect. *Circulation.* 2009;119(20):2726–2734.
7. Attenhofer Jost CH, Connolly HM, Dearani JA, et al. Ebstein's anomaly. *Circulation.* 2007;115(2):277–285.
8. Maslow A, Comunale ME, Haering JM, et al. Pulsed wave Doppler measurement of cardiac output from the right ventricular outflow tract. *Anesth Analg.* 1996;83(3):466–471.
9. Goldman ME, Guarino T, Fuster V, et al. The necessity for tricuspid valve repair can be determined intraoperatively by twodimensional echocardiography. *J Thorac Cardiovasc Surg.* 1987;94(4):542–550.
10. Marino BS, Pasquali SK, Wernovsky G, et al. Accuracy of intraoperative transesophageal echocardiography in the prediction of future neo-aortic valve function after the Ross procedure in children and young adults. *Congenit Heart Dis.* 2008;3(1):39–46.
11. David TE. Functional tricuspid regurgitation: A perplexing problem. *J Am Soc Echocardiogr.* 2009;22(8):904–906.
12. Karhausen J, Dudaryk R, Phillips-Bute B, et al. Three-dimensional transesophageal echocardiography for perioperative right ventricular assessment. *Ann Thorac Surg.* 2012;94(2):468–474.

13. Zoghbi WA, Enriquez-Sarano M, Foster E, et al. Recommendations for evaluation of the severity of native valvular regurgitation with two-dimensional and Doppler echocardiography. *J Am Soc Echocardiogr.* 2003;16(7):777–802.

自测题

1. 下图中红色血流多普勒信号来自：

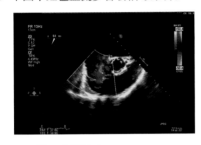

   a. 正常三尖瓣流入

   b. 重度肺动脉瓣反流

   c. 重度三尖瓣反流

   d. 重度三尖瓣狭窄

2. 上图中，哪一项额外发现可支持诊断？

   a. 混叠频谱多普勒信号

   b. 倒光频谱多普勒信号

   c. 层流频谱多普勒信号

   d. 方差频谱多普勒信号

3. 在以下哪一个 TEE 扫描平面中，超声束能最佳地对准，以评估三尖瓣狭窄？

   a. 食管中段四腔心切面

   b. 食管中段两腔心切面

   c. 修正的食管中段双腔切面

   d. 经胃右心室流入道切面

4. 下图中所示的三尖瓣狭窄连续波频谱多普勒轨迹是在右心房压力为 12 mmHg 且无肺动脉瓣狭窄时获得的。该患者的估测肺动脉收缩压为：

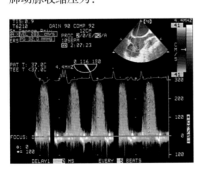

   a. 20 mmHg

   b. 32 mmHg

   c. 44 mmHg

   d. 不确定

5. 肝静脉脉冲波多普勒轨迹显示：

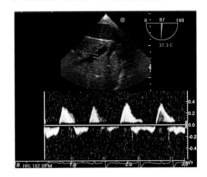

   a. A 波占主导

   b. V 波巨大

   c. 收缩期流入正常

   d. 收缩期逆流

6. 以下哪一个结构位于右心房中？

   a. 希阿里网

   b. 室上嵴

   c. 调节束

   d. 壁束

7. 下列哪一项是三尖瓣顶端位移的特征性发现？

   a. 类癌综合征

   b. 埃布斯坦畸形

   c. 风湿性心脏病

   d. Ross 术

8. 该图像从一例主要涉及单个瓣膜的瓣膜性心脏病患者身上获得。该患者最有可能的诊断是以下哪一项？

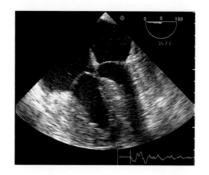

a. 主动脉瓣狭窄

b. 二尖瓣狭窄

c. 肺动脉狭窄

d. 三尖瓣狭窄

9. 下图中，哪一项最可能是导致这种右心室外观的原因？

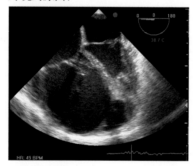

a. 房间隔缺损

b. 卵圆孔未闭

c. 三尖瓣狭窄

d. 室间隔缺损

10. 图中所示的为以下哪一个结构？

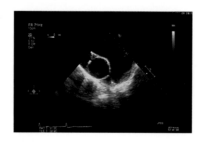

a. 降主动脉

b. 左心房

c. 肺动脉

d. 右心房

11. 脉冲波多普勒图像中显示的主导波是：

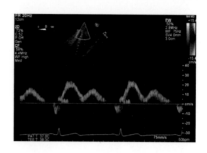

a. A 波

b. D 波

c. S 波

d. V 波

12. 上图最有可能的诊断是：

a. 二尖瓣狭窄

b. 肺动脉高压

c. 三尖瓣反流

d. 描记正常

13. 下图中，对超声心动图的最佳描述是：

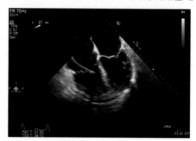

a. 左心房扩张

b. 右心房扩张

c. 右心室扩张

d. 以上所有答案均正确

14. 在上图中，还可观察到以下哪一项？

a. 希阿里网

b. 界嵴

c. 下腔静脉瓣

d. 右心导管

15. 下图中的哪一项可通过频谱多普勒测量结果进行评估？

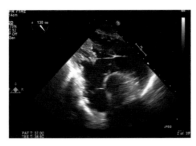

a. 主动脉瓣狭窄

b. 心输出量

c. 左心室流出道梗阻

d. 三尖瓣狭窄

16. 下图的诊断为:

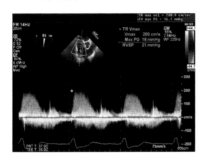

a. 肺动脉高压

b. 肺动脉瓣反流

c. 三尖瓣反流

d. 三尖瓣狭窄

17. 这两幅三维彩色多普勒图像是一例心脏瓣膜疾病患者在心搏周期的不同阶段拍摄的。最有可能的诊断是以下哪一项?

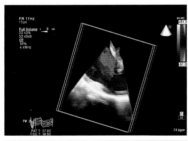

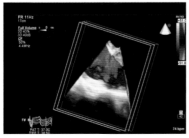

a. 肺动脉瓣反流

b. 肺动脉瓣狭窄

c. 三尖瓣反流

d. 三尖瓣狭窄

18. 以下哪一个 TEE 扫描平面最有助于评估肺动脉瓣狭窄的严重程度?

a. 食管中段主动脉瓣短轴切面

b. 食管中段主动脉瓣长轴切面

c. 食管上段主动脉瓣长轴切面

d. 食管上段主动脉弓短轴切面

19. 调节束具有解剖重要性,原因是:

a. 它定义了漏斗状右心室流出道

b. 它将右心房分为流入和流出部分

c. 它支撑乳头肌附着在三尖瓣上的部分

d. 它支撑界嵴

20. 三尖瓣环收缩期位移 22 mm 的患者最有可能出现以下哪一种慢性疾病?

a. 二尖瓣狭窄

b. 卵圆孔未闭

c. 肺动脉高压

d. 三尖瓣反流

第四部分
临床挑战

15 经食管超声心动图用于冠状动脉血运重建术

Donna L. Greenhalgh，Justiaan L.C. Swanevelder

引言

TEE 为临床医师提供了重要信息。这些信息可显著影响临床管理，改善患者心脏和非心脏手术的预后[1-2]。2011 年，美国麻醉医师协会 / 美国心血管麻醉医师协会（SCA）工作小组发布了更新后的实践指南，将血流动力学不稳定列为应用 TEE 的 I 类指征，将 TEE 在心室功能不良患者冠状动脉血运重建术中的应用列为 II a 类指征[3]。TEE 在常规冠状动脉手术中的应用现在也被认为是 II a 类指征[3-4]。欧洲超声心动图协会（EAE）和 SCA 建议在择期和急诊心脏手术中使用 TEE，除非存在禁忌证[3-4]。

TEE 在心脏手术期间可以提供大量信息，这些信息可能会直接改变多达 13% 的术前和 6% 的术后手术病例管理[5-8]，以及大约 50% 的冠状动脉旁路移植术（CABG）患者的麻醉管理（表 15.1）[5]。新提供的信息和随后的干预措施经证明具有成本效益[9]。Skinner 和 Klein 还发现，术前检查报告可能无法准确反映患者的病理状况，这是由于经胸图像不清、报告不准确或不完整，以及疾病恶化等导致的[7,10]。

TEE 通过持续评估心脏功能、心输出量、容量治疗及血管活性药物治疗的效果，以及指导主动脉内球囊反搏（IABP）的放置，为从旁路撤机期间的决策提供了合理的基础。TEE 允许在体外和非体外冠状动脉手术中通过检查节段性室壁运动异常（RWMA）来立即评估血运重建的充分性。此外，TEE 被证明用于监测和量化心输出量是可靠的，可与肺动脉导管（PAC）和标准热稀释技术相媲美。

由于接受冠状动脉血运重建术的患者年龄越来越大，共病率也越来越高，TEE 成为医疗监测设备的宝贵组成部分。例如，它允许我们对患者进行液体复苏，并记录相应的中心静脉压（CVP）或肺动脉压值。这些数值可在重症监护室使用。这在治疗高血压患者和心室收缩或舒张功能障碍患者时尤其重要，因为在这些患者中，静脉压不能准确反映心内容积[11-12]。

安全性和并发症

大量研究的评估表明，TEE 出现严重并发症的风险极低，如食管穿孔，仅为 0.01%~0.02%。TEE 轻度并发症很常见，如喉咙痛和吞咽痛，使用喉镜可使并发症发生率降至最低程度[13-15]。大多数情况下，抗生素预防并不适用。但是在高风险的情况下，如在重症监护下，体内有人工瓣膜的机械通气患者可能会发生细菌口咽转移，此时则建议采用抗生素预防。无论哪一种情况，都需要评估风险平衡的绝对和相对禁忌证。很多人认为，TEE 的绝对禁忌证是食管切除术、近期的食管手术或严重的食管病理改变。

表 15.1 TEE 在患者接受冠状动脉旁路移植术时的作用

对心脏检查进行补充
- 确认诊断并评估急诊手术患者的心脏功能
- 对心脏和瓣膜功能进行检查
- 通过给予造影剂（评估冠状动脉灌注）或多巴酚丁胺（进行负荷试验以评估心肌储备）评估冠状动脉血运重建术的潜在目标部位

诊断先前未被识别的病变对外科手术的影响
- 瓣膜病变：
  - 体外循环期间主动脉瓣关闭不全——心室扩张
  - 二尖瓣反流——动态二尖瓣反流、缺血性二尖瓣反流
  - 主动脉瓣狭窄——先前未被检测出、被低估或疾病恶化
- 卵圆孔未闭 / 房间隔缺损
- 栓子、血栓或肿块
- 永存左上腔静脉
- 术前或术后节段性室壁运动异常
- 医源性或先前未检测出的主动脉夹层
- 动脉粥样硬化病变

协助外科医师进行循环管理
定位 / 放置：
- 主动脉横跨钳
- 冠状静脉窦逆行灌注
- 主动脉内球囊反搏
- 股静脉插管
置管入路（主动脉内导管、静脉插管、冠状静脉窦导管）
- 心室辅助装置

协助外科医师进行循环管理或外科手术
- 再次胸骨切开术
- 进行分流术：评估左心室腔的扩张
- 为心功能不良的患者制订体外循环脱机管理策略
- 体外循环脱机（容量、药物支持或机械支持）

诊断急性心血管损害的病因
- 新发心肌缺血
- 新发瓣膜病变
- 心室衰竭
- 心室充盈

术前检查

应针对现存的病理状态，系统地进行术前和术中检查，并整合成综合检查结果。相反，体外循环（CPB）术后检查通常旨在评估干预措施的结果和排查潜在并发症。术前应记录超声检查数据及结果，以审核术后检查结果，并与 CPB 后的相应结果进行比较。TEE 检查应始终包括书面报告，以及与心脏外科医师讨论的结果。

评价心室功能

传统上，左心室充盈和心输出量是通过 PAC 进行量化的。术中 TEE 在当前实践中经常补充或替代这些措施。实时超声图像可准确地定性评估心输出量，量化心室和瓣膜功能，进行术中血流动力学评估，最重要的是可以评估收缩功能。很容易检测到血容量过低或重度左心室功能障碍，但是不同程度的 RWMA 通常比较微妙，有主观性，受操作者影响。

第 4 章展示了用于评估左心室整体功能或局部缺血的标准切面[16]。表 15.2 总结了可用于获得心脏功能的其他 TEE 工具。

表 15.2　TEE 评估心脏功能

前负荷
LV 舒张末期面积
LV 舒张期末压（从 AI 射流估测得到）
LA 压力（从肺静脉血流估测得到）
心肌收缩力
面积变化分数（计算得到）
射血分数（目视估测）
节段性室壁运动
缩短分数
组织多普勒
定量血流动力学
每搏输出量 / 心输出量
全身血管阻力
RV 收缩压
舒张功能
二尖瓣流入速度
肺静脉血流速度

注：LV—左心室；AI—主动脉瓣关闭不全；LA—左心房；RV—右心室。

术中评估整体和局部心脏功能的新进展

20 世纪 90 年代中期引进了声学定量自动边缘检测技术（AQ）计算面积变化，这是实时定量评估心室充盈和射血的新进展。通过组织多普勒成像（TDI）和实时三维超声心动图，可以更准确地测量和量化心肌功能[17]。但是，由于角度依赖性、快速变化的血流动力学状况及缺乏精确的效度研究，在常规手术的 TEE 实践中从未使用术中 TDI，而是使用其他技术来显示心肌形变。

实时三维除了可以评估左心室容积和射血分数之外，还可用于检测高危手术患者的心肌缺血[18]。目前可同时显示从基底段到心尖段的多个层面[19-20]。计算机生成的心内膜模型可以图表形式显示 17 个节段中每个节段的收缩时间，以检测可能表明心肌缺血的时间延迟（图 15.1、15.2）。实时三维对 RWMA 的评估仍然是定性评估，因此会受限于观察者的偏差。通过多巴酚丁胺负荷试验，实时三维的初步研究表明，这些多层显示对检测血管造影确定的缺血心肌区域具有高度特异性[20]。还有其他检测心肌缺血形变的新定量方法。例如，斑点追踪技术通过二维图像分析各帧之间稳定声学标记点（斑点）的移动，测得心肌应变[19-21]。

监测缺血

观察主动脉根部、冠状动脉和冠状动脉血流量

在第 4 章中已详细讨论冠状动脉的 TEE 成像。当主动脉根部向矢状面倾斜时，则在 TEE 短轴切面中高于（向头侧）右冠状动脉的平面上观察左冠状动脉的起源。TEE 显示了 70% ~ 88% 的左冠状动脉口和 25% ~ 50% 的右冠状动脉口[22]。尽管很难量化，但使用 TEE 通常可在较大冠状动脉的更远端分支（即房室沟中的回旋支）中观察到血流[23]（图 15.3）。对于缺血检测和血运重建过程来说，重要的是认识到患者在冠状动

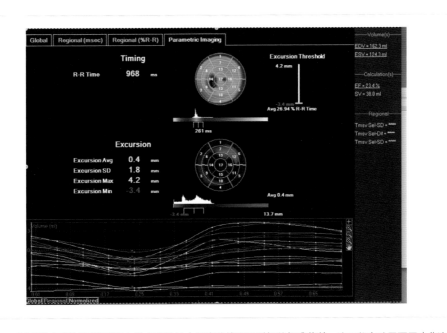

图 15.1 "牛眼"图描述了横截面中单个节段最大限度收缩所用时间的标准偏差，这可能有助于再同步化治疗

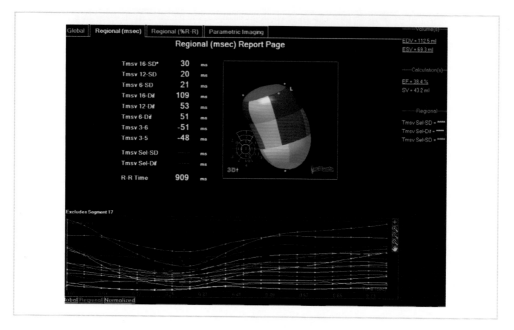

图 15.2 完整的三维局部室壁运动图，以毫秒为单位显示局部节段运动

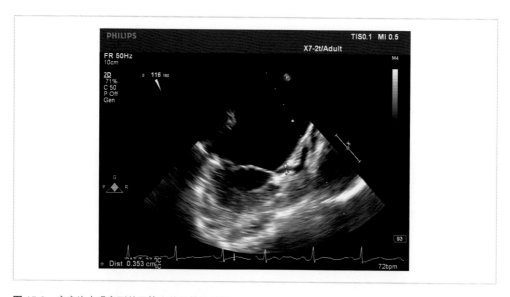

图 15.3 房室沟中观察到的回旋支的二维显示图

脉血流量供应至不同心肌节段时的差异性（图 4.2）。

术前对任何有 RWMA 的心肌节段进行评分并评估冠状动脉旁路移植术后改善是很重要的（表 15.3）。但并非所有 RWMA 都受益于冠状动脉血运重建术。大多数无运动区和反常（矛盾）运动区是由于心肌梗死造成的，这表明心肌无法存活。一般来说，运动功能减退段可存活，可能表明活动性缺血。

表 15.3 按严重程度递增的节段评分

正常—1 分
运动减退—2 分
运动消失（增厚可忽略）—3 分
反常（矛盾）运动—4 分
室壁瘤（舒张期变形）—5 分

TEE 的缺点

可能难以量化 RWMA。其原因是心室在收缩时会扭曲，导致不同的心肌节段在一个心动周期内进出显像平面。TEE 并非总能彻底识别心内膜和心外膜的边缘，从而限制了对室壁增厚的精确量化。请记住，对局部室壁运动的解释取决于操作者，因此非常主观。在无冠状动脉疾病的情况下也可能发生 RWMA（如发生起搏时）。

体外循环后新发 RWMA

这意味着什么？

在 Roizen 和 Smith 开展的两项经典研究中，在冠状动脉旁路移植术或主动脉血管手术中新发 RWMA 的患者，其术后心肌梗死的发生率增加[24-25]。术后梗死的发生率与新发 RWMA 的相关性比其与心电图新变化的相关性更强。尽管 TEE 在诊断缺血时可能很敏感，但新发 RWMA 并非总能预测心肌梗死。在 Leung 等[26]的研究中，8 例新出现持续性 RWMA 的患者中只有 1 例患者随后被诊断出心肌梗死，出现这种差异考虑与"心肌顿抑"有关，心肌缺血急性发作时会导致室壁运动异常，随后这种异常消失，且不造成永久性损伤。新发 RWMA 也可能与心室负荷状况、电解质异常、血液黏度、强心剂水平、体温过低、体外 CABG 稳定装置、心脏起搏及束支传导异常等有关。可通过检测心肌增厚将任何因传导异常引起的明显运动障碍与缺血区分开来。

我们应该做什么？

术后出现新发 RWMA 很常见，但是对新发 RWMA 的解释可能由于一些因素而变得复杂，如输注正性肌力药物、心脏停搏液恢复不充分、传导异常，以及远端冠状动脉空气或碎片栓塞导致的短暂性缺血。尽管一些研究人员认为，检测到的新发 RWMA 需要进一步的手术治疗，但没有前瞻性研究支持这种积极的处理方法。在大多数情况下，重新进行体外循环行冠状动脉搭桥出现的并发症/死亡率可能会超过再次手术的潜在获益。表 15.4 给出了一种进一步处理的方法。

表 15.4 体外循环脱机后对新发 RWMA 的管理策略
增加冠状动脉灌注压
传导通道恢复正常（窦性心律、心房起搏）
电解质和动脉血气恢复正常
检查冠状动脉移植物
目视检查和剥离
多普勒血流检查
声学造影检查
回到体外循环

外科医师可通过目视检查移植物没有扭结或扭曲，通过剥离移植物静脉来确认再充盈，通过触诊和使用多普勒血流探头评估移植物的通畅程度和血流情况。桥血管（冠状动脉移植物）中流量减少可能是由于远端径流不足、吻合不良或血管痉挛导致，可使用硝酸甘油或钙通道拮抗剂（如尼卡地平或硝苯地平）进行有效治疗。

体外循环脱机后，室间隔运动减退和运动障碍很常见，且通常在 10 ~ 15 分钟恢复。右心室起搏固有的异常传导进程会导致收缩不同步，这可被视为间隔 RWMA。心房起搏通常能使心室传导通道恢复正常，使心室间隔收缩同步。如果间隔运动障碍持续存在，则应建议外科医师检查左前降支和右冠状动脉移植物（如有）。针对左心室其他区域的 RWMA，需要更快地检查移植物的通畅性。如果 RWMA 持续存在，或者是更常见的通过 TEE 观察到的整体功能障碍，则循环支持应从强心开始，或者从插入循环辅助装置开始。辅助程度取决于观察到的功能障碍情况。TEE 有助于放置设备，监测恢复情况。

对不良灌注和心肌顿抑的区分更加困难。可采用的策略包括心外膜扫描，以及使用造影剂确定冠状动脉血流模式。如果该区域显示造影剂流动，RWMA 可能会随时间的推移而得到解决。如果没有造影剂，则表明自体冠状动脉吻合处或远端梗阻处出现了问题。这些信息可帮助指导可能的手术。造影灌注也可在术前进行。如果某一特定区域有可能梗死，缺少造影血流及室壁变薄明显，则手术治疗可能没有任何价值。这两种技术在常规手术实践中不常用，其作用仍有待确定。

急性心脏功能障碍：评估和管理

围手术期随时会出现心脏功能障碍。对心脏和大血管的 TEE 检查可快速评估与低血压相关的主要因素，如前负荷、后负荷、心肌收缩性、瓣膜功能和主动脉完整性。TEE 可显著影响手术和麻醉管理，尤其是针对高危患者或急性血流动力学衰竭患者的管理。提醒读者，必须结合术前检查结果和所有重大分流手术来解释体外循环后心脏功能出现变化的原因。

　　TEE 检查会快速提供数据，用于指导药物治疗和容量复苏。在几项研究中，TEE 在围手术期显著改进了手术和血流动力学决策[26-27]。与低血压和心脏功能障碍常见原因相关的超声心动图发现结果见表 15.5，并在下文讨论。

表 15.5　低血压和心脏功能障碍的超声心动图发现结果

	LVEDA	LVESA	FAC	心输出量
左心室前负荷降低	↓	↓	0	↓↓
左心室后负荷降低	0	↓↓	↑↑	↑
左心室后负荷增加	↑	↑	↓	↓
左心室功能障碍	↑	↑↑	↓↓	↓
右心室功能障碍	↓	↓	↓/0	↓
急性二尖瓣反流左心室扩张	↑↑	0/↑	↓	↓

　　注：LVEDA—左心室舒张末期面积；LVESA—左心室收缩末期面积；FAC—面积变化分数；↑—增加；↓—降低；0—不变。

血容量过低

　　血容量过低是围手术期低血压的常见原因，通常与术前插管导致的静脉流入道梗阻、体外循环脱机后的容量再平衡及出血有关。TEE 对左心室大小的测量已被证实是评估左心室前负荷的敏感指标。在 Cheung 等[28]的研究中，对经胃短轴切面面积变化的定量分析，甚至可以可靠地检测出血容量减少 2.5% 的情况。

　　体外循环脱机后，左心室通常顺应性降低，尤其是当左心室肥厚时。由于需要更高的压力来获得最佳的前负荷，所以当所需要的压力指标来源于 CVP 或 PAC 时，会导致对心脏充盈情况的评估变得困难。通过 TEE，可直接观察舒张期腔室尺寸（可能与压力读数相关），评估液体治疗。

动态二尖瓣反流

　　二尖瓣反流的发展可能与低血压、肺动脉压力升高、右心衰竭和心输出量降低有关。容量复苏过度或后负荷增加会导致左心室扩张，二尖瓣瓣叶不完全对合，并出现中心反流束。此外，局部缺血或左心室功能障碍可导致乳头肌功能障碍或左心室扩张。显著的二尖瓣反流可能需要进行二尖瓣手术或血流动力学管理，如调节全身血管阻力、给予强心剂，或降低左心室前负荷。

右心室功能障碍

　　右心室功能障碍是围手术期低血压的另一个常见原因。右心室功能障碍与右心室扩张、三尖瓣反流、室间隔运动异常以及左心室腔室尺寸减小有关。管理包括检查缺血情况（尽管右心室更难评估）、优化肺动脉血管阻力（PVR）、全身动脉压和收缩性。右心室可能会受到左心室病变的影响。心肌梗死后，这种心室间的相互依赖会影响另一个心室的形状（如间隔移位）、尺寸和功能（压力－体积关系），是预测预后的因素。仅采用逆行灌注心脏停搏液可能与右心室保护不足有关，因为插管上的球囊会阻塞右心静脉，阻止心脏停搏液到达其供应的区域。

冠状动脉旁路移植术后右心室收缩期功能障碍通常由二维超声图像诊断，如食管中段四腔心切面、食管中段右心室流入－流出道切面及经胃短轴切面。心内直视术术后，由于右冠状动脉位于前方，因此任何残余的心室空气都更有可能进入右冠状动脉，导致短暂的右心室缺血和功能障碍。打开胸腔后，可直接看到游离壁的损伤和右心室扩张。TEE 也可监测功能障碍和恢复情况，通过心肌休息、同时给予可降低 PVR 的强心剂（如米力农、多巴酚丁胺）及肺血管扩张剂（一氧化氮、前列腺素 E_1 或硝酸甘油）进行治疗。

射血分数低

经评估，术前左心室射血分数（LVEF）降低（<40%）的患者可能需要辅助性强心剂或机械支持，因为这些患者经常使用 β 受体阻滞剂，并且在体外循环脱机后，心室可能出现收缩乏力，这种情况可通过 TEE 发现并监测，一般存在时间较短，这些治疗可能会相对较快地停止。在这些患者中，如果术前 LVEF<30%，通常需要服用强心剂，TEE 有助于评估充盈性和收缩性变化。体外循环后左心室收缩功能进一步降低，是 IABP 插入的指征。如果上述措施与强心剂结合仍不起作用，下一步将考虑左心室辅助装置（LVAD）。

共存问题的意外诊断

在接受了标准检查的患者中，意外发现并不少见[7, 10]，可能由于疾病恶化，或者是先前未检测到的结果导致。对先前未检测到的病理变化进行诊断，极有可能改变手术方案，如为治疗重度二尖瓣反流进行二尖瓣环修复，这些也会影响术后管理和预后。

心内分流、卵圆孔未闭或房间隔缺损

多达 25% 的成年心脏外科手术患者有心脏内分流。反常空气栓塞可能会影响手术方案和长期神经功能预后。如果在冠状动脉旁路移植术中偶然发现卵圆孔未闭（PFO），可根据个人的手术偏好决定是否关闭[29]。当开腔（打开心脏）手术与 CABG 手术一同进行，或者为有脑卒中病史的患者进行开腔手术时，应关闭偶然发现的 PFO。

在食管中段四腔心切面和双腔心切面中，使用彩色多普勒血流和空气造影剂检查房间隔时，能最可靠地检测到 PFO。在 5 个心动周期内，左心房中有造影气泡通过，

可证实卵圆孔未闭。

术中检测到先前未被怀疑的 PFO 与 ICU 管理相关。需要在病历中提供超声心动图报告，并与 ICU 工作人员沟通。例如，如果冠状动脉旁路移植术后肺不张导致右心室后负荷增加，右心压力的增加可导致分流方向改变或加重当前从右向左的心内分流，随后加剧缺氧。

胸腔积液

医源性胸腔积液通常发生于乳内动脉摘取切开胸膜时，也可能表示存在于心室功能受损的患者中已有医源性胸腔积液。这可能对体外循环后的通气和氧合产生显著影响，并影响临界心脏功能患者的血流动力学状态。超声能够很容易地检测左侧和右侧胸腔积液，可在食管中段降主动脉短轴切面中观察到左侧胸腔积液，将探头从食管中段四腔心切面向右转动，可观察到右侧胸腔积液。

先前未知的主动脉瓣病变

冠状动脉旁路移植术的术中 TEE 可能会检测到中度主动脉瓣狭窄。难以对主动脉瓣疾病进行量化，难以决定何时进行冠状动脉旁路移植和主动脉瓣置换（AVR）联合手术，尤其是当左心室功能受损并且负荷状况可能会改变时。有证据显示，冠状动脉旁路移植术后进行的主动脉瓣置换比单一的联合手术死亡率更高[30]。钙化程度很重要，因为即使在无症状的患者中，疾病也可能会很快恶化。有效瓣口面积的减少为每年 $0.1 \sim 0.3 \ cm^2$ 的患者，疾病进展相当多变。因此，在冠状动脉旁路移植术中，建议对患有中度主动脉瓣狭窄的患者进行 AVR。

患有冠状动脉疾病的患者可能需要在 CPB 后的缺血或不稳定期插入 IABP。如果术中诊断出主动脉瓣反流，由于其可能影响左心室舒张末期容积和壁张力，所以禁止使用 IABP。

共患性二尖瓣反流——CABG 和 MVR 联合术

要进行 CABG 的患者通常伴有轻度或中度的功能性或缺血性二尖瓣反流（如 Carpentier Ⅰ 类和Ⅲ类）。治疗团队需要决定是否在冠状动脉手术中治疗二尖瓣病变。在量化反流时，应考虑麻醉下改变的负荷状况。与清醒状态相比，麻醉患者的心室腔尺寸、全身血管阻力和血压的降低可显著降低二尖瓣关闭不全的程度。为获得更多可靠的信息，我们建议通过使用血管加压药增加前负荷和后负荷，模拟清醒状态下的负荷状况。

在功能性缺血性轻度二尖瓣反流（分级为 1 ~ 2 级）的患者中，二尖瓣通常不受影响。

在麻醉状态下，中度缺血性二尖瓣反流（>2⁺）患者是否需要手术介入，仍是一个

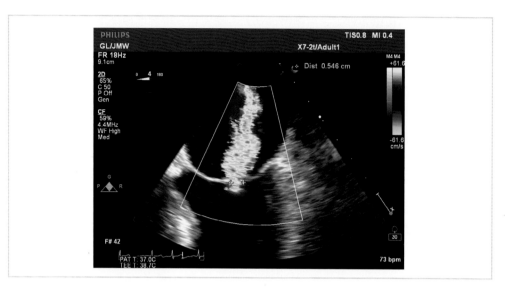

图15.4　基于0.546 cm的缩流颈宽度，中度二尖瓣反流中心射流患者的食管中段四腔心切面

争论点（图15.4）。冠状动脉搭桥术有通过改善左心室功能和几何形状成功降低二尖瓣反流的可能性，因此要权衡保持二尖瓣不动的风险与进行二尖瓣手术延长体外循环时间的风险。对于≥3⁺的缺血性二尖瓣反流患者，建议进行修复术或替换术以改善功能状态[31]。在患有缺血性心脏病的情况下，是否进行二尖瓣手术，最终取决于外科医师。重要的是，应对继发于结构性小叶异常的中度二尖瓣反流（如Carpentier II 级）进行纠正，因为这种疾病是进行性的，仅靠血运重建术不会改善瓣膜功能。

三维超声心动图在冠状动脉血运重建术中的应用

实时三维经食管超声心动图技术在评价心室功能方面是一项激动人心的进步。尽管目前在CABG中的应用并不常见，但是将三维经食管超声心动图用于辅助血运重建术中二维心动图的做法正在兴起，用于评价心室容量、缺血和心输出量。与二维成像相比，实时三维具有较低的空间分辨力和较低的时间分辨力，但是对于容积测量来说却更精确。一些人主张，在任何情况下都可以使用实时三维评估射血分数和容积，因为它消除了二维心动图中的一些几何假设，提高了准确性，并消除了主观性[19-20]。术前和术后的每搏输出量值用于客观测量，以评价冠状动脉搭桥术的改善情况。

左心室射血分数和容积的三维测量可通过食管中段四腔心切面和两腔心切面进行。超声心动图检查者必须确保整个左心室都处于视野中，进行全容积采集。理想情况下，采集图像时，应停止通气5~7次，以尽量减少三维图像采集时产生的拼接伪像。当二尖瓣环、间隔和侧壁及心尖的标志很容易被看到时，全容积图像是可以接受的。

超声心动图的三维容积重建与磁共振成像（MRI）高度相关，但是三维超声心动图通常会因为心内膜跟踪不足而稍微低估左心室容积。三维图像优于二维图像，是因为表面渲染不依赖于几何假设。而这对于存在室壁瘤的情况非常重要。血运重建术后射血分数的变化可以用这种方法定量测量（图 15.2）。

节段壁功能可以通过三维容积重建和 17 个节段的描记观察。这 17 个节段具有不同的颜色，表示达到最小容积（即最大收缩）所需的时间。各节段的收缩应该是同时发生的，因为任何延迟都表明左心室不同步。局部射血次数的标准偏差被称为收缩不同步指数（SDI）。报告页面描绘了一幅"牛眼"图，将收缩的 17 个节段显示为带不同颜色阴影的参数图像，不同颜色表示时间差异（图 15.1）。所有这些图使得评价哪些节段延迟了收缩变得容易。通过推断，评价缺血也很容易。在血运重建术后再次成像，以客观评价收缩性的改善情况。可利用 LVSDI 预测再同步治疗的反应，以及将来左心室导联心电图的最佳位置。右心室在冠状动脉重建术中易受缺血影响。三维成像是二维评估右心室功能、大小和容积的有效辅助手段。因为右心室的形状为新月形，二维成像很难测量这些参数。

特定手术环境中的经食管超声心动图检查

再次胸骨切开术

TEE 可用于检测右心室与胸骨的粘连情况。这在食管中段右心室流入 – 流出道切面看得最为清楚。在该切面，可看见右心室游离壁的限制。这种情况下，股骨插管可能是较好的选择。

非体外循环冠状动脉搭桥术

TEE 的术中评价对非体外循环冠状动脉搭桥术（OPCABG）或微创（MIDCAB）手术技术很有帮助[32]。患者对手术的耐受性可以通过 TEE 实时监测，因为接受 OPCABG 的患者容易出现心血管不稳定，特别是当使用心肌稳定装置时。心肌稳定装置的应用和心脏的移位也会导致冠状动脉短暂闭塞和缺血。而 TEE 可以检测到这种情况。术中检测到中度到重度的二尖瓣反流，可能表明没有必要采用 OPCABG。

OPCABG 期间的节段性室壁运动异常：通过心脏移位评价右冠状动脉和回旋支时，经胃图像经常丢失。但是，在 OPCABG 手术期间，通过评价食管中段四腔心切面、两腔心切面和长轴切面可评价 14 个以上的节段，判断是否存在新的局部室壁运动异常[33]。已证明在心脏后面放置充满生理盐水的无菌手套取代护垫，可改善经胃切面的图像采集质量[34]。如果检测出新的节段性室壁运动异常，则重新固定心肌稳定装置，或插入冠状动脉间分流栓。持续异常可预测术后问题和桥血管的通畅性。

OPCABG 期间二尖瓣反流：心脏移位和瓣环扭曲时，可能出现新的二尖瓣反流。可在食管中段切面通过彩色多普勒血流检测到这种情况。之前存在的二尖瓣反流应作为 OPCABG 手术的禁忌证，因为它增加了发展为重度持续的二尖瓣反流和肺水肿的风险。

OPCABG 期间 IABP 的插入：OPCABG 期间有时会利用主动脉内球囊反搏支持心脏，特别是当左心室情况不佳，或患者存在不稳定型心绞痛时。经食管超声心动图引导对于插入是有用的，因为重度动脉粥样硬化疾病患者进行 OPCABG 是比较常见的。

OPCABG 期间前负荷评估：使用心肌稳定抽吸系统可能损害心脏舒张期充盈度，且心脏升高时可能压迫右心房。头低脚高位有助于保持心室充盈。TEE 可区分血容量过低和心脏功能受损。

OPCABG 期间转行体外循环下手术：可以选择性地做出该决定或作为应急反应策略。经食管超声心动图检查可在血流动力学崩溃突发之前预测心室功能恶化、需进行搭桥术的持续节段性室壁运动异常、重度二尖瓣反流。这些患者中也可能发现需做体外循环的新信息（如瓣膜异常或房间隔缺损）。

OPCABG 期间的桥血管通畅性：在关胸前检查正常功能及节段性室壁运动异常，TEE 可评价桥血管通畅性。术中使用心肌声学造影可以通过观察区域血流模式，血运重建术后与体外循环分离后即刻区分左心室功能障碍的原因。因此，经食管超声心动图检查可改良 OPCABG 情况，并可降低患者的发病率和死亡率[35]。

经食管超声心动图在血管插管中的作用

主动脉插管：作为冠状动脉血运重建期间完整检查的一部分，应检查升主动脉和降主动脉是否存在动脉粥样斑块或钙化。当考虑到使用主动脉器械时，主动脉内的仪器将影响外科手术的决策，如主动脉插管、主动脉夹钳或主动脉内球囊反搏。检测到升主动脉存在严重动脉粥样硬化疾病是发生不良结果的一个危险因素，可能需要进行改良手术。改变主动脉插管和阻断部位，通过在缺血阻断期间进行所有近端和远端冠状动脉吻合来避免主动脉侧方钳夹，以及使用主动脉内球囊反搏，都是减少栓塞发生的选择。此外，还可以考虑利用技术进行 OPCABG 或深低温停循环的 CABG。

经食管中段升主动脉长轴和短轴切面、食管中段主动脉瓣长轴切面、食管上段主动脉弓短轴和长轴切面可检查升主动脉和升主动脉弓，而食管中段降主动脉短轴和长轴切面可检查降主动脉。由于气管和位于食管和主动脉弓之间的左主干支气管的解剖位置，经食管超声心动图只能观察到 50%~80% 的升主动脉。动脉粥样硬化是从血管外壁到内膜表面垂直测量的，根据厚度分为 1~4 级。5 级为活动性斑块（图 15.5）。降主动脉重度（4~5 级）动脉粥样硬化与升主动脉中存在类似级别的动脉粥样硬化有关。在主动脉弓中检测到严重或活动性斑块，可能改变手术计划，由体外循环冠状动脉血运重建术变为 OPCABG，以避免主动脉流入道插管的"喷砂"效应影响斑块，并将斑块送入全身循环，进而引起栓塞[35-37]。进行插管和拔管评估，以检查主动脉插管点和前向灌注部位及近端静脉移植部位是否存在医源性主动脉夹层。如果经食管超声心动图观察主动脉不充分，应考虑动脉外扫查。

1. 停搏液

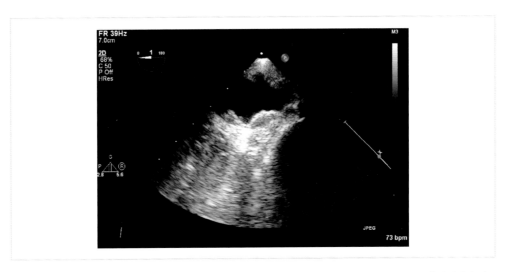

图 **15.5** 主动脉弓 4 级斑块。这种情况将手术从体外循环冠状动脉搭桥术变为非体外循环冠状动脉搭桥术，以避免"喷砂"效应。患者醒来时神经系统完好无损

　　停搏液通过前向和（或）逆行途径灌注。在放置前向灌注插管之前，通过 TEE 和主动脉外成像检查升主动脉、主动脉弓和降主动脉是否存在粥样硬化。主动脉夹层是前向灌注插管较罕见的并发症，但可通过食管中段升主动脉长轴切面的 TEE 进行检测。

　　TEE 可用于指导和确认逆行插管在冠状静脉窦中的放置位置。在食管中段四腔心切面，轻度后倾探头并深入，可得到冠状静脉窦最可靠的切面（图 15.6）。或者，冠状静脉窦可以在成像切面处于大约 130° 的改良双腔切面中观察到。冠状静脉窦入口处的瓣膜（冠状静脉窦瓣）可能会阻碍插入。当使用逆行停搏液时，必须排除永存左上腔静脉（L-SVC），因为这将使停搏液无效。这种 L-SVC 在食管中段四腔心切面中显示得最清楚（探头略后撤），位置邻近左上肺静脉（LUPV）。但是左侧静脉造影显

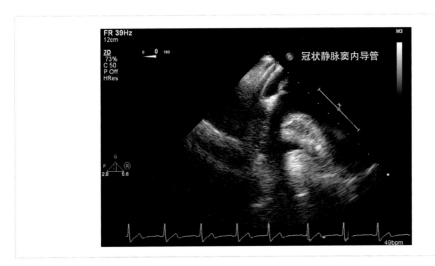

图 **15.6** 在食管中段四腔心切面，将探头轻度后倾，插入停搏液逆行插管，显示冠状静脉窦内的冠状静脉窦内导管

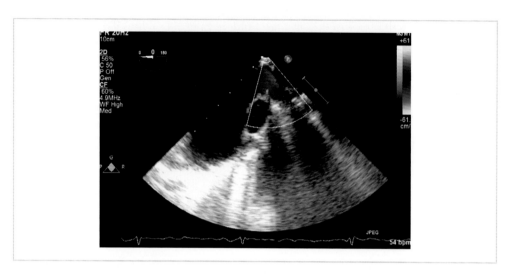

图 15.7　可在左上肺静脉前方看见左上腔静脉

示为阳性的冠状静脉窦扩张更可靠（图 15.7）。

2. 主动脉内球囊反搏

主动脉内球囊反搏（IABP）是术前稳定左冠状动脉主干疾病和不稳定症状患者的重要工具，也是术中稳定心室功能恶化患者的重要工具。经食管超声心动图可用于确保正确放置，避免相关并发症。首先，确认导丝在腔内的正确位置。然后，从食管中段降主动脉短轴切面引导至正确的 IABP 位置，其尖端位于左锁骨下动脉近端（2 ~ 3 cm）。

3. 股血管插管

股动脉和静脉插管用于各种临床适应证，包括主动脉和冠状动脉搭桥手术。升主动脉严重动脉粥样硬化病或扩张可妨碍该部位插管。股血管插管允许在胸骨切开术之前解除心脏的压迫，减少心脏附着在胸骨后表面时对右心室造成的伤害。它也减少了常规插管对心脏周围解剖结构的限制。

股血管暴露出来，导丝穿过主动脉和下腔静脉（IVC）。通过主动脉腔内的导丝排除了夹层，并可在食管中段降主动脉短轴和长轴切面观察。导丝有很强的回声。股静脉导丝进入右心房，最容易在食管中段双腔心切面观察。上腔静脉插管也可在超声心动图的引导下进行。导丝从右颈内静脉（RIJV）向下进入右心房，这在食管中段两腔心切面最容易观察。如有必要，可调节套管尖端以隔离腔静脉。

4. 单一切口手术

升主动脉的大小通过主动脉瓣上方 2 ~ 3 cm 的食管中段主动脉瓣长轴切面中测量获得，瓣膜的能力通过彩色多普勒血流评价。进行股血管和上腔静脉插管，并通过上述超声心动图验证。在超声引导下，在窦管交界远端的升主动脉内放置主动脉球囊。通过切口给予停搏液，并使用彩色多普勒血流进行监测。如果主动脉内球囊移向主动脉瓣导致主动脉瓣脱垂，就会发生主动脉瓣反流。可在经食管超声心动图的引导下重新放置球囊。单一切口手术中左心室减压很难。在搭桥时应监测左心室是否扩张，这一点很重要。建议在食管中段长轴切面监测，因为搭桥手术时定位图像是很困难的，随意变更探查切面充满风险。常规除气方法不可用时，也可以使用超声心动图辅助除气。仔细检查左心室心尖和左心耳（LAA）是否有气体。气体表现为多个小而亮的回声反射或聚集在

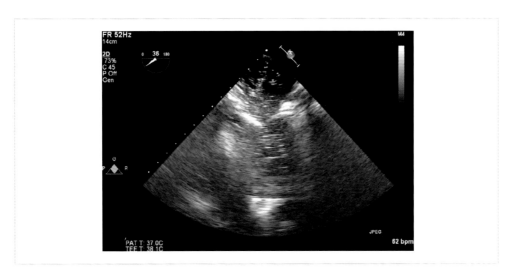

图 15.8 食管中段四腔心切面。该切面中，左心室心尖处有明亮的回声阴影和大块明亮的抖动回声阴影。明亮的回声阴影提示腔内空气

心尖处摆动（图 15.8）。

内窥镜下大隐静脉采集术（EVH）

最近发展起来的内窥镜下大隐静脉采集术虽然减少了腿部切口发病率并增加了早期的活动能力，但其也存在一些问题。以 $10 \sim 15$ mmHg 的压力吹入二氧化碳，以促进采集，已有二氧化碳栓塞的报道。肝静脉和下腔静脉的食管中段两腔心切面和经胃切面可用于检测右心房是否存在气泡[38]。经食管超声心动图的快速诊断有助于即时治疗。据报道，发生率为 0.5%（严重栓塞）~ 3.5%（中度栓塞）[38]。使用最低吹气压力结合经食管超声心动图监测可在早期检测二氧化碳栓塞。

心室辅助装置

心室辅助装置（VAD），无论是作为抢救治疗、移植治疗，还是目的治疗，其使用正变得越来越普遍。使用经食管超声心动图协助植入和管理是第 1 类适应证[3]。左心室辅助装置是最常用的植入装置，但是偶尔也会使用右心室辅助装置（RVAD）和两心室辅助装置（BIVAD）。超声心动图是术前、术中和术后评估的重要工具[39-40]。三维经食管超声心动图在引导插管的空间放置和评价问题方面正发挥更大作用[41]。

植入前，有必要评价基线心室功能，以排除各种疾病。应进行综合性检查，特别注意下列内容。

1. 心腔内血栓、心室和心房

由于需要辅助装置，两个腔室中的血流都较缓慢。室壁瘤也较常见，并可能存在血栓。和其他瘢痕区域一样，这些部位应避免插入流入套管。当血栓位于最常见的心室心尖处时，血栓会阻塞流入套管，但是替代部位可为左心房或肺静脉（图15.9、15.10）。

2. 心内分流（卵圆孔未闭、房间隔缺损）

卵圆孔未闭可见于27%的人群，如果未诊断出来，可增加缺氧和脑卒中等并发症

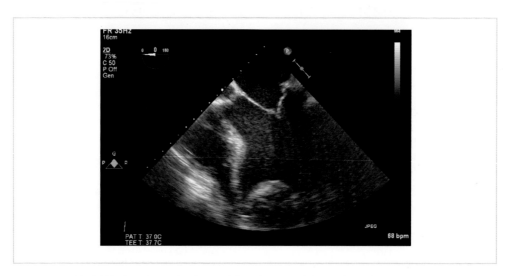

图 15.9　二维经食管超声心动图四腔心切面。该切面中显示，计划放置左心室辅助装置的患者的左心室心尖内存在血栓

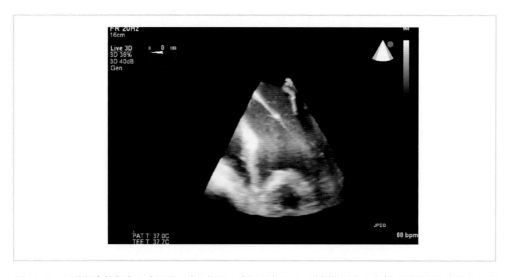

图 15.10　三维经食管超声心动图的四腔心切面。该切面中显示，计划放置左心室辅助装置的患者的左心室心尖内存在血栓

的发生率。评估卵圆孔未闭的时机很重要。因为在左心房压力较高的左心室衰竭时，在左心室辅助装置到位及腔内压力降低后，卵圆孔未闭可能才表现得明显。因此，放置插管后确定卵圆孔是否已打开非常重要。如果出现明显的分流，卵圆孔可缝闭或经皮封堵关闭。

3. 瓣膜异常

主动脉瓣反流降低了左心室辅助装置的前向血流，在主动脉血返回心室时增加了再循环。由于衰竭的心室压差减小，应在体外循环时重新评价反流，因为最初的检查可能低估了反流。如果反流严重，且如果心室辅助装置是用于桥接，则需更换瓣膜；如果心脏辅助装置是用于治疗目的，则应缝合和关闭瓣膜。允许主动脉瓣间歇性打开（通过超声引导下减少左心室辅助装置的前向血流来实现），有助于减少血流淤滞和血栓形成的可能性。同样地，在放置右心室辅助装置之前，也应评价肺动脉瓣关闭不全。

二尖瓣反流是终末期心力衰竭的一个特征，应该通过插入左心室辅助装置来改善。二尖瓣狭窄会妨碍放置在左心室的辅助装置的充盈度。在心房或肺静脉的放置可避免这一限制，或者也可以进行瓣膜切开预植入。

4. 右心室功能

虽然右心室可能改善左心室辅助装置的插入，但由于后负荷减少，所以较常出现右心衰竭（40% 的患者都会出现）[42]。增加前负荷可导致右心衰竭，植入后室间隔向左心室移位，也会降低右心室的收缩性。

右心室功能良好的预测因素有游离壁功能正常或轻度运动减退、无严重三尖瓣反流、缩短分数 > 右心室流出道（RVOT）的 20%，以及三尖瓣环收缩期位移（TAPSE）为 10 ~ 15 mm[42]。严重的三尖瓣反流可降低左心室和左心室辅助装置的充盈度。

5. 主动脉粥样硬化

主动脉弓和升主动脉中存在可移动的动脉粥样硬化，可导致左心室辅助装置放置后脑卒中风险增加。虽然部分升主动脉看不太清楚，但近端升主动脉、主动脉弓和降主动脉的粥样硬化可导致脑功能障碍。

6. 心室辅助装置插管的定位

（1）流入套管。如前所述，流入套管可以处于不同的位置。最常见的位置是通过左心室心尖，对于右心室辅助装置，放置于右心室或右心房更常见（图 15.11）。在二维超声心动图中，左心室的流入套管应与二尖瓣血流对准，并不受任何壁的阻碍（图 15.12）。使用至少两个相互垂直的切面的二维超声心动图（如食管中段四腔心切面和食管中段两腔心切面），对于评价正确的放置非常有用。三维实时经食管超声心动图在检查插管方向方面非常有用。彩色多普勒血流应显示特定装置特有的单向层流。脉动式的左心室辅助装置（如 HeartMate Ⅰ、Thoratec 和 Novacor）将具有脉动血流型，正常流速应 <2.3 m/s（与 16 mm 插管兼容），流量为 65 mL/s。

叶轮驱动的轴向流动装置（如 HeartMate Ⅱ 和 Javik）直接通过左心室心尖植入，

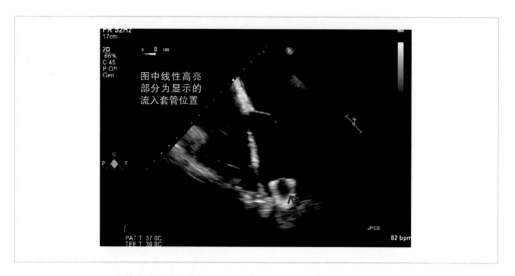

图15.11 左心室心尖处流入套管的食管中段四腔心切面

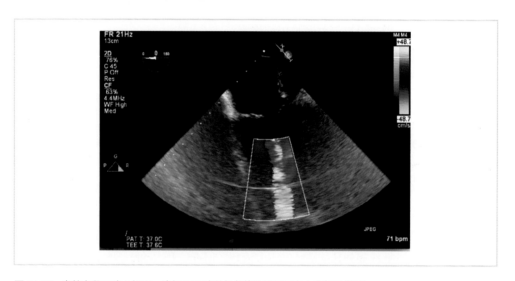

图15.12 食管中段四腔心切面。该切面通过彩色多普勒显示了左心室辅助装置

并且本身没有流入套管，将在整个心动周期中显示连续的流入及与心电图同步的脉动模式[39-40, 43]。这些轴向流动装置具有 1～2 m/s 的峰值填充速度，这取决于前负荷和心脏的残余心输出量。左心室腔中脉冲波多普勒（PWD）速度的增加、左心室不完全排空、通过主动脉瓣的高速血流或主动脉频繁打开（这不应该发生，因为在左心室辅助装置功能正常的情况下，应当只有最小流量通过主动脉瓣）都表明流入套管发生了故障。

当血容量过低和（或）LVAD速度过高导致的快速减压使流入套管发生间歇性阻塞时，就会产生"抽吸效应"。从脱离体外循环转而使用左心室辅助装置支架期间，可发生这种情况。室间隔明显向左心室弯曲，然后阻塞流入套管（图15.13、15.14）。如果血

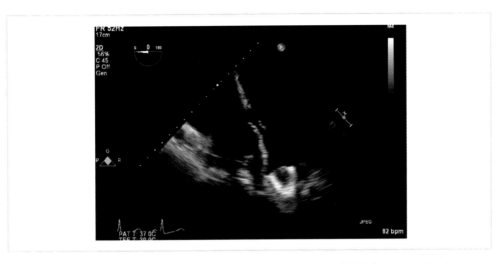

图 15.13 "抽吸效应"。二维食管中段四腔心切面，室间隔向左心室流入套管弯曲，可能导致阻塞

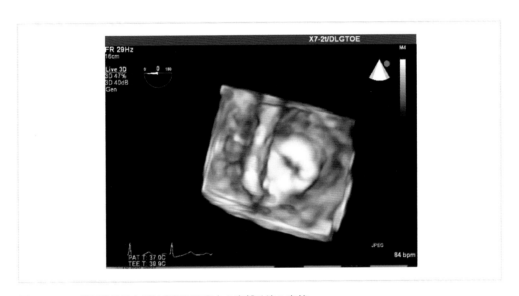

图 15.14 三维图像显示变形的室间隔阻塞左心室辅助流入套管

流动力不稳定的患者出现抽吸效应，不应通过提高左心室辅助装置的速度来改善流量和血压，而应降低左心室辅助装置的速度，并增加前负荷，然后可以开始逐步增加左心室辅助装置支持。如果左心室腔图像在 TEE 上一直看起来很小，可能是由于插管位置不佳，或腔间血凝块阻塞所致。

右心室辅助装置套管阻塞的原因可能与三尖瓣前瓣叶、瓣下装置或房间隔膨胀瘤有关。

（2）流出套管。左心室辅助装置流出套管最常见的附着部位是升主动脉。附着件应与升主动脉垂直，并通过彩色多普勒血流检查食管中段主动脉瓣长轴切面的层流进行评价（图 15.15）。

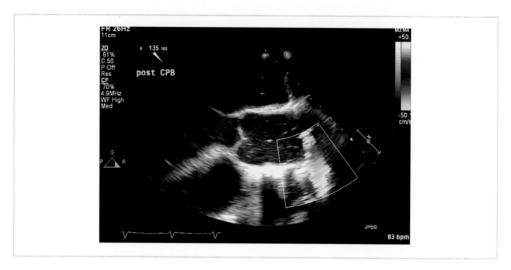

图 15.15 二维食管中段长轴切面。该切面显示了左心室辅助装置主动脉流出套管流出的彩色血流

对于右心室辅助装置，流出套管最常见的附着部位是肺动脉，可通过直接吻合或通过肺动脉瓣从右心室进行附着。使用食管中段升主动脉短轴切面和食管中段右心室流入 – 流出道切面进行评估（图 15.16、15.17）。建议正常的峰值速度为 1.7 ~ 2.5 m/s[40]，但是通过脉冲波多普勒在主动脉瓣吻合 1 cm 近端处测得更低的速度（1 ~ 2 m/s）[39–40]也是可接受的。

桥血管内近端测得的血流速度比远端高，可表明流出套管阻塞或瓣膜关闭不全。阻塞的原因可能是血栓、赘生物或纵隔血肿造成的外部压迫，或胸骨闭合期间桥血管

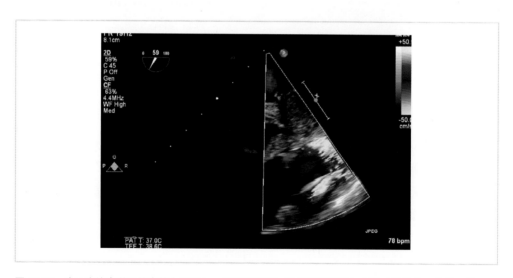

图 15.16 右心室流出道二维食管中段流入 – 流出道切面。该切面显示进入主肺动脉的右心室辅助装置的流出套管

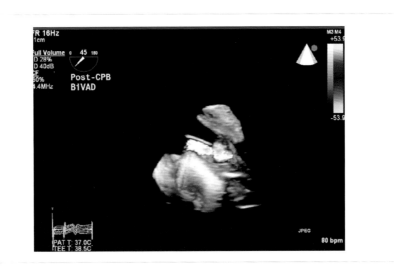

图 15.17 进入主肺动脉的右心室辅助装置流出套管的三维长轴切面图像

扭结。阻塞的其他指征有间隔向右偏离、左心室扩张，以及二尖瓣回流增加等。表 15.6 总结了心室辅助装置植入后的检查和并发症。

表 15.6 心室辅助装置植入后的检查和并发症

- 心内除气和装置除气
- 重新评价有无卵圆孔未闭
- 存在二尖瓣反流。二尖瓣反流应减少。如果没有减少，则表明流入套管位置不佳。频繁的心律不齐也是套管位置不佳的表现
- 左心室减压
- 间隔位置应在中间。向右偏移则表明排空不足。向左偏移可能是因泵速度过快导致的减压所致
- 对插管进行多普勒检查
- 打开主动脉瓣。对于轴流型装置，间歇性打开主动脉瓣；对于搏动型装置，应一直关闭主动脉瓣
- 右心衰竭
- 排除心包填塞

7. 心室辅助装置的跟踪和装置功能障碍

由于装置功能故障和故障率可高达 35%，需定期跟踪[40,44]。对于搏动型左心室辅助装置，流入阀机械故障引起的流入道反流是左心室辅助装置功能故障的最常见原因。流入套管反流会导致左心室辅助装置喷射期间流入套管处出现湍流。在多普勒检查中，表现为双相流入模式，而功能正常的心室辅助装置检测为单向层流。左心室辅助装置喷射期间，脉冲波多普勒结果为流入套管内血流反流，且流出套管内峰值速度降低（<1.8 m/s）。搏动型左心室辅助装置的流入套管功能故障的其他指征有左心室充盈或扩张，以及主动脉瓣频繁打开。

轴流型心室辅助装置的设计（Jarvik 2000 和 HeartMate Ⅱ）取消了瓣膜。泵故障

引起的主动脉通过流出桥血管进入左心室的舒张期反流与多普勒检查发现异常逆行心尖血流模式有关。可发生血栓栓塞问题，导致流入道阻塞。利用 TEE 进行装置内部检测是不太可能的，但左心耳、左心室心尖、室间隔内及插管周围血栓可表明装置内可能出现血栓。对于搏动型泵，峰值流入速度 >2.3 m/s 或层流流入模式中断，可表明流入套管阻塞。对于连续性流动装置，湍流及多普勒检查获得的峰值流入速度 >2 m/s 表明流入道阻塞。

血液以高速再次注入，对主动脉壁施加压力，导致主动脉内膜上的压力增加，可能发生主动脉夹层。可能出现心内膜炎，导致天然瓣膜和导管上产生赘生物，进而导致阻塞，极端情况下还会导致破裂。

8. 脱离心室辅助装置

脱离心室辅助装置的标准还没有完全确定，但涉及超声心动图和临床特征的结合。可发生左心室恢复，并进行视觉和客观评价，即左心室射血分数 >45%，左心室舒张末期直径 <45 mm，面积变化分数 >40%。通常仅在左心室辅助装置插入后的 2 ~ 4 周需要右心室辅助装置支持，右心室恢复后可不再使用；但是，拆除时的评价比左心室的评价更难。必须优化 PVR，并通过降低速率和真空度，逐渐脱离右心室辅助装置的支持，同时监测右心室功能。通过食管中段四腔心切面和食管中段右心室流入 – 流出道切面进行评估，并观察静脉压力和左心室功能。

体外膜肺氧合的超声心动图

1. 插管的放置

越来越多的人选择体外膜肺氧合（ECMO）来治疗难治性呼吸衰竭。静脉 – 静脉（V-V）ECMO 用于治疗心脏功能正常的呼吸衰竭。流入套管和流出套管都置于静脉系统中。因呼吸衰竭而心脏功能不足时，使用静脉 – 动脉（V-A）ECMO，并作为放置左心室辅助装置后右心室的支撑，直到恢复。优先选用 V-V，因为对比 V-A 与大口径动脉插管，大口径静脉插管相关的并发症更少。

在评价选择患者、插入插管、正确放置、检测并发症、监测改善情况以及通过评价心脏功能恢复情况脱离 V-A ECMO 方面，TEE 非常有价值[45]。插入前应进行 TEE 检查，以检查卵圆孔未闭[45]、房间隔缺损、下腔静脉瓣、希阿里网或三尖瓣病变等结构异常。此类异常可能妨碍流入套管的放置。关闭或管理任何从右向左的分流可能使患者不再需要 ECMO。全面的 TEE 检查可确定 V-V ECMO 是否足够，或是否需要 V-A ECMO。

对于 V-V ECMO，目前可采用双腔插管，通过右颈内静脉插入上腔静脉。上腔静脉和下腔静脉的血液进入位于下腔静脉进入右心房的入口处上方的一个管腔，并为氧合器提供流入血流。流出血液通过一个单独的管腔返回。该腔的位置使侧孔的血流通过三尖瓣流向右心室。经食管超声心动图对于正确放置和定位非常重要。使用食管中段切面的彩色多普勒血流调节流出孔的位置，使其朝向三尖瓣（图 15.18）。如果位置

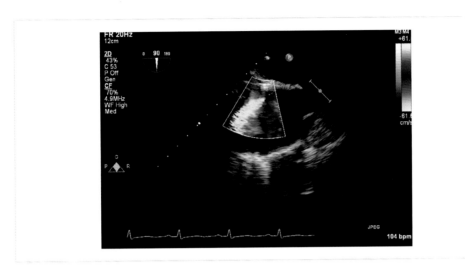

图 15.18 ECMO 插管图。该图显示了流出道位置与三尖瓣一致的彩色多普勒血流

不正确，氧合血液的流出血液不会进入右心室，而是通过流入口返回氧合器，发生回流。双腔中血液颜色之间的明显差异有助于评价正确放置，从而尽量减少回流。

当流入套管尖端位于下腔静脉进入右心房处，流出套管位于三尖瓣上方时，可插入单独的套管。体型胖的患者（超过 100 kg）通常需要第 2 个氧合器。第 2 根流入套管通常置于股静脉内。TEE 用于观察经右颈内静脉通过上腔静脉进入心脏、再进入下腔静脉的导丝，或观察从股静脉进入下腔静脉的导丝。上腔静脉是放置套管最常见的经路。

在 V–A ECMO 中，TEE 用于评价 ECMO 前升主动脉是否存在夹层。插管期间，使用食管中段长轴切面、食管上段主动脉弓和食管中段降主动脉短轴和长轴切面，检查导丝的位置，排除主动脉粥样硬化。心室减压的 TEE 评价可在食管中段切面和经胃切面进行。一旦建立了 ECMO，TEE 就用于监测对心脏的影响。

对于 V–A ECMO，由于加压动脉回流，前负荷减少，后负荷增加。在严重的左心室功能障碍中，这可能导致进一步的左心衰竭、严重二尖瓣反流，以及主动脉瓣始终关闭。血流淤滞可导致血栓形成。这应在左心室、主动脉和肺静脉中检查。在血流淤滞情况结果改善之前，需增加抗凝，减少流量。如果结果没有改善，则左心室辅助装置可能比 ECMO 更合适。

V–V ECMO 中，血流动力学变化更少。血液中氧含量的增加可减少右心室后负荷，因为 PVR 的降低改善了右心室和左心室功能。

2. ECMO 的并发症

血栓形成是一个令人担忧的问题。移除插管时，应在食管中段双腔心切面和食管中段四腔心切面评价是否存在静脉铸形血栓。TEE 可检查心包填塞和插管移位等并发症，如穿过房间隔或三尖瓣的移位。TEE 用于评价心室充盈度和功能，并在需要时辅助插管的重新定位。检测心包填塞的正常临床指标可能会隐藏起来，因为 V–A ECMO

中，心脏处于部分旁路状态，所以心室萎缩是正常的。如果流量不变，则心包填塞仅可通过 TEE 检测。

另一个公认的问题是，上腔静脉插管在原位很长一段时间后很难取出，在插入层通常会发生牵拉。TEE 可用于检查插管在心室内有没有受到牵拉。

3. ECMO 脱离

TEE 在脱离 V-V ECMO 方面并不是十分有用，因为脱离主要由肺顺应性和氧合的改善确定。但是，TEE 可用于评价左心室功能的恢复情况，以及 V-A ECMO 的脱离。没有特定的指标。脱离与心室辅助装置的脱离类似。成功的脱离指征包括 LVEF>35%，LVOT VIT>10 cm，以及不存在心包填塞或左心室扩张。在 TEE 指导下，流量逐渐减少，但不会减少到低于 1～2 L/min，以降低血栓形成的风险。

总结

TEE 可显著影响临床管理决策，以及改善冠状动脉血运重建术后患者的结局[2]。建议对所有进行冠状动脉血运重建术的患者使用 TEE。随着血运重建术手术方法及相关技术的发展，TEE 已被证明是一种很有价值的工具。

参考文献

1. Swanevelder J, Chin D, Kneeshaw J, et al. Accreditation in transoesophageal echocardiography: Statement from the Association of Cardiothoracic Anaesthetists and the British Society of Echocardiography Joint TOE Accreditation Committee. *Br J Anaesth*, 2003;91:469–472.
2. Kolev N, Brase R, Swanevelder J, et al. The influence of transoesophageal echocardiography on intra-operative decision making. A European multicentre study. European Perioperative TOE Research Group. *Anaesthesia*, 1998;53:767–773.
3. American Society of Anesthesiologists and Society of Cardiovascular Anesthesiologists Task Force on Transesophageal Echocardiography. Practice guidelines for perioperative transesophageal echocardiography. An updated report by the American Society of Anesthesiologists and the Society of Cardiovascular Anesthesiologists Task Force on Transesophageal Echocardiography. *Anesthesiology*, 2010;112:1084–1096.
4. Flachskampf FA, Badano L, European Association of Echocardiography, et al. Recommendations for transoesophageal echocardiography: Update 2010. *Eur J Echocardiogr*, 2010;11:557–576.
5. Eltzschig HK, Rosenberger P, LÖfler M, et al. Impact of intraoperative transesophageal echocardiography on surgical decisions in 12,566 patients undergoing cardiac surgery. *Ann Thorac Surg*, 2008;85:845–852.
6. Qaddoura FE, Abel MD, Mecklenburg KL, et al. Role of intraoperative transesophageal echocardiography in patients having coronary artery bypass graft surgery. *Ann Thorac Surg*, 2004;78:1586–1590.
7. Klein AA, Snell A, Nashef SAM, et al. The impact of intra-operative transoesophageal echocardiography on cardiac surgical practice. *Anaesthesia*, 2009;64:947–952.
8. Desjardins G, Cahalan M. The impact of routine trans-oesophageal echocardiography (TOE) in cardiac surgery. *Best Pract Res Clin Anaesthesiol*, 2009;23:263–271.
9. Fanshawe M, Ellis C, Habib S, et al. A retrospective analysis of the costs and benefits related to alterations in cardiac surgery from routine intraoperative transesophageal echocardiography. *Anesth Analg*, 2002;95:824–827.
10. Skinner HJ, Mahmoud A, Uddin A, et al. An investigation into the causes of unexpected intra-operative transoesophageal echocardiography findings. *Anaesthesia*, 2012;67:355–360.
11. Schwann NM, Hillel Z, Hoeft A, et al. Lack of effectiveness of the pulmonary artery catheter in cardiac surgery. *Anesth Analg*, 2011;113:994–1002.
12. Guarracino F. [The role of transesophageal echocardiography in intraoperative hemodynamic monitoring]. *Minerva Anestesiol*, 2001;67:320–324.
13. Piercy M, McNicol L, Dinh DT, et al. Major complications related to the use of transesophageal echocardiography

in cardiac surgery. *J Cardiothorac Vasc Anesth*, 2009;23:62–65.

14. Hilberath JN, Oakes DA, Shernan SK, et al. Safety of transesophageal echocardiography. *J Am Soc Echocardiogr*, 2010;23:1115–1127; quiz 1220–1221.

15. Na S, Kim CS, Kim JY, et al. Rigid laryngoscope-assisted insertion of transesophageal echocardiography probe reduces oropharyngeal mucosal injury in anesthetized patients. *Anesthesiology*, 2009;110:38–40.

16. Shanewise JS, Cheung AT, Aronson S, et al. ASE/SCA guidelines for performing a comprehensive intraoperative multiplane transesophageal echocardiography examination: Recommendations of the American Society of Echocardiography Council for Intraoperative Echocardiography and the Society of Cardiovascular Anesthesiologists Task Force for Certification in Perioperative Transesophageal Echocardiography. *Anesth Analg*, 1999;89:870–884.

17. Piérard LA, Lancellotti P. Risk stratification after myocardial infarction: Toward novel quantitative assessment of left ventricular mechanics? *J Am Coll Cardiol*, 2010;56:1823–1825.

18. Ng A, Swanevelder J. Perioperative monitoring of left ventricular function: What is the role of recent developments in echocardiography? *Br J Anaesth*, 2010;104:669–672.

19. Vegas A, Meineri M. Core review: Three-dimensional transesophageal echocardiography is a major advance for intraoperative clinical management of patients undergoing cardiac surgery: A core review. *Anesth Analg*, 2010;110:1548–1573.

20. Lang RM, Badano LP, Tsang W, et al. EAE/ASE recommendations for image acquisition and display using three-dimensional echocardiography. *J Am Soc Echocardiogr*, 2012;25:3–46.

21. Saito K, Okura H, Watanabe N, et al. Comprehensive evaluation of left ventricular strain using speckle tracking echocardiography in normal adults: Comparison of three-dimensional and two-dimensional approaches. *J Am Soc Echocardiogr*, 2009;22:1025–1030.

22. Ballal RS, Nanda NC, Gatewood R, et al. Usefulness of transesophageal echocardiography in assessment of aortic dissection. *Circulation*, 1991;84:1903–1914.

23. Ender J, Singh R, Nakahira J, et al. Echo didactic: Visualization of the circumflex artery in the perioperative setting with transesophageal echocardiography. *Anesth Analg*, 2012;115:22–26.

24. Roizen MF, Beaupre PN, Alpert RA, et al. Monitoring with two-dimensional transesophageal echocardiography. Comparison of myocardial function in patients undergoing supraceliac, suprarenal-infraceliac, or infrarenal aortic occlusion. *J Vasc Surg*, 1984;1:300–305.

25. Smith JS, Cahalan MK, Benefiel DJ, et al. Intraoperative detection of myocardial ischemia in high-risk patients: Electrocardiography versus two-dimensional transesophageal echocardiography. *Circulation*, 1985;72:1015–1021.

26. Leung JM, O'Kelly B, Browner WS, et al. Prognostic importance of postbypass regional wall-motion abnormalities in patients undergoing coronary artery bypass graft surgery. SPI Research Group. *Anesthesiology*, 1989;71:16–25.

27. Bergquist BD, Leung JM, Bellows WH. Transesophageal echocardiography in myocardial revascularization: I. Accuracy of intraoperative real-time interpretation. *Anesth Analg*, 1996;82:1132–1138.

28. Cheung AT, Savino JS, Weiss SJ, et al. Echocardiographic and hemodynamic indexes of left ventricular preload in patients with normal and abnormal ventricular function. *Anesthesiology*, 1994;81:376–387.

29. Sukernik MR, Goswami S, Frumento RJ, et al. National survey regarding the management of an intraoperatively diagnosed patent foramen ovale during coronary artery bypass graft surgery. *J Cardiothorac Vasc Anesth*, 2005;19:150–154.

30. Bonow RO, Carabello BA, American College of Cardiology/American Heart Association Task Force, et al. 2008 Focused update incorporated into the ACC/AHA 2006 guidelines for the management of patients with valvular heart disease: A report of the American College of Cardiology/American Heart Association Task Force on Practice Guidelines (Writing Committee to Revise the 1998 Guidelines for the Management of Patients With Valvular Heart Disease): Endorsed by the Society of Cardiovascular Anesthesiologists, Society for Cardiovascular Angiography and Interventions, and Society of Thoracic Surgeons. *Circulation*, 2008;118:e523–e661.

31. Shuhaiber J, Anderson RJ. Meta-analysis of clinical outcomes following surgical mitral valve repair or replacement. *Eur J Cardiothorac Surg*, 2007;31:267–275.

32. Kapoor PM, Chowdhury U, Mandal B, et al. Trans-esophageal echocardiography in off-pump coronary artery bypass grafting. *Ann Card Anaesth*, 2009;12:167.

33. Wang J, Filipovic M, Rudzitis A, et al. Transesophageal echocardiography for monitoring segmental wall motion during offpump coronary artery bypass surgery. *Anesth Analg*, 2004;99:965–973.

34. Kim SH, Yeo JS, Yoon TG, et al. Placing a saline bag underneath the displaced heart enhances transgastric transesophageal echocardiographic imaging during off-pump coronary artery bypass surgery. *Anesth Analg*, 2009;109:1038–1040.

35. Gurbuz AT, Hecht ML, Arslan AH. Intraoperative transesophageal echocardiography modifies strategy in off-pump coronary artery bypass grafting. *Ann Thorac Surg*, 2007;83:1035–1040.

36. Gold JP, Torres KE, Maldarelli W, et al. Improving outcomes in coronary surgery: The impact of echo-directed aortic cannulation and perioperative hemodynamic management in 500 patients. *Ann Thorac Surg*, 2004;78:1579–1585.

37. Evered LA, Silbert BS, Scott DA. Postoperative cognitive dysfunction and aortic atheroma. *Ann Thorac Surg*, 2010;89:1091–1097.

38. Lin TY, Chiu KM, Wang MJ, et al. Carbon dioxide embolism during endoscopic saphenous vein harvesting in coronary artery bypass surgery. *J Thorac Cardiovasc Surg*, 2003;126:2011–2015.

39. Chumnanvej S, Wood MJ, MacGillivray TE, et al. Perioperative echocardiographic examination for ventricular

assist device implantation. *Anesth Analg*, 2007;105:583–601.

40. Sheinberg R, Brady MB, Mitter N. Intraoperative transesophageal echocardiography and ventricular assist device insertion. *Semin Cardiothorac Vasc Anesth*, 2011;15:14–24.

41. Castillo JG, Anyanwu AC, Adams DH, et al. Real-time 3-dimensional echocardiographic assessment of current continuousflow rotary left ventricular assist devices. *J Cardiothorac Vasc Anesth*, 2009;23:702–710.

42. Hsu PL, Parker J, Egger C, et al. Mechanical circulatory support for right heart failure: Current technology and future outlook. *Artif Organs*, 2012;36(4):332–347.

43. Nicoara A, Mackensen GB, Podgoreanu MV, et al. Malpositioned left ventricular assist device cannula: Diagnosis and management with transesophageal echocardiography guidance. *Anesth Analg*, 2007;105:1574–1576.

44. Kirkpatrick JN, Wiegers SE, Lang RM. Left ventricular assist devices and other devices for end-stage heart failure: Utility of echocardiography. *Curr Cardiol Rep*, 2010;12:257–264.

45. Platts DG, Sedgwick JF, Burstow DJ, et al. The role of echocardiography in the management of patients supported by extracorporeal membrane oxygenation. *J Am Soc Echocardiogr*, 2012;25:131–141.

自测题

1. 关于 TEE 探头的插入：

   a. 菌血症在 TEE 探头插入时很常见

   b. TEE 探头插入后，心律失常不常见

   c. 食管裂孔疝是绝对的禁忌证

   d. TEE 探头插入后，吞咽痛不常见

   e. 复发性喉部麻痹是 TEE 探头插入的并发症

2. 三维 TEE 中：

   a. 实时三维图像中，经常会看到缝合伪像

   b. 在心内膜边缘跟踪方面，三维 TEE 不如二维 TEE 可靠

   c. 与二维 TEE 相比，三维 TEE 空间分辨力更低，但时间分辨力更高

   d. 三维 TEE 对因心房颤动产生的伪像更具抵抗力

3. 三维超声心动图中：

   a. 报告页上的"牛眼图"反映了舒张的时间

   b. 左心室不同步指数是局部收缩次数的标准偏差

   c. 左心室不同步指数可用于再同步治疗中放置右心室导线

   d. 节段性分析可用于评价舒张功能障碍

4. 关于右心室功能：

   a. 冠状动脉搭桥术后，右心衰竭发生率 <1%

   b. 因为心室相互依赖，导致发生左心室功能障碍

   c. 使用逆行停搏液可很好地保护右心静脉

   d. 三尖瓣的 E/A 波比值是心室收缩功能障碍很好的标记

5. 非体外循环冠状动脉血运重建术中：

   a. 经胃切面是检测室壁运动异常的最佳切面

   b. 输注生理盐水有助于 TEE 切面检查

   c. OCTOPUS 研究（OPCABG 伴随较少的冠脉再灌注）可导致发生二尖瓣反流

   d. 二尖瓣反流是非体外循环冠状动脉手术的禁忌证

6. 使用 TEE 评价插管时：

   a. 存在下腔静脉瓣是逆行停搏液的禁忌证

   b. 右主支气管导致升主动脉视野不佳

   c. 在食管中段长轴 135° 切面中，通常会看到来自逆行停搏液插管的升主动脉夹层

   d. 双腔心切面是通过上、下腔静脉评估房间隔横面的最佳切面

7. 以下哪一项是正确的？

   a. 内窥镜下大隐静脉采集术期间应使用双腔心切面评价快速血流动力学的恶化

   b. 获得升主动脉短轴切面后，向左旋转 90° 可观察到锁骨下静脉

   c. 对于单一切口手术，主动脉狭窄是禁忌证

d. 降主动脉内的斑块情况通常比升主动脉内的斑块情况糟糕 1~2 级

8. 对于心室辅助装置的放置,以下哪一项不是需要介入的禁忌证:

　　a. 心室内血栓

　　b. 室间隔缺损

　　c. 主动脉瓣反流

　　d. 二尖瓣反流

9. 评估左心室辅助装置时:

　　a. 心室内向左偏移可降低右心室功能

　　b. 心室内向左偏移有助于左心室辅助装置的充盈

　　c. 基底段缩短分数 > 20% 是右心衰竭的预测因素

　　d. 卵圆孔未闭的评估应仅在插入过程早期进行

10. 对于放置了左心室辅助装置的患者:

　　a. 后负荷减小到左心室后负荷

　　b. 脉冲波检测到流入套管内的湍流可表明发生故障

　　c. 对于搏动型装置,主动脉瓣可能间歇性打开

　　d. 近端流速与远端流速相比增加,可表明瓣膜关闭不全

11. 以下哪一项是正确的?

　　a. 在左心室辅助装置中,增加前负荷可导致右心衰竭

　　b. 超声心动图可用于 V–V ECMO 的脱离

　　c. ECMO 插管的流入道应位于三尖瓣正上方

　　d. LVOT VTI <10 cm 支持脱离 V–A ECMO

12. 使用 TEE,冠状动脉血流:

　　a. 可使用脉冲波多普勒准确量化

　　b. 通常可以在房室沟中观察到

　　c. 可在 80% 的右冠状动脉口和 50% 的左冠状动脉口观察到

　　d. 使用 1 个切面不能在所有 3 条动脉的分布区域显示

13. 出现以下哪种情况时,可能会发生伴有心肌增厚的运动障碍?

　　a. 心室心外膜起搏

　　b. 电解质紊乱

　　c. 与旁路分离期间注入肾上腺素

　　d. 容积负荷减少

14. 术中发现小房间隔缺损或卵圆孔未闭:

　　a. 很少见

　　b. 使用脉冲波多普勒检查可最可靠地进行量化

　　c. 在经胃短轴切面使用彩色多普勒血流和生理盐水造影剂注射可最可靠地进行评价

　　d. 可影响心脏病患者的术后管理和结果

15. 如果在冠状动脉搭桥术期间意外发现中度主动脉瓣狭窄:

　　a. 在手术之前应唤醒患者并获取患者同意,同意进行联合手术

　　b. 冠状动脉搭桥术后进行的主动脉瓣置换比单一的联合手术死亡率更高

　　c. 狭窄的发展为每年 0.3 cm^2,且不得改变手术方法

　　d. 应插入主动脉内球囊泵,以协助搭桥后的冠状动脉灌注

16. 如果在冠状动脉搭桥术期间意外发现中度功能性二尖瓣反流:

　　a. 应通过使用正性强心剂增加收缩力,从而更可靠地量化反流严重程度

　　b. 应通过使用血管加压药增加前负荷和后负荷,从而更可靠地量化反流严重程度

　　c. 如果严重程度低于 3 级,则二尖瓣应保持不变

　　d. 缺血性乳头肌的血运重建通常会降低二尖瓣反流的严重程度

17. 术中观察节段性室壁运动异常期间:

　　a. 不运动区域是心肌梗死的结果,并反映不可存活的心肌

　　b. 低运动区域是心肌梗死的结果,并反映不可存活的心肌

c. 收缩期心室旋转和扭曲使量化复杂化

d. 大多数室壁运动异常都可以从冠状动脉血运重建术中获益

18. 冠状动脉搭桥术期间，急性右心室功能障碍：

a. 应尽量减少冠状静脉窦逆行灌注的停搏液

b. 由右冠状动脉解剖位置不好导致

c. 可能由右冠状动脉的气泡栓塞导致

d. 应使用心肌变形方法进行准确量化

19. 非体外循环冠状动脉搭桥术期间，给哪条冠状动脉评价节段性室壁运动异常最有

用？

a. 右冠状动脉

b. 回旋支冠状动脉

c. 左前降支冠状动脉

d. 上述所有答案均正确

20. 体外循环分离后，急性间隔运动减退：

a. 需要立即修改内乳动脉移植吻合术

b. 需要强心药支持，以提高射血分数

c. 可能由右心室起搏导致

d. 相对较常见，且可能在 15 分钟后自发解决

16 超声心动图在经皮主动脉瓣和二尖瓣夹合器植入术中的应用

Chirojit Mukherjee

引言

成人最常见的瓣膜疾病为主动脉瓣钙化。接受手术的患者的平均年龄已增长到 70 岁以上。很多患者到疾病的后期才出现症状。医学治疗的有症状的主动脉瓣狭窄患者在症状发生后的存活率很低（第 1 年为 25%，第 2 年为 50%），猝死的发生率接近 50%。Iung 等[1] 已经证明，30% 的八旬老人都因左心室射血分数低和相关并发症无法进行手术[2]。经导管主动脉瓣植入术（TAVI）对于患有严重的有症状的主动脉瓣狭窄的老年高危患者来说，是一种创新且不断发展的替代方案[3-4]。

人类第一次 TAVI 是在 2002 年进行的，通过顺行方法使用了球囊扩张心包支架[5]。之后的一系列试验证明，对于不能进行主动脉瓣置换术的有症状的主动脉瓣狭窄患者，TAVI 是一种可行且有效的选择[4,6-8]。

当前装置：瓣膜和输送系统

关于 TAVI 的非凡经验是 SAPIEN 瓣膜（Edwards Lifesciences, Inc., Irvine, CA）和 CoreValve 瓣膜（Medtronic, Inc., Minneapolis, MN）。这两种经皮瓣膜输送系统都具有避免使用体外循环（CPB）的优点。正在进行的试验继续探索经导管瓣膜系统的新选择，以改进植入机制、瓣膜和支架材料、瓣膜血流动力学，降低瓣周漏的发生率，并提供改进瓣叶释放后重新回收的机制。

SAPIEN 瓣膜是不锈钢支架上的球囊扩张系统。该系统中安装了三瓣牛心包瓣膜（图 16.1）。支架边缘采用了聚对苯二甲酸乙二醇酯材料，以减少瓣周漏。钴铬合金可以更好地附着在主动脉瓣环和主动脉壁上。SAPIEN 瓣膜在欧洲有 3 种尺寸（23 mm、26 mm 和 29 mm），在美国有 2 种尺寸（23 mm 和 26 mm）。目前，NovaFlex 输送系统采用 18 Fr 导鞘进行瓣膜部署。

CoreValve 瓣膜通过逆行方法插入，插入时经股动脉、锁骨下动脉或直接主动脉通路（图 16.2）。瓣膜由安装在镍钛诺支架上的猪心包组织组成。它由 3 个部分（下部、中部、上部）组成，有 3 种尺寸（26 mm、29 mm 和 31 mm）。下部对应瓣环区域，

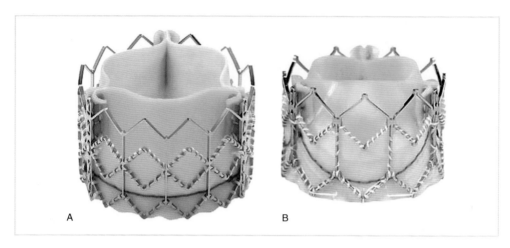

图 16.1 Edwards SAPIEN 瓣膜（Edwards Lifesciences, Inc., Irvine, CA）是一种低频谱瓣膜，有 3 种尺寸：23 mm、26 mm 和 29 mm，适用于 18 ~ 27 mm 的瓣环。这些瓣膜经过 Carpentier-Edwards ThermaFix 工艺预处理，被认为可以防止钙化并提高耐用性。A. Edwards SAPIEN 瓣膜。B. Edwards SAPIEN-XT 瓣膜（图片由 Edwards Lifesciences, Inc. 提供，Irvine，CA）

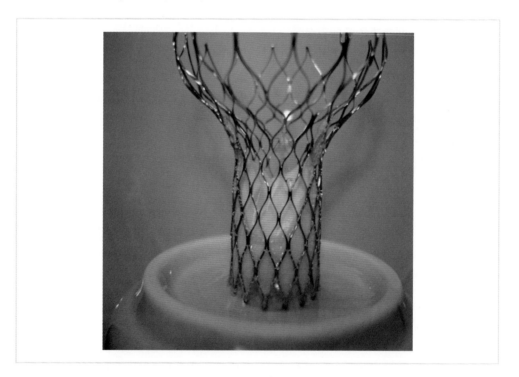

图 16.2 CoreValve 瓣膜（Medtronic, Inc., Minneapolis, MN）有 3 部分（下部、中部、上部）和 3 种尺寸（26 mm、29 mm 和 31 mm）。该瓣膜是部分可回收的（图片由 Medtronic, Inc. 提供，Minneapolis, MN）

并施加最大的径向力以防止装置移动；中部位于主动脉窦内，旨在减少瓣周漏的发生率；上部提高了固定到升主动脉的质量。随着设计的不断改进，输送系统的尺寸已经从最初的 25 Fr 导鞘减少到 18 Fr 导鞘，这可以减少血管并发症。瓣膜是部分可回收、可重新定位的，并且在植入期间不需要快速起搏。

最近，JenaValve 瓣膜（JenaValve Technology, Munich, Germany）和 Acurate 瓣膜（Symetis, Inc., Lausanne, Switzerland）获得了经心尖植入的 CE 批准[9]。

手术表现

经心尖主动脉瓣植入术

该方法通过左前胸切口穿过左心室心尖。插入救援通道（导丝和导鞘，用于紧急启动体外循环）后，在升主动脉中放置主动脉根部猪尾导管，以通过血管造影确定主动脉根部疾病、瓣和根部解剖结构，以及升主动脉尺寸。心尖采用细绳/褥线缝法准备，并放置了双极心外膜起搏线，以支持瓣膜植入期间的快速心室起搏（RVP）。建立心尖通道，放置导丝，随后与心尖导鞘和球囊瓣膜成形导管进行交换。通过 RVP（通常为 180~200 次/分）进行球囊主动脉瓣膜成形术，取出心尖导鞘，通过心尖通道引入瓣膜输送系统。通过 X 射线透视和 TEE 检查确认瓣膜位置正确后，第 2 次 RVP 可帮助瓣膜植入。然后利用 X 射线透视、多探测器计算机断层扫描（MDCT）或 TEE 实现最佳定位和瓣膜植入[10]。

经股主动脉瓣植入术

当髂血管解剖结构有利于插入输送系统时，可考虑经股动脉的方法。在瓣膜入经血管的对侧建立股动脉通道，可能需要多次渐进性扩张以容纳大的引导鞘管。然后使用缝合线将引导鞘管固定到位。在腹部主动脉中放入猪尾导管连续监测动脉，便于对髂股血管进行造影以了解解剖结构。起搏导线可通过内颈静脉或股静脉插入。插入导丝后，引入 14 Fr 导鞘。J 形导丝穿过天然主动脉瓣，然后使用 Amplatz Super Stiff（260 cm）导丝替换。使用 RVP 进行球囊瓣膜成形术。利用 X 射线透视引导，使输送系统（CoreValve 瓣膜为 RetroFlex）和卷曲瓣膜朝向天然瓣膜的瓣环。利用中心定位和同轴定位成功完成定位后，开始释放瓣膜。如果使用 Edwards SAPIEN 瓣膜，需要第 2 次 RVP。正确的定位是通过整根血管造影评价来实现的。成功植入瓣膜后，取出输送系统和导丝，修复股通道，并使用弹力绷带[11-12]。

经主动脉方法

在这种逆行通道中，通过第 2 或第 3 肋间的小切口或右胸腔切口植入瓣膜[13-14]。用该方法植入自扩张瓣膜和球囊扩张瓣膜。这种方法有助于外科医师的操作，进而更好地控制瓣膜输送系统。与经心尖通道相比，此法由于切口更小，能更好地控制术后疼痛。

TAVI 期间的超声心动图检查

TEE 是引导经导管主动脉瓣植入的重要工具[15-16]。考虑到造影期间需要使用碘化造影剂，存在急性肾损伤的风险，术中 TEE 可作为 TAVI 的主要引导工具[17-19]。

使用 TEE 引导 TAVI 过程的超声心动图检查者必须熟悉 TAVI 的释放过程和其中的细微差别。进行 TAVI 的患者通常是老年人，常有多种合并症（或基础疾病）。进行临床护理和 TEE 引导 TAVI 过程时，麻醉医师必须保持警惕。

TEE 可用于经股动脉和经心尖部署，但随着越来越多的经股手术使用局部麻醉结合清醒性镇静[20]，TEE 在这种情况下的作用可能会降低，尽管经鼻或心内 TEE 可在没有全身麻醉的情况下进行长时间监测[21]。在经心尖主动脉瓣植入期间，外科医师对心脏的直接观察有限，因此成像在整个过程中起着关键作用。在混合手术室中，外科医师可选择的成像医疗设备有 TEE、术中血管造影术和术中旋转 MDCT 设备等。术中 TEE 可对手术室中使用的其他成像模式进行补充。

TAVI TEE 部署指南实用方法

由于该过程涉及高危老年人群，需进行全面的初步检查。完成初步的全面检查后，重点转移到主动脉瓣，然后是主动脉根部，这与手术的顺序相对应。

第 1 步：测量瓣环

这是在开始 TAVI 之前非常重要的一步，因为测量错误可导致严重的并发症。测量瓣环时，超声心动图检查者应记住"过大"的概念。例如，对于 23 mm 的主动脉瓣环，将选择 25 mm 的瓣膜。采用这种方法是有合理理由的。因为这些瓣膜没有缝合，所以需要固定护套或锚定区域，以防止瓣膜移位。严重钙化和狭窄的天然瓣膜提供了理想的环境，有利于植入。但大体积且偏心的钙化增加了瓣周漏的风险。虽然标准多切面 TEE 可用于测量瓣环，但双切面模式下的实时三维 TEE 可同时提供瓣膜和瓣环的长轴和短轴切面，可提高测量的准确性。观察者从食管中段主动脉瓣长轴切面开始，将光标置于中间，以横切主动脉瓣。对于三维 TEE，双平面切面可用于生成正交平面中对应的短轴切面 – 食管中段主动脉瓣短轴切面（图 16.3）。食管中段主动脉瓣短轴切面应显示 3 个交界处及任何钙化小叶的基底部，这可进一步确保得到真实的短轴切面。在收缩期的长轴和短轴切面上测量主动脉瓣瓣环和主动脉根部。对于标准二维 TEE，瓣环通常从食管中段短轴切面测量，短轴切面通过将切面旋转到 40° ~50° 观察。为避免低估瓣环大小，应识别真正的瓣环，而不是常见的覆盖于其上的钙化部分，这一点很重要。在收缩期，测量（后缘到前缘）是在左心室流出道内的主动脉瓣瓣叶插入部位（铰接点）进行的。或者，也可使用商业软件，通过在食管中段主动脉

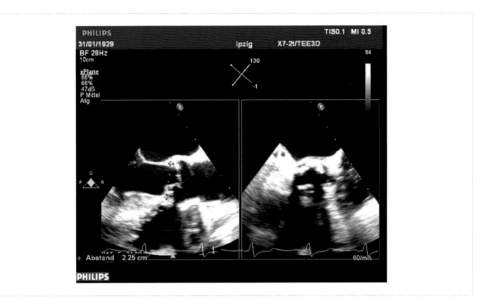

图 16.3 可使用双平面技术可靠测量瓣环。测量在左心室流出道内的主动脉瓣插入部位（铰接点），可从前缘到后缘进行

瓣长轴切面获得的完整三维容量数据进行测量。但是由于手术室内的时间限制，这种做法多出于研究目的。将来，自动化三维超声心动图处理的改善会支持瓣环解剖结构的快速提取。

第 2 步：放置导丝

我们建议使用食管中段主动脉瓣长轴切面放置导丝。对于经心尖 TAVI，调整该切面以聚焦在左心室心尖、二尖瓣、瓣下结构、主动脉瓣和瓣环、窦和窦管交界处，以及升主动脉近端部分。使用侧向和后屈控制器操作探头，通过识别左心室最长的长轴尺寸，形成完整的心尖图像。

经心尖 TAVI 期间可能发生的并发症如下。

（1）在穿刺之前，通过超声引导的心尖触诊，可避免非心尖穿刺。

（2）导丝被包围在二尖瓣二级腱索中。

（3）导丝不能与主动脉瓣对准并到达左心房，或因左心室肥大而难以对准。使用食管中段主动脉瓣长轴切面（图 16.4），可确定间隔肥厚的程度，并为避免"生理性"收缩期前移（SAM）做好准备[22]。尽管经股动脉放置导丝更简单，但 TEE 在经心尖 TAVI 中仍然能够提供帮助。

第 3 步：球囊瓣膜成形术阶段

放置导丝并与 Super Stiff 导丝交换后，给球囊加载并置于正确位置，支持瓣膜成形。双平面 TEE 成像是理想的选择，因为球囊需要放置在瓣膜中间，以实现钙化瓣膜

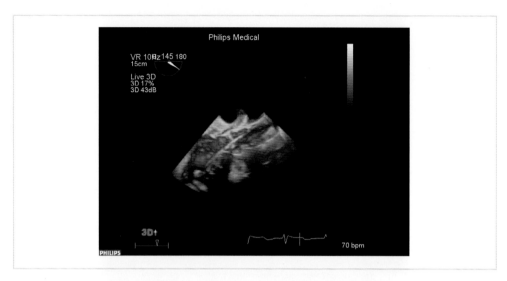

图 16.4 导丝的放置：插入导丝期间，需监测周围的结构，包括二尖瓣前叶、瓣下结构、二尖瓣二级腱索和间隔肥大。实时三维 TEE 模式下的食管中段主动脉瓣长轴切面有助于快速准确评估

的完全扩张。与正常钙化相比，可先处理偏心钙化以防止植入后瓣周漏。二维和实时三维 TEE 可很好地观察右冠状动脉口区域的钙化斑块（图 16.5）。瓣膜成形期间，球囊破裂或滑动使得有必要在瓣膜植入之前使用更大的球囊进行瓣膜成形术。球囊瓣膜成形术可能导致主动脉瓣反流，可能需要改变强心剂的管理。瓣膜成形术后的阶段应简短，以防止急性心室衰竭。瓣膜应在球囊放置后立即部署。如果经股动脉方法使用了全身麻醉，TEE 有助于放置引导瓣膜放置的猪尾导管。

第 4 步：瓣膜植入阶段

插入猪尾型导管和瓣膜后，瓣膜位置可通过 TEE 和血管造影确定。导丝的更换和猪尾型导管的插入可能导致空气突然进入心脏，应对此进行评价。植入 CoreValve 瓣膜时，TEE 应确认镍钛诺支架完全位于钙化的天然瓣环的边界内。CoreValve 瓣环框架长度更长，为 52 ~ 55 mm。但是，对于 >43 mm 的主动脉，由于存在植入后装置移位或迁移的风险，所以是植入的禁忌证。SAPIEN 瓣膜应位于瓣环中间。对于 XT 瓣膜，应有一半以上位于瓣环下方（图 16.1、16.6）。进行植入引导的超声心动图检查者需熟悉可植入瓣膜的结构及输送系统，以确保手术过程中可识别这些标记。

植入过程中，还需考虑二尖瓣的状态。猪尾型导管可阻塞、扭曲或刺穿二尖瓣前叶，导致严重反流，进而导致血流动力学快速恶化。TEE 引导在植入的 RVP 阶段非常有用（图 16.7）。

第 5 步：评估植入后的主动脉瓣

TAVI 后，需立即评价更换后的主动脉瓣。建议采用下列方法。

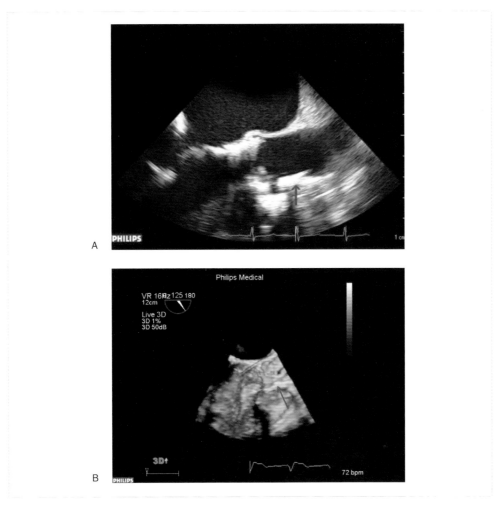

图 16.5　右冠状动脉口前出现钙化斑块。超声心动图检查者应警惕球囊主动脉瓣成形术后或新瓣膜植入后的新发节段性室壁运动异常。二维图像（A）和三维图像（B）中，箭头指示右冠状动脉口有钙化

1. 确认主动脉瓣的位置和功能正常

（1）观察食管中段主动脉瓣长轴切面和食管中段主动脉瓣短轴切面（最好结合使用双平面切面）以评估瓣膜植入情况（图 16.8），排除瓣周漏或瓣架内反流。如果出现瓣膜反流，可取出导丝再次评估。通常，在植入后的最初几分钟，瓣叶的位置会有所改善，瓣膜反流也会减少。

（2）经胃长轴切面和深部经胃切面用于测量植后压差并确定反流的严重程度（图 16.9）。由于瓣膜的性质，与常规手术主动脉瓣置换相比，术后压差相对较低（图 16.10）。如发生严重瓣周漏，可以考虑二次瓣膜成形术，或选择瓣膜内瓣膜植入（图 16.11）。同样地，可采用瓣膜内瓣膜植入来处理退化的异种移植物[23]。任何错位、反向定位或植入失败的瓣膜都可以通过 TEE 轻易诊断出来（图 16.12、16.13）。

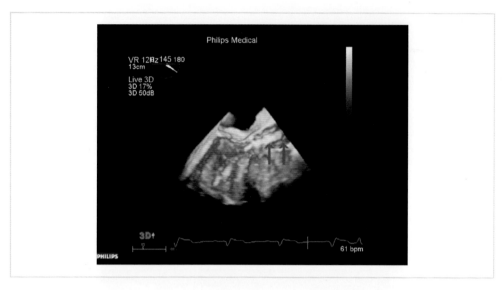

图 16.6 实时三维图像支持深度感知，而二维图像是不支持的。部署前卷曲的 SAPIEN 瓣膜在本图中有成像。图片左侧的箭头显示了瓣膜的远端，而右侧的箭头显示了输送系统的末端

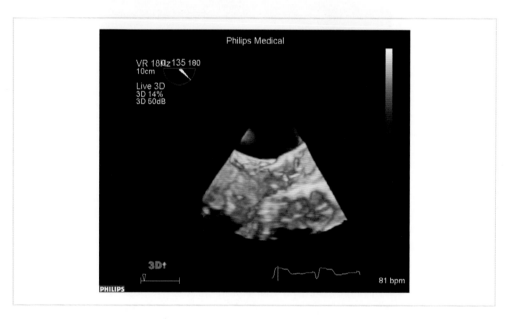

图 16.7 食管中段主动脉瓣长轴切面中显示良好对合的、正确放置的 SAPIEN 瓣膜

2. 排除主动脉夹层

应评估主动脉根部有无夹层，并评估有无此前已经存在的动脉粥样硬化斑块（图 16.14 ）。

3. 评估有无新的节段性室壁运动异常

经胃短轴切面可快速检测节段性室壁运动异常。如果有异常，则是提醒超声心动图检查者，可能存在 1 ~ 2 个冠状动脉口闭塞。最近的 EAE/ASE 专家共识文件[24]建

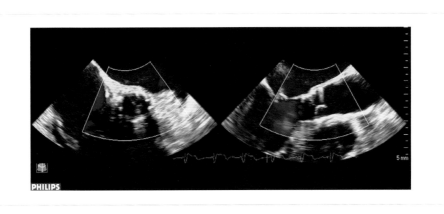

图 16.8 双平面切面。该切面上假体二尖瓣正确植入且无瓣周漏。双平面成像支持在短轴和长轴切面快速同时评估主动脉瓣

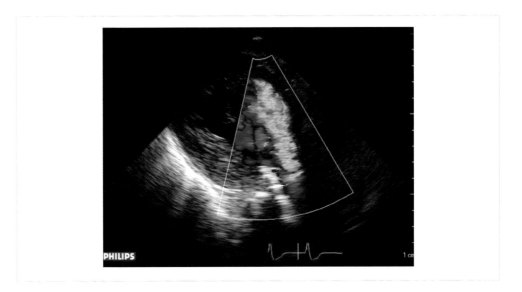

图 16.9 经瓣漏或瓣周漏可通过经胃长轴切面或深部经胃切面识别

议使用实时三维 TEE 和（或）MDCT 来观察瓣环 – 左冠状动脉口的距离。瓣环 – 左冠状动脉口距离的测量可使用多平面重建（MPR）模式下的冠状面进行。不幸的是，标准的二维成像不能采用这项技术，而实时三维 TEE 需实现 MPR 模式下的图像采集。使用左心室流出道和近端主动脉根部的食管中段短轴切面，二维 TEE 可用于检查瓣环 – 右冠状动脉口距离。

三维超声心动图的作用

目前，实时三维超声心动图适用于使用双平面法测量瓣环大小，并检测植入后瓣周漏的严重程度[15, 25]。使用商业软件（QLAB 软件，荷兰飞利浦），利用 MPR 技术可

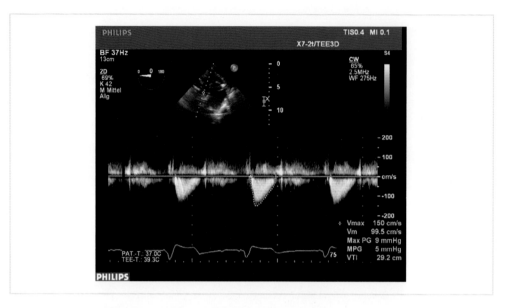

图 16.10　由于经导管瓣膜无支架的特点，瓣膜植入后压差通常较低

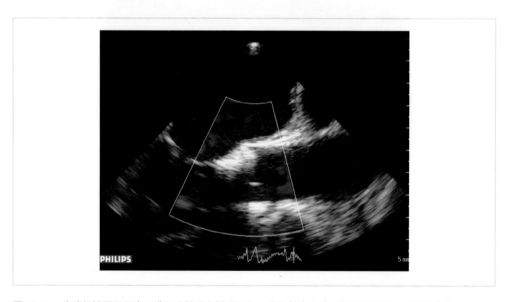

图 16.11　为降低瓣周漏程度而进行的瓣膜内瓣膜植入。使用超声心动图很难识别第 2 个瓣膜的存在

进一步提高瓣环测量的准确度。二维或实时三维图像检查时，可使用"缩放"模式重点检查特定的病变。

局限性

　　TEE 探头可能需要在透视期间取出，且需要频繁调整探头。尽管出现新的节段性室壁运动异常可提醒多学科团队可能存在冠状动脉阻塞，但 TEE 不能明确诊断 TAVI 期间的冠状动脉阻塞。

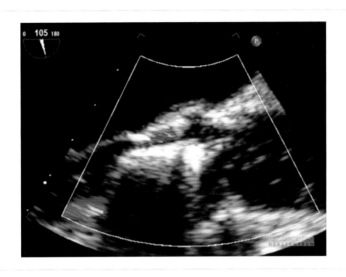

图 16.12 因瓣膜位置错误而导致的瓣周漏。严重钙化的瓣环妨碍了完整的球囊瓣膜成形术和瓣膜的正确定位，导致发生瓣周漏

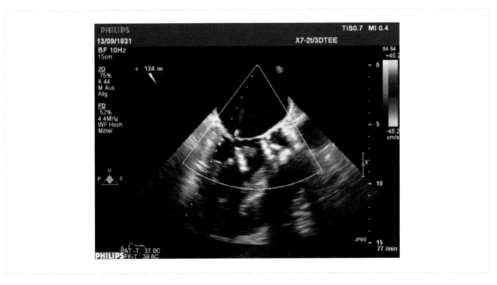

图 16.13 植入后的瓣膜移位。回顾性分析表明天然瓣环的钙化不充分且不对称。而钙化区作为瓣膜部署的"着陆区"或锚定鞘。有二叶主动脉瓣患者装置迁移的危险也是由类似的机制所致

TAVI 的总结

TAVI 是一种显像技术引导下由多学科团队协作完成的手术。为了获得更好的结果，混合手术室中所有相关人员都应了解 TAVI，并熟悉手术的步骤。术中沟通是手术成功的必要条件。目前可用的成像设备包括 TEE、透视和 MDCT 设备。TEE 不仅在插入和部署过程中很有用，而且也是评价与手术相关并发症的重要手段。

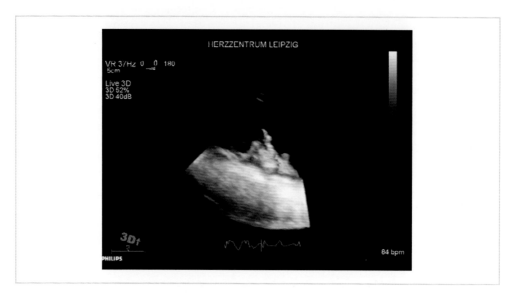

图 16.14 降主动脉粥样硬化的存在可能使手术方法从经股动脉变为经心尖

超声心动图在二尖瓣夹合器植入术中的应用

经皮二尖瓣修复已发展为一种新技术，用于治疗功能性和退行性二尖瓣反流患者[26]。二尖瓣夹合器植入术可提高心功能分级、生活质量评分和改善左心室大小[27]。但是，与二尖瓣夹合器植入术相比，手术修复能更有效地降低二尖瓣反流程度。1 年的随访结果表明，两组人群的左心室舒张末期容量都减少了。

这种微创的非体外循环修复适用于二尖瓣反流相关脱垂患者和缺血性二尖瓣反流患者。其方法是使瓣叶相对并用夹子夹合，实现边缘到边缘的修复。

基于二尖瓣夹合器植入术的导管系统（Abbott Vascular）包括：①安装在稳定器上的可操纵导向导管；②夹合器输送系统；③与导管远端连接的二尖瓣夹合器装置（植入体）。

二尖瓣夹合器装置有一个夹子和一个 4 mm 宽的含钴或铬的植入体。该装置可通过夹合器输送系统操纵（图 16.15）。

纳入标准

中度至重度的二尖瓣反流、左心室功能受损、中心起源的射流及对合长度可使用二尖瓣夹合器"捕获"瓣叶的患者，适合二尖瓣夹合器植入术。

排除标准

伴有活动受限的二尖瓣反流、过度脱垂并伴有对合缺陷 >10 mm（也称为连枷间

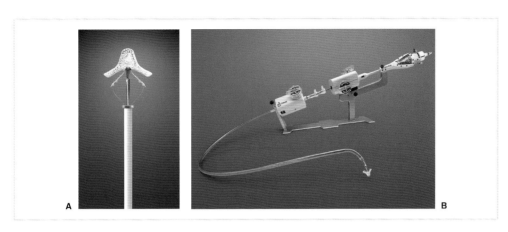

图 16.15 二尖瓣夹合器输送系统。A. 二尖瓣夹合器。B. 输送系统（图片由 Abbott Vascular 提供，USA）

隙）、连枷宽度为 15 mm 和（或）扩张的心室收缩期内径 > 55 mm 的患者，目前不适合二尖瓣夹合器植入术。

手术流程

二尖瓣夹合器的使用涉及下述步骤。

1. 房间隔的穿刺

从股静脉向左心房推进 24 Fr 的导管系统。通过使用双平面 TEE 成像可以很好地观察穿刺位置，这允许同时观察食管中段主动脉瓣短轴切面和食管中段双腔心切面（图 16.16）。在食管中段双腔心切面评价装置上下位置，在食管中段主动脉瓣短轴切

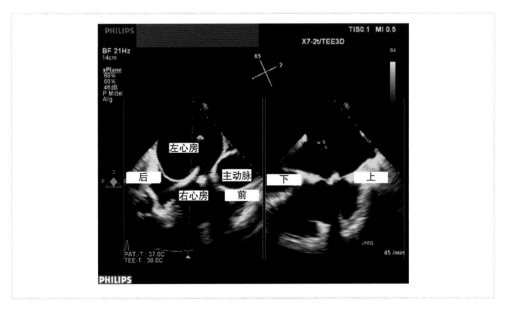

图 16.16 双平面定位。显示了用于房内间隔穿刺部位评价的 90° 食管中段主动脉瓣短轴切面和食管中段双腔心切面

面评价装置相对前主动脉的前后位置。90° 的双平面成像可帮助超声心动图检查者确定装置相对于卵圆窝和主动脉的穿刺位置。

在房间隔凹陷或隆起的位置，食管中段四腔心切面用于左心房内测量，然后进行房间隔的穿刺（图 16.17）。左心房直径 < 4 cm 会妨碍房间隔导管和二尖瓣环之间输送系统的操作。另外，房间隔的穿刺部位到二尖瓣环的距离 >4.5 cm 会导致输送系统连接二尖瓣瓣叶的长度不足。在脱垂明显或双瓣叶脱垂的情况下，优选房间隔内上部进行穿刺，以使输送系统有更大的活动空间。将导丝预防性地放置在左上肺静脉中，可防止左心房壁和周围结构发生医源性损伤。

2. 装置方向和导管的定位

穿刺房间隔后，在左心房内可观察到导管尖部（图 16.18A），夹合器向二尖瓣的

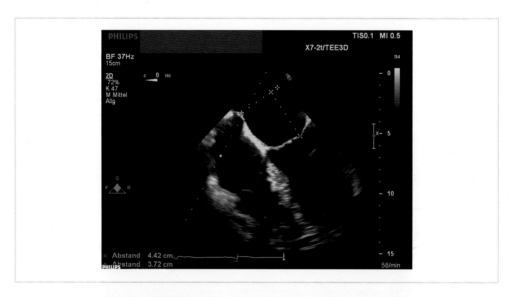

图 16.17　在食管中段四腔心切面进行的测量，用于评价装置操作的难度

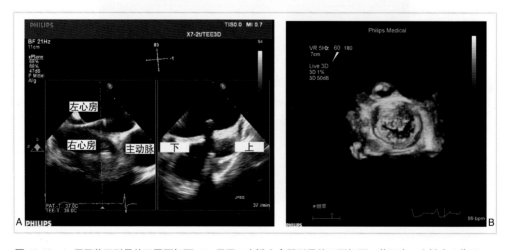

图 16.18　A. 用于装置引导的双平面切面。B. 用于二尖瓣夹合器引导的正面切面。装置在二尖瓣中心位置

A2 和 P2 区域推进。使用正面切面的实时三维 TEE 可更好地引导定向，引导输送系统（图 16.18B）。定位导管期间及部署夹合器之前，使用 TEE 可很好地观察脱垂节段，以进行评估。使用常规二维 TEE 进行综合定向虽然是有可能的，但实际上很难。实时三维 TEE 是很好的支持性辅助成像工具。

3. 夹合器的植入

当二尖瓣夹合器位于二尖瓣瓣叶的中间部分并垂直对准二尖瓣瓣叶对合点时，进行夹合器的植入（图 16.19）。使用食管中段短轴切面通过二维 TEE 观察瓣叶的"捕获"，因为这有助于同时观察 A2 和 P2 段（图 16.20）。也可以利用双平面切面，三维 TEE 引导对于前段和后段的成像非常有用（图 16.21）。双平面切面允许整个二尖瓣后叶（P1 ~ P3）和前叶的 A2 段同时成像。

4. 介入后的评估

使用二维 TEE 进行二尖瓣评估时，应使用所有标准切面，以进行详细评估。为了排除狭窄口压差，夹合器植入后应进行频谱多普勒检查。压差 >5 mmHg 意味着二尖瓣狭窄，应避免使用第 2 个夹合器。然后利用二维 TEE 或实时三维 TEE 彩色多普勒评估残余二尖瓣反流。植入夹合器后，二尖瓣瓣叶出现的双孔可通过正面切面很好地观察（图 16.22）。利用三维 TEE 彩色多普勒辅助二维 TEE 彩色多普勒定位残余反流部位。如果仍然存在明显反流，可植入第 2 个夹合器。三维平面测量可估算边缘到边缘修复后二尖瓣孔的面积（图 16.23）。

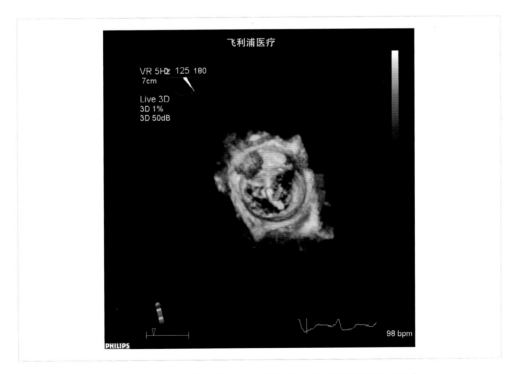

图 16.19 二尖瓣夹合器的植入。夹合器置于二尖瓣中间位置，与二尖瓣瓣叶对合处对准

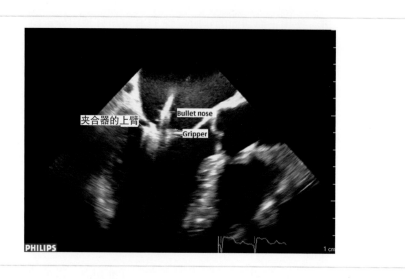

图 16.20 释放夹合器之前的二尖瓣前叶和后叶的图像

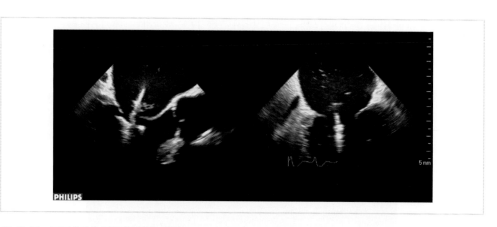

图 16.21 显示前叶和后叶的双平面成像

　　术中并发症包括不能 "捕捉" 瓣叶。成功的瓣叶对合可在经胃短轴切面和长轴切面进行评价（图 16.24）。损伤周围结构可导致心包填塞。术后左向右分流有时可视为房间隔穿刺的并发症。根据分流强度不同，可考虑使用经皮封堵装置封堵。左心耳内陷后也可能出现肺静脉穿孔和延迟血栓形成等罕见并发症。

　　二尖瓣夹合器植入术的结论：经皮二尖瓣夹合器植入术的结果是令人满意的。实时三维 TEE、常规二维 TEE 和透视是夹合器植入时常用的成像方式。随着这些装置的进一步发展和小型化，经皮主动脉瓣和二尖瓣夹合器植入术可能会越来越受欢迎。全面的超声心动图知识对于手术的操作和成功的预后是必不可少的。

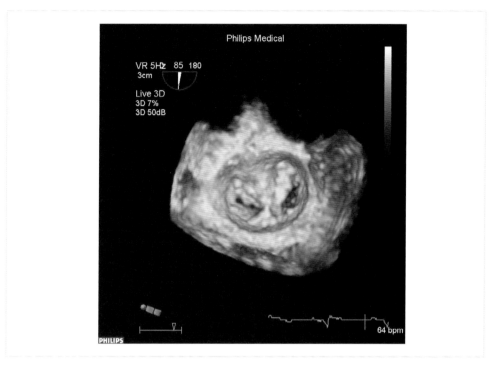

图 16.22 二尖瓣正面切面所示的"缘对缘"修复

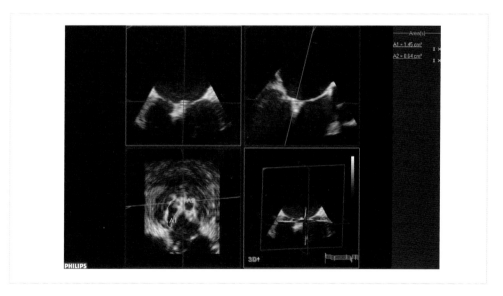

图 16.23 进行平面测量以确定二尖瓣面积

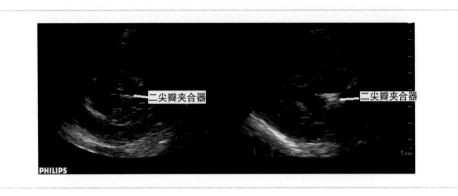

图 16.24 显示瓣叶对合的经胃短轴切面

参考文献

1. Iung B, Cachier A, Baron G, et al. Decision-making in elderly patients with severe aortic stenosis: Why are so many denied surgery? *Eur Heart J*, 2005;26:2714–2720.

2. Gardin JM, Kaplan KJ, Meyers SN, et al. Aortic stenosis: Can severity be reliably estimated noninvasively? *Chest*, 1980;77:130–131.

3. Walther T, Simon P, Dewey T, et al. Transapical minimally invasive aortic valve implantation: Multicenter experience. *Circulation*, 2007;116:I240–I245.

4. Tamburino C, Capodanno D, Ramondo A, et al. Incidence and predictors of early and late mortality after transcatheter aortic valve implantation in 663 patients with severe aortic stenosis. *Circulation*, 2011;123:299–308.

5. Cribier A, Eltchaninoff H, Tron C, et al. Early experience with percutaneous transcatheter implantation of heart valve prosthesis for the treatment of end-stage inoperable patients with calcific aortic stenosis. *J Am Coll Cardiol*, 2004;43:698–703.

6. Avanzas P, Munoz-Garcia AJ, Segura J, et al. Percutaneous implantation of the CoreValve self-expanding aortic valve prosthesis in patients with severe aortic stenosis: Early experience in Spain. *Rev Esp Cardiol*, 2010;63:141–148.

7. Godino C, Maisano F, Montorfano M, et al. Outcomes after transcatheter aortic valve implantation with both Edwards-SAPIEN and CoreValve devices in a single center: The Milan experience. *JACC Cardiovasc Interv*, 2010;3:1110–1121.

8. Leon MB, Smith CR, Mack M, et al. Transcatheter aortic-valve implantation for aortic stenosis in patients who cannot undergo surgery. *N Engl J Med*, 2010;363:1597–1607.

9. Chiam PT, Ruiz CE. Percutaneous transcatheter aortic valve implantation: Evolution of the technology. *Am Heart J*, 2009;157:229–242.

10. Walther T, Mollmann H, Van LA, et al. Transcatheter aortic valve implantation transapical: Step by step. *Semin Thorac Cardiovasc Surg*. 2011;23:55–61.

11. Piazza N, Grube E, Gerckens U, et al. Procedural and 30-day outcomes following transcatheter aortic valve implantation using the third generation (18 Fr) corevalve revalving system: Results from the multicentre, expanded evaluation registry 1-year following CE mark approval. *EuroIntervention*, 2008;4:242–249.

12. Buellesfeld L, Gerckens U, Schuler G, et al. 2-year follow-up of patients undergoing transcatheter aortic valve implantation using a self-expanding valve prosthesis. *J Am Coll Cardiol*, 2011;57:1650–1657.

13. Etienne PY, Papadatos S, El KE, et al. Transaortic transcatheter aortic valve implantation with the Edwards SAPIEN valve: Feasibility, technical considerations, and clinical advantages. *Ann Thorac Surg*, 2011;92:746–748.

14. Bapat V, Khawaja MZ, Attia R, et al. Transaortic transcatheter aortic valve implantation using Edwards Sapien valve: A novel approach. *Catheter Cardiovasc Interv*, 2012;79(5):733–740.

15. Goncalves A, Marcos-Alberca P, Zamorano JL. Echocardiography: Guidance during valve implantation. *EuroIntervention*, 2010;6 suppl G:G14–G19.

16. Marcos-Alberca P, Zamorano JL, Sanchez T, et al. Intraoperative monitoring with transesophageal real-time three-dimensional echocardiography during transapical prosthetic aortic valve implantation. *Rev Esp Cardiol*, 2010;63:352–356.

17. Strauch JT, Scherner MP, Haldenwang PL, et al. Minimally invasive transapical aortic valve implantation and the risk of acute kidney injury. *Ann Thorac Surg*, 2010;89:465–470.

18. Van LA, Kempfert J, Rastan AJ, et al. Risk of acute kidney injury after minimally invasive transapical aortic valve implantation in 270 patients. *Eur J Cardiothorac Surg*, 2011;39:835–842.

19. Bagur R, Rodes-Cabau J, Doyle D, et al. Usefulness of TEE as the primary imaging technique to guide transcatheter transapical aortic valve implantation. *JACC Cardiovasc Imaging*, 2011;4:115–124.

20. Fassl J, Seeberger MD, Augoustides JG. Transcatheter aortic valve implantation: Is general anesthesia superior to conscious sedation? *J Cardiothorac Vasc Anesth*, 2011;25:576–577.
21. Bartel T, Bonaros N, Muller L, et al. Intracardiac echocardiography: A new guiding tool for transcatheter aortic valve replacement. *J Am Soc Echocardiogr*, 2011;24:966–975.
22. Suh WM, Witzke CF, Palacios IF. Suicide left ventricle following transcatheter aortic valve implantation. *Catheter Cardiovasc Interv*, 2010;76:616–620.
23. Kempfert J, Van LA, Linke A, et al. Transapical off-pump valve-in-valve implantation in patients with degenerated aortic xenografts. *Ann Thorac Surg*, 2010;89:1934–1941.
24. Zamorano JL, Badano LP, Bruce C, et al. EAE/ASE recommendations for the use of echocardiography in new transcatheter interventions for valvular heart disease. *Eur J Echocardiogr*, 2011;12:557–584.
25. Goncalves A, Almeria C, Marcos-Alberca P, et al. Three-dimensional echocardiography in paravalvular aortic regurgitation assessment after transcatheter aortic valve implantation. *J Am Soc Echocardiogr*, 2012;25:47–55.
26. Rogers JH, Franzen O. Percutaneous edge-to-edge MitraClip therapy in the management of mitral regurgitation. *Eur Heart J*, 2011;32:2350–2357.
27. Feldman T, Foster E, Glower DD, et al. Percutaneous repair or surgery for mitral regurgitation. *N Engl J Med*, 2011;364:1395–1406.

自测题

1. 目前，经导管瓣膜的输送系统是：

   a. 配 33 Fr 导鞘的 Ascendra 输送系统

   b. 配 34 Fr 导鞘的 Ascendra 输送系统

   c. 配 18 Fr 导鞘的 NovaFlex 输送系统

   d. 配 17 Fr 导鞘的 NovaFlex 输送系统

2. 主动脉瓣置换术对照试验中，队列 B 表明：

   a. 需要药物治疗的不可手术患者结果更好

   b. AVR 结果更好

   c. 与 AVR 相比，经心尖 AVR 具有有益的效果

   d. 与保守治疗相比，经股动脉 AVR 的益处大于风险

3. 目前，实时三维超声心动图在 TAVI 中的作用是：

   a. 检测瓣周漏的严重程度

   b. 正确放置瓣膜

   c. 正确放置导丝

   d. 协助球囊瓣膜成形术

4. 瓣膜部署后进行瓣膜评估的最佳切面是：

   a. 食管中段主动脉瓣长轴切面

   b. 经胃主动脉瓣长轴切面

   c. 显示食管中段主动脉瓣短轴切面和食管中段长轴切面的双平面

   d. 深部经胃切面

5. SAPIEN 瓣膜（Edwards Lifesciences, Inc., Irvine, CA）有 3 种尺寸：

   a. 23 mm、25 mm 和 27 mm

   b. 21 mm、23 mm 和 25 mm

   c. 23 mm、25 mm 和 27 mm

   d. 23 mm、26 mm 和 29 mm

6. CoreValve 瓣膜（Medtronic, Inc., Minneapolis, MN）有 3 种尺寸：

   a. 26 mm、29 mm 和 31 mm

   b. 26 mm、28 mm 和 30 mm

   c. 25 mm、27 mm 和 29 mm

   d. 23 mm、26 mm 和 29 mm

7. CoreValve 瓣膜（Medtronic, Inc., Minneapolis, MN）可用于通过下列方法进行的瓣膜植入：

   a. 前向和逆行方法

   b. 仅逆行方法

   c. 仅前向方法

   d. 以上陈述均不正确

8. SAPIEN 瓣膜（Edwards Lifesciences, Inc., Irvine, CA）可用于通过下列方法进行的瓣膜植入：

   a. 仅前向方法

   b. 仅逆行方法

   c. 前向和逆行方法

   d. 以上陈述均不正确

9. 主动脉瓣置换术对照试验中，队列 A 表明：

a. AVR 优于 TAVI

b. TAVI 对于可进行手术的高风险患者是一种可接受的替代方案

c. TAVI 对于可进行外科手术的患者不可行

d. 已证明 TAVI 比 AVR 好很多

10. 2013 年，TAVI 的适应证包括：

a. 任何老年高风险患者

b. 符合标准的 80 岁以上高风险患者

c. 符合标准的 40 岁以上高风险患者

d. 心脏手术风险高的年轻患者

11. 以下哪种方法是检测瓣膜植入期间冠状动脉口术中闭塞的最佳方法？

a. 二维超声心动图

b. 透视成像

c. 实时三维超声心动图

d. 术中多层螺旋计算机断层扫描

12. 对于瓣膜植入前瓣环的测量，以下哪两者具有最佳相关性？

a. 三维超声心动图和二维超声心动图

b. 三维超声心动图和荧光透视

c. 三维超声心动图和计算机断层扫描

d. 二维超声心动图和荧光透视

13. 如果植入瓣膜后主动脉瓣反流持续存在，则可尝试下列方法来降低主动脉瓣反流的程度：

a. 部署第 2 个瓣膜

b. 手术 AVR

c. 球囊瓣膜成形术，然后进行瓣膜内瓣膜手术

d. 部署后，没有方法可降低反流程度

14. 与 AVR 相比，TAVI：

a. 术后压差更高

b. 术后压差更低

c. 压差相似

d. 机械瓣膜压差相似

15. 天然瓣膜不对称钙化可能导致：

a. 装置迁移

b. 瓣周漏

c. 经瓣漏

d. 以上所有陈述均正确

16. 目前 TAVI 的适应证不包括：

a. 年龄 >80 岁

b. 60 岁以上有症状的主动脉瓣狭窄的患者

c. 有症状的主动脉瓣狭窄并发症风险高的老年患者

d. 不能进行手术的主动脉瓣狭窄的老年患者

17. TAVI 期间的并发症包括：

a. 主动脉夹层和冠状动脉闭塞

b. 主动脉瓣瓣环破裂和心包填塞

c. 左心室心尖破裂

d. 以上所有陈述均正确

18. 瓣膜和输送系统的不断改进旨在实现：

a. 输送系统的小型化

b. 可重新定位和回收的瓣膜

c. 降低瓣周漏

d. 以上所有陈述均正确

19. TAVI 后，TEE 发现节段性室壁运动异常可能是继发于：

a. 主动脉夹层

b. 瓣膜迁移

c. 冠状动脉闭塞

d. 患者假体不匹配

20. 利用食管中段主动脉瓣长轴切面植入带有镍钛诺支架的 CoreValve 期间，瓣膜应置于：

a. 瓣环上方，延伸进入心室

b. 瓣环下方，钙化瓣环内

c. 超过瓣环和左心室流出道中间部分

d. 以上陈述均不正确

17 胸主动脉经食管超声心动图

Roman M. Sniecinski

　　尽管胸主动脉结构简单，但该结构是常规围手术期经食管超声心动图检查的重要组成部分。动脉粥样硬化、动脉瘤和主动脉夹层等的病变可以很容易地在手术室诊断和检查。同样，TEE 可以在实际手术过程中帮助引导导管、支架和主动脉内球囊泵的插入。术中超声心动图检查者必须牢牢掌握这一重要血管的解剖结构和可能的异常。

解剖结构和 TEE 成像

　　主动脉的基本结构类似于倒置的字母"J"，尽管有轻微扭曲（图 17.1）。主动脉瓣

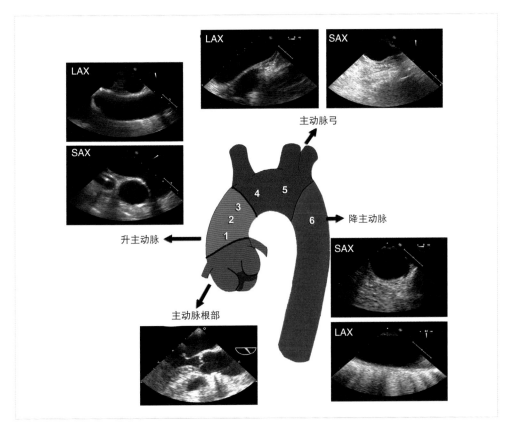

图 17.1　主动脉的基本解剖结构和 TEE 切面。胸主动脉很像一个轻微扭曲的字母"J"，通常被分成 6 个区域。LAX—长轴，SAX—短轴

环、瓣叶和主动脉窦构成胸主动脉的起点，统称为主动脉根部。升主动脉是管状部分的起点，起自窦管交界处（STJ），向头侧行进，并延伸至无名动脉（也称头臂干）的起点。主动脉弓起始于无名动脉的起点，并水平移动到左锁骨下动脉的起点。降主动脉起始于锁骨下动脉开口（主动脉峡部），其远端穿过横膈膜（延续成腹主动脉）。

　　检查胸主动脉时，应记住其整体形状。降主动脉的垂直特性解释了为什么该部分的短轴（SAX）切面通常以大约 0° 的全平面角度获得，而主动脉弓的水平短轴切面以 90° 平面获得。长轴（LAX）切面正好相反，降主动脉和主动脉弓分别在 90° 和 0° 平面获取[1]。还应记住，食管和主动脉从腹部进入胸腔时，它们的关系会发生变化（图 17.2）。在横膈膜水平，主动脉走行于食管后面；而在主动脉弓水平，主动脉走行于食

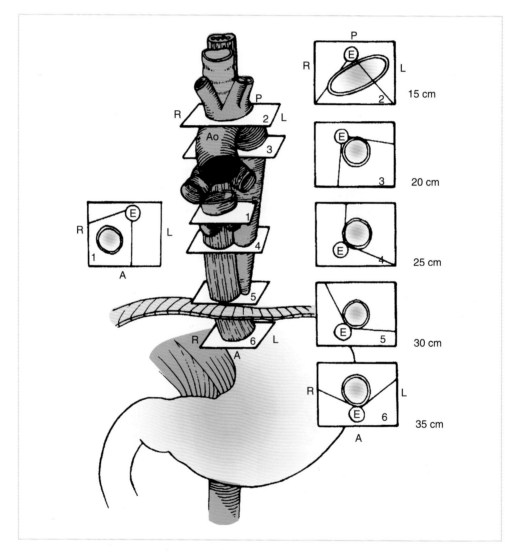

图 17.2　胸部食管不同水平处的食管与主动脉之间的关系。1~6 指胸主动脉的 6 个区域；A—主动脉；E—食管；R—右；L—左；Ao—升主动脉；P—横截面。（经许可引自 Estafanous FG, Barash PG, Reves JG et al. *Cardiac anesthesia principles and clinical practice*, 2nd ed. Philadelphia: Lippincott Williams & Wilkins, 2001:785.）

管前面。由于这种方向的变化，超声心动图检查者检查降主动脉时很难确定前后左右。

针对手术和超声心动图检查，胸主动脉可分为 6 个区域[2]。前 3 个区域位于升主动脉内，区域 1 最靠近主动脉根部，区域 2 是冠状动脉桥血管近端吻合的典型部位，区域 3 是体外循环（CPB）主动脉阻断的位置。主动脉弓分为两半，形成区域 4 和 5。主动脉插管通常置于区域 3 远端到区域 4 近端区域范围内。降主动脉由区域 6 构成。由于气管和左主支气管的相互位置关系，TEE 不能可靠地成像区域 3 和 4，这也是进行主动脉外扫描的原因[3]（图 17.1）。

由于长度很长，胸主动脉可在很多标准成像平面观察到。但是，建议对其进行系统性检查，以确保观察了所有段。一种常见的方法是在获得左心室的经胃切面后开始检查，并向左转动探头，直到在 0° 平面短轴切面中看到降主动脉。从这里开始，深度通常设置为 6~8 cm，探头沿主动脉撤回，直到短轴切面中降主动脉的圆形切面变成短轴切面中主动脉弓的管状切面。然后将全平面角度调整到约 90°，以获取弓的短轴切面，在短轴切面探头继续沿降主动脉前进，向下到达横膈膜水平。可利用彩色多普勒血流重复这一过程，以帮助观察降主动脉夹层或缩窄。

在 110°~140° 的典型全平面角度获取主动脉瓣的经食管短轴切面，然后缓慢撤回探头以获取升主动脉的成像，从而观察升主动脉。利用右肺动脉作为成像窗口，通常可以看到区域 2。然后将全平面角度调整到约 90° 以获取升主动脉短轴切面，在短轴切面继续沿主动脉根部向下前进，到达主动脉瓣。图 17.1 提供了用于扫描胸主动脉的切面。虽然获取这些切面的顺序并不重要，但所有切面都需完整检查。

急性主动脉综合征

急性主动脉综合征是一系列危及生命的疾病，包括急性主动脉夹层、壁内血肿（IMH）和穿透性动脉粥样硬化性溃疡（PAU）。这些疾病中，急性升主动脉夹层可能是研究的最多的，死亡率为每小时 1%~2%[4]。及时诊断很重要，以便进行适当的手术介入。

急性主动脉夹层

急性主动脉夹层从主动脉内膜层断裂开始。撕裂使血液进入内膜，并将内膜与中膜或外膜分离，形成一个组织瓣，将真正的主动脉腔与假腔分离（图 17.3）。观察这个组织瓣可做出诊断。在过去，主动脉造影被认为是诊断主动脉夹层的"金标准"，但由于其介入性和比其他方式更低的敏感性，如今已很少用作一线检测。最近对国际急性主动脉夹层登记（IRAD）数据库的调查显示，自 2000 年以来，68% 的病例使用造影剂增强 CT 作为第一诊断检测手段，28% 的初始诊断都采用 TEE。即使手术介入是基于 CT 发现开始的，术中 TEE 仍然在确诊和指导手术修复等方面发挥着重要作用。表 17.1 总结了术中 TEE 在急性升主动脉夹层中的作用[5]。

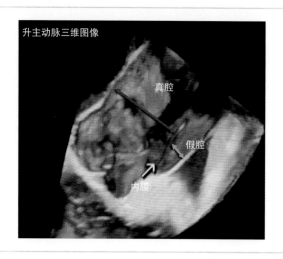

图 17.3　急性主动脉夹层。一旦主动脉内膜层出现撕裂，血液就会进入，将内膜与中膜或外膜分离。这产生了两个腔，即自然腔 / 真腔（紫色箭头），以及由于分离而产生的空间，即"假"腔（绿色箭头）

表 17.1　术中 TEE 在急性升主动脉夹层中的作用	
①确诊	• 在两个单独的成像平面上观察内膜片 • 确定内膜片近端范围
②确定破口位置	• 利用彩色多普勒血流观察从真腔到假腔的血流 • 可能有多处撕裂
③确定冠状动脉受累情况	• 观察延伸进入主动脉根部和冠状动脉口的内膜片 • 观察节段性室壁运动异常 • 评价心室功能
④评价主动脉瓣	• 评价主动脉反流严重程度 • 确定主动脉瓣是否可修复
⑤检查有无积液	• 心包积液和胸腔积液较常见
⑥排除其他心脏病变	• 由于手术的紧迫性，术前准备通常很少，因此，完整的检查必不可少

　　主动脉夹层通常采用 Stanford（A 型或 B 型）或 DeBakey（Ⅰ型、Ⅱ型或Ⅲ型）系统分类（图 17.4）。急性升主动脉夹层（即 Stanford A 型或 DeBakey Ⅰ型和Ⅱ型）被视为外科急症，因为其 14 天的死亡率约为 50%[6]。降主动脉夹层（即 Stanford B 型或 DeBakey Ⅲ型）致命性较低，通常不需要紧急手术，除非发生缺血性并发症，如肾或内脏灌注不良。

　　正如前文所述，TEE 中急性主动脉夹层的标志是观察到内膜片。确定内膜片的近端范围很重要，因为这通常决定了是否需要急诊手术治疗。对于急性升主动脉夹层，大多数患者不需要进行血管造影。确定近端范围是否累及冠状动脉是很有必要的。夹

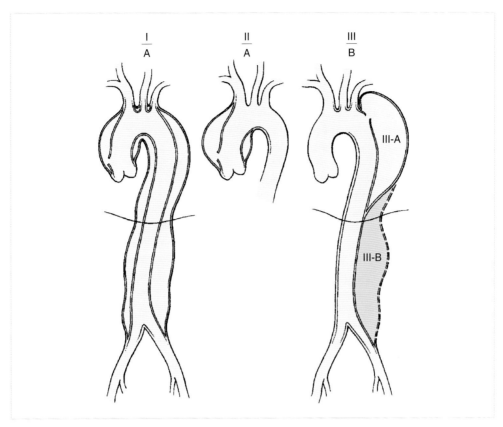

图 17.4 胸主动脉夹层 Stanford（A 型和 B 型）和 DeBakey（Ⅰ 型、Ⅱ 型和 Ⅲ 型）分类系统（经允许引自 Crawford ES, Crawford JL. *Diseases of the aorta.* Baltimore: Williams & Wilkins, 1984:174.）

层皮瓣的形状很不规则且移动性很强。在两个单独的成像平面中（图 17.5）观察对于区分伪像和真正的夹层皮瓣很重要。一个容易混淆的因素是有肺动脉导管，它可以产生模仿主动脉夹层皮瓣的伪像（图 17.6）。当不确定时，可以将导管拉回并观察内膜瓣是否保留。线性伪像的其他来源包括主动脉瓣或根部的钙化以及升主动脉的动脉粥样硬化[7]。它们通常与真正的夹层有所区别，因为它们缺乏快速、振荡的运动，倾向于跨越已知的解剖边界，并且它们的解剖边界模糊不清。

一旦观察到夹层皮瓣，确定内膜层的断裂处（即撕裂处或破口处）非常有用。因为外科手术治疗的主要目的之一是切除这个区域。彩色多普勒血流经常用于显示从真腔流入假腔的湍流射流（图 17.7）。通常可从假腔将真腔区别出来，因为真腔在收缩期会扩张。此外，假腔通常更大，并且经常有浓密的血流云雾影或血栓，特别是在降主动脉中[8]。

壁内血肿

虽然典型急性主动脉夹层的起始事件是主动脉内膜层断裂，但 IMH 的根本原因被认为是中膜层血管破裂[9]。血液积聚导致中膜层增厚，可能会发展成内膜层断裂，随

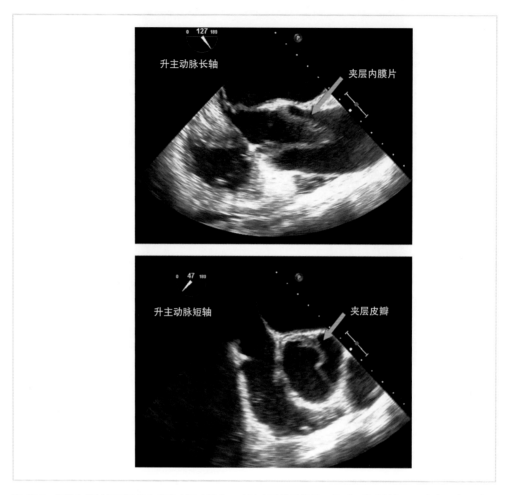

图 17.5 短轴和长轴切面的升主动脉夹层内膜片。夹层皮瓣的形状很不规则且移动性很强。应在两个单独的成像平面观察夹层皮瓣，以尽量降低产生皮瓣伪像的可能性

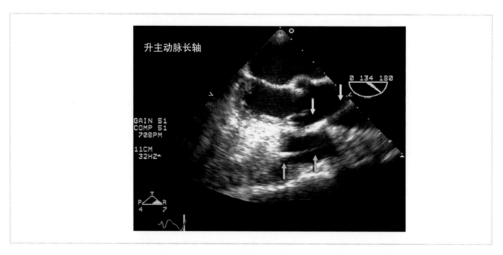

图 17.6 模拟主动脉夹层内膜片的肺动脉导管。升主动脉夹层内膜片的伪像通常是由于右心室存在肺动脉导管（蓝色箭头）导致旁瓣伪像（黄色箭头）

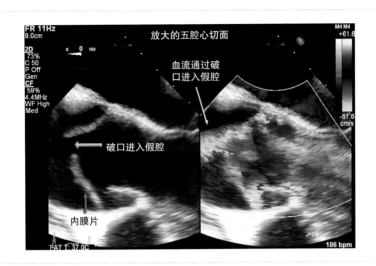

图 17.7　识别内膜层的断裂处（即撕裂处或破口处）。使用彩色多普勒血流有助于观察撕裂处进入假腔的血流

后形成皮瓣，如典型的主动脉夹层或主动脉直接破裂。IMH 的死亡率取决于位置（即升主动脉还是降主动脉），与典型主动脉夹层死亡率相近[10]。因此，Stanford 分类系统是适用的，其中 A 型被视为外科急症。

　　与典型主动脉夹层不同，IMH 没有内膜片。TEE 成像时，IMH 表现为主动脉中膜层增厚（图 17.8）。通常 A 型情况下厚度为（7 ± 2）mm，B 型情况下厚度为（15 ± 6）mm[11]。其他特征可包括中膜层内回声及内膜层内钙向内移位。应注意动脉粥样硬化斑块在内膜层上方，而 IMH 发生在内膜层下方。

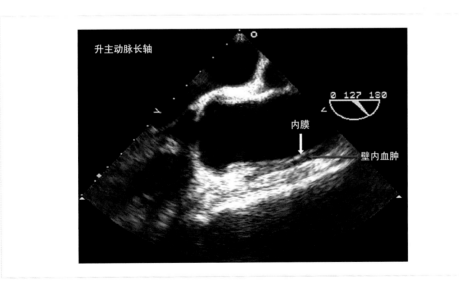

图 17.8　升主动脉壁内血肿。这种 A 型壁内血肿中，内膜层下的中膜层增厚

穿透性动脉粥样硬化性溃疡

在急性主动脉综合征中，PAU 最不常见，占病例的 2%~7%[12]。虽然大多数动脉粥样硬化疾病突出于内膜层之上，然后进入血管腔，但是 PAU 由侵蚀内部弹性膜进入主动脉中膜的斑块组成，没有夹层内膜片，内侧壁的局部侵蚀可导致动脉瘤，甚至导致主动脉破裂。与 IMH 相同，升主动脉 PAU 由于存在破裂风险，需要急诊外科手术[13]。但是，大多数 PAU 都发生在降主动脉。有学者提倡放置支架，有学者提倡频繁监测，也有学者提倡打开修复，尚存争议[14-15]。

对于 PAU，TEE 上看不到夹层内膜片或假腔。但是可见一个火山口状溃疡，边缘参差不齐，斑块内可能有回声清晰的区域（图 17.9）。中层的侵蚀使主动脉腔的确切边界很难被观察到。动脉粥样硬化疾病的周围区域通常很广，邻近区域的积液是很常见的。

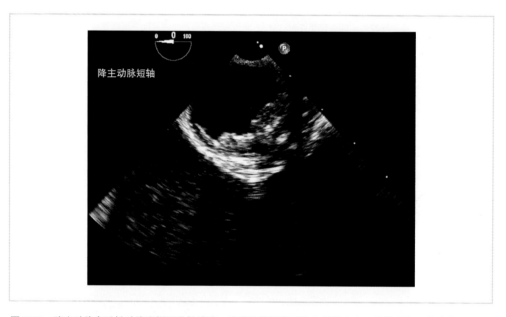

图 17.9　降主动脉穿透性动脉粥样硬化性溃疡。注意动脉粥样硬化斑块的火山口状外观和回声清晰的区域。中层的破坏使得外膜层的位置很难确定

胸主动脉瘤

胸主动脉扩张可能由多种临床状况引起，包括血流动力学改变、潜在的结缔组织疾病和动脉粥样硬化。虽然正常主动脉的大小取决于年龄和体表面积[16]，但是手术室中进行的典型测量的期望值见图 17.10 和表 17.2[17-19]。测量值超过这些值 50% 则视为动脉瘤。动脉瘤可大致分为囊状动脉瘤（即病灶外突）和梭形动脉瘤（即圆柱形动脉瘤，且影响主动脉整个周长）。

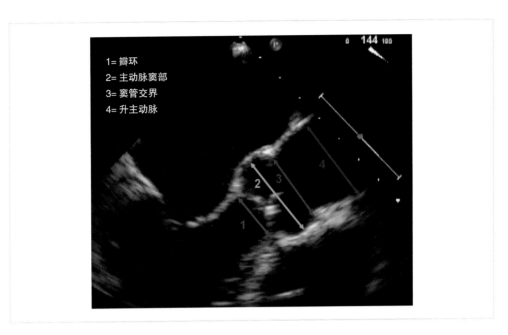

图 17.10 术中获得的典型升主动脉测量值

表 17.2 正常主动脉的参数（体表面积约为 2 m²）

直径测量	均值 ± 标准差（mm）
主动脉下（瓣环）	21 ± 3
最大窦	32 ± 4
窦管交界处	27 ± 4
升主动脉	33 ± 4
降主动脉	24 ± 4

注：经允许改编自 Wolak A, Gransar H, Thomson LE, et al. Aortic size assessment by noncontrast cardiac computed tomography: Normal limits by age, gender, and body surface area. JACC Cardiovasc Imaging, 2008,1:200‑209. Tamas E, Nylander E. Echocardiographic description of the anatomic relations within the normal aortic root. J Heart Valve Dis, 2007,16:240‑246. Hager A, Kaemmerer H, Rapp‑Bernhardt U, et al. Diameters of the thoracic aorta throughout life as measured with helical computed tomography. J Thorac Cardiovasc Surg, 2002,123:1060‑1066.

升主动脉瘤有时也称为（可能不正确）A 型动脉瘤，通常是梭形动脉瘤。扩张可在窦管交界处近端，这种情况下称为根部动脉瘤；扩张也可从窦管交界处远端开始，这种情况下称为管状或升主动脉瘤[20]。二者之间的区别很重要。因为根部动脉瘤需要冠状动脉再植入，可能还需要动脉瓣修复/置换，而升主动脉瘤通常不需要。累及根部和升主动脉的扩张都称为弥漫性升主动脉瘤，通常会导致窦管交界处消失（图 17.11）。升主动脉直径 ≥ 6 cm 时，主动脉破裂风险明显增加。因此，为了安全起见，

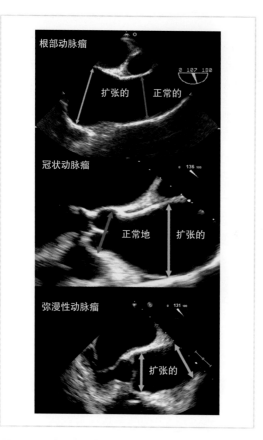

图 17.11 升主动脉瘤的类型。根部动脉瘤（上图）常见于结缔组织疾病（如马方综合征）患者。窦管交界处在根部动脉瘤和升主动脉瘤都可见，但是对于弥漫性升主动脉瘤，窦管交界处消失且无法区分

对于主动脉测量值 ≥ 5.5 cm 的无症状患者，或患有结缔组织疾病且主动脉直径为 4.2 ~ 5 cm 的患者，建议采取外科手术治疗[21]。最近的指南还建议，接受心脏手术的患者，如果主动脉根部或升主动脉扩张超过 4.5 cm，应考虑同时进行主动脉修复[22]。

胸腹动脉瘤（即累及降主动脉，累及或不累及升主动脉的动脉瘤）通常根据 Crawford 方案分类（图 17.12）。虽然 TEE 对膈肌下方动脉瘤的特征显像有限，但是可经常观察到相关发现（如内膜片、假腔内血栓及动脉粥样硬化斑块）。由于直径 ≥ 7 cm 时破裂风险明显增加[21]，对于直径 ≥ 6 cm 或患有慢性夹层或结缔组织疾病且直径 > 5.5 cm 的情况，建议进行修复或放置支架[22]。

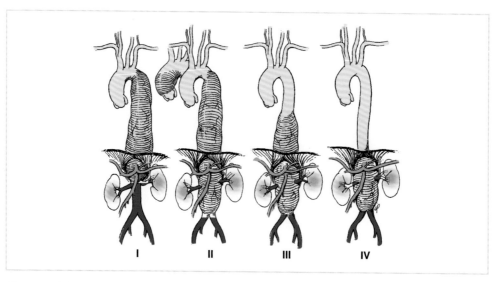

图 17.12 胸腹动脉瘤的 Crawford 分类

评价主动脉支架

夹层和动脉瘤修复后，应努力确定所置换人工血管的近端和远端。大多数桥血管都由聚四氟乙烯（PTFE）或聚酯纤维（涤纶）制成[23]。在 TEE 上，这些材料通常可以通过其锯齿状外观与天然组织区别开来（图 17.13）。胸腹动脉瘤通常采取分阶段修复，先更换升主动脉。这种情况下，经常会放置"象鼻管"以方便近端连接，或作为第二阶段修复支架部署的着陆区。可观察到象鼻管漂浮在降主动脉中（图 17.14），并应使用彩色多普勒血流验证管内的血流。

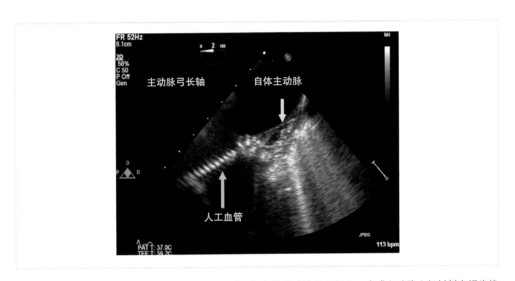

图 17.13　主动脉弓长轴切面中的主动脉支架远端。与自体主动脉组织相比，合成主动脉支架材料有锯齿状外观

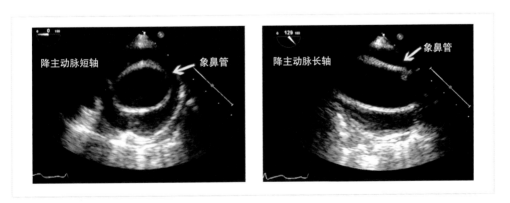

图 17.14　用于分阶段主动脉修复的象鼻管。短轴和长轴切面的降主动脉内象鼻管视图

自 20 世纪 90 年代早期引入胸主动脉腔内修复术（TEVAR）以来，TEVAR 已经有了显著的发展。尽管有多种制造商和型号，但主动脉支架的基本结构都是 PTFE 或聚酯管，并带有内骨骼或外骨骼金属线[24]。金属结构产生明显混响伪像，使得实际桥血管内的 TEE 成像很难。尽管如此，TEE 也有助于确认导丝正确放入真腔，协助荧光透视检查支架定位，并检测部署后的渗漏（图 17.15）[25]。在 B 型夹层的情况下，成功的部署将覆盖破口处，减少进入假腔的血流，并最终导致血栓形成。

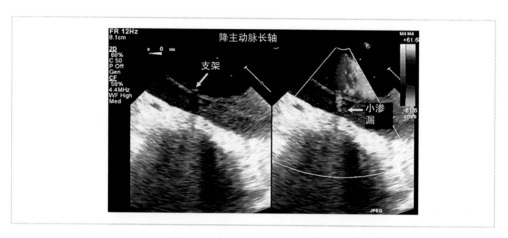

图 17.15 内部小渗漏。降主动脉长轴切面，与彩色多普勒血流比较，表明存在小渗漏，血流流入 B 型主动脉夹层假腔

主动脉粥样硬化

已证明主动脉中的粥样硬化斑块是冠状动脉疾病的标志[26]。因此，在术中 TEE 检查中，接受心脏手术的患者往往有可见的斑块。从外科角度看，知道斑块的位置，可以避免对这些区域的操作并减少栓塞事件的发生。然而，TEE 只能观察到大约 60% 的升主动脉[3]，观察不到最常用于插管和阻断的部分。但是，可以很好地观察到降主动脉中的斑块。有人提倡将 TEE 作为筛查工具，用来决定哪些患者应该进行主动脉外扫描[27]。

降主动脉中的斑块也可能影响放置主动脉内球囊泵的决定。因此，注意有无斑块非常重要。尽管有多种分类方案可以用来确定动脉粥样硬化斑块的严重程度，但 Katz 等[28]于 1992 年开发的 5 级量表在术中 TEE 得到了广泛使用。主动脉的正常内膜层厚度 <2 mm，而动脉粥样硬化先导致这一厚度增加。随着病情的发展，动脉粥样硬化的形状变得更加复杂，并突出到主动脉腔内（图 17.16）。Katz 分级系统见表 17.3。

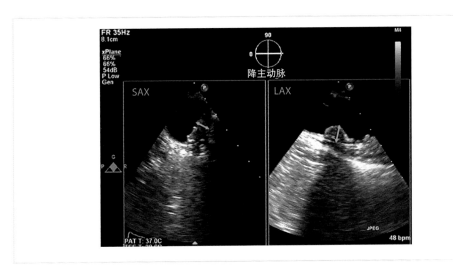

图 17.16 动脉斑块的测量。可通过最大斑块高度或内膜厚度确定病变的等级〔表 17.3〕

表 17.3 主动脉粥样硬化 5 级分级系统

等级	TEE 发现
I	正常内膜厚度
II	内膜增厚，未突出进入腔内
III	斑块突出进入主动脉腔 <5 mm
IV	斑块突出进入主动脉腔 >5 mm
V	活动性的斑块

注：基于 Katz 等的分类方案。（经允许引自 Katz ES, Tunick PA, Rusinek H, et al. Protruding aortic atheromas predict stroke in elderly patients undergoing cardiopulmonary bypass: experience with intraoperative transesophageal echocardiography. J Am Coll Cardiol, 1992;20:70‐77. ）

由于 TEE 在升主动脉上存在盲点，通常采用主动脉外扫描确定这些区域的动脉粥样硬化斑块位置。在 4%～29% 的病例中，手术治疗发生变化，并可能降低脑卒中发生率[29-31]。已出版的术中主动脉外检查的指南建议：在手术领域中，使用配有无菌鞘的高频探头（≥ 7 MHz）[32]。线阵探头（即血管探头）可直接放置在主动脉上，但是宽度不足以支持在一张图像中显示所有血管壁。相控阵探头（如小儿经胸探头）通常可一次性观察所有血管壁，但必须保持在主动脉壁上约 1 cm 处，以防止近场杂波。在任何一种情况下，都应获得升主动脉近端、中间和远端节段的短轴切面（图 17.17）。如有可能，获得升主动脉和近端弓的短轴切面也很有帮助。

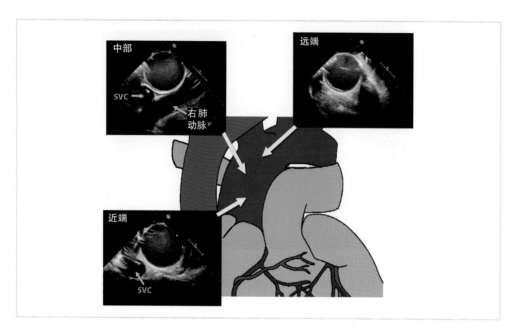

图 17.17 主动脉外成像。对于 TEE 盲点中的主动脉斑块，可以利用主动脉外超声有效成像。升主动脉近端起始于窦管交界处正上方。在右侧，观察到上腔静脉（SVC）；将探头向升主动脉远侧上方移动，直到看到右肺动脉在主动脉后方，标志着升主动脉的中部。随着主动脉外探头向更远侧移动，右肺动脉从切面中消失

总结

　　胸主动脉是急性（夹层、IMH）和进行性（动脉瘤、动脉粥样硬化）疾病的发生部位。虽然不是所有的节段都可以使用 TEE 进行评价，但是系统的评价有助于确诊并指导外科治疗。

参考文献

1.　Blanchard DG, Kimura BJ, Dittrich HC, et al. Transesophageal echocardiography of the aorta. *JAMA*, 1994;272:546–551.
2.　Royse C, Royse A, Blake D, et al. Assessment of thoracic aortic atheroma by echocardiography: A new classification and estimation of risk of dislodging atheroma during three surgical techniques. *Ann Thorac Cardiovasc Surg*, 1998;4:72–77.
3.　Konstadt SN, Reich DL, Quintana C, et al. The ascending aorta: How much does transesophageal echocardiography see? *Anesth Analg*, 1994;78:240–244.
4.　Tsai TT, Nienaber CA, Eagle KA. Acute aortic syndromes. *Circulation*, 2005;112:3802–3813.
5.　Meredith EL, Masani ND. Echocardiography in the emergency assessment of acute aortic syndromes. *Eur J Echocardiogr*, 2009;10:i31–i39.
6.　Hagan PG, Nienaber CA, Isselbacher EM, et al. The International Registry of Acute Aortic Dissection (IRAD): New insights into an old disease. *JAMA*, 2000;283:897–903.

7. Appelbe AF, Walker PG, Yeoh JK, et al. Clinical significance and origin of artifacts in transesophageal echocardiography of the thoracic aorta. *J Am Coll Cardiol*, 1993;21:754–760.

8. Ballal RS, Nanda NC, Gatewood R, et al. Usefulness of transesophageal echocardiography in assessment of aortic dissection. *Circulation*, 1991;84:1903–1914.

9. Song JK, Kim HS, Kang DH, et al. Different clinical features of aortic intramural hematoma versus dissection involving the ascending aorta. *J Am Coll Cardiol*, 2001;37:1604–1610.

10. Evangelista A, Mukherjee D, Mehta RH, et al. Acute intramural hematoma of the aorta: A mystery in evolution. *Circulation*, 2005;111:1063–1070.

11. Harris KM, Braverman AC, Gutierrez FR, et al. Transesophageal echocardiographic and clinical features of aortic intramural hematoma. *J Thorac Cardiovasc Surg*, 1997;114:619–626.

12. Nathan DP, Boonn W, Lai E, et al. Presentation, complications, and natural history of penetrating atherosclerotic ulcer disease. *J Vasc Surg*, 2012;55:10–15.

13. Troxler M, Mavor AI, Homer-Vanniasinkam S. Penetrating atherosclerotic ulcers of the aorta. *Br J Surg*, 2001;88:1169–1177.

14. Tittle SL, Lynch RJ, Cole PE, et al. Midterm follow-up of penetrating ulcer and intramural hematoma of the aorta. *J Thorac Cardiovasc Surg*, 2002;123:1051–1059.

15. Coady MA, Rizzo JA, Elefteriades JA. Pathologic variants of thoracic aortic dissections. Penetrating atherosclerotic ulcers and intramural hematomas. *Cardiol Clin*, 1999;17:637–657.

16. Lang RM, Bierig M, Devereux RB, et al. Recommendations for chamber quantification: A report from the American Society of Echocardiography's Guidelines and Standards Committee and the Chamber Quantification Writing Group, developed in conjunction with the European Association of Echocardiography, a branch of the European Society of Cardiology. *J Am Soc Echocardiogr*, 2005;18:1440–1463.

17. Wolak A, Gransar H, Thomson LE, et al. Aortic size assessment by noncontrast cardiac computed tomography: Normal limits by age, gender, and body surface area. *JACC Cardiovasc Imaging*, 2008;1:200–209.

18. Tamas E, Nylander E. Echocardiographic description of the anatomic relations within the normal aortic root. *J Heart Valve Dis*, 2007;16:240–246.

19. Hager A, Kaemmerer H, Rapp-Bernhardt U, et al. Diameters of the thoracic aorta throughout life as measured with helical computed tomography. *J Thorac Cardiovasc Surg*, 2002;123:1060–1066.

20. Elefteriades JA. Thoracic aortic aneurysm: Reading the enemy's playbook. *Curr Probl Cardiol*, 2008;33:203–277.

21. Coady MA, Rizzo JA, Hammond GL, et al. What is the appropriate size criterion for resection of thoracic aortic aneurysms? *J Thorac Cardiovasc Surg*, 1997;113:476–491; discussion 489–491.

22. Hiratzka LF, Bakris GL, Beckman JA, et al. 2010 ACCF/AHA/AATS/ACR/ASA/SCA/SCAI/SIR/STS/SVM Guidelines for the diagnosis and management of patients with thoracic aortic disease: Executive summary: A report of the American College of Cardiology Foundation/American Heart Association Task Force on Practice Guidelines, American Association for Thoracic Surgery, American College of Radiology, American Stroke Association, Society of Cardiovascular Anesthesiologists, Society for Cardiovascular Angiography and Interventions, Society of Interventional Radiology, Society of Thoracic Surgeons, and Society for Vascular Medicine. *Anesth Analg*, 2010;111:279–315.

23. Leon L, Greisler HP. Vascular grafts. *Expert Rev Cardiovasc Ther*, 2003;1:581–594.

24. Kiguchi M, Chaer RA. Endovascular repair of thoracic aortic pathology. *Expert Rev Med Devices*, 2011;8:515–525.

25. Swaminathan M, Lineberger CK, McCann RL, et al. The importance of intraoperative transesophageal echocardiography in endovascular repair of thoracic aortic aneurysms. *Anesth Analg*, 2003;97:1566–1572.

26. Fazio GP, Redberg RF, Winslow T, et al. Transesophageal echocardiographically detected atherosclerotic aortic plaque is a marker for coronary artery disease. *J Am Coll Cardiol*, 1993;21:144–150.

27. Konstadt SN, Reich DL, Kahn R, et al. Transesophageal echocardiography can be used to screen for ascending aortic atherosclerosis. *Anesth Analg*, 1995;81:225–228.

28. Katz ES, Tunick PA, Rusinek H, et al. Protruding aortic atheromas predict stroke in elderly patients undergoing cardiopulmonary bypass: Experience with intraoperative transesophageal echocardiography. *J Am Coll Cardiol*, 1992;20:70–77.

29. Rosenberger P, Shernan SK, Loffler M, et al. The influence of epiaortic ultrasonography on intraoperative surgical management in 6051 cardiac surgical patients. *Ann Thorac Surg*, 2008;85:548–553.

30. Djaiani G, Ali M, Borger MA, et al. Epiaortic scanning modifies planned intraoperative surgical management but not cerebral embolic load during coronary artery bypass surgery. *Anesth Analg*, 2008;106:1611–1618.

31. Hangler HB, Nagele G, Danzmayr M, et al. Modification of surgical technique for ascending aortic atherosclerosis: Impact on stroke reduction in coronary artery bypass grafting. *J Thorac Cardiovasc Surg*, 2003;126:391–400.

32. Glas KE, Swaminathan M, Reeves ST, et al. Guidelines for the performance of a comprehensive intraoperative epiaortic ultrasonographic examination: Recommendations of the American Society of Echocardiography and the Society of Cardiovascular Anesthesiologists; endorsed by the Society of Thoracic Surgeons. *J Am Soc Echocardiogr*, 2007;20:1227–1235.

自测题

1. 主动脉的下列哪个区域可通过 TEE 实现可靠成像？
   a. 区域 2
   b. 区域 3
   c. 区域 4
   d. 以上所有陈述均正确

2. TEE 上急性主动脉夹层的标志性发现是什么？
   a. 严重主动脉瓣反流
   b. 大量心包积液
   c. 内膜瓣
   d. 左心室节段性室壁运动异常

3. 使用 TEE 时，主动脉弓通常以 ＿＿＿ 的多平面角见于长轴上，以 ＿＿＿ 的多平面角见于短轴上。
   a. 120°，30°
   b. 0°，90°
   c. 90°，0°
   d. TEE 不能扫查到主动脉弓

4. 以下哪种主动脉病变通常不会被紧急送往手术室？
   a. 无症状的主动脉夹层（DeBakey Ⅲ 型）
   b. 通过肠缺血佐证的主动脉夹层（Stanford B 型）
   c. 主动脉夹层（DeBakey Ⅰ 型）
   d. 所有上述情况都需要立即进行外科手术

5. 以下各项中哪一项不是主动脉夹层假腔的典型特征？
   a. 彩色多普勒血流成像显示撕裂处血流
   b. 在收缩期扩张
   c. 通常是两个腔内中较大的一个
   d. 可能包含自发性超声造影

6. 急性主动脉综合征不包括以下哪一项？
   a. 急性主动脉夹层
   b. 穿透性动脉粥样硬化性溃疡
   c. 升主动脉瘤

   d. 壁内血肿

7. 在图中，黄色箭头指向什么？
   a. 象鼻管远端
   b. 解剖瓣
   c. 主动脉插管
   d. 肺动脉导管

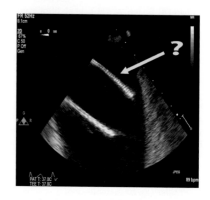

8. 以下哪项是 A 型壁内血肿的特征？
   a. 潜在病因为主动脉内层撕裂
   b. 中间层增厚至少 15 mm
   c. 内膜层上方可见向主动脉腔内突出的结构
   d. 如不治疗，可能会发展成主动脉破裂

9. 根据图中信息，可判断这位主动脉狭窄患者（患）有：

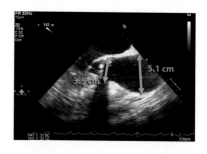

   a. 根部动脉瘤
   b. 冠状动脉上（管状）动脉瘤
   c. 动脉瘤（A 型）
   d. 正常的升主动脉

10. 以下哪一项不是急性主动脉夹层的特征？
    a. 形状不规则
    b. 高度移动性

c. 边界模糊

d. 包含在主动脉腔内

11. 接受选择性主动脉瓣置换术的患者，其狭窄后扩张多大应采取外科治疗？

a. 4 cm

b. 4.5 cm

c. 5 cm

d. 5.5 cm

12. 按照所示的图像，字母"X"见于什么内腔中？

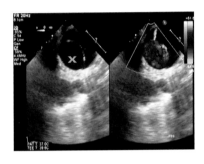

a. 降主动脉夹层的真腔

b. 降主动脉夹层的假腔

c. 主动脉弓部夹层的真腔

d. 主动脉弓部夹层的假腔

13. 使用相控阵探头进行主动脉周扫查的主要缺点是什么？

a. 主动脉的所有血管壁通常不能一次成像

b. 频率通常太低，无法实现精细成像

c. 探头需要一个"支架"，以防止近场杂波

d. 必须高压灭菌，保持无菌状态

14. 哪种类型的胸腹动脉瘤累及降主动脉的长度最长？

a. Crawford 类型 I

b. Crawford 类型 II

c. Crawford 类型 III

d. Crawford 类型 IV

15. 下图显示为何种病变？

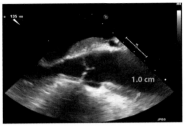

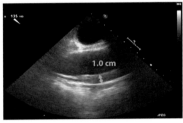

a. 急性主动脉夹层

b. 混响伪像

c. 壁内血肿

d. 重度动脉粥样硬化

16. 下图显示为何种病变？

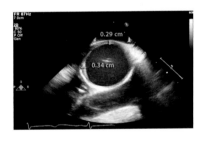

a. 升主动脉的 3 级动脉粥样硬化

b. 急性主动脉夹层

c. 降主动脉的 3 级动脉粥样硬化

d. 穿透性动脉粥样硬化性溃疡

17. 对于无症状患者，假设其没有慢性夹层或结缔组织疾病，建议手术治疗降主动脉的直径是多少？

a. ≥ 4.5 cm

b. ≥ 5 cm

c. ≥ 5.5 cm

d. ≥ 6 cm

18. 正常主动脉的大小取决于：

a. 体重

b. 身高

c. 年龄

d. 以上所有陈述均正确

19. 如下图所示，该患者治疗策略的下一个适当步骤是什么？

    a. 获得血管造影，包括心脏血管造影

    b. 尝试经皮主动脉瓣置换

    c. 获得磁共振成像以排除伪像

    d. 直接送入手术室

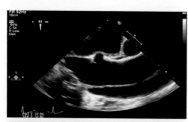

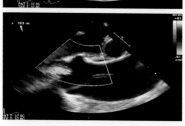

20. 按照 Katz 分级系统，带有任何类型的可移动成分的动脉粥样硬化斑块应划分为：

    a. M 级

    b. V 级

    c. A 型

    d. Ⅳ 型

18 重症超声

Heidi K. Atwell, Michael H. Wall

引言

重症超声（CCUS）包括对心脏、肺、胸膜腔、腹部、血管通路的超声评估，以及对静脉血栓形成的评估。CCUS 在急诊医学中的应用已至少有 15 年[1-2]。最近，多个协会出版了一些关于 CCUS 的立场性文件、培训指南、功效论述及教育课程[3-7]。但我们需要认识到，CCUS 并不是完全取代传统的超声诊断。CCUS 旨在对一系列的检查进行简化和集中，可快速加入或去除诊断项，也可以支持额外的检测、成像或程序需求。CCUS 的优点包括无创性、可由医师在病床旁完成检查、重复操作简易、全天 24 小时快捷可用。本章节将叙述经胸超声心动图和经食管超声心动图在危重患者治疗中的应用，以及在高级心脏生命支持（ACLS）中的应用。此外，本章节还将简要叙述超声心动图在重症监护病房（ICU）常见并发症诊断中的应用。

针对性、目标导向的超声心动图

在前文所述的这些危重患者的多种超声心动图方案中，所有方案都有共同的特征。

（1）这些检查方案可快速实施，属针对性检查方案。

（2）这些检查方案可通过相对简单的培训学会。

（3）这些检查方案均采用 4 ~ 6 个有限切面进行组合（剑下切面、心尖切面、胸骨旁切面和胸膜切面）。

（4）这些检查方案均由治疗医师在床旁实时进行。

（5）应该重复进行检查，以评估治疗干预的效果。

（6）这些检查并不意味着取代传统的检查。

针对性、目标导向的经胸超声心动图

本节将对针对性、目标导向的 TTE 的标准切面进行描述。这些切面可以根据探头位置分组，即分为胸骨旁切面、心尖切面和剑下切面。也可以进一步分为轴切面（长轴和短轴）和腔切面（两腔和四腔）（图 18.1）。

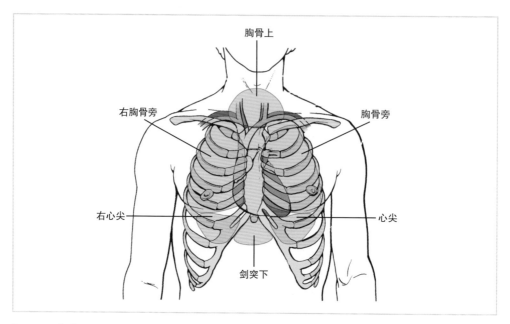

图 18.1　超声心动图中各探头的使用位置 (经允许引自 Henry WL, DeMaria A, Gramaik R, et al. Report of the American Society of Echocardiography Committee on Nomenclature and Standards in Two–dimensional Echocardiography. Circulation, 1980;62:212–217.)

胸骨旁长轴切面

胸骨旁声窗紧邻胸骨，位于第 3 或第 4 肋间空间。通过左侧卧位的方式，使心脏更靠近胸壁，促使胸骨旁声窗所获取的图像得到了极大改善。胸骨旁长轴切面（图 18.2）可显示主动脉瓣和二尖瓣、左心房和心室，以及右心室流出道的一小部分图像。该切面中可以看到左心室的间隔和后壁。

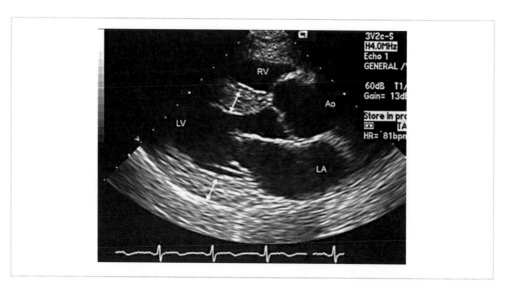

图 18.2　胸骨旁长轴切面中显示的经胸二维超声心动图，可见右心室（RV）、左心室（LV）、左心房（LA）、近端主动脉（Ao）及室间隔和后壁厚度（双箭头）

胸骨旁短轴切面

通过将探头旋转 90°，可见胸骨旁短轴切面。乳头肌水平的中心室切面可以用来评估左心室腔和右心室腔大小，以及室壁运动异常（图 18.3）。

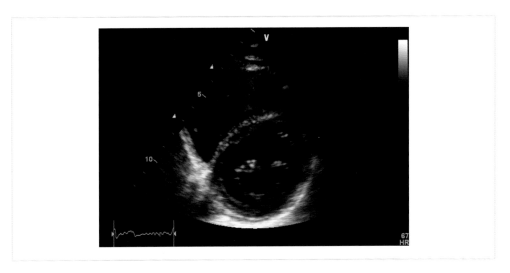

图 18.3 二尖瓣水平的胸骨旁短轴切面

心尖四腔心切面

该声窗位于心室尖部，或最强心尖搏动点（PMI），靠近腋前线。侧卧位可大大改善切面图像质量，但在 ICU 患者中获得该方式的切面比较难。心尖四腔心切面（图 18.4）呈现出所有四腔的全局图像。可对心室大小和心室相互依存性进行评估。

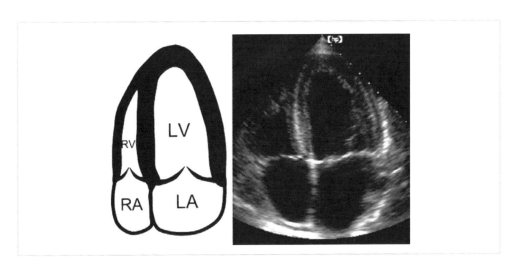

图 18.4 心尖四腔心切面。LA—左心房；LV—左心室；RA—右心房；RV—右心室

心尖双腔切面

将探头旋转90°，通过心尖双腔切面可见左心室前壁和下壁（图18.5）。

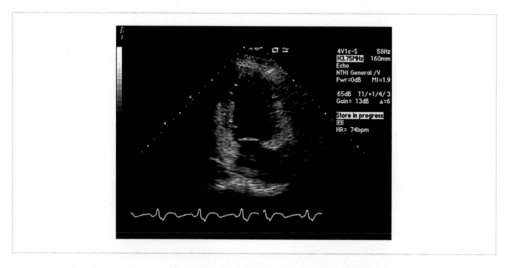

图18.5 心尖双腔切面。在心尖双腔切面中，在外侧和内侧可以看到二尖瓣后叶的小部分，其中前小叶充满大部分瓣环区域。乳头肌的一部分已经显示出其方位，但乳头肌对称位于成像平面的后面。层析成像平面已经旋转，扇扫区心尖位于顶部

剑下四腔心切面

剑下声窗位于剑突的正下方。剑下四腔心切面很难在腹部中线切口或纵隔胸腔管患者身上获得。用这个切面（图18.6）可以看到心脏的所有腔室。下腔静脉（IVC）也可以通过向右调动探头角度，使超声波束穿过肝来进行检查（图18.7）。

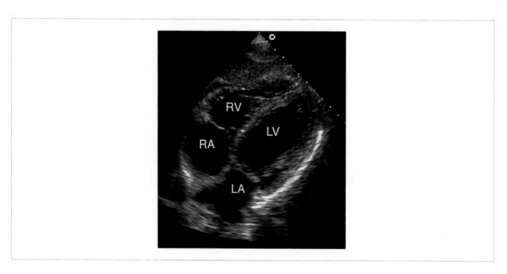

图18.6 剑下四腔心切面。LA—左心房；LV—左心室；RA—右心房；RV—右心室

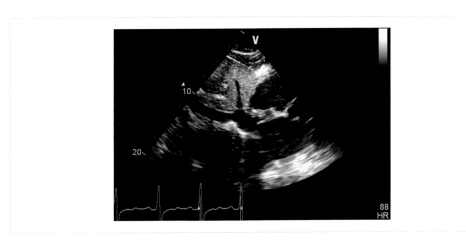

图 18.7　肝静脉附近的下腔静脉。注意肝提供的透声窗

胸腔超声

尽管常规 TTE 方案中未包括胸膜腔的评估，但在评估低血压和缺氧的原因时，应包括胸膜腔的评估。许多肺部病变是通过射线照相研究得以确诊，但是超声波却提供了实时评估功能，尤其是在没有 X 射线或 CT 扫描的情况下。对于病情不稳的患者，胸部超声的用处在于它可以即时应用[8]。关于胸膜和肺实质的评估，是通过将探头放置在肋间，并在多个纵向平面上连续对肺进行扫查，从而完成评估。如果发现异常，必须要与正常肺组织进行比较。因肺部空气原因，成像质量不佳，实际成像为胸壁和肺之间的界面。正常检查包括正常呼吸引起的胸膜运动，称为滑动或滑动征[9-10]。如未出现滑动征，则表明为气胸（图 18.8、18.9）。

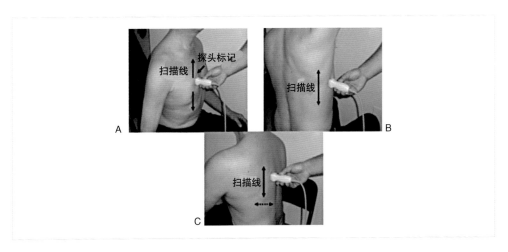

图 18.8　超声波扫描线。A. 前扫描线，超声波探头稳固垂直于胸壁。超声波仪沿一条纵线移动其超声波探头头侧和尾侧，然后移动外侧或内侧，并重复纵向扫查。传感器标记点朝向头部。B. 腋下扫描线。C. 后扫描线（该照片已经患者书面同意，允许使用）（经允许引自 Koenig SJ, Narasimhan M, Mayo PH. Thoracic ultrasonography for the pulmonary specialist. Chest, 2011;140:1332–1341.）

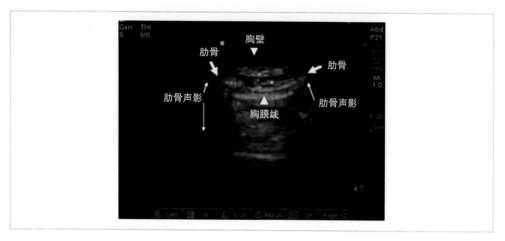

图 18.9　正常胸膜线。显示正常肺典型解剖标志的纵向前胸超声图[8]

超声心动图与高级心脏生命支持

随着熟悉程度与技能的不断提高，在心肺复苏（CPR）中使用 TTE 已经变得越来越普遍。TTE 最适用于无脉性电活动（PEA）和极低血流这两种状态。这两种状态的死亡率很高，但同时也是可以辨明且可以治疗的。ACLS 期间使用 TTE 可以辨明一些潜在的可纠正的病因[11]（表 18.1）。

表 18.1　心脏骤停原因与 TEE 发现

诊断	TEE 发现
血容量过低	排空状态、高动力状态的左心室和右心室
肺栓塞	扩张右心室
心包填塞	心包积液，低压腔压缩/塌陷
气胸	无滑动征
心搏停止	无有组织的心室收缩

TTE 也有助于区分低血流状态和真性 PEA，以及自主循环恢复。许多学者发现，临床医师在 CPR 期间检测脉搏方面的能力参差不齐[12-15]。其他监测器，如脉搏血氧计或无创血压测量，在遇到严重低血压的情况时往往不可靠。TTE 对心脏室壁运动直接可见，可以对有组织的心脏收缩和循环恢复进行评估。复苏时，针对性超声心动图评估（FEER）检查[16]和心脏骤停超声检查（CAUSE）[17]是专门针对心脏骤停和复苏的两种救治方案。

超声心动图的诊断能力已经得到证实，但是否能适当地利用该技术仍值得重视。多项研究表明，短暂中断胸外按压进行超声心动图检查不影响抢救最终结局[16]。在上述几项研究中，有证据表明可以应用超声心动图检查替代原有的 10 秒脉搏检查，超声可快速获取图像并进行解读[16-18]。超声心动图在心脏骤停中的应用将会继续发展。

针对性、目标导向的经食管超声心动图

由于敷料、引流管、胸腔管、患者特征或定位困难方面等原因，许多危重患者无法实施目标导向的 TTE。如果 TEE 探头的放置不存在问题，在这些患者中使用与目标导向 TTE 相似的标准切面进行针对性、目标导向 TEE 检查是合理的。目标导向 TEE 可以极大地帮助制订一些即时的临床决策，一旦血流动力学恢复稳定，即可进行全面的 TEE 检查。

目标导向经食管超声心动图切面

与目标导向 TTE 相似，目标导向 TEE 使用以下切面。
- 食管中段四腔心和五腔心切面。
- 食管中段双腔心切面。
- 食管中段右心室流入 – 流出道切面。
- 经胃中部短轴切面。
- 经胃中部长轴切面。
- 食管中段胸腔观察切面。

食管中段四腔心和五腔心切面

食管中段四腔心和五腔心切面（图见第 2 章）可以对心房大小和功能、右心室和左心室大小和功能、三尖瓣和二尖瓣功能，以及是否存在心包积液进行快速扫查。五腔心切面额外增加了主动脉瓣的信息。

食管中段双腔心切面

食管中段双腔心切面可显示出房间隔、右心房、SVC 和 IVC，可对这些结构的尺寸进行测定，并进行心腔置管定位（图见第 2 章）。

食管中段右心室流入 – 流出道切面

在食管中段右心室流入 – 流出道切面中，可见右心室流出道和肺动脉瓣（图见第 2 章），可以对右心室大小和功能，以及肺动脉瓣功能进行评估。

经胃中部短轴切面

经胃中部短轴切面（图见第 2 章）给出左、右心室大小和功能方面的信息，以及

左、右冠状动脉和冠状动脉回旋支主要分布区
域的室壁运动。

经胃中部长轴切面

经胃中部长轴切面可对左心室大小、功能
和壁运动，以及二尖瓣和左心房进行评估（图
见第 2 章）。

食管中段胸腔观察切面

在食管中段位置，向右旋转探头可评估右侧
胸腔；向左旋转探头可评估左侧胸腔和降主动脉。

利用这些切面能够快速评估低血压、完全
性右心室功能障碍和完全性左心室功能障碍、

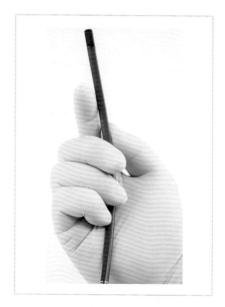

图 18.10　经食管超声心动图微型探头获
FDA 批准，可在原位留置 72 小时

心肌缺血、容量状态、严重瓣膜疾病、胸腔和心包积液，以及心包填塞。

近段时间，一款可留置 72 小时的微型 TEE 探头（图 18.10）获 FDA 批准。该设
备可能有助于血流动力学不稳定患者的持续评估和治疗。

普通重症监护病房并发症的超声发现

重症监护患者的特征通常是血流动力学参数变化快。这种波动的原因往往难以确
定，需要更多的研究和时间。超声心动图和 CCUS 的使用有助于鉴别低血压和急性缺
氧的相关病因。

低血压的病因

低血压是 ICU 患者的常见症状。低血压的原因很多，包括低血容量、心室衰竭、心
包填塞、主动脉夹层等。利用超声可在低血压症状开始的几分钟内对其病因进行诊疗。

低血容量

低血容量是 ICU 患者的常见症状。对低血容量患者进行超声心动图评估，会呈
现出左心室的排空状态和高动力状态。左心室的尺寸在短轴切面中很小。对低血容量
患者，在用超声波直接观察左心室直径的同时给予液体复苏，将显示舒张末期面积增

加，而其他血流动力学参数（血压、中心静脉压、心率）可能保持不变[19-20]。下腔静脉和上腔静脉的可塌陷性经常被用作容量状态的指标[21-22]。IVC 可以通过超声波（图 18.7）很容易地观察到，再结合其直径和呼吸量的变化，可以了解患者容量状态情况。自主呼吸的患者在吸气时增加了静脉反流，随着血液快速流入右心房[23]，IVC 变窄。正压呼吸（PPV）会减少静脉反流[24]，导致 IVC 扩张程度增加。在低血容量患者中，通过呼吸测试，IVC 将会塌陷超过 50%，而右心房压力高的患者在直径方面则不会表现出任何变化[25]。IVC 易于成像，可以理想地显示出容量状态。

左心衰竭

左心衰竭通常表现为问题心室出现运动减退（或失动）。在左心衰竭时，腔室的视觉表现可能会有所差异（偏心或同心肥大等），但是都会有明显的运动减退。视觉评估通常可以对射血分数进行准确评估，并且比一些定量的方法耗时更少[26]。

右心衰竭

右心衰竭很容易被忽略，并且会很快致命。右心衰竭时，右心室会急剧扩大，如大面积肺栓塞。在右心衰竭时，右心室无法维持正向血流，左心室常出现充盈不足。右心室扩大可能有多种病因，包括肺栓塞、右心室心肌梗死和肺病理改变（慢性阻塞性肺疾病、阻塞性睡眠呼吸暂停和肺动脉高压）。深入了解患者的一些潜在病理改变有助于急性和慢性右心室的确诊。右心衰竭的治疗不同于左心衰竭的治疗，因此，必须加以区分（图 18.11）。

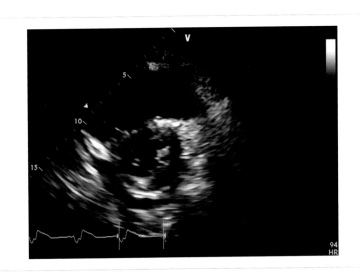

图 18.11　胸骨旁短轴切面可见右心室扩大，与右心衰竭一致

心包填塞

心包填塞是一种威胁生命的疾病，必须迅速诊断。该疾病常见于心脏术后，但也可见于外伤后，或见于一些有恶性或传染性病变的患者。中心静脉压升高、颈部静脉扩张、心音低沉、心动过速和低血压等临床症状在术后心脏病患者的评估中通常没有什么用处。超声心动图提供对腔室损害的评估，且经常可能显示存在积液的情况。心腔塌陷是出现显著积液的血流动力学标志。心腔塌陷最早出现于压力最低的腔室[27-28]。右心房受压、舒张早期右心室塌陷与无呼吸变异的扩张 IVC 都属于心包填塞的一些迹象[29-30]。没有这些阳性发现并不一定能够排除心包填塞，尤其是在心脏手术患者中，因为这类患者经常有阻碍静脉反流到心脏左侧的后部局灶性血肿。

主动脉夹层

如疑似有主动脉夹层，必须立即诊断。主动脉夹层尽管在 ICU 中不常见，但在心内直视术后患者及最近接受过心导管检查的患者中，仍可能存在主动脉夹层。经胸超声不能给出胸主动脉夹层全面成像[31]。相反地，TEE 的敏感性和特异性则接近于 CT 或 MRI[32]。TTE 在评估主动脉反流和心包积液方面仍然至关重要，这两者都是急性主动脉夹层的并发症。

急性缺氧的病因

急性缺氧是 ICU 患者常见的症状。急性缺氧的病因多样，包括心脏疾病、外在疾病和内在肺部疾病。气胸虽然最常见的是通过胸部 X 线或 CT 被诊断出来，但也可以通过胸部超声显现。滑动或滑动征是由呼吸过程中壁和内脏胸膜相互重叠的运动引起的。对胸膜进行成像时，无滑动征则表明有气胸，有滑动征则表明无气胸[8]。这是一种快速评估手术后医源性气胸的方法。液气胸患者也将会显现一个可见的空气 – 液体界面[33]。

将病理结果与患者正常肺的结果进行比较有助于阐明诊断[34]。实变的肺组织的密度与肝和脾的密度相似；在肺实质内有时也可见空气支气管征[35]。TTE 和 TEE 均可见胸腔积液。出现低回声时，可用超声波在引流前定位积液（图 18.12）。

急性肺栓塞

急性肺栓塞是发病率和死亡率的重要构成因素，但通常情况下都不易诊断出来。虽然超声心动图不是诊断肺栓塞的首选影像研究方式，但当患者病情不稳定，无法进行 CT 或 MRI 扫查时，超声心动图确实可提供一些有用的信息，因为在有的情况下血栓可以在右心室或肺动脉看到。肺动脉压力突然升高，肺栓塞会导致急性右心室功

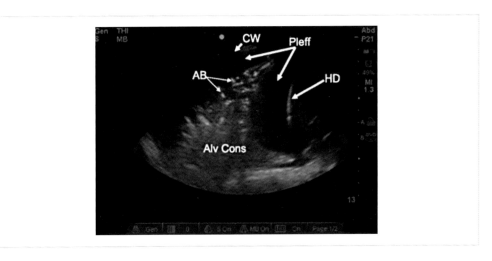

图 18.12 超声显示复杂胸腔积液（Pleff），伴有肺泡实变（Alv Cons）和空气支气管征（AB）。CW—胸壁；HD—偏侧膈

能障碍。发生这种情况时，会出现一种明显的室壁运动异常模式，称为"McConnell"征（右心室游离壁失动，心尖室壁运动正常）。这些发现对肺栓塞具有敏感性和特异性[36-37]。此外，由此产生的右心室功能障碍可以较好地预测死亡概率[38-39]。超声心动图是评估治疗干预后心脏功能的有用工具，这类治疗干预包括血栓剥离术或强心药支持等。

总结

在 ICU 患者中使用有针对性的或目标导向的超声心动图来评估、诊断和管理 ICU 患者的休克、低血压、缺氧及心肺复苏已成为一种普遍接受的做法。对于 ICU 患者的治疗策略，快速获得诊断信息的能力，以及根据治疗重症患者的需要重复检查的能力是比较重要的。与听诊器类似，超声心动图确实已成为体格检查的延伸。

参考文献

1. Heller M, Melanson SW. Applications for ultrasonography in the emergency department. *Emerg Med Clin North Am*, 1997;15:735–744.
2. Benjamin E, Griffin K, Leibowitz AB, et al. Goal-directed transesophageal echocardiography performed by intensivists to assess left ventricular function: Comparison with pulmonary artery catheterization. *J Cardiothorac Vasc Anesth*, 1998;12:10–15.
3. Price S, Via G, Sloth E, et al. Echocardiography practice, training and accreditation in the intensive care: Document for the World Interactive Network Focused on Critical Ultrasound (WINFOCUS). *Cardiovasc Ultrasound*, 2008;6:49.
4. Mayo PH, Beaulieu Y, Doelken P, et al. American College of Chest Physicians/La Société de Réanimation de Langue Française: Statement on competence in critical care ultrasonography. *Chest*, 2009;135:1050–1060.
5. Kaplan A, May PH. Echocardiography performed by the pulmonary/critical care medicine physician. *Chest*, 2009;135:529–535.
6. Bennett S. Training guidelines for ultrasound: Worldwide trends. *Best Pract Res Clin Anaesthesiol*, 2009;23:363–373.
7. Vignon P, Mucke F, Bellec F, et al. Basic critical care echocardiography: Validation of a curriculum dedicated to noncardiologist residents. *Crit Care Med*, 2011;39:636–642.

8. Koenig SJ, Narasimhan M, Mayo PH. Thoracic ultrasonography for the pulmonary specialist. *Chest*, 2011;140:1332–1341.

9. Lichtenstein DA, Menu Y. A bedside ultrasound sign ruling out pneumothorax in the critically ill. Lung sliding. *Chest*, 1995;108:1345–1348.

10. Dulchavsky SA, Hamilton DR, Diebel LN, et al. Thoracic ultrasound diagnosis of pneumothorax. *J Trauma*, 1999;47:970.

11. Deakin CD, Nolan JP, Soar J, et al. European resuscitation council guidelines for resuscitation 2010 section 4. Adult advanced life support. *Resuscitation*, 2010;81:1305–1352.

12. Dick WF, Eberle B, Wisser G, et al. The carotid pulse check revisited: What if there is no pulse? *Crit Care Med*, 2000; 28:N183–N185.

13. Lapostolle F, Le Toumelin P, Agostinucci JM, et al. Basic cardiac life support providers checking the carotid pulse: Performance, degree of conviction, and influencing factors. *Acad Emerg Med*, 2004;11:878–880.

14. Ochoa FJ, Ramalle-Gomara E, Carpintero JM, et al. Competence of health professionals to check the carotid pulse. *Resuscitation*, 1998;37:173–175.

15. Eberle B, Dick WF, Schneider T, et al. Checking the carotid pulse check: Diagnostic accuracy of first responders in patients with and without a pulse. *Resuscitation*, 1996;33:107–116.

16. Breitkreutz R, Walcher F, Seeger FH. Focused echocardiographic evaluation in resuscitation management: Concept of an advanced life support-conformed algorithm. *Crit Care Med*, 2007;35:S150–S161.

17. Hernandez C, Shuler K, Hannan H, et al. C.A.U.S.E.: Cardiac arrest ultra-sound exam—a better approach to managing patients in primary non-arrhythmogenic cardiac arrest. *Resuscitation*, 2008;76:198–206.

18. Price S, Uddin S, Quinn T. Echocardiography in cardiac arrest. *Curr Opin Crit Care*, 2010;16:211–215.

19. Salem R, Vallee F, Rusca M, et al. Hemodynamic monitoring by echocardiography in the ICU: The role of the new echo techniques. *Curr Opin Crit Care*, 2008;14:561–568.

20. Tousignant CP, Walsh F, Mazer CD. The use of transesophageal echocardiography for preload assessment in critically ill patients. *Anesth Analg*, 2000;90:351.

21. Barbier C, Loubieres Y, Schmit C, et al. Respiratory changes in inferior vena cava diameter are helpful in predicting fluid responsiveness in ventilated septic patients. *Intensive Care Med*, 2004;30:1740–1746.

22. Vieillard-Baron A, Slama M, Cholley B, et al. Echocardiography in the intensive care unit: From evolution to revolution? *Intensive Care Med*, 2008;34:243–249.

23. Morgan BC, Abel FL, Mullins GL, et al. Flow patterns in cavae, pulmonary artery, pulmonary vein, and aorta in intact dogs. *Am J Physiol*, 1966;210:903–909.

24. Morgan BC, Martin W, Hornbein TF, et al. Hemodynamic effects of intermittent positive pressure respiration. *Anesthesiology*, 1966;27:584–590.

25. Rudski LG, Lai WW, Afilalo J, et al. Guidelines for the echocardiographic assessment of the right heart in adults: A report from the American Society of Echocardiography endorsed by the European Association of Echocardiography, a registered branch of the European Society of Cardiology, and the Canadian Society of Echocardiography. *J Am Soc Echocardiogr*, 2010;23:685–713.

26. Mueller X, Stauffer JC, Jaussi A, et al. Subjective visual echocardiographic estimate of left ventricular ejection fraction as an alternative to conventional echocardiographic methods: Comparison with contrast angiography. *Clin Cardiol*, 1991;14: 898–902.

27. Gillam LD, Guyer DE, Gibson TC, et al. Hydrodynamic compression of the right atrium: A new echocardiographic sign of cardiac tamponade. *Circulation*, 1983;68:294–301.

28. Asher C, Klein AL. Diastolic heart failure: Restrictive cardiomyopathy, constrictive pericarditis, and cardiac tamponade: Clinical and echocardiographic evaluation. *Cardiol Rev*, 2002;10:218–229.

29. Tsang TSM, Oh JK, Seward JB. Diagnosis and management of cardiac tamponade in the era of echocardiography. *Clin Cardiol*, 1999;22:446–452.

30. Armstrong WF, Schilt BF, Helper DJ, et al. Diastolic collapse of the right ventricle with cardiac tamponade: An echocardiographic study. *Circulation*, 1982;65:1491–1496.

31. Cigarroa JE, Isselbacher EM, DeSanctis RW, et al. Diagnostic imaging in the evaluation of suspected aortic dissection. Old standards and new directions. *N Engl J Med*, 1993;328:35–43.

32. Nienaber CA, von Kodolitsch Y, Nicolas V, et al. The diagnosis of thoracic aortic dissection by noninvasive imaging procedures. *N Engl J Med*, 1993;328:1–9.

33. Targhetta R, Bourgeois JM, Chavagneux R, et al. Ultrasonographic approach to diagnosing hydropneumothorax. *Chest*, 1992;101:931–934.

34. Tsai TH, Yang P. Ultrasound in the diagnosis and management of pleural disease. *Curr Opin Pulm Med*, 2003;9:282–290.

35. Lichtenstein DA, Lascols N, Mezière G, et al. Ultrasound diagnosis of alveolar consolidation in the critically ill. *Intensive Care Med*, 2004;30:276–281.

36. Goldhaber SZ. Echocardiography in the management of pulmonary embolism. *Ann Intern Med.* 2002;136:691–700.

37. McConnell MV, Solomon SD, Rayan ME, et al. Regional right ventricular dysfunction detected by echocardiography in acute pulmonary embolism. *Am J Cardiol*, 1996;78:469–473.

38. Ribeiro A, Lindmaker P, Juhlin-Dannfelt A, et al. Echocardiography Doppler in pulmonary embolism: Right ventricular dysfunction as a predictor of mortality rate. *Am Heart J*, 1997;134:479–487.

39. Grifoni S, Olivotto I, Cecchini P, et al. Short-term clinical outcome of patients with acute pulmonary embolism, normal blood pressure, and echocardiographic right ventricular dysfunction. *Circulation*, 2000;101:2817–2822.

自测题

1. 一名 75 岁的女性从急诊室转到 ICU，诊断为尿源性脓毒血症。该患者被置入插管，进行机械呼吸。血压为 90/55 mmHg，心率为 110 次 / 分。床边回声显示瓣膜正常，无积液，舒张末期左心室内径（LVID）为 3.5 cm，收缩末期 LVID 为 0.5 cm。以下哪一项是最为合适的下一步干预措施？

   a. 输注 1L 生理盐水

   b. 输注多巴酚丁胺

   c. 输注去甲肾上腺素

   d. 输注肝素

2. 一名 75 岁的女性从急诊室转到 ICU，诊断为尿源性脓毒血症。该患者被置入插管，进行机械呼吸。血压为 90/55 mmHg，心率为 110 次 / 分。床边回声显示瓣膜正常，无积液，舒张末期左心室内径（LVID）为 6 cm，收缩末期 LVID 为 4 cm。以下哪一项是最为合适的下一步干预措施？

   a. 输注 1L 生理盐水

   b. 输注多巴酚丁胺

   c. 输注去甲肾上腺素

   d. 输注肝素

3. 一名 75 岁的女性从急诊室转到 ICU，诊断为尿源性脓毒血症。该患者被置入插管，进行机械呼吸。血压为 90/55 mmHg，心率为 110 次 / 分。床边回声显示瓣膜正常，无积液，舒张末期左心室内径（LVID）为 8 cm，收缩末期 LVID 为 7 cm。以下哪一项是最为合适的下一步干预措施？

   a. 输注 1L 生理盐水

   b. 输注多巴酚丁胺

   c. 输注去甲肾上腺素

   d. 输注肝素

4. 一名 75 岁的女性从急诊室转到 ICU，诊断为尿源性脓毒血症。该患者被置入插管，进行机械呼吸。血压为 105/55 mmHg，心率为 90 次 / 分，ScvO₂ 为 75%。床边回声显示中度三尖瓣反流，无积液，四腔心切面中右心室面积 > 左心室面积。以下哪一项是最为合适的下一步干预措施？

   a. 输注 1L 生理盐水

   b. 输注多巴酚丁胺

   c. 输注去甲肾上腺素

   d. 输注肝素

5. 一名 75 岁的女性从急诊室转到 ICU，诊断为尿源性脓毒血症。该患者能自主呼吸。血压为 90/55 mmHg，心率为 110 次 / 分。床边回声显示瓣膜正常，无积液，舒张末期左心室内径（LVID）为 6 cm，收缩末期 LVID 为 4 cm。此外，该患者的呼气末 IVC 直径为 1 cm，吸气末 IVC 直径为 0.3 cm。以下哪一项是最为合适的下一步干预措施？

   a. 输注 1L 生理盐水

   b. 输注多巴酚丁胺

   c. 输注去甲肾上腺素

   d. 输注肝素

6. 一名 60 岁男性，左心室功能正常，冠状动脉旁路移植术后在 ICU 监护了 4 小时。在 ICU 期间，他每小时的胸腔管输出量为 400 mL，然后为 300 mL，然后为 300 mL，然后为 10 mL。现在该患者需要加大去甲肾上腺素用量来维持血压。该患者仍然保持插管状态，但能自主呼吸。床边 TTE 结果如下：

   • 无积液；

   • 舒张末期左心室内径（LVID）为 6 cm；

   • 收缩末期 LVID 为 4 cm；

   • 呼气末 IVC 直径为 2 cm；

   • 吸气末 IVC 直径为 1 cm。

   下一步采取下列哪一项最为合适？

   a. 输注 1L 生理盐水

b. 输注多巴酚丁胺

c. 增加去甲肾上腺素的输注

d. 重新探究病情

7. 一名 60 岁男性，左心室功能正常，冠状动脉旁路移植术后在 ICU 监护了 4 小时。在 ICU 期间，该患者每小时的胸腔管输出量为 400 mL，然后为 300 mL，然后为 300 mL，然后为 10 mL。现在该患者需要加大去甲肾上腺素用量来维持血压。该患者仍然保持插管状态，但能自主呼吸。床边 TTE 结果如下：

• 无积液；

• 舒张末期左心室内径（LVID）为 6 cm；

• 收缩末期 LVID 为 4 cm；

• 呼气末 IVC 直径为 2 cm；

• 吸气末 IVC 直径为 1 cm；

• 左心室前壁运动障碍。

下一步采取下列哪一项最为合适？

a. 输注 1L 生理盐水

b. 输注多巴酚丁胺

c. 增加去甲肾上腺素的输注

d. 重新探究病情

8. 以下哪项回声发现最符合大规模肺栓塞后急性右心衰竭的情况？

a. 主动脉瓣闭锁严重不全

b. 右心室游离壁厚 > 1 cm

c. 左心室舒张末期直径为 8 cm

d. 右心室面积 > 左心室面积

9. 一名 56 岁的男性患者在置入 LVAD 2 小时后进行插管、接受机械呼吸。该患者的血氧饱和度为 88%，F_1O_2 为 100%。该患者的胸部 X 线成像并不显著。以下哪一项 TEE 切面最有助于确定该患者缺氧的原因？

a. 食管中段四腔心切面

b. 右心室流出道切面

c. 经胃短轴切面

d. 双腔心切面

10. 在高级心脏生命支持期间进行针对性经胸超声检查时，以下哪一种是首选的单一切面？

a. 剑下四腔心切面

b. 胸骨旁长轴切面

c. 胸骨旁短轴切面

d. 心尖四腔心切面

11. 在 ACLS 期间，针对心室颤动获取经胸超声图像的最佳时间是什么时候？

a. 在心肺复苏开始前

b. 超声设备布置到位后立即

c. 除颤后立即

d. 心肺复苏 2 分钟后

12. ACLS 期间针对性 TTE 所见情况为：

• 室壁运动有限；

• 无脉搏；

• 心律规则。

这些情况最符合以下哪一种情况？

a. 伪 PEA

b. 真性 PEA

c. 低血容量

d. 心搏停止

13. ACLS 期间针对性 TTE 所见情况为：

• 无室壁运动；

• 无脉搏；

• 心律规则。

这些情况最符合以下哪一种情况？

a. 伪 PEA

b. 真性 PEA

c. 低血容量

d. 心搏停止

14. 一名有长期高血压病史的 42 岁女性在接受冠状动脉旁路移植术后正在 ICU 监护。该患者的中心静脉压为 18 mmHg，心脏指数为 1.5（L·m²）/min，心率为 90 次/分，血压为 90/60 mmHg。床边回声所见如下：

• 舒张末期左心室内径（LVID）为 4 cm；

• 收缩末期 LVID 为 1 cm；

• 舒张末期左心室间隔厚度为 18 cm。

下一步采取下列哪一项最为合适？

a. 输注 1L 生理盐水

b. 输注去甲肾上腺素

c. 输注血管升压素

d. 输注多巴酚丁胺

15. 一名有长期高血压病史的 42 岁女性在接受冠状动脉旁路移植术后正在 ICU 监护。该患者的中心静脉压为 18 mmHg，心脏指数为 1.5，心率为 90 次/分，血压为 90/60 mmHg。床边回声所见如下：
   • 舒张末期左心室内径（LVID）为 4 cm；
   • 收缩末期 LVID 为 1 cm；
   • 舒张末期左心室间隔厚度为 1.8 cm；
   • 二尖瓣反流严重。

   下一步采取下列哪一项最为合适？

a. 输注 1L 生理盐水

b. 输注去甲肾上腺素

c. 输注血管升压素

d. 输注多巴酚丁胺

16. 以下哪项发现最符合主动脉严重狭窄（AS）的诊断情况？

a. 主动脉射流速度为 5 m/s

b. 平均压差为 20 mmHg

c. 瓣膜面积为 1.2 cm^2

d. "晚期峰值" 速度曲线

17. 以下哪项发现最符合二尖瓣严重狭窄

（MS）的诊断情况？

a. 平均压差为 12 mmHg

b. 瓣膜面积为 1.5 cm^2

c. 肺动脉收缩压为 35 mmHg

d. 压力减半时间为 200 毫秒

18. 以下哪项发现最符合主动脉瓣严重反流（AR）的情况？

a. 喷射宽度 /LVDT 为 70 %

b. 缩脉 0.3 mm

c. 压力减半时间为 500 毫秒

d. 反流瓣口面积为 0.1 cm^2

19. 以下哪项发现最符合二尖瓣中心严重反流（MR）的情况？

a. 有效面积（占 LA 面积百分比）50 %

b. 缩流颈宽 0.3 mm

c. 反流量为 30 mL

d. 有效反流瓣口面积为 2 cm^2

20. 一例处于休克状态的 65 岁男性患者接受床边超声检查。检查结果发现该患者二尖瓣反流严重。以下哪项额外发现最符合二尖瓣反流严重的情况？

a. 舒张末期左心室内径为 5 cm

b. 左心室功能受损

c. 左心房直径为 6 cm

d. 二尖瓣瓣环直径 3.5 cm

19 经食管超声心动图在成人先天性心脏病中的应用

Pablo Motta，Wanda C. Miller-Hance

引言

　　成人先天性心脏病（CHD）变化多样，病变涵盖无须处理的轻度异常，以及表现为多发共存缺损的复杂病变。超声心动图是评估这些病变的主要无创性成像方式。经食管途径使超声心动图的应用更广泛，它可以获得经胸成像无法获得的解剖信息，尤其是在成人心前区声窗不理想时。经食管超声心动图显著增强了对结构缺损和血流动力学的评估。另外，TEE 在 CHD 中的主要作用包括术中评估外科手术、检测残余病变，以及指导介入（如需要立即校正）。TEE 的作用还包括在心脏导管实验室中作为 CHD 患者治疗干预的辅助手段。

　　在过去，TEE 的大部分经验都局限于二维成像和补充模式。但是，最近所取得的一些进展使三维 TEE 越来越多地在各种心脏病中得到应用，也包括对先天性病变的评估。三维 TEE 的高分辨力空间解剖信息，加上从独特视角所呈现出的病理学显著特征，超过了二维 TEE 成像的能力，这是 CHD 治疗方面取得的一个显著成绩。随着经验的不断增加，三维 TEE 可能会进一步有助于结构性心血管畸形患者的诊断和治疗。

　　本章主要探讨成年 CHD 患者的一些异常，并讨论 TEE 的相关应用，同时强调这种成像方式在术中和心导管检查中的作用。许多缺损虽然可以按照美国心血管麻醉医师协会和美国超声心动图协会在综合指南中推荐的标准 TEE 切面来完全描述，但在某些情况下，对异常的详细检查，特别是存在复杂疾病的情况下，需要对切面进行调整。TEE 在 CHD 应用中的另一个重要方面是不仅需要呈现特定视角的切面，还需要扫描显示出结构间的解剖关系与空间关系。由于不同病变的病理变化不同，TEE 的切面 / 扇扫方式需要调整，下文对此进行了描述；同时还简述了使用三维 TEE 检查成人 CHD 患者的经验。

成人先天性心脏病：发生率、发病率、存活率

　　CHD 在美国新生儿中的发生率为 6.2‰。这个数字不包括二叶式主动脉瓣（Bic AV，是最常见的 CHD 形式），它在普通人群中占 2 % ~ 3 %。新生儿出生时，最常见的心脏结构异常是室间隔缺损（VSD），其他相对常见的先天性病变包括房间隔缺损

（ASD）、肺动脉狭窄（PS）和动脉导管未闭（PDA）。其他不太常见的病变包括法洛四联症（TOF）、主动脉狭窄（AS）、主动脉缩窄（CoA）、房室间隔缺损（AVSD）和大动脉转位（TGA）。

毫无疑问，简单畸形患儿的存活率最高。多年来，复杂畸形患者的整体存活率也有了明显提高。存活率的不断提高受诸多因素影响，包括产前诊断、医疗和手术策略的进步、早期明确的手术修复以及术中和术后护理的改善等因素。成人CHD的发病率约为4‰，其中近10%为复杂CHD。目前，美国成人CHD患者比儿童多，估计有近200万成人患者。这一病患群体也被称为"成人CHD患者（GUCH）"。预计全球患有先天性心血管畸形的成人人数将持续增加，病变的复杂程度也将增加。

心脏胚胎与心脏发育异常引起的缺损

熟悉心脏胚胎及其正常发育有助于了解CHD的心血管异常解剖，以及所引起的相关病变。因此，现就相关病变的讨论做一个简要叙述。

妊娠第2周之后，进入心脏和血管系统的最早发育阶段。到第3周中期，血管源性细胞聚集，并在胚胎中形成血管结构。随着时间的推移，这些细胞形成2个内皮心管，并融合成1个单一心管。该单一心管最终分化形成心脏各个部位，包括静脉窦、心房、原始心室和心球结构（图19.1A）。

心管在最初是一个又短又直的结构（单中线心管），在心包腔内快速生长后，产生弯曲、扭转和扭曲，称为卷曲。该过程使心房向头侧方向移位，心脏凸面朝向右侧（图19.1B）。该过程涉及正常心脏形成方面的"右祥"。

随着心管卷曲，静脉窦在发育形成心脏静脉系统的过程中会发生多种变化。静脉窦始于一对并列的结构，并在最初融合时形成一个有左右"角"的横窦（图19.2A）。随着发育的进行，静脉血液引流逐渐转移到右侧结构，横窦右角逐渐扩大，左角逐渐闭锁。最后，腔静脉和左窦角成为冠状静脉窦，右窦角成为右心房的一部分（图19.2B）。左角不退化，就会出现永存左上腔静脉（L-SVC）。

原始心房是没有分割的，并与连通流出道心球的原始心室相通。大约在胚胎发育的第4周开始进行心脏内部分隔，涉及心房、心室、房室连接和瓣膜、心脏流出道和半月瓣的形成。在心房分隔期间，由沿着原始心房上表面向内生长的组织所形成的原发隔以帘状方式向下生长到心内膜垫（未来的房室口）的间充质组织肿胀处。最初，原发隔在其游离缘下方暂留一个下开口，即原发孔。随后，原发隔上方形成第2个开口，称为继发孔。这一开口使得胎儿时期体循环的静脉血能从右心房到左心房进行跨房间隔流动。原发隔随后向下延伸，与使房室连接生长的心内膜垫相融合，原发孔关闭（图19.3A）。妊娠第5～6周，出现第2次分隔，即继发隔，继发隔与右侧的原发隔平行生长，并类似原发隔向下延伸（图19.3B）。继发隔盖住继发孔，形成不完全的

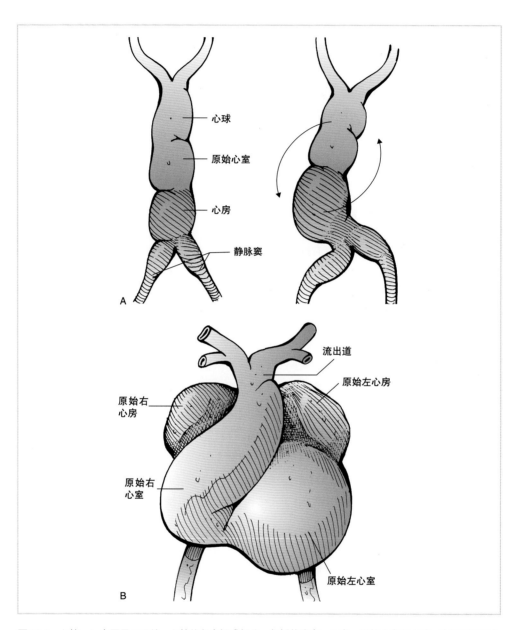

图 19.1 心管。A. 左图显示了单一心管的各个组成部分，包括静脉窦、心房、原始心室和心球；右图显示了心管在心包腔内弯曲、卷曲，箭头所示为卷曲方向。B. 心管完全卷曲后的示意图，注意心房向头侧移位，出现共同流出道，心脏凸面朝向右侧

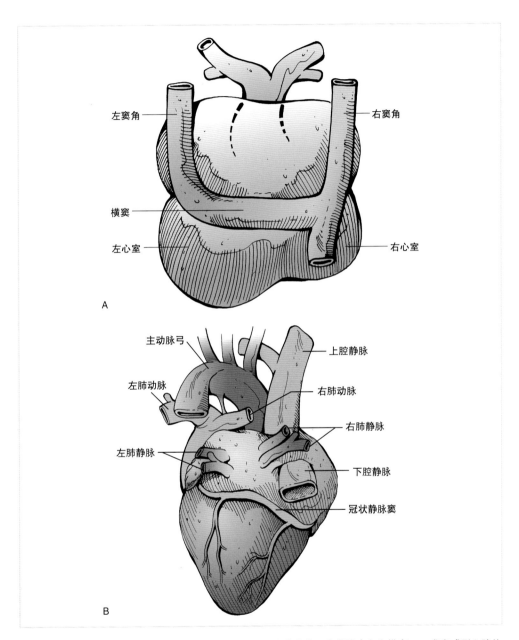

图 19.2 全身静脉的发育。A.原始心脏的后面观，显示突出的左、右静脉窦角和横窦。B.发育成形心脏的后面观，注意冠状静脉窦，残存左静脉窦角；扩大的右静脉角，合并成右心房的上腔静脉和下腔静脉

心房分隔。这一不完全的心房分隔再次确保了胎儿期体循环的静脉血能穿过房间隔。开放的继发隔即为卵圆孔（图 19.3C）。卵圆孔上覆盖着原发隔的组织，形成一个活瓣。胎儿出生时左心房压力增加，活瓣关闭。卵圆孔未闭（PFO）并不代表房间隔组织本身的缺损，只是卵圆孔瓣不健全，这种情况会出现在大约 25% 的成年人中。PFO 与偏头痛和脑卒中的病因有关。房间隔缺损可能是由于间隔组织过度吸收导致原发隔缺损（继发隔缺损）、原发隔未融合伴心内膜缺损（原发隔缺损）或房间隔静脉窦部分发育异常（静脉窦缺损）的结果。

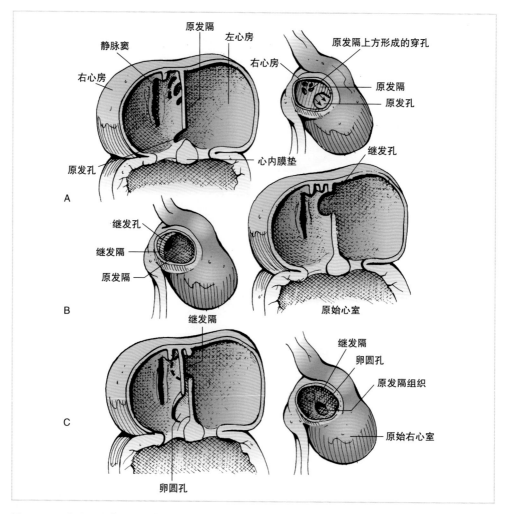

图 19.3　心房分隔的阶段。A. 随着原发隔向下朝向心内膜垫生长，原发隔上方形成的孔是继发孔。继发孔的形成保证血流穿过房间隔。之后，原发隔停止生长，并与连接房室的心内膜垫融合（箭头所示）。B. 继发隔在原发隔的右侧平行生长，形成不完全的分隔。C. 开放的继发隔就是卵圆孔。卵圆孔由原发隔的组织形成一个活动的卵圆孔瓣。正常情况下，婴儿出生后左心房压力增高并超过右心房压力时，卵圆孔关闭

　　房室管分隔始于心内膜垫的生长和融合，它与原发隔的形成和房室口的伸展同时进行。心内膜垫最初作为肌部，类似瓣膜的作用，在经过细胞分化后，变成薄膜状，从而形成单独的右心房室瓣和左心房室瓣。在该过程中，发育异常会产生共用房室连接，并导致房室瓣异常。心内膜垫的融合失败会导致房室管缺损。

　　室间隔分隔始于妊娠第5周，起源于原始的肌部室间隔、心内膜组织及圆锥和球嵴（图19.4）。这些部位融合后，室间隔由1个较小的膜部和1个较大的肌部间隔组成，并分为流入道、小梁部和流出道。持续存在的小的心室间血流交通或间隔形成不完全可导致室间隔缺损。

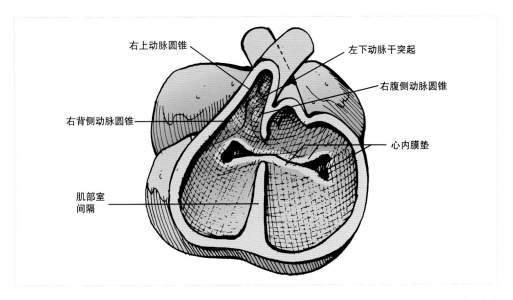

图 19.4　室间隔分隔。肌部室间隔朝向心内膜垫背侧生长。随后膜部间隔产生，心内膜组织、圆锥和球嵴部分向外生长

　　左、右心室流出道是随着心球与单一动脉干的分隔或分离形成的。这一过程包括球嵴和干嵴的形成、螺旋生长，以及由此产生的螺旋主肺动脉隔膜，该隔膜将主动脉与肺动脉分开。半月瓣源于动脉干的内膜下球嵴。圆锥动脉干发育、半月瓣形成和主肺动脉间隔缺损造成了大量先天性缺损（TOF、TGA、动脉干和主肺动脉窗）。

　　心脏发育过程中，冠状动脉出现相对较晚。心外膜下血管网在发育的第5周产生远端冠状血管。近端冠状血管的起源更具有争议。主动脉囊、主动脉弓和背侧主动脉通过一系列复杂的发育促进了成熟主动脉弓的发育。如这些复杂的发育发生异常，则会导致血管异常。

先天性心脏病的分类

鉴于病理改变变化多样，因此提出几种分类方案，以便理解 CHD 及其病变引起的生理学变化。病变可根据严重程度、有无发绀或主要生理变化进行分类。

基于严重程度

病变可根据严重性或复杂程度分为简单、中度或复杂病变。该分类方案已应用于医疗干预、远期问题和潜在结果预测方面的建议。单发缺损形式的心脏内分流在大多数情况下为简单病变。复杂的病理包括所有形式的发绀型 CHD、伴有多种病变的损伤及心脏 / 内脏器官错位（异位综合征）。

基于有无发绀

先天性心脏畸形根据原发性功能障碍是否导致发绀分为非发绀型病变或发绀型病变。发绀型是心内存在分流时肺动脉血流受限或动脉血与静脉血完全混合。发绀型很少发生于单发的心内分流引起的肺血循环过多的患者。

基于病变的生理变化

这种分类是根据 CHD 的生理变化分为 4 类：分流、肺动脉或体循环血流梗阻、反流病变及混合病变。分流可能位于心脏内（心内）或位于心脏外（心外）。分流方向及程度取决于分流大小及肺动脉和体循环的相对阻力。梗阻性病变可能会影响流入道及流出道血流，且其严重程度变化很大。反流病变很少单发，常继发于原发病变。在导致大量发绀型心脏畸形的混合病变中，存在全身静脉和肺静脉血流的混合。

先天性心脏缺损

以下章节对一些先天性心脏缺损进行了讨论，简要讨论了解剖、病理生理学和治疗策略等 3 个方面，并对每种畸形做了详细的 TEE 评估。缺损汇总见表 19.1 和表 19.2。

表 19.1 成人先天性心脏病

病理学	生理学	流行病学	相关病变	治疗和预后
主动脉瓣狭窄	• 全身血流梗阻 • 左心室后负荷增加 • 左心室肥大与舒张顺应性衰退 • 心肌供需不匹配（可能缺血）	• 二叶式主动脉瓣：最常见的先天性畸形（占总人口的 2 %），也是 65 岁以下主动脉瓣患者最常见的病因	• VSD • PDA • 升主动脉疾病	• 对于严重疾病，可采用手术和经导管术 • 瓣膜成形术再次介入的发生率高（成人患者中高于 25 %）
房间隔缺损	• 左向右心内分流 • 右心容量负荷增加 • 晚期症状（CHF、房性心律失常和PHTN 罕见）	• ACHD 的 30 % 25 % 的成人存在 PFO	• 继发型：二尖瓣脱垂和（或）反流 • 原发型：二尖瓣裂缺伴或不伴反流	• 手术闭合 • 继发型 ASD 可能适用封堵器闭合 • 治疗 10 年，存活率为 95 %
主动脉缩窄	• 全身血流梗阻 • 近端高血压 • 左心室后负荷增加 • 左心室肥大与舒张顺应性衰退 • 侧支循环	• ACHD 的 5%~8 %	• 二叶式主动脉瓣 • VSD • 二尖瓣异常 • 左侧梗阻性病变	• 外科治疗与球囊扩张 ± 支架置入的对比 • 如不予治疗，50 岁时死亡率为 80 %
先天性冠状动脉异常	• 劳累时可能发生冠状动脉缺血 • 瘘管大时发生充血性心力衰竭	• 不到 1 %	• 单发病变 • 也见于冠心病（D-TGA、TOF和其他复杂病理）	• 冠状动脉再植和（或）去顶术 • 如果出现瘘管堵塞，经导管和（或）外科干预 • 无长期随访
先天性矫正型大动脉转位	• 无症状或与心内分流或外流梗阻相关的症状 • 有无发绀取决于相伴的病理 • 成人症状：TR、RV 衰竭和 CHB	• 成人患者罕见病变（占所有 CHD 的 0.5 % 以下）	• VSD • 肺流出道梗阻 • TV 异常（类似三尖瓣下移畸形） • 房室传导阻滞	• 可能需要采取干预措施，如闭合心内血流流通、释放流出道的梗阻、TV 修复或置换、置入起搏器 • 全身性心脏移植（RV或体循环心力衰竭） • 15 年生存率小于 60%
完全型大动脉转位	• 需循环间混合的平行循环（PFO、ASD、VSD 或PDA） • 发绀型病变	• 新生儿期最常见的发绀型 CHD • 如在生命早期未进行治疗，死亡率很高 • 大多数成人均接受了外科手术	• VSD（20%） • LVOT 梗阻 • 冠状动脉异常	• 心房后挡板修复（Mustard 或 Senning）可能需要干预挡板周漏/阻塞、三尖瓣反流、左心房房性心律失常或右心房（系统性）衰竭 • ASO 后很少需要再次干预 • 心房转位术后 20 年的存活率可达 70%

续表

病理学	生理学	流行病学	相关病变	治疗和预后
埃布斯坦畸形	• 疾病表现多样 • 可无症状 • TR（病重程度多变） • 右心衰竭 • 房性心律失常 • 如相伴出现的 PFO/ASD 可能发展成发绀	• 占所有 CHD 患者的 0.5%	• PFO • ASD	• 三尖瓣修复/置换 • ASD 闭合术 • 术后 10 年生存率为 84%
动脉导管未闭	• 左向右心内分流 • 左心容量负荷增加 • 相关症状和 PHTN 取决于 PDA 的大小	• ACHD 的 8%	• 单发的或在复杂冠心病的情况下 • 二叶式 AV	• 外科手术（开放性手术和 VATS） • 经皮导管封堵 • 治疗 10 年生存率为 95%
肺（肺动脉）狭窄	• 肺血流梗阻 • RV 后负荷增加 • RVFI 伴随舒张顺应性衰退 • 非发绀，除非是严重且相伴发生的 ASD/VSD • 如果严重，可能导致充血性心力衰竭	• ACHD 的 10% 大多数手术疾病症状轻微	• PFO • ASD（20%） • VSD • 肺动脉瓣下流出道肥厚	• 球囊瓣膜成形术 • 手术切除非常有效 • 治疗后 25 年的生存率为 95%
单心室	• 被动性肺循环 • 体循环单心室（左或右） • Fontan 术后非发绀，除非有行开窗术	• 包括许多不同的病理 • 超过童年期的生存需要干预	取决于解剖情况	• 一些患者需进行 Fontan 术（从心内到心外） • 心律失常迷宫手术/房室同步和抗心律失常治疗起搏器 • 心脏移植 • Fontan 术的死亡率为 11%
法洛四联症	• 右心室流出道梗阻性病变 • 心内分流〔左心房至右心室、右心室至左心房和（或）双向〕 • 以上两者均是发绀的病因 • RV 后负荷增加 • RVH 舒张顺应性衰退 • 发绀伴有漏斗部痉挛	最常见的发绀型先天性心脏病 大多数幸存的成人都曾接受过姑息性修复或明确性修复	右主动脉弓（25%） PFO 或 ASD 冠状动脉畸形 冠状静脉窦扩张及永存 L-SVC • PA 闭锁	• 长期问题：肺反流、RVOT 问题、残余分流 • 成人的介入治疗（如右心室至肺动脉导管置换、肺动脉瓣置换） • 治疗 30 年的存活率为 86%~90%

续表

病理学	生理学	流行病学	相关病变	治疗和预后
室间隔缺损	• 左向右心内分流 • 左心容量负荷增加 • 如缺损较大，则出现一些早期充血症状和 PHTN	• 儿童最常见的 CHD • 儿童自然闭合的发生率高 • 成人罕见的单发性 VSD（占 ACHD 的 10%~15%） • 成人中未治疗的缺损几乎总是很小	• 二叶式主动脉瓣 • Ao 缩窄 • RVOT 偶发梗阻（双腔 RV）	• 手术闭合 • 肌部 ASD 可以通过合适的封堵器闭合 • 残余缺损伴有复杂 CHD • 治疗后 10 年的存活率（无 PHTN）为 96%

注：ACHD—成人先天性心脏病；Ao—主动脉；ASD—房间隔缺损；ASO—动脉移位术；AV—主动脉瓣；CHB—完全性心脏阻滞；CHD—先天性心脏病；CHF—充血性心力衰竭；D-TGA—大动脉转位；L-SVC—左上腔静脉；LVOT—左心室流出道；PA—肺动脉；PDA—动脉导管未闭；PFO—卵圆孔未闭；PHTN—肺动脉高压；RV—右心室；RVH—右心室肥大；RVOT—右心室流出道；TOF—法洛四联症；TR—三尖瓣反流；TV—三尖瓣；VATS—电视胸腔镜手术；VSD—室间隔缺损。

表 19.2　经食管超声心动图在先天性心脏病中的应用

病变	TEE 切面及观察内容	术后观察
主动脉瓣狭窄	ME AV SAX：主动脉瓣形态及运动 ME AV LAX 及深部 TG LAX：瓣膜形态及运动、瓣膜反流、主动脉根部大小、主动脉瓣下及瓣上解剖结构 TG LAX 及深 TG LAX：狭窄处的峰值压差 ME 四腔心：左心室肥厚与功能	残存/再发狭窄、主动脉瓣反流、生物瓣/机械瓣功能、瓣周漏（如人工瓣膜）、心室功能 Ross 术后：主动脉瓣狭窄/反流、右心室自体移植瓣膜功能、心室功能（整体和局部）
心房间隔缺损	ME 四腔心：继发及原发缺损，肺静脉反流情况，二尖瓣形态（脱垂） ME 双腔静脉：静脉窦缺损及肺静脉	残余分流、心室功能 二尖瓣反流 肺静脉狭窄（静脉窦型 ASD）
主动脉缩窄	UE 主动脉弓 SAX、ME 降主动脉 SAX 及 LAX 切面观察主动脉、主动脉弓和降主动脉（如果能看到）：隔膜后方混叠的血流及彩色多普勒和频谱多普勒峰值速度超过 2.5 m/s ME 四腔心、两腔心、AV LAX 及 TG SAX：左心室壁厚度及功能、二尖瓣形态及功能、主动脉瓣、主动脉瓣下和瓣上狭窄	残余压差、主动脉再缩窄、主动脉瘤形成
先天性冠状动脉异常	舒张期 ME AV SAX 及 LAX 切面	评估修复（识别新的冠状动脉开口、去顶、从主动脉到冠状动脉的通路） 彩色多普勒记录血管内血流信号 心室功能——整体和节段

续表

病变	TEE 切面及观察内容	术后观察
先天性矫正型大动脉转位	ME 四腔心，两腔心，TG SAX：心室形态和功能，三尖瓣功能和伴发病变 ME LAX：流出道梗阻	双调转术后 心房隔板：挡板周漏、静脉通路阻塞、AVV 功能、体循环心室功能 动脉校治术：流出梗阻、半月瓣反流、心内残余分流
完全型大动脉转位	ME 四腔心：AVV 反流、伴发心内分流、心室功能 ME 双腔：体循环及肺静脉隔板 TG SAX：心室功能及 SWMA 深部 TG LAX：动脉校治术后心室与动脉的连接及动脉吻合口	Senning/Mustard 术后：挡板周漏、静脉通路梗阻、体循环（右）心室功能、AVV 功能 动脉校治术后：瓣上（主动脉/肺动脉）狭窄或反流、LV 功能、残余分流
埃布斯坦畸形	ME 四腔心及 RV 流入–流出道：三尖瓣评估（下移情况和小叶形态/活动性）	三尖瓣残余反流 RV 大小和功能
动脉导管未闭	TEE 很难观察到，但在 ME Asc Ao SAX 或 RV 流入–流出道切面可以观察到异常连续的导管血流入 PA	残余分流、双心室功能
肺（肺动脉）狭窄	ME RV 流入–流出道及深部 TG LAX：评估流出道和压差 ME Asc Ao SAX：评估肺动脉瓣、主肺动脉和肺动脉近端及其分支	残存肺动脉流出道梗阻、肺动脉反流、右心室大小和功能
单心室	ME 四腔心、两腔心、LAX、双腔、RV 流入–流出道：AV 瓣形态及房室和心室动脉连接	Fontan 术后：心腔与肺动脉连接、Fontan 隔板（通畅/泄漏）、主动脉反流、体循环流出道梗阻、AVV 功能、心室功能、ASD 大小是否得当
法洛四联症	ME AV LAX 及深部 TG LAX：VSD 及主动脉骑跨 ME RV 流入–流出道：评估 RVOT 及压差 ME 四腔心：VSD 位置和程度，以及是否伴有其他位置 VSD ME AV SAX 及 AV LAX 彩色多普勒：评估冠状动脉是否异常	残存 RVOT 梗阻、肺动脉或导管狭窄、残余分流、心室功能、主动脉反流
室间隔缺损	ME 四腔心及 AV LAX：膜周、流入道及肌部 VSD、心腔大小、是否存在室间隔膜部瘤 ME AV LAX 及深部 TG LAX：评估主动脉瓣反流及窦瘤情况	残余分流、AVV 及半月瓣功能及心室功能

注：Ao—主动脉；Asc Ao—升主动脉；ASD—房间隔缺损；AV—主动脉瓣；AVV—房室瓣；LAX—长轴；LV—左心室；ME—食管中段；PA—肺动脉；RV—右心室；RVOT—右心室流出道；SAX—短轴；SWMA—节段性室壁运动异常；TEE—经食管超声心动图；TG—经胃；TV—三尖瓣；UE—食管上段；VSD—室间隔缺损。（经允许改编自 Russell IA, Rouine-Rapp K, Stratmann G, et al. Congenital heart disease in the adult：A review with internet- accessible transesophageal echocardiographic images. Anesth Analg, 2006;102(3)：694–723. ）

房间隔缺损

解剖

ASD 是指导致心房水平分流的一些病变，并不一定是指房间隔本身有缺损。ASD 的 4 种主要类型包括继发孔型、原发孔型、静脉窦型和冠状静脉窦型缺损（图 19.5）。ASD 发病率占所有成人 CHD 的 30%，一般来说更常见于女性。

继发孔型 ASD 通常位于房间隔的中间，占所有房间隔缺损的 70%（图 19.6）。伴发异常包括二尖瓣脱垂及二尖瓣反流。

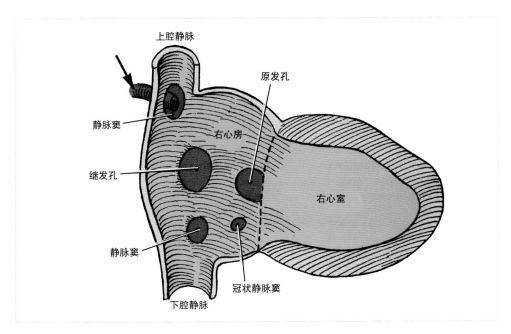

图 19.5 房间隔缺损。图片显示了各种房间血流交通的典型位置，包括位于中心的继发孔型缺损；位于下方的原发孔型缺损；上腔静脉或下腔静脉口附近的静脉窦型缺损，常伴有肺静脉引流异常（箭头所示）；冠状静脉窦型缺损（经允许引自 Perloff JK. The Clinical Recognition of Congenital Heart Disease. 4th ed, Philadelphia, PA：WB Saunders, 1994：293–380.）

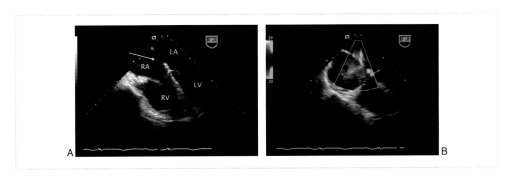

图 19.6 继发孔型房间隔缺损。A. 食管中段四腔心切面，显示房间隔中等大小的中心缺损（箭头所示），典型的继发孔型房间隔缺损。B. 相应的彩色多普勒图像，显示左至右心房水平分流穿过缺损（蓝色血流）。LA—左心房；LV—左心室；RA—右心房；RV—右心室

原发孔型房间隔缺损（也认为是 AVSD 的一部分）位于房间隔的下端（图 19.7），约占 ASD 的 20%，与二尖瓣前叶裂缺及二尖瓣反流有关。这类缺损被认为是 AVSD 的一部分，可见于唐氏综合征患者，这类缺损合并其他异常的情况更常见。

静脉窦型缺损发生于上腔静脉（SVC）或下腔静脉（IVC）进入右心房的入口附近下方（图 19.8）。上腔缺损最常见，占 ASD 的 5%~10%。在这类病变中，最常见腔静脉跨在房间隔上，经常伴有右肺静脉局部畸形引流，这是由于通常将静脉和左心房分开的室壁缺损引起肺静脉去顶。

冠状静脉窦型缺损是由左心房和冠状静脉窦（冠状静脉窦隔膜）之间的血流交通引发。这类缺损相对较少（低于 ASD 的 2%），且经常伴有其他畸形出现。通常在 L-SVC 连续引流至无顶冠状静脉窦的情况下可以看见。在这种情况下，冠状静脉窦通常明显扩张。

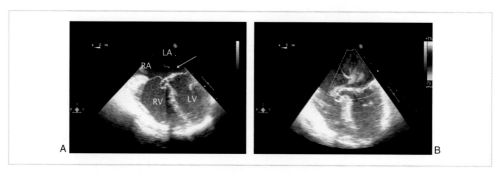

图 19.7　原发孔型房间隔缺损。A. 食管中段四腔心切面，房间隔下部相对较小的缺损（箭头所示）为原发孔型房间隔缺损的位置特征。B. 相应的彩色多普勒检查显示左至右心房水平分流穿过缺损。假性膜部瘤也被称为三尖瓣瘤，凸向右心室侧，属心内膜垫组织的残余。LA—左心房；LV—左心室；RA—右心房；RV—右心室

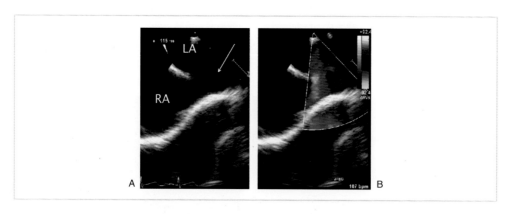

图 19.8　静脉窦型房间隔缺损。A. 食管中段双腔心切面，显示上腔静脉入口附近的房间隔血流交通（箭头所示）。这些所见为典型的上腔静脉静脉窦型房间隔缺损的表现。B. 相应的彩色多普勒血流图，显示左心房到右心房水平分流穿过缺损。上腔静脉常骑跨于这类缺损上，并伴有肺静脉引流异常。LA—左心房；RA—右心房

病理生理学

ASD 的生理后果由分流程度决定（主要方向通常是从左向右）。缺损大小、心室顺应性和肺动脉压力决定了分流的大小。导致肺血循环过多的较大缺损引发右心舒张容量负荷过重，表现为右心房、右心室和肺动脉扩张。随后会产生房性心律失常和心力衰竭。老年患者肺动脉压力出现轻度至中度升高；但很少发生严重性肺动脉高压。成人可能没有症状，ASD 可能是经超声心动图偶然发现。

治疗策略

大部分缺损较大的患者可行手术闭合。选定的继发孔型房间隔缺损可在心导管手术室行经皮封堵术（图 19.9）。继发孔型房间隔缺损行经导管封堵术应考虑缺损的大小（< 38 mm）及周围房间隔组织是否有足够的边缘。对于有 PFO 和脑血管事件史的患者，也可以考虑经导管装置封堵，以降低反常栓塞的风险。对其他类型的房水平分流进行封堵是不可行的，因为封堵器会破坏缺损周围非常重要的一些结构。

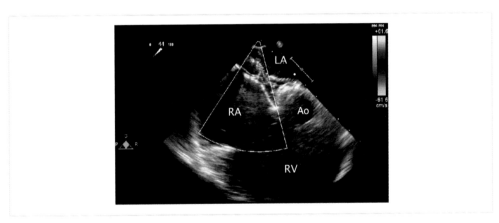

图 19.9　房间隔缺损封堵器。食管中段主动脉瓣短轴切面，向右旋转显示房间隔缺损闭合装置跨于房间隔之上。Ao—主动脉；LA—左心房；RA—右心房；RV—右心室

经食管超声心动图评估

针对性检查的建议切面包括食管中段四腔心、食管中段双腔静脉和食管中段房室短轴切面。

二维检查的目标如下。

- 定义缺损位置和大小（检测 PFO 或较小的房间交通可能需要静脉注射振荡生理盐水或其他造影剂，并行 Valsalva 动作，以识别右向左分流）。
- 确定缺损缘（理想情况下为 5 mm）。①前上壁（主动脉缘）：食管中段房室短轴切面，主动脉环与缺损的距离（无缘并不妨碍布置装置）。②后部：食管中段四

腔心切面，冠状静脉窦与缺损的间隙。③前下壁：食管中段四腔心切面，缺损和房室瓣之间的空间。④后上壁：食管中段双腔静脉切面，上腔静脉和缺损之间的距离。⑤后下壁：食管中段双腔静脉切面，下腔静脉和缺损间的间隙。

- 评估二尖瓣形态（评估脱垂 / 裂缺：脱垂可能伴发继发孔型 ASD；前小叶中的裂缺通常属于 AVSD 中的一部分）。
- 评估肺静脉引流（所有情况，特别是静脉窦型 ASD）。
- 检查右侧结构的扩张和室间隔运动（与容量负荷相关的平坦或同向运动）。
- 评估右心室壁厚，提示肺动脉高压的可能。
- 评估心室功能。

多普勒检查的目标如下。

- 评估跨缺损的流量：性质、方向和速度。
- 检测三尖瓣、二尖瓣和肺动脉瓣反流。
- 测量三尖瓣反流喷射速度（V_{TR}），以估算肺动脉收缩压，如下所示：

$$右心室收缩压 = 4\,(V_{TR})^2 + 右心房压力$$

在没有右心室流出道缩窄的情况下：

$$肺动脉收缩压 = 右心室收缩压$$

- 检查肺静脉血流。
- 在没有明显的房室瓣反流的情况下，评估分流幅度（肺部和体循环血流）。

经导管闭合术期间检查的目标如下。

- 测定组织缘（不适宜缺少下缘或后缘）。
- 评估缺损与周围解剖结构的关系。
- 测量最大缺损直径（球囊拉伸尺寸）。
- 探测囊周漏。
- 设备的部署 / 设备稳定性指导
- 评估残余分流。

手术修复 / 导管介入后检查的目标如下。

- 检测残余心房间分流。
- 评估房室瓣功能。
- 评估心室功能。
- 评估经导管闭合术中设备的正确定位（部署设备后，体循环和相邻肺静脉血流通畅）。
- 排除与介入相关的并发症（设备相关的栓塞、侵蚀等）

三维成像的应用如下。

- 增强缺损的空间细节（尺寸、位置、边缘、装置和相邻解剖结构之间的关系）。
- 监控 ASD 设备部署的同时，促进三维关系连续可视化（图 19.10）。

- 评估 ASD 装置位置的恰当性和封堵器周围的隔膜的夹闭情况。
- 可获取心室容量、射血分数。

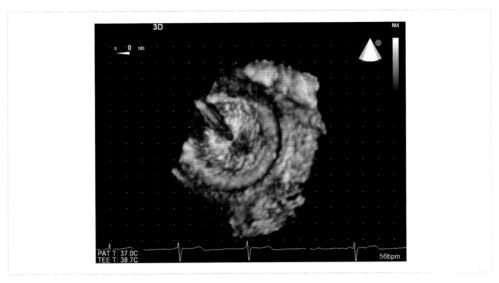

图 19.10 房间隔缺损封堵器的三维经食管超声心动图图像。图像显示闭合装置释放前的右心房盘和输送线缆

室间隔缺损

解剖

VSD 按位置分为 4 大类：膜周部型、肌部型、双流出道型和流入道型缺损（图19.11）。VSD 可以单发，也可以作为复杂畸形的一部分。单发性室间隔缺损是婴儿期最常见的先天性心脏病。由于 60% 的较小缺损会自然闭合，较大的缺损通常在儿童期就予以修补，VSD 仅占 CHD 患者中缺损的 10%~15%。

膜周部型 VSD 约占 VSD 的 70%，会累及膜性隔膜的大部分或全部，并可能延伸至肌部区域，可伴发由三尖瓣组织组成的假性膜部瘤。超声心动图上，膜周部型 VSD 看起来像是一个组织囊，且经常限制分流穿过缺损（图 19.12）。其他病理改变可能包括主动脉瓣下隔膜或主动脉瓣脱垂（导致主动脉反流）。膜周部型 VSD 也可出现右心室流出道梗阻的情况，与右心室肌束肥大相关，将右心室分为两腔（双腔右心室或右心室双腔心）。

肌部型 VSD 是根据发生部位在室间隔肌部而定义的。肌部型 VSD 占 VSD 的 20%，可能是单发的或多发的（"swiss cheese"型），通常位于心尖小梁部的中间部位（图 19.13）。

双流出道型 VSD（也称嵴上、主动脉瓣下、肺动脉瓣下、漏斗部或圆锥间隔 VSD）位于肺静脉正下方的漏斗部隔膜中，占 VSD 的 5%，常伴发主动脉瓣脱垂，导

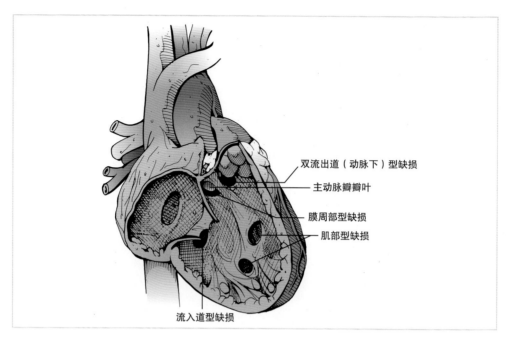

图 19.11 室间隔缺损。从右心房室角度看室间隔缺损，按位置分为 4 大类：膜周部型缺损、肌部型缺损、双流出道（动脉下）型和流入道型缺损。肌部型缺损可能发生于室间隔的小梁部或流入道的任何位置。此图中，主动脉瓣的一部分可通过膜周部型缺损看到

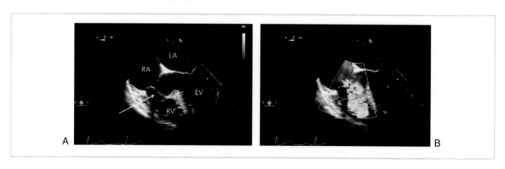

图 19.12 膜周部型室间隔缺损。A. 食管中段四腔心切面，显示部分被瘤体组织覆盖的膜区域出现较大缺损（箭头所示）。B. 相应的彩色多普勒血流图，显示心室水平左向右分流大量穿过缺损。LA—左心房；LV—左心室；RA—右心房；RV—右心室

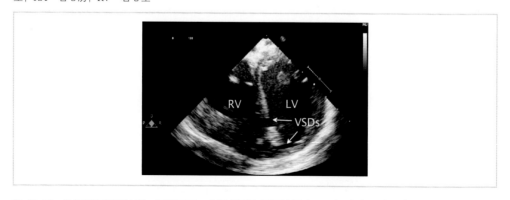

图 19.13 肌部型室间隔缺损。图像显示 2 处肌部型室间隔缺损（VSD），如经胃左心室短轴切面所示，可见 2 处缺损，一个较大的在间隔中部，另一个较小的在心尖。LV—左心室；RV—右心室

致反流（图 19.14）。

流入道型 VSD 约占 5%，位于接近房室瓣后方的位置或心室流入道部分（图 19.15）。这类缺损主要见于唐氏综合征患者。普通房室瓣环内的合并原发 ASD 则可能是完全性 AVSD 的一部分（房室间隔缺损或心内膜垫缺损）。

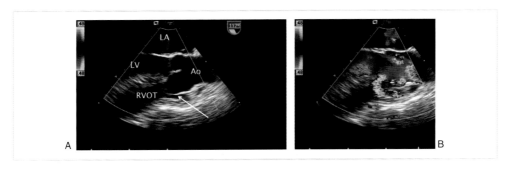

图 19.14 嵴上（动脉下）室间隔缺损。A. 食管中段主动脉瓣长轴切面，显示主动脉瓣脱垂（右冠状动脉瓣瓣夹）通过动脉下室间隔缺损（箭头所示）。B. 心脏收缩时，显示心室交通分流。Ao—主动脉；LA—左心房；LV—左心室；RVOT—右心室流出道

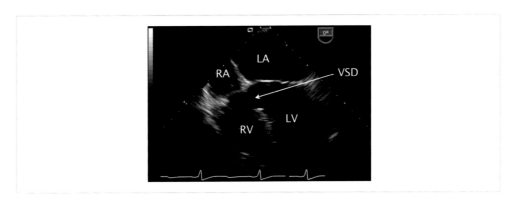

图 19.15 流入道型室间隔缺损。食管中段四腔心切面，显示室间隔流入道部较大的室间隔缺损（VSD）（箭头所示）。请注意，两个房室瓣看起来处于相同的水平，这与正常的偏移形成对比，在正常的偏移中，与二尖瓣相比，三尖瓣附着部位更接近心尖。这是这类缺损的典型情况。LA—左心房；LV—左心室；RA—右心房；RV—右心室

病理生理学

VSD 的生理学变化是由缺损的大小和肺血管阻力决定的。中度至重度的缺损常发生明显的左向右分流、左心扩张及心力衰竭症状。肺血管变化可能会导致大的、长时间的室间隔缺损和大量肺过度循环的患者出现重度肺动脉高压。这会导致通过缺损的分流的方向出现逆转（右向左分流），并引发发绀。不可逆血管变化导致肺血管阻力增加，引发艾森曼格综合征。成人艾森曼格综合征存活率低，且一般认为已失去手术机会。

治疗策略

大多数有症状的患者都需要进行干预治疗。最常见的治疗策略是通过经心房或经肺动脉入路的外科手术修补单发 VSD。因此，血流交通的位置对外科介入治疗缺损有重要影响。有些病例可选择经导管放置封堵器。由于这种类型的缺损与房室瓣 / 流出道的解剖关系不密切，因此这种方法更常用于治疗血流交通 / 缺损（图 19.16）。此外，这些类型的缺损（特别是多发的）会给外科手术带来重大挑战。基于导管的介入可以在导管介入室或手术室完成。后一种策略结合了手术和介入技术。在常规手术过程中，胸骨切开术之后，在右心室游离壁穿刺，同时放入导线，导线上设护套。装置由 TEE 引导穿过缺损并置入。然后可应用其他常规技术进行并发症的手术矫治。

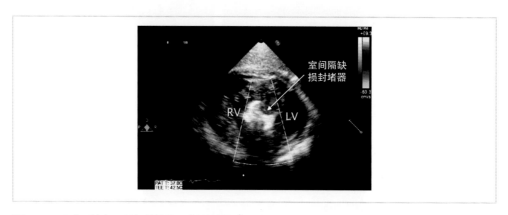

图 19.16 肌部型室间隔缺损封堵器。该经胃短轴切面中，在室间隔肌中部可见室间隔缺损封堵器（箭头）。LV—左心室；RV—右心室

经食管超声心动图评估

针对性检查的建议切面包括食管中段四腔心、食管中段主动脉瓣长轴、食管中段右心室流入 – 流出道和深部经胃切面。

二维检查的目标如下。

- 评估缺损部位、大小和程度。
- 检查伴发的异常，包括室间隔膜部瘤。
- 评估主动脉瓣病变（膨出和脱垂）。
- 检查肺动脉和左侧心脏结构是否扩张。
- 检查是否有肺动脉高压的迹象（右心室壁厚和收缩期室间隔形态）。

多普勒检查的目标如下。

- 确认存在缺损，并评估有无其他缺损。
- 明确分流量的性质、大小和方向。
- 检测三尖瓣和（或）主动脉反流（彩色多普勒）。

- 估测肺动脉收缩压，估测方式如下。
- 三尖瓣反流喷射峰值速度（V_{TR}）。
- VSD 喷射峰值速度（V_{VSD}）：

$$右心室收缩期压力 = 收缩期血压 - 4（V_{VSD}）^2$$

在没有右心室流出道缩窄的情况下：

$$右心室收缩压 = 肺动脉收缩压$$

在没有左心室流出道缩窄的情况下：

$$体循环收缩期压力 = 左心室收缩期压力$$

- 确定跨 VSD 的血流限制（限制性 VSD 的高速射流和非限制性缺损的低速血流）。
- 评估没有明显房室瓣反流情况下的分流量大小（肺部与体循环血流比）。

经导管闭合术期间检查的目标如下。

- 确定 VSD 形态、大小及与心室流入和流出道的关系。
- 评估瓣膜功能。
- 如有测量囊袋尺寸，检测是否有囊漏。
- 与设备定位相关并发症的早期发现。
- 设备部署期间的指导和监控。
- 评估封堵器残余分流。

手术修复 / 导管介入后检查的目标如下。

- 检测残余分流。
- 确定瓣膜反流的潜在变化。
- 对于经皮介入，评估装置在隔膜中的位置及相对于相邻结构的位置。
- 评估心室功能。

动脉导管未闭

解剖

胎儿时期，动脉导管连接主肺动脉近左肺动脉和降主动脉近左锁骨下动脉起源处（图 19.17）。这种交通在正常胎儿情况（肺血管阻力增加）下，使右心室的输出绕过肺流入主动脉。新生儿期这种血流交通口的闭合失败会导致导管持续不闭合，即动脉导管未闭（PDA）。这种病变约占 CHD 病例的 8%。如同许多其他缺损一样，PDA 可单发或伴发其他心脏缺损。

病理生理学

PDA 引起的生理学变化是由交通口的大小及体循环与肺血管阻力决定的。虽然交

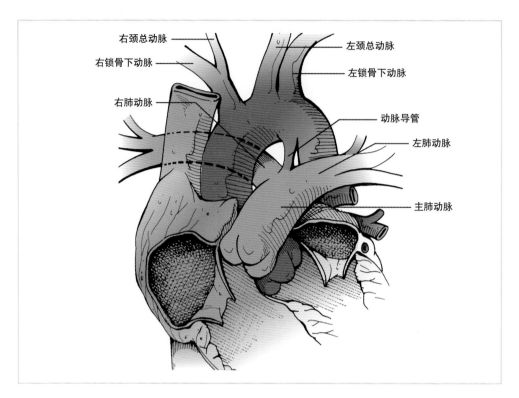

右颈总动脉

右锁骨下动脉

右肺动脉

左颈总动脉

左锁骨下动脉

动脉导管

左肺动脉

主肺动脉

图 19.17 动脉导管未闭。图片显示动脉导管在左锁骨下动脉起始处连接主肺动脉、左肺动脉及降主动脉

通口小的 PDA 可能引起轻微的或不引起生理学变化，但大量的左向右分流可导致肺循环容量过多，出现充血症状；如果时间较长，可能会使肺血管阻力增加。大多数分流量大的患者会出现症状，需行医疗处理。成人患者的 PDA 虽然很少，但可能伴发动脉内膜炎、动脉瘤、主动脉夹层和破裂等并发症。有时候，在老年患者中，左向右分流和左心室容量负荷会受到肺血管阻力增加（伴发艾森曼格综合征）的限制。

治疗策略

较小的分流可能适于采用经皮装置封堵治疗。外科手术闭合成人 PDA 在体外循环下进行可能会比较复杂，同时导管组织钙化会进一步增加手术的风险。对于肺血管阻塞性疾病，禁止采取干预治疗来消除血流交通。

经食管超声心动图评估

通过叠加在二维 TEE 图像上的彩色多普勒信息可使 PDA 检查得到加强。这种评估可能需要非标准的切面，该切面可使导管插入主肺动脉的位置可视化，或检测血流（图 19.18）。针对性检查的建议切面包括食管中段升主动脉短轴、食管上段主动脉弓短轴和食管中段降主动脉长轴切面。

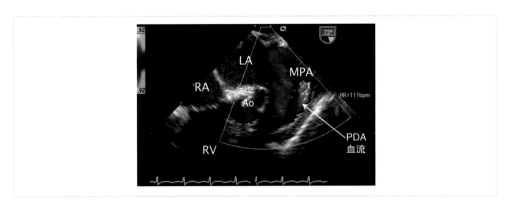

图 19.18　动脉导管未闭的食管中段右心室流入 – 流出道切面，其中蓝色血流远离动脉导管未闭（PDA）所用传感器。Ao—主动脉；LA—左心房；MPA—主肺动脉；RA—右心房；RV—右心室

二维检查的目标如下。

- 确认分流。
- 评估并发的心脏畸形。
- 检查肺动脉 / 左侧心腔的大小（评估容量过载的程度）。
- 评估右心室壁厚（作为肺动脉高压的指标）。
- 评估双心室功能。

多普勒检查的目标如下。

- 检测导管分流情况和程度。
- 血流交通方向和多普勒频谱特征（血流通常连续性流入肺动脉）。
- 检测胸主动脉中自导管血流的逆流。
- 检查瓣膜反流。
- 通过三尖瓣反流射流和 PDA 射流估测收缩期肺动脉压力（肺动脉收缩压 = 主动脉收缩压 $-4 \times$ 反流峰值流速 ^{2} ）。

手术修复 / 导管介入后检查的目标如下。

- 检测残余导管分流。
- 验证相邻结构间血流通畅。

主动脉缩窄

解剖

青少年和成人患者的主动脉缩窄（CoA）特征在于胸主动脉缩窄，动脉导管或动脉韧带与主动脉连接的相邻部位（图 19.19）。一般情况下，这是局限性组织凸向主动脉腔内引起的。此外，在某些情况下，扩散性主动脉弓和峡部发育不全可能会使原发病复杂化，这实际上是婴儿期最常见的情况。伴发缺损包括高达 50% 的患者存在主动

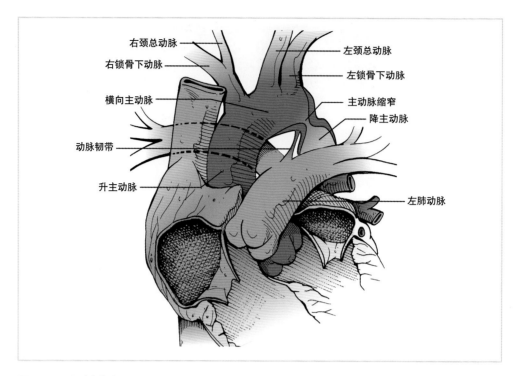

右颈总动脉

右锁骨下动脉

横向主动脉

动脉韧带

升主动脉

左颈总动脉

左锁骨下动脉

主动脉缩窄

降主动脉

左肺动脉

图 19.19 主动脉缩窄

脉瓣二叶畸形、PDA、VSD 和瓣下隔膜。CoA 约占所有 CHD 的 6%，男性更常见，其中 20% 的病例于青少年或成年期确诊。

病理生理学

CoA 最主要的生理改变是血流梗阻导致的左心室后负荷增加。收缩期血压在缩窄近端增高，在远端降低。无论这种压差是小还是大，都会因运动而加重。体循环高血压经常发生，可能导致高血压心脏病。尽管大多数成年 CoA 患者无症状，但还是会出现经常性的鼻出血、头痛、跛行、眩晕和心悸症状。主要并发症包括主动脉夹层、主动脉破裂或主动脉炎、脑动脉瘤或出血、感染性心内膜炎及左心室功能衰竭。

治疗策略

缩窄梗阻的严重程度决定了是否有必要采取干预治疗。治疗策略可选择手术治疗及球囊扩张术（行或不行支架置入）。

经食管超声心动图评估

无并发症 CoA 的手术入路为开胸手术切口。该情况下 TEE 的作用会受到限制。在大多数 CoA 患者中，TEE 指征包括评估需要体外循环的相关缺损。气管位于食管的前部、其内的气体限制了 TEE 对升主动脉远端和主动脉近端的检查，导致 TEE 难以详细评估相关病变。通过其他成像方式，如经胸超声心动图成像、磁共振成像和计算机断层成像，可以更全面地评估这种病变。针对性的 TEE 检查切面包括食管上段主动脉弓短轴、长轴及食管中段降主动脉短轴和长轴切面。

二维检查的目标如下。

- 对主动脉弓 / 主动脉进行有限的评估（左锁骨下动脉远端的降主动脉变窄）。
- 检测出现主动脉夹层并发症时左心室功能。
- 评估并发缺损。
- 明确左心室功能及右室壁厚度。

多普勒检查的目标如下。

- 检测降主动脉中的紊乱、偏心射流或流动加速。
- 测定血流模式（穿过缩窄处的收缩期速度增加及舒张期前向血流持续）。
- 评估缩窄区域及远端的流速（这一检查因多普勒波束难以与血流方向平行而变得复杂）。
- 检查梗阻远端主动脉搏动（梗阻时收缩期向上搏动减少的钝化模式）。
- 识别侧支血管血流（彩色多普勒）。
- 必要时，评估并发症。

手术修复 / 导管介入后检查的目标如下。

- 检查残余狭窄（因多普勒与血流方向平行情况不理想，难以评估）。
- 确定干预治疗后的并发症。
- 评估共存缺损。

主动脉瓣狭窄

解剖

虽然单发主动脉瓣二叶畸形通常不需要在婴儿期或儿童期进行治疗，但它是成人发病率中一个众所周知的病因。主动脉瓣二尖瓣化畸形是正常三尖瓣、主动脉瓣最常见的畸形，通常是交界融合引起的。会出现一个嵴或假交界，形成的两个小叶或瓣尖可能大小相同，也可能大小明显不同并伴随偏心性的关闭线（图 19.20）。二叶畸形可伴发瓣膜狭窄或反流，在某些情况下，还可伴发主动脉根部扩张。主动脉瓣狭窄占 CHD 的 6%。主动脉瓣二叶畸形是年龄 <65 岁、有症状主动脉瓣狭窄患者最常见的畸形。瓣膜梗阻常与小叶钙化有关。大多数情况下，主动脉瓣反流是由瓣叶冗长或瓣叶脱垂引起的。升主动脉及主动脉横弓部中层的薄弱易造成主动脉瘤形成。其他伴发畸形包括 VSD 和 CoA。

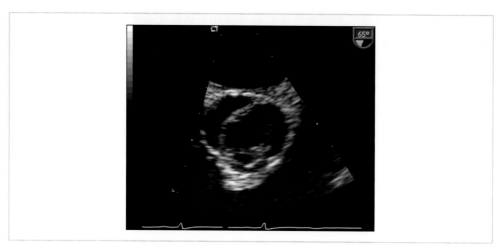

图 19.20   二叶主动脉瓣。二叶主动脉瓣的食管中段主动脉瓣短轴切面显示收缩期限制性开放的"鱼嘴"形外观。注意，在冠状动脉间连合处有瓣膜小叶融合

病理生理学

随着时间的推移，二叶畸形的主动脉瓣会变厚、钙化并显示出活动降低。随着瓣膜不断狭窄，左心室收缩期压力增加，室壁肥厚。随着瓣膜口面积变得越来越小，且狭窄越来越严重，左心室收缩期功能下降，发生心力衰竭。主动脉反流可能会加大左心室容量负荷，并导致心室扩张。

治疗策略

许多策略已应用于主动脉瓣狭窄患者。必要时，治疗方法包括导管介入和手术。经导管手术包括球囊瓣膜成形术和主动脉瓣植入术，适用于不能手术的重度主动脉瓣狭窄患者。外科瓣膜切开术/瓣膜成形术，或用人工瓣膜、机械瓣膜置换瓣膜，或自体肺移植（Ross 手术）均可供选择。

经食管超声心动图评估

主动脉瓣区域和缩窄严重程度的确定方法在本书中其他地方予以论述。应该提到的是，在主动脉瓣二叶畸形患者中，使用二维声像图平面法来估测主动脉瓣面积是不可靠的。针对性的 TEE 检查切面包括食管中段主动脉瓣短轴切面和长轴切面、食管中段长轴切面、食管中段四腔心切面、经胃长轴切面、深部经胃长轴切面。

二维检查的目标如下。

- 观察主动脉瓣的形态（瓣尖、连合、二叶主动脉瓣的"鱼嘴"形外观）和收缩期运动（收缩期隆起）。

- 测量瓣环大小（在瓣膜置换和 Ross 手术中，瓣环大小最能接近匹配，这一点很重要）。
- 识别升主动脉的扩张（后狭窄或其他）。
- 检测左心室肥大或扩张。
- 评估左心室整体及局部功能。
- 评估主动脉根部和升主动脉。
- 识别伴发病变。

多普勒检查的目标如下。

- 识别跨房室和（或）主动脉反流的紊乱。
- 评估穿过主动脉瓣瓣口的压差（经胃长轴切面或深部经胃长轴切面适用于频谱多普勒，平均压差与导管引起的压差更具有相关性）。

手术修复 / 导管介入后检查的目标如下。

- 根据干预类型对结果进行检查（Ross 手术中残余梗阻、主动脉反流、自体移植和同种肺动脉移植功能）。
- 评估人工瓣膜功能，排除人工瓣膜置换后出现瓣周漏的情况。
- 评估心室功能。

肺动脉瓣（肺动脉）狭窄

解剖

没有清晰小叶分离的穹隆样肺动脉瓣是导致先天性瓣膜狭窄的最常见病理。瓣口直径从针孔到几毫米不等（图 19.21）。较少见（仅见于约 10% 的患者）的情况是，瓣膜发育不良和增厚伴有残余小叶，显示收缩期偏移减少。肺动脉瓣狭窄可以单发，约占成人冠心病的 10%。伴发畸形包括 ASD、VSD 和梗阻性右室壁肥厚。

病理生理学

肺动脉瓣狭窄的生理变化是右心室收缩期压力升高，随后右心室超压，与梗阻程度成正比。大多数严重程度分级系统依赖于多普勒峰值瞬时横向压差（轻度为 < 36 mmHg；中度为 36 ~ 64 mmHg；重度为 > 64 mmHg）。轻度瓣膜狭窄通常不伴有明显症状。中度狭窄可能会导致呼吸困难及疲劳。重度狭窄会出现右心室扩张和衰竭，但还是有多达 25% 的患者可能无症状表现。通常情况下，狭窄不会随着时间的推移而发展，决定是否采取干预应结合相关症状表现，以及瓣膜压差情况。瓣膜发育不良患者更容易出现疲劳、呼吸困难和右心衰竭的症状，有时也会出现剧烈胸痛和晕厥。

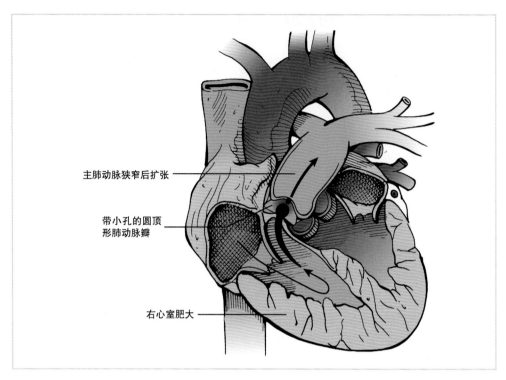

主肺动脉狭窄后扩张

带小孔的圆顶
形肺动脉瓣

右心室肥大

图 19.21　肺动脉瓣狭窄。这种病变的典型表现是瓣膜呈圆顶形，并有 1 个小孔。右心室肥大，主肺动脉狭窄后扩张。箭头指示心脏右侧的血流方向

治疗策略

　　大多数有症状的成年患者行经导管球囊瓣膜成形术治疗。球囊瓣膜成形术后可能会出现肺动脉瓣反流，但总体而言，长期效果良好。肺动脉瓣发育不良的成年患者可能需要手术，在某些情况下，需行瓣膜置换术。如果存在阻塞性右室壁肥厚，则行任何一种干预后都会减轻。

经食管超声心动图评估

　　检查的重要意义不仅在于评估肺动脉瓣本身，还包括对瓣下区和瓣上区进行评估。针对性的 TEE 检查切面包括食管中段升主动脉短轴、食管中段右心室流入 - 流出道及食管上段主动脉弓短轴。将成像平面从深部经胃长轴切面旋转 90°，可从深部经胃声窗获得右心室流出道切面。这种改良的切面可提供互补性的形态信息，且有助于测量压差。

　　二维检查的目标如下。

· 测定肺动脉瓣形态（瓣尖数量、增厚）和运动（隆起）。

· 测量瓣环大小。

- 对瓣下区域、主肺动脉和近端分支进行评估。对右侧肺动脉进行成像：在食管中段升主动脉短轴切面中，将探头略向食管上段拉回并向右旋转。显示左侧肺动脉：在食管上段主动脉弓短轴切面中，将探头略向前并向左旋转。
- 识别肺动脉狭窄后扩张。
- 评估右心室，包括收缩期功能、室壁肥厚及腔室扩张（根据室间隔的位置可估测右心室压力）。
- 确定伴发病理改变（如心房交通）。

多普勒检查的目标如下。

- 确定穿过肺动脉瓣的湍流和（或）反流。
- 在能够与血流方向保持最佳平行的切面中，使用频谱多普勒估测通过肺动脉瓣的压差（峰值和平均值）。
- 评估肺动脉下区和肺动脉上区，以评估伴发的梗阻。
- 确定三尖瓣反流，估测峰值速度以评估右心室压力。

手术修复 / 导管介入后检查的目标如下。

- 根据干预措施检查 / 定量残余病理（残余梗阻、肺动脉瓣）。
- 如果是瓣膜置换或右心室 – 肺动脉导管置入，根据干预情况，评估通畅性、瓣膜反流、瓣周漏。

法洛四联症

解剖

法洛四联症（TOF）中的典型病变包括大的非限制性室间隔缺损、右心室流出道梗阻、主动脉骑跨及右心室肥大。右心室流出道阻塞常发生在多个水平（图 19.22）。众所周知，这种异常是多种形态学异常并存的综合征。该畸形是最常见的发绀型心脏缺损（占所有 CHD 的 10%），是成人中最常见的中度病变之一。伴发的缺损包括 PFO/ASD、PDA、额外 VSD、血管异常（主动脉弓、冠状动脉和全身静脉）、主动脉根部扩张等。除了典型缺损，法洛四联症还包括其他缺损，如 "tet-canal" 患者的完全性 AVSD。肺动脉闭锁伴室间隔缺损被认为是 TOF 的一种极端形式。

病理生理学

TOF 患者的临床表现主要与右心室流出道梗阻的严重程度有关，这与心室水平右向左分流的程度一起，说明了发绀的程度。尽管在绝大多数情况下，这种诊断见于婴儿期和儿童期，但当右心室流出道梗阻的严重程度从极轻微到轻微时，这种病理可能有时会在成年期出现。室间隔缺损及全身右心室压力不受限制会导致右心室肥大。

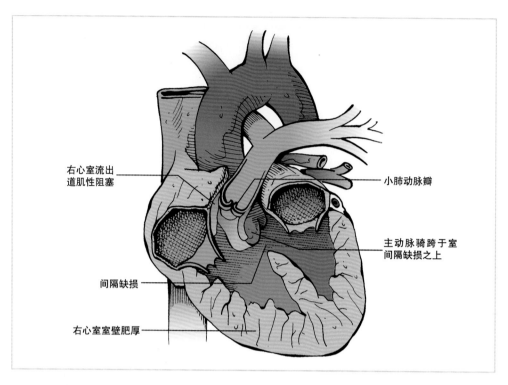

右心室流出
道肌性阻塞

小肺动脉瓣

主动脉骑跨于室
间隔缺损之上

间隔缺损

右心室室壁肥厚

图 19.22 法洛四联症。这种病变的典型特征包括室间隔缺损、右心室流出道梗阻、右心室肥大和主动脉骑跨于室间隔缺损之上。右心室流出道梗阻经常发生于多个水平

治疗策略

大多数成年患者都曾接受过姑息性手术或矫正术。TOF 的明确性手术包括右心室流出道梗阻消除术及 VSD 闭合术。当肺动脉瓣环大小受限时，需在此部位置入一个补片（跨环补片）修补。这对肺动脉瓣的完整性有影响，且会引起一定程度的肺反流，并可能随着时间的推移而加重。有时，为了建立右心室流出道的连续性，需置入右心室至肺动脉的心外导管。对于肺反流、残余或复发右心室流出道梗阻或残存 VSD，可能需要再次干预治疗：外科手术或导管治疗。在某些情况下，再次手术的指征包括右心室流出道 / 假性动脉瘤出现严重动脉瘤扩张、主动脉反流显著和进行性根部扩张。一些先进的技术允许在选定的患者中进行经皮肺动脉瓣植入。

经食管超声心动图评估

TOF 的特征性超声心动图表现为圆椎（漏斗或流出道）隔膜的前、上和左偏，这可以在之前描述的食管中段长轴、食管中段右心室流入 – 流出道切面和修改后的深部经胃长轴切面（显示右心室流出量）中得以最佳呈现（图 19.23）。心室交通通常是一个大的主动脉下缺损，在食管中段主动脉瓣短轴和长轴以及食管中段四腔心切面中能

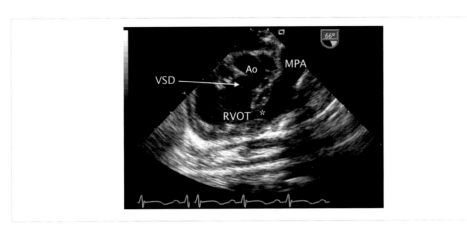

图 19.23 法洛四联症。食管中段右心室流入 – 流出道切面，显示法洛四联症的两个特征：大的室间隔缺损（箭头所示）及椎体隔膜的前偏移（星号所示），导致右心室流出道（RVOT）变窄。Ao—主动脉；MPA—主肺动脉；VSD—室间隔缺损

够最佳显现。探索心房和心室水平是否存在额外交通。主动脉骑跨在食管中段长轴、食管中段主动脉瓣长轴、经胃长轴和深部经胃长轴切面中的呈现最佳（图 19.24）。右心室流出量和肺动脉的评估需对多个平面（界定瓣下、瓣膜及瓣上区）进行组合扫查。对远端肺血管床和主肺动脉侧支（如疑似存在）进行 TEE 检查属于次优性的选择，因为这些结构的切面受限制。针对性的 TEE 检查切面包括食管中段四腔心、食管中段长轴、食管中段主动脉瓣短轴和长轴、食管中段右心室流入 – 流出道、食管中段主动脉弓短轴、经胃长轴和深部经胃切面。

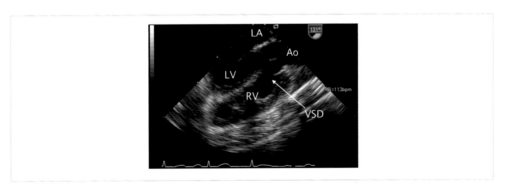

图 19.24 法洛四联症，主动脉骑跨。食管中段长轴切面可显示室间隔缺损（VSD）上的主动脉骑跨。Ao—主动脉；LA—左心房；LV—左心室；RV—右心室

如前所述，成年 TOF 患者再行手术经常伴发肺动脉反流，引发右心室扩张，且在某些情况下，还会伴发右心室功能障碍（图 19.25、19.26）。这也可能损害左心室的心肌性能。肺流出道、主肺动脉 / 分支水平出现残余或复发性梗阻，或残存心脏内分流可能需要再次干预治疗（图 19.27）。可采用先前初次修复时所使用的相同 TEE 切面进

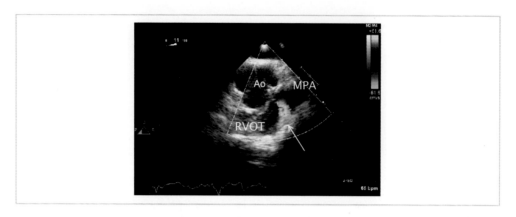

图 19.25 法洛四联症，肺动脉反流。食管中段主动脉瓣短轴切面显示为一例四联症修复术病史患者肺动脉反流（箭头所示）时的舒张期彩色多普勒射流情况。Ao—主动脉；MPA—主肺动脉；RVOT—右心室流出道

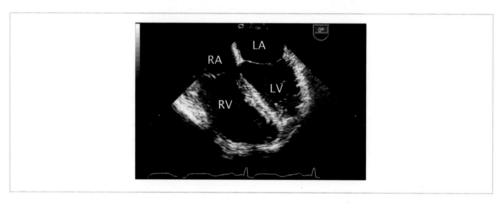

图 19.26 法洛四联症，右心室扩张。食管中段四腔心切面，显示在一例接受肺动脉瓣置换术的法洛四联症患者术后，右心室（RV）容量负荷增大，出现扩张。LA—左心房；LV—左心室；RA—右心房

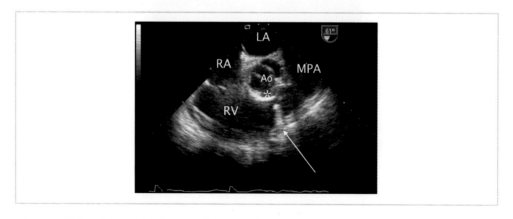

图 19.27 法洛四联症，流出道梗阻，复发性梗阻。食管中段右心室流入 – 流出道切面，显示有四联症修复史患者的右心室流出道阻塞。星号显示的明亮区域表示室间隔缺损补片。Ao—主动脉；MPA—主肺动脉；LA—左心房；RA—右心房；RV—右心室

行评估。

二维检查的目标如下。

- 检查右心室流出道阻塞（与双腔右心室区分，双腔右心室也有 VSD，异常肌束会造成中腔梗阻，无漏斗部梗阻）。
- 评估肺动脉瓣环大小、主肺动脉及肺动脉分支大小。
- 明确 VSD（大小和位置）。
- 评估主动脉骑跨、心室动脉连接情况（区别于双流出道右心室——缺少二尖瓣 – 主动脉纤维连续性）。
- 测定主动脉根部大小。
- 排除 / 评估伴发的病理改变。
- 确认冠状动脉解剖结构。
- 评估右心室肥大、双心室功能。

多普勒检查的目标如下。

- 描述穿过 VSD 的血流（方向和速度）及心脏内其他交通。
- 明确右心室流出道的梗阻程度。
- 评估瓣膜功能。
- 观察三尖瓣反流，评估峰值反流速度，以进行右心室收缩期压力评估。

手术修复 / 导管介入后检查的目标如下。

- 评估残存病理改变，如右心室流出道梗阻及心内分流。
- 评估三尖瓣、肺动脉及主动脉瓣功能。
- 评估三尖瓣反流和峰值反流速度，以进行右心室收缩期压力评估。
- 评估双心室功能。
- 对于 TOF 修复后再次行干预治疗的患者：评估其肺 / 导管梗阻和（或）反流情况，是否有残存心脏内分流或其他病变，室间隔、三尖瓣及主动脉瓣功能，以及双心室大小和收缩期功能等情况。

大动脉转位

解剖

大动脉右转位的特征是房室连接一致，而心室与大动脉连接不一致。右心房与右心室连接，但右心室与主动脉连接。左心房与左心室连接，但左心室与肺动脉连接（图 19.28）。大动脉的异常起源使这些结构处于平行关系，而非两两正常相交。大动脉右转位占所有 CHD 病例的 4%。相关病变可能包括 PDA、ASD、VSD、肺动脉血流梗阻、主动脉瓣异常、冠状动脉起源和走行异常及主动脉弓异常。

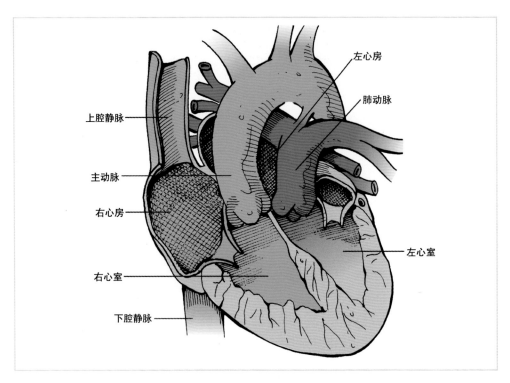

左心房

肺动脉

上腔静脉

主动脉

右心房

左心室

右心室

下腔静脉

图 19.28 大动脉转位。图片显示大动脉右转位的解剖特征。在这种病变中，右心房与右心室相连，而右心室与主动脉相连。左心房与左心室相连，而左心室与肺动脉相连。这种关系定义为房室连接一致，但心室与大动脉连接不一致

病理生理学

大动脉转位（D-TGA）患者的体循环与肺循环功能是平行进行的，而非串行，可引发新生儿期发绀。心房、心室或大动脉水平存在并行混合交叉对于患者存活是至关重要的。

治疗策略

多年来，这种病变的外科治疗方法发生了很大的变化。过去，大多数患者要么接受姑息手术，要么接受心房隔板术（Mustard 或 Senning 术，图 19.29），也称为"心房转位术"。这种干预治疗通过二尖瓣、左心室和肺动脉改变全身静脉血的路线，同时将肺静脉血流改为通过三尖瓣、右心室和主动脉。这就能使肺循环和体循环分开，进行生理修正，使右心室作为体循环的泵血心室。大多数成年患者可能已经接受过这种类型的修复。心房转位手术后的长期问题包括体循环右心室功能障碍、三尖瓣（体循环）瓣膜功能障碍、静脉通路梗阻/隔板周漏、心律失常、肺血管疾病发展成晚期及心脏猝死。目前，对于 D-TGA 婴儿来说，最受欢迎的术式是解剖矫正或动脉转位术（Jatene 手术）（图 19.30），这包括切断瓣膜窦上方的大动脉，分别接入相应的心室流

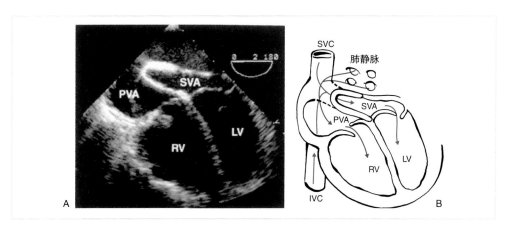

图 19.29 大动脉转位,心房重建术。A. 食管中段四腔心切面显示了心房重建术特征。术中,体循环与肺循环血流经隔板重新走行。放置隔板后,上腔静脉和下腔静脉引入体循环心房(SVA),并通过二尖瓣流入左心室(LV),进入肺动脉。肺静脉氧合血流入肺循环心房(PVA),并通过三尖瓣口流入右心室(RV),进入主动脉。RV 仍是体循环心室。B. 心房重建术血流线路图。黄色部分为心房隔板。SVC—上腔静脉;IVC—下腔静脉

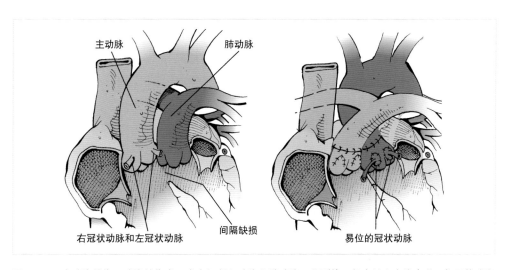

图 19.30 大动脉转位,动脉转位术。术中切断主动脉和肺动脉,分别接入相应的心室流出道。将冠状动脉转入体循环流出道。图片显示了室间隔缺损

出道。此外,还包括将冠状动脉移至体循环流出道。在进行这种干预治疗时,可同时解决其他的缺损。随访中的问题主要与瓣膜上或分支肺动脉狭窄、新主动脉根部扩张 / 反流,以及冠状动脉相关问题有关。原发性病变、复发性疾病或先前外科手术伴发的后遗症可能需要行基于导管的干预治疗和(或)再次手术治疗。

经食管超声心动图评估

超声心动图评估应包括二维成像、频谱多普勒检查、彩色血流图,以及造影超声

心动图。针对性的 TEE 检查切面包括食管中段四腔心，食管中段双腔，食管中段长轴，经胃中 – 短轴及深部经胃长轴。

二维检查的目标如下。

- 评估房室及心室动脉连接。
- 评估伴发的病变，如心内交通及流出道梗阻。
- 估测心室大小及收缩期功能。

多普勒检查的目标如下。

- 观察穿过心内交通的血流。
- 评估流出道压差。
- 评估瓣膜功能。

手术修复 / 导管介入后检查的目标如下。

- 对于心房隔板（心房转位术）
  - 体循环和肺静脉走行可视化，评估梗阻情况；通过手臂静脉给予造影剂（振荡生理盐水或白蛋白）有助于该评估（在没有梗阻的情况下，从上腔静脉至体循环心房的造影速度较快，隔板下腔静脉侧不造影；如果上腔静脉严重梗阻，造影剂通过侧支流入体循环隔板下腔静脉侧）。
  - 通过经导管球囊扩张术及支架术监测静脉通路梗阻情况。
  - 评估挡板周漏（通过外周静脉或中心静脉给予振荡生理盐水可能有助于明确挡板周漏）。
  - 经导管封堵术中监测挡板周漏情况。
  - 评估体循环右心室功能及三尖瓣（体循环房室瓣）是否出现反流。
- 对于动脉转位术
  - 评估半月瓣是否有反流。
  - 评估流出道是否有梗阻，以及动脉根部的大小。
  - 评估残存分流。
  - 评估左心室全部及局部功能。

先天性矫正型大动脉转位

解剖

先天性矫正型大动脉转位（CCTGA）的特征是房室和心室动脉连接不一致（双重不一致）。右心房与左心室连接，而左心房与肺动脉连接，同时，左心房与右心室连接，而右心室与主动脉连接（图 19.31）。这种缺损相对较少，在所有形式的 CHD 中占不到 0.5%。矫正型转位也被称为大动脉左转位（L–TGA），因为该病变的发展（左祥）过程中，心管发生异常卷曲，导致主动脉向左（左旋）定向，而不是像通常情况

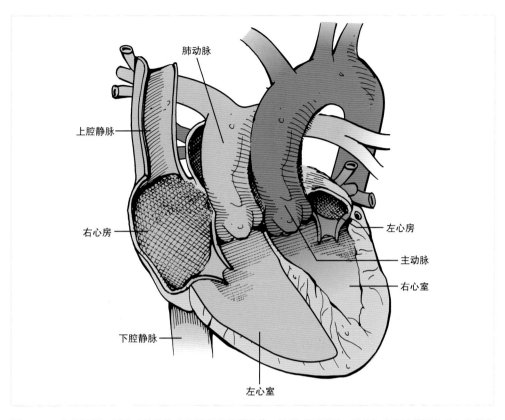

肺动脉

上腔静脉

右心房

下腔静脉

左心室

左心房

主动脉

右心室

图 19.31　先天性矫正型大动脉转位中心脏节段异常连接。注意"双重不一致的"房室连接及心室与血管的连接

那样向右（右祥）定向。这种缺损经常伴发心脏异常，如 VSD、肺血流梗阻及左心房室瓣异常，如埃布斯坦畸形，或发育不良。

病理生理学

在这种病变中，全身静脉回流至肺动脉，肺动脉由左心室流入；肺静脉血流通过右心室流出至主动脉。体循环和肺循环的连续排列可产生正常的生理功能，即所谓的"校正"。由于相关病变，近一半 CCTGA 患者可出现发绀。然而在没有发病的情况下，少数患者可以有相对正常的生活，甚至可以存活到 70~80 岁。不幸的是，在大多数情况下，系统性右心室进行性收缩功能障碍随之而来，通常与伴随的系统性（三尖瓣）房室瓣反流、明显的心力衰竭和（或）传导异常有关，提示需要医疗干预。

治疗策略

大多数患者需要通过手术治疗并发症。干预措施包括关闭心内分流，减轻肺动脉流出道梗阻，以及三尖瓣修复/置换（即所谓的"经典修复"）。对于通常包括心室功能障碍和三尖瓣反流的一些晚期问题，再次手术的可能性很高。另外也提出了相关的替代策略。有些病例需要复杂术式，如"双转位术"（心房重建及动脉转位）或其他术式。在左心室压力低于体循环压力，且经过双转位术的干预（没有或限制性 VSD，或无肺动脉瓣流出道梗阻）后心腔不能承担体循环泵的作用的情况下，可在一段时间内进行初步肺动脉环缩术，以对左心室进行训练。但这种方法在青春期后可能不会成功。在这种病变中，房室传导阻滞的发生率很高，因此这些患者经常需要放置 / 更换起搏器。

经食管超声心动图评估

通过超声心动图判断房室连接需要确定心室形态的特征。房室瓣与其对应的心室相关，因此连接三尖瓣的是右心室，连接二尖瓣的是左心室。在食管中段四腔心切面中，右心室是以三尖瓣隔瓣插入间隔点位置靠下（相对于二尖瓣）及有调节束为特征的（图19.32）。与二尖瓣（隔瓣）相比，三尖瓣（隔瓣）室间隔上的附着点不同。左心室是以在经胃短轴切面显示 2 个清晰的乳头肌为特征的。一般来说，在 CCTGA 中，主动脉位于肺动脉前方相对靠左。针对性的 TEE 检查切面包括食管中段四腔心、食管中段两腔心、食管中段长轴、经胃短轴、经胃长轴和深部经胃切面（标准切面和改良切面）。

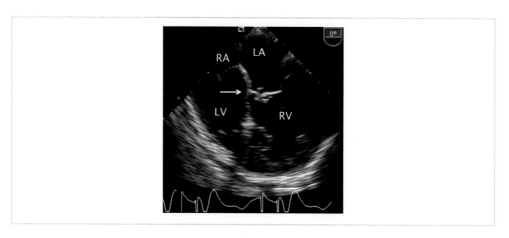

图 19.32 先天性矫正型大动脉转位。食管中段四腔心切面可显示这种病变的异常房室连接。右心房（RA）通过二尖瓣流入左心室（LV），左心房（LA）通过三尖瓣流入右心室（RV）。三尖瓣瓣尖移位在这种病变中很常见

二维检查的目标如下。

- 确定心房排列、心室和大动脉形态。
- 评估房室及心室动脉连接。
- 评估并发缺损。
- 估测心室大小及收缩期功能。

多普勒检查的目标如下。

- 观察心内分流的血流特征。
- 评估流出道是否有阻塞，以及严重程度（如有）。
- 评估房室瓣反流。

手术修复／导管介入后检查的目标如下。

- 评估残余分流、流出道阻塞、体循环房室瓣反流。
- 评估形态学右心室的收缩期功能，或评估左心室局部功能（对于因冠状动脉移位而进行的双转位术非常重要）。
- 双转位术中检查心房隔板。
- 如果肺动脉环缩术是属于左心室训练的手段，需评估肺动脉环缩术是否成功（环缩压差、间隔形态、壁厚）。

埃布斯坦畸形

解剖

埃布斯坦畸形的标志是三尖瓣瓣叶附着点向心尖部移位，通常是三尖瓣后瓣叶向心尖部移位（图 19.33）。典型的表现包括三尖瓣叶形态异常或发育不良，多余的帆状前瓣叶伴不同程度的反流，以及右心室的入口部分心房化（使腔室的功能成分减少）。这种病变占先天性心脏病的比例小于 1%。常见的伴发缺损是心房沟通和右心室流出道异常。

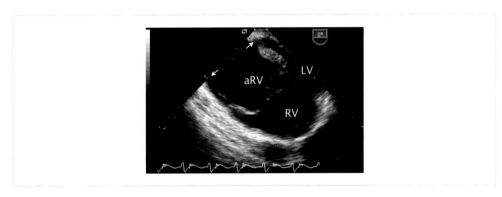

图 19.33 三尖瓣埃布斯坦畸形。食管中段四腔心切面（探头向右旋转）。注意三尖瓣间隔小叶相对于瓣环出现严重瓣尖移位（箭头），引发右心室出现心房化部分（aRV）。LV—左心室；RV—右心室

病理生理学

这种病变解剖特征，以及伴发病变，对可变的血流动力学异常及临床表现进行了解释。三尖瓣反流的严重程度对右心房扩张和心律失常、心房沟通扩大，以及伴发出现的分流和心力衰竭症状的影响最大。在某些情况下，伴发的心房水平右向左分流和

（或）肺流出道梗阻会引发发绀。也有可能出现不同程度的右心室发育不良及收缩期功能障碍。

治疗策略

成年埃布斯坦畸形患者可能只需医疗监护。室上性心律失常和（或）严重三尖瓣反流是对该类患者采取治疗的最常见指征。因已有内部沟通闭合的原因，可能需要进行三尖瓣修复或置换，也可能需要进行心房折叠和（或）迷宫术。在一些情况下，为了降低右心室的容量负荷及优化左心室预负荷，特别是在小的或严重扩张的腔室和（或）收缩功能下降的情况下，可以行全腔肺动脉吻合术，这被称为"一个半"心室治疗。

经食管超声心动图评估

三尖瓣病变和瓣膜反流程度最宜使用食管中段四腔心、食管中段右心室流入－流出道及经胃右心室流入道切面进行评估。要检查的一些重要方面包括隔叶移位、运动，隔叶和后叶与下层心肌的黏附或拴系，以及腱索支撑装置。这些都可能会影响是否能够成功修复。

二维检查的目标如下。

- 确定三尖瓣叶形态、活动度、附着、对合点（影响修复的有利因素是具有游离前缘的可活动的大前瓣叶）。
- 确定心尖三尖瓣隔叶的移位（距离二尖瓣前叶 > 8 mm/m^2 为异常）（图 19.34）。
- 评估右心房、三尖瓣环和右心室大小；评估右心室心房化部分。
- 评估伴发病变，如心内沟通、右心室流出道阻塞和二尖瓣脱垂。
- 评估双心室功能（右心室心房化、小梁化和流出道部分）。

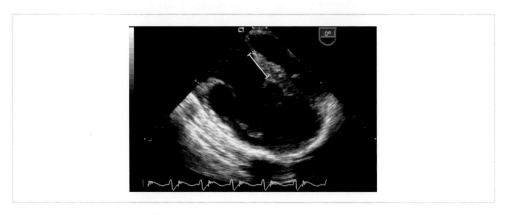

图 19.34　三尖瓣埃布斯坦畸形，小叶移位。一例埃布斯坦畸形患者的食管中段四腔心切面，显示心尖三尖瓣间隔小叶相对于二尖瓣前叶间隔插入点的位移大小（星号）

多普勒检查的目标如下。

- 检查三尖瓣有无反流（起源、严重程度、反流喷射峰值速度）；在大多数情况下，反流喷射源于瓣环水平之下。
- 检查右心室流出道是否阻塞。如果有阻塞情况，确定压差（小叶严重错位会导致右心室流出道阻塞）。
- 检查房间隔（有无沟通、大小、分流方向）。

手术修复后或导管介入期间 / 介入后检查的目标如下。

- 评估三尖瓣狭窄和反流。
- 根据指征情况检查人工瓣膜的功能。
- 评估双心室功能。
- 排除残余心内分流（与振荡生理盐水进行对比研究）。

三维成像的应用如下。

- 对三尖瓣小叶形态和对合进行可视化（三维 TEE 的观察和显示与术中发现相关）。

单心室病变或单心室心脏

解剖

单心室或单心室心脏解剖排列变化较大。大多数患者存在一定程度的心室发育不良。一些具有双心室形态的患者无法通过手术修复双心室，因此需要单一心室的治疗策略。这类患者应归类于功能单心室。单心室主要的解剖改变包括三尖瓣闭锁、左心发育不良综合征和左心室双流入口。

病理生理学

此类病变的共同特征是体循环与肺循环血液在心房或心室水平完全混合。常见并发体循环或肺循环流出道阻塞。

治疗策略

最初的外科治疗试图保护肺动脉血管床及心肌的完整性。具体的治疗策略是防止肺血管循环血量过多，导致肺动脉压力 / 肺动脉血管阻力升高、心室负荷过重及心肌功能不全。

Norwood 术　对左心室发育不良（左心发育不良综合征）和动脉导管依赖型体循环血流的婴儿，最初的外科术式是 Norwood 术。这种手术是重建发育不良的主动脉和主动脉弓，建立主、肺动脉分流，提供流向主动脉的血流，以切开房间隔，保证肺静脉血流入体循环右心室不受心房限制。还可以采取改良 Blalock-Taussig 分流（见下文）或采用 Sano 导管术（从单心室至肺动脉放置一根 Gore-Tex 导管）（图 19.35）。

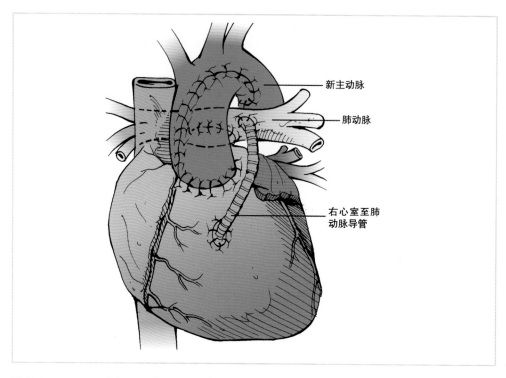

新主动脉

肺动脉

右心室至肺
动脉导管

图 19.35　Norwood 术加 Sano 修正。图示为对主动脉（新主动脉）及从右心室至肺动脉的导管进行重建，以确保肺血流。全身静脉和肺静脉反流完全混合，引起发绀

改良 Blalock - Taussig 分流　应用于解剖改变与肺动脉血流受限或导管依赖型病变的患者，改良 Blalock-Taussig 分流是在体循环与肺循环之间建立连接，确保提供可靠的肺血流来源。这种术式通常是在锁骨下动脉和肺动脉分支之间进行导管移植。对于某些患者，不采用外科手术创建分流，而考虑放置导管支架。

肺动脉环缩　肺动脉血流过多的患者，可通过放置肺动脉环对肺动脉血流过多进行机械限制。此术式旨在防止肺动脉高压／血管改变。治疗是否成功可以通过估测肺动脉环处收缩期峰值压力阶差来进行评估。这需要应用频谱多普勒及简化的伯努利方程（压力阶差 $= 4V^2$；其中 $V =$ 肺动脉环峰值速度）（图 19.36）。理想情况下，肺动脉环能限制肺动脉收缩压，使其大于主动脉收缩压的 1/3。

Glenn 吻合术和 Fontan 术　单心室患者外科治疗的最终目标是在生理学上将体循环与肺循环分开。目前倾向于将体静脉血流直接引入肺血管床。所涉及的术式包括最初采用的 Glenn 吻合术，以及后来采用的 Fontan 术。Glenn 吻合术是将上腔静脉与肺动脉连接，使血液从上腔静脉流入两个肺动脉（双向）。该术式是对经典 Glenn 术进行改进，术中，肺动脉被分开，且血流仅流入单个肺动脉分支。对于单心室患者，在生理学上将肺循环和体循环最终分开需要使用 Fontan 术将血液从下腔静脉导入肺动脉。这样就完成了全腔静脉 - 肺动脉连接术。

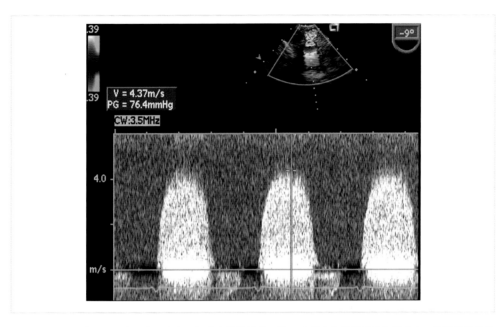

图 19.36 肺动脉环缩。肺动脉环缩处的频谱多普勒检查。使用连续波多普勒获得峰值速度，利用简化的伯努利方程可以对环缩处的压差进行估测

Fontan 术多年来一直被不断改进。过去，许多成年患者可能接受过一些现在已不太受欢迎的术式，因为这些术式伴有一些显著的并发症，如房性心律失常、肝功能障碍、充血性心力衰竭、进行性心室功能障碍、蛋白质丢失性肠病和脑卒中（图19.37）。这些患者可能需要通过再次手术改善他们的生理状况，包括对全腔静脉 – 肺动脉连接进行校正，优化心律，沿着全身静脉通路开窗，以及移植（如果最终有必要的话）。

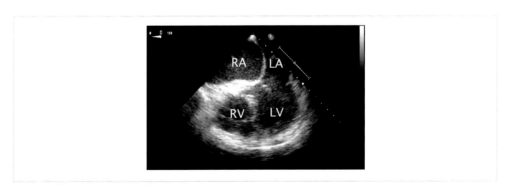

图 19.37 Fontan 术。患者心房 – 肺动脉 Fontan 术后的食管中段四腔心切面。右心房（RA）出现严重扩张。可见闭锁性右心室流入道及右心室（RV）发育不良。LA—左心房；LV—左心室

经食管超声心动图评估

功能单心室的诊断需要多切面联合检查，包括取决于解剖结构及相关信息的非标准切面。在大多数病理中，该检查可确定房间沟通的性质、房室瓣功能、流出道通畅性及心室功能。经食管中段四腔心切面尤其有助于观察房室连接（图 19.38）。其他切面可用来观察心室大动脉连接、心室形态及发育不良部位或残余心腔等。彩色多普勒及频谱多普勒是检测房室瓣功能及流入 – 流出道阻塞所必需的。针对性的 TEE 检查切面包括食管中段四腔心、食管中段两腔心、食管中段长轴、食管中段双腔及食管中段右心室流入 – 流出道。通过经胃及深部经胃切面对其他声窗口中获得的解剖细节进行补充。

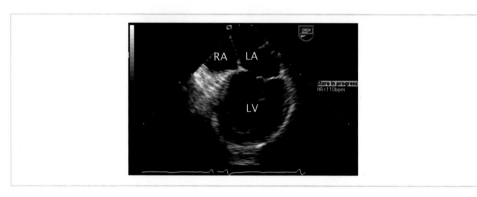

图 19.38 单心室。食管中段四腔心切面，显示三尖瓣闭锁的超声心动图。注意该患者无右心房室连接且右心室严重发育不良。LA—左心房；LV—左心室；RA—右心房

二维检查的目标如下。

- 评估房室及心室动脉连接。
- 评估房间沟通及体循环流出道通畅性。
- 检查是否合并其他畸形。
- 评估心室大小及功能。

多普勒检查的目标如下。

- 评估房室瓣及半月瓣的梗阻 / 反流。
- 估测压差（如果存在流出道阻塞）。

手术修复后或导管介入期间 / 介入后检查的目标如下。

- 评估治疗是否成功（受图像限制，TEE 无法一直观察到改良的 Blalock–Taussig 分流或 Glenn 连接）。
- 确定流经 Sano（右心室至肺动脉）连接的血流（如果 Sano 连接作为 Norwood 术的一部分的话）。
- 排除心房水平的血流梗阻。

- 评估通过 Fontan 连接的通畅性，评估通过下腔静脉通路流入肺动脉的血流，评估开窗术（如有），排除血栓。
- 评估瓣膜功能和心室功能。
- 导管介入过程中监测是否需要 Fontan 开窗术（该术式通过开一个窗孔，允许右向左分流，以维持心输出量）。
- 评估右肺静脉是否受压。

先天性冠状动脉异常

解剖

先天性冠状动脉异常是多种冠状动脉先天畸形的统称，具有罕见性。最常见的是起源及走行异常（即肺动脉的冠状动脉起源异常及窦的起源畸形，可能伴有壁内或动脉内走行异常），固有血管解剖异常（即开口闭锁和冠状动脉瘤），以及冠状动脉尾端畸形（即冠状动脉瘘流入心腔/血管结构）。

病理生理学

这些先天性疾病的生理表现和临床表现极其多变。这些异常可经超声心动图偶然发现。在某些病例中，评估心脏杂音、充血性症状（冠状动脉瘘）或心肌功能障碍（冠状动脉异常起源于肺动脉）时，也可以发现这些异常。青少年和成年人冠状动脉于主动脉根部的起源异常主要表现为胸痛、室性心律失常、晕厥和濒于猝死。这些病变患者出现缺血被认为是休息时或需氧量增加时心肌氧输送受损引发的。这可能是由冠状动脉口异常、冠状动脉起源成锐角、沿走行异常的外在压迫，或者低舒张压相关的冠状动脉血流改变（和冠状动脉起源于肺动脉时的情况一样）造成的。

治疗策略

成年患者所出现的累及起源/走行及固有血管解剖的异常通常与运动期间的心肌缺血有关。因此，在鉴别诊断运动员的猝死时，应考虑这部分因素。对于冠状动脉起源于对侧主动脉窦的患者，治疗方法包括医疗治疗/监测、冠状动脉血管成形术及支架的置入，以及外科干预治疗。

经食管超声心动图评估

冠状动脉使用食管中段主动脉短轴和长轴切面最清晰（图 19.39）。由于冠状动脉血流大多在舒张期，因此评估应集中在舒张期。左冠状动脉异常起源于肺动脉，使用可以显示主肺动脉（即食管中段右心室流入 – 流出道）的切面是必不可少的。当冠状动脉异常起源于主动脉的对侧窦时，TEE 检查需要在能够显示主动脉根部的切面进行

（图 19.39）。对于瘘管连接的评估，检查应侧重于能够看到冠状动脉血流流入引流部位的切面。

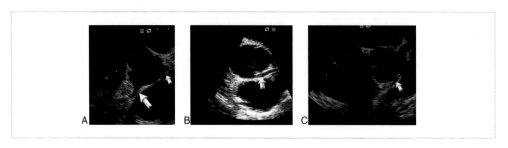

图 19.39　食管中段主动脉短轴切面的冠状动脉。A. 冠状动脉从主动脉根部的正常起源，如 2 个箭头所示。B. 左冠状动脉从右窦的异常起源。C. 右冠状动脉从左窦的异常起源

二维检查的目标如下。
- 评估冠状动脉的起源。
- 评估血管走行（评估动脉间 / 壁内通道）。
- 确定心室大小和收缩期功能（整体和局部）。

多普勒检查的目标如下。
- 采用脉冲和彩色多普勒血流，观察冠状动脉的起源和走行（可能需要调整超声心动图设置，以对低速血流信号进行检测）。

手术修复后或导管介入期间 / 介入后检查的目标如下。
- 评估治疗措施（冠状动脉起源的校正、壁内局部去顶、冠状动脉瘘封堵是否成功）。
- 记录彩色多普勒显示的冠状血管内的血流。
- 评估心室功能。

经食管超声心动图在成年先天性心脏病患者心导管插入术中的应用

成年冠心病患者导管介入治疗的指征主要涉及瓣膜疾病、沟通（心内 / 血管）的闭合及血管阻塞的缓解。TEE 的应用在这些患者中得到了充分证实。相关的益处包括在干预前和干预期间能够获得详细的解剖和血流动力学数据，能够实时评估导管跨瓣膜和跨血管的放置，能够即刻评估是否手术，并能够对导管相关并发症进行监控。随着三维 TEE 的不断发展，这项技术有可能通过加强缺损全面评估、提供术中指导和监控，为接受导管介入治疗的成年先天性心脏病患者提供进一步的帮助。

经食管超声心动图在成年先天性心脏病患者非心脏术中的应用

TEE 在成年心脏病患者非心脏术中应用的探索程度还未到动脉粥样硬化性心脏病的程度。但是，在成年先天性心脏病患者中，可应用 TEE 评估心室容量、功能及心肌缺血，以优化护理。心内分流患者可能会从 TEE 中获得受益，因为这类患者的某些治疗有可能伴发反常栓塞。在某些情况下，先天性心脏病及伴发肺动脉压力／血管阻力升高的患者也可能有这种情况。先天性心脏病和心脏储备受限、运动耐受力差的患者，以及在非心脏术围手术期发病风险高的患者都应考虑使用术中 TEE。值得强调的是，成年先天性心脏病患者可能同时有获得性心脏病，这增加了他们在非心脏术期间血流动力学紊乱的风险，从而增加了术中 TEE 的潜在益处。

TEE 在先天性心脏病中应用的局限性

尽管 TEE 在先天性心脏病中的作用非常显著，但仍有一些局限性。TEE 对远场结构的显示可能会不佳，如右心室流出道连接的情况。其他感兴趣的解剖结构通过食管途径可能难以显示（如远端分支肺动脉、主动脉弓）。

关于围手术期，术中各种因素（收缩力药物支持水平、体外循环术后即可使用儿茶酚胺的水平、负荷状况、心肌功能状态）都会影响超声心动图的显示。这些因素可能导致低估或高估病变的血流动力学紊乱程度。因此，重新进行体外循环处理 TEE 发现的残余先天性病变，需要结合许多其他因素来考虑。

总结

TEE 可以提供常规经胸成像所获得的解剖和血流动力学信息之外的一些信息。这种成像方式对先天性心血管结构异常及病变特征具有特别的针对性。在手术室应用中，TEE 可对术前诊断进行确认，并在必要时对手术策略进行修改。该项技术可在制订麻醉计划、指导液体输注及免疫剂／血管活性药物的选用方面提供协助，对围手术期护理具有促进作用。TEE 的众所周知的优点是允许连续监测心肌功能及检测腔内／血管内空气和心肌缺血，也适用于先天性心脏病患者。对先天性心脏病患者进行修复评估和残余病理学评估（改善患者的整体预后）是这种成像方法的主要特性之一。众所周知，TEE 在评估可能导致体外循环脱机困难的因素方面非常有价值。TEE 的作用已经在心导管插入术中对治疗的监测情况得以证实，TEE 可增加这类手术的安全性，同时减少电离辐射的暴露，并能够即刻识别并发症。成年先天性心脏病患者的数量可能会增加，同时这类患者的复杂性也会整体增加。我们希望成像技术的进一步发展（包括三维 TEE）将继续为这类患者的治疗发挥重要作用。

致谢

作者在此对 Dr.Kathryn Rouine–Rapp 对本章节之前版本的贡献表示感谢。本章节的修订和更新采用了之前版本的部分内容。

推荐阅读

1. Attenhofer Jost CH, Connolly HM, Dearani JA, et al. Ebstein's anomaly. *Circulation*, 2007;115:277–285.
2. Baker GH, Shirali G, Ringewald JM, et al. Usefulness of live three-dimensional transesophageal echocardiography in a congenital heart disease center. *Am J Cardiol*, 2009;103:1025–1028.
3. Baumgartner H, Hung J, Bermejo J, et al. Echocardiographic assessment of valve stenosis: EAE/ASE recommendations for clinical practice. *J Am Soc Echocardiogr*, 2009;22:1–23.
4. Brickner ME, Hillis LD, Lange RA. Congenital heart disease in adults. First of two parts. *N Engl J Med*, 2000;342:256–263.
5. Brickner ME, Hillis LD, Lange RA. Congenital heart disease in adults. Second of two parts. *N Engl J Med*, 2000;342:334–342.
6. Bashore TM. Adult congenital heart disease: Right ventricular outflow tract lesions. *Circulation*, 2007;115:1933–1947.
7. Gatzoulis MA, Webb GD, Daubeney PEF. *Diagnosis and Management of Adult Congenital Heart Disease.* 2nd ed. Philadelphia, PA: Elsevier-Saunders, 2011.
8. Inglessis I, Landzberg MJ. Interventional catheterization in adult congenital heart disease. *Circulation*, 2007;115:1622–1633.
9. Khairy P, Poirier N, Mercier LA. Univentricular heart. *Circulation*, 2007;115:800–812.
10. Kovacs AH, Verstappen A. The whole adult congenital heart disease patient. *Prog Cardiovasc Dis*, 2011;53:247–253.
11. Le Gloan L, Mercier LA, Dore A, et al. Recent advances in adult congenital heart disease. *Circ J*, 2011;75:2287–2295.
12. Meadows J, Landzberg MJ. Advances in transcatheter interventions in adults with congenital heart disease. *Prog Cardiovasc Dis*, 2011;53:265–273.
13. Miller-Hance WC, Silverman NH. Transesophageal echocardiography (TEE) in congenital heart disease with focus on the adult. *Cardiol Clin*, 2000;18:861–892.
14. Moodie D. Adult congenital heart disease: Past, present, and future. *Tex Heart Inst J*, 2011;38:705–706.
15. Russell IA, Rouine-Rapp K, Stratmann G, et al. Congenital heart disease in the adult: A review with internet-accessible transesophageal echocardiographic images. *Anesth Analg*, 2006;102:694–723.
16. Shanewise JS, Cheung AT, Aronson S, et al. ASE/SCA guidelines for performing a comprehensive intraoperative multiplane transesophageal echocardiography examination: Recommendations of the American Society of Echocardiography Council for Intraoperative Echocardiography and the Society of Cardiovascular Anesthesiologists Task Force for Certification in Perioperative Transesophageal Echocardiography. *Anesth Analg*, 1999;89:870–884.
17. Silvilairat S, Cabalka AK, Cetta F, et al. Echocardiographic assessment of isolated pulmonary valve stenosis: Which outpatient Doppler gradient has the most clinical validity? *J Am Soc Echocardiogr*, 2005;18:1137–1142.
18. Vaidyanathan B, Simpson JM, Kumar RK. Transesophageal echocardiography for device closure of atrial septal defects: Case selection, planning, and procedural guidance. *JACC Cardiovasc Imaging*, 2009;2:1238–1242.
19. Warnes CA, Liberthson R, Danielson GK, et al. Task force 1: The changing profile of congenital heart disease in adult life. *J Am Coll Cardiol*, 2001;37:1170–1175.
20. Warnes CA. Transposition of the great arteries. *Circulation*, 2006;114:2699–2709.
21. Webb G. The future of adult congenital heart disease care in the United States. *Prog Cardiovasc Dis*, 2011;53:324–326.

自测题

1. 对于成年先天性心脏病患者，最常见的外科术式是：

   a. 肺动脉瓣置换术

   b. 放置心室辅助装置

   c. 动脉转位术

   d. 室间隔缺损闭合术

   e. 心脏移植术

2. 肺静脉引流异常最常见于何种并发症？

   a. 继发孔型房间隔缺损

   b. 原发孔型房间隔缺损

   c. 静脉窦房间隔缺损

   d. 卵圆孔未闭

   e. 房室管缺损中所见的房间隔缺损

3. 室间隔缺损最不可能伴发的病变是：

   a. 右心室流出道梗阻

   b. 法洛四联症

   c. 二叶主动脉瓣

   d. 肺静脉反流局部异常

   e. 主动脉缩窄

4. 以下关于二叶主动脉瓣的表述中，哪一项不正确？

   a. 是最常见的先天性心脏病

   b. 食管中段主动脉短轴切面中呈"鱼嘴"形外观

   c. 见于很多主动脉缩窄患者

   d. 可能与主动脉根部扩张有关

   e. 经常导致主动脉严重狭窄

5. TEE 显示以下哪种病变时，应怀疑永存左上腔静脉？

   a. 左心房扩张

   b. 冠状静脉窦扩大

   c. 通过向右臂静脉注射振荡生理盐水出现房间分流

   d. 埃布斯坦畸形

   e. 肺动脉狭窄

6. 在装置闭合术过程中评估继发孔型房间隔缺损前上边缘的最佳 TEE 切面是：

   a. 食管中段四腔心切面

   b. 食管中段两腔心切面

   c. 食管中段主动脉瓣短轴心切面

   d. 食管中段主动脉瓣长轴心切面

   e. 食管中段双腔心切面

7. 下列哪种室间隔缺损，因其解剖特征，最适合采用经皮装置闭合术？

   a. 膜周缺损

   b. 肌部缺损

   c. 嵴上缺损

   d. 流入道缺损

   e. 圆锥部（干下）

8. 完全性房室管（房室间隔缺损）会伴发以下哪种室间隔缺损？

   a. 膜周缺损

   b. 肌部缺损

   c. 嵴上缺损

   d. 嵴下缺损

   e. 流入道缺损

9. 假设多普勒平行对位最佳，在全身血压为 100/56 mmHg，且右心室流出道无阻塞的情况下，通过心室间隔缺损的峰值速度为 4 m/s，则收缩期肺动脉压力预估为：

   a. 体循环压力之上

   b. 体循环压力

   c. 体循环压力的 1/4

   d. 36 mmHg

   e. 46 mmHg

10. 以下哪项主动脉瓣介入术中，对肺动脉瓣进行评估尤为重要？

    a. 主动脉球囊瓣膜成形术

    b. 主动脉瓣置换术

    c. Ross 术

    d. 主动脉瓣下切除术

    e. 主动脉瓣切除术

11. 以下哪种情况属于中度肺动脉狭窄？

    a. 通过瓣膜的预估压差超过 64 mmHg

    b. 右心室压力大于体循环压力

    c. 有胸痛症状

d. 多普勒峰值瞬时瓣膜压差为 36~64 mmHg

e. 伴发房间隔缺损

12. 法洛四联症患者的 TEE 食管中段短轴心切面有助于检测以下哪项潜在并发症？

a. 冠状动脉异常

b. 体循环静脉异常

c. 右主动脉弓

d. 左心室流出道梗阻

e. 永存左上腔静脉至肺静脉

13. 对于法洛四联症，在其明确性修复期间放置横越肺动脉环补片经常会导致：

a. 右心室流出道残存梗阻

b. 肺动脉瓣反流

c. 发绀

d. 晕厥

e. 肺动脉分支狭窄

14. 大动脉 D 型转位的心房转位术（Mustard 或 Senning 术）伴发的长期问题不包括以下哪项？

a. 隔板狭窄

b. 右心室扩张

c. 右心室收缩期功能障碍

d. 三尖瓣反流

e. 肺动脉瓣上狭窄

15. 关于先天性矫正型转位及其特征（有助于超声心动图诊断），以下哪一项是正确的？

a. 很少见室间隔缺损

b. 大动脉的空间方位异常

c. 体循环心室是左心室

d. 三尖瓣插入隔膜比二尖瓣更好

e. 二尖瓣反流是常见的症状

16. 诊断埃布斯坦畸形的顶部移位系数定义为：

a. > 8 mm/m² 身体表面积

b. <8 mm/m² 身体表面积

c. 8 mm/m² 身体表面积

d. 12 mm/m² 身体表面积

e. 以上陈述均不正确

17. 关于 Fontan 术治疗单心室患者，哪个说法是正确的？

a. 含氧和无氧血液混合在一起，平均体循环动脉血氧饱和度约为 80%

b. 肺循环和体循环是分开的

c. 生理变化取决于单心室是左心室形态还是右心室形态

d. 动脉分流是维持血流的必要条件

e. 肺动脉压力的增加在生理上对 Fontan 术不产生影响

18. 冠状动脉起源于 Valsalva 窦，最好采用以下哪种切面？

a. 经胃深部切面

b. 心脏收缩期间的食管中段短轴切面

c. 心脏舒张期间的食管中段短轴切面

d. 心脏舒张期间的食管中段四腔心切面

e. 心脏收缩期间的食管中段长轴切面

19. 关于先天性冠状动脉异常的描述，以下哪一项不正确？

a. 可能伴发先天性心脏病

b. 可能偶然发现

c. 总是以缺血的表现而出现

d. 诊断后，可以采取或不采取手术干预

e. 应通过二维超声心动图和彩色多普勒成像进行评估

20. 关于 TEE 在先天性心脏病患者导管实验室中的应用，哪项描述正确？

a. 可在手术前用作诊断工具

b. 用于监控介入治疗过程

c. 可以早期发现手术并发症

d. 可以限制辐射暴露

e. 以上陈述均正确

20 心脏肿瘤与栓子来源

Farid Jadbabaie

相对于其他检查，经食管超声心动图（TEE）在检查心脏肿瘤及评估栓子来源方面具有优势。因为 TEE 具备更高的分辨力且探头的晶片更靠近心脏偏后方结构，所以应用此项检查可以较清楚地观察到小肿块或存在于左心房或左心耳（LAA）内的血栓，而这些小肿块及血栓在应用经胸超声心动图检查时容易被漏诊。此外，造影超声心动图和三维成像等的相关技术可以提供肿瘤血管分布及其与相邻心脏结构的空间关系方面的进一步信息。在对心房进行评估时，能够将心脏正常的结构及伪像与心脏肿瘤或血栓区别开来是最关键的问题[1-2]。心脏正常结构（如左心耳内的梳状肌或左心房壁与左上肺静脉相接处折叠所形成的肺静脉嵴）常常被误认为是血栓或小肿瘤（图 20.1）。同样，存在于右心房内的突出的希阿里网容易被误认为右心房内肿瘤。

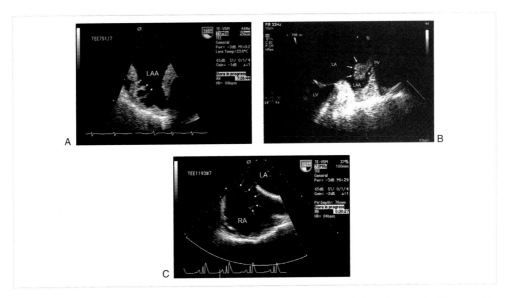

图 20.1 经常被误认为心脏肿瘤或血栓的正常心脏结构。A. 显示左心耳内有一个明显的梳状肌，类似血栓。B. 显示一个突出的肺静脉嵴。C. 显示一个突出的希阿里网。LAA—左心耳；LA—左心房；PV—肺静脉；LV—左心室；RA—右心房；星号所示为左心耳后角

心脏肿瘤

原发性心脏肿瘤非常少见，病理检查证实原发性心脏肿瘤只占所有心脏肿瘤的

25%[3]。大多数原发性心脏肿瘤是良性的，没有局部侵袭或转移扩散。相比之下，恶性肿瘤往往表现为侵入周围心脏结构的大肿块。

黏液瘤

黏液瘤是成人最常见的原发性心脏肿瘤，占所有原发性心脏肿瘤的 30%。心脏黏液瘤通常发生于左心房，但也可以发生于右心房或心室。黏液瘤通常是带蒂的，表面光滑。黏液瘤最常见的附着部位是房间隔左心房面椭圆窝的周边。黏液瘤生长较为缓慢，而且在很长一段时间内没有明显症状。如果黏液瘤未被检测到，黏液瘤可生长到非常大，大黏液瘤可占据左心房的很大一部分，造成二尖瓣口血流梗阻（图 20.2）。心脏黏液瘤易碎，脱落部分经常导致体循环栓塞。

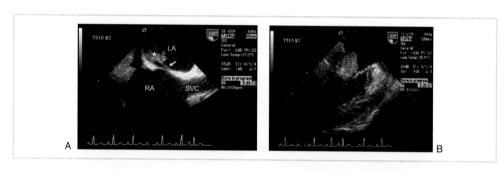

图 20.2　左心房大黏液瘤（星号）。A. 柄（箭头所示）附着在房间隔上。B. 舒张期肿瘤会脱垂到左心室。LA—左心房；RA—右心房；SVC—上腔静脉

脂肪瘤

脂肪瘤占成人常见原发性心脏肿瘤的第 2 位，在所有心脏良性肿瘤中所占比例为 10%[3]。这类肿瘤通常起源于心室肌，较少起源于心房肌。脂肪瘤通常固着在起源部位，表面光滑，超声表现为强回声。脂肪瘤生长缓慢，但其体积也可生长至非常大，造成血流梗阻（图 20.3）。心脏脂肪瘤应与房间隔脂肪瘤样肥厚相鉴别，房间隔脂肪瘤样肥厚为成熟脂肪细胞浸入房间隔，并表现为房间隔呈"哑铃"状增厚，中间卵圆窝处较薄[4]（图 20.4）。房间隔脂肪瘤样肥厚更常见于老年人，尤其是老年女性，这类患者通常有良性的病因。

乳头状纤维弹性组织瘤

乳头状纤维弹性组织瘤占成人常见原发性心脏肿瘤的第 3 位。纤维弹性组织瘤是一种较小的、可活动的肿瘤，通常位于心脏瓣膜的瓣叶部分，也可能位于其他心内膜面上。主动脉瓣是最容易发生纤维弹性组织瘤的瓣膜，其次是二尖瓣。这些肿瘤通常具有一个较小（0.5~2 cm）的强回声蒂，其表面具有特征性的大量棕榈样突起，附着在瓣膜小叶[5-7]上（图 20.5）。乳头状纤维弹性组织瘤发生栓塞的风险非常高，这

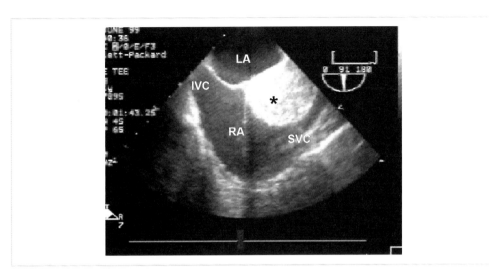

图 20.3　大脂肪瘤累及房间隔（星号）。注意肿瘤的回声和声影。LA—左心房；IVC—下腔静脉；RA—右心房；SVC—上腔静脉

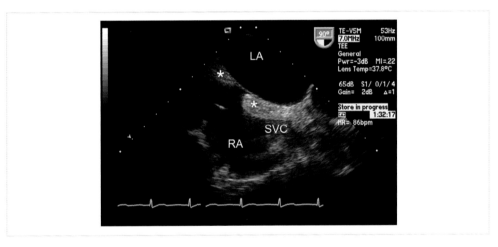

图 20.4　房间隔脂肪瘤样肥厚（星号）。注意卵圆窝"哑铃"形外观，中间较薄。LA—左心房；RA—右心房；SVC—上腔静脉

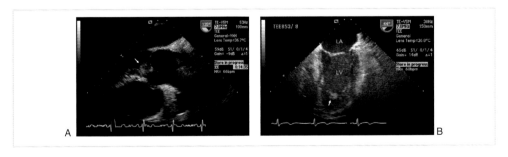

图 20.5　A. 主动脉瓣上乳头状纤维弹性组织瘤（箭头）。B. 发生于左心室腱索的乳头状纤维弹性组织瘤（箭头）。LA—左心房；LV—左心室

与肿瘤较脆，容易发生脱落和脱落部分造成的栓塞有关。肿瘤体积越大，发生栓塞的风险也就越高。瓣膜的纤维弹性组织瘤无论是在大小、生长部位，还是造成栓塞的风险性等方面，都与赘生物有很大的相似性，因此临床上容易将二者混淆。与赘生物相比，瓣膜的纤维弹性组织瘤容易发生在主动脉瓣的主动脉侧[5-6]，且通常不会伴有主动脉瓣叶结构的异常[7]。另外，隆起于瓣膜表面的 Lambl 赘生物也很容易与纤维弹性组织瘤混淆。Lambl 赘生物主要出现在瓣叶的连合边缘，该赘生物的中心为纤维成分，表面被内皮细胞所覆盖。在各个切面，通过 TEE 均可鉴别出 Lambl 赘生物的特征，且该赘生物的存在容易导致栓塞事件的发生[8]。图 20.6 显示隆起于主动脉瓣上的 Lambl 赘生物。

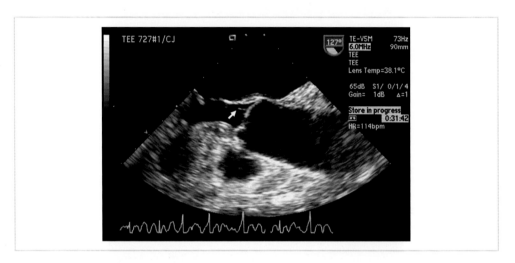

图 20.6　主动脉瓣小叶上的 Lambl 赘生物（箭头）

横纹肌瘤

心脏横纹肌瘤是儿童最常见的原发性心脏肿瘤[2-3]。心脏横纹肌瘤几乎都与结节性硬化症有一定的关联性。心脏横纹肌瘤通常起源于任一心室，且通常为多发。这些肿瘤往往体积很大，会引起瓣口或流出道的梗阻。横纹肌瘤患者自身并不产生任何症状，因为横纹肌瘤可以自发性消退。

纤维瘤

纤维瘤在儿童常见原发性心脏肿瘤中占第2位。纤维瘤通常起源于心室或房室沟内。纤维瘤的一个典型特征是中心性钙化。纤维瘤为单发的壁内肿块，肿块往往具备强回声钙化中心。因此，单发性及强回声钙化中心是鉴别纤维瘤与横纹肌瘤的最重要的两点（图 20.7）。

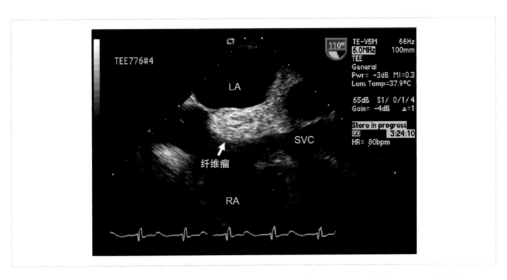

图 20.7　纤维瘤累及左心房内侧壁及房间隔（箭头）。LA—左心房；SVC—上腔静脉；RA—右心房

心脏肉瘤

心脏肉瘤是恶性肿瘤，非常罕见，通常位于心室肌内。心脏肉瘤可生长变大，凸入心腔，侵及相邻的结构，同时，肉瘤的可活动部分很容易黏附血栓（图 20.8）。心脏恶性肿瘤的一个显著特征是超声表现为该肿瘤有丰富的血管供应。

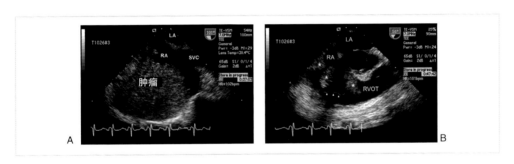

图 20.8　右心房血管肉瘤食管中段双腔心切面。A. 显示大肉瘤占据整个右心房。B. 肿瘤碎片（星号）自三尖瓣口脱入（三角符号）右心室和右心室流出道。LA—左心房；RA—右心房；SVC—上腔静脉；RVOT—右心室流出道

转移瘤

转移瘤通过局部侵入（如乳腺癌或肺癌）或血源性扩散（黑素瘤）累及心脏或心包。局部侵入心脏的肿瘤在 TEE 上有时会被看成是压迫或侵入心腔的外部肿块（图 20.9）

栓塞

大多数心脏肿瘤会造成栓塞的发生。栓子可能来自肿瘤碎片组织或脱落的附着血栓。一些特定的心脏肿瘤（如乳头状纤维弹性组织瘤与黏液瘤）造成心脏栓塞的比例非

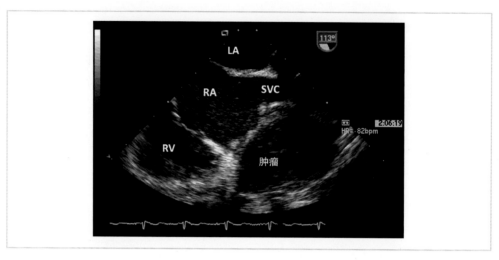

图 20.9　上腔静脉前部表现为异质性肿块的一个大型心脏外肿瘤。RA—右心房；LA—左心房；SVC—上腔静脉；RV—右心室

常高。在一项研究中发现，乳头状纤维弹性组织瘤患者在临床随访中约 30% 会出现体循环栓塞所致的一些症状[5]。很少见到自远端转移而来的较大的大肿瘤碎片组织穿过下腔静脉及右心系统的情况。肾细胞癌通常伴有栓塞及肿瘤碎片组织穿过右心系统。

血栓

　　血栓可以在任何心腔内形成，且大多会伴发潜在室壁运动异常或低血流状态，造成血流停滞。心内血栓最常见的发病部位是左心耳和左心房，常见于房颤或风湿性二尖瓣疾病患者（图 20.10）。血栓也可以在心脏内装置上形成，如起搏器导线或间隔闭

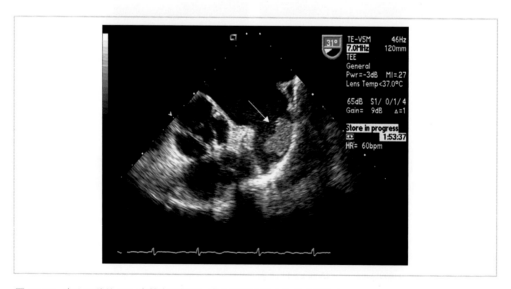

图 20.10　左心耳处的 30° 食管中段切面。左心耳处可见大血栓（箭头）

合装置，或者附着在右心的留置导管上（图 20.11）。心室中的血栓几乎总会伴发潜在的室壁运动异常。新鲜血栓往往呈圆形且可活动，而慢性血栓看起来呈扁平状或层状，活动性低。大小及活动性是体循环栓塞的两个重要预测因素（图 20.12）。

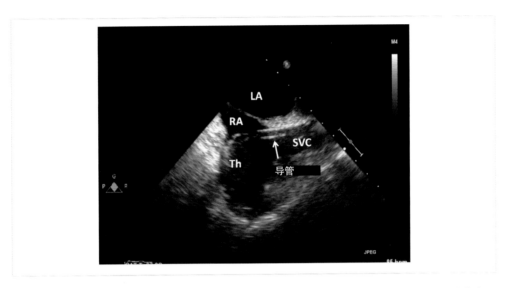

图 20.11 留置血液分析导管患者的右心房（RA）大血栓（Th）（箭头）。LA—左心房；SVC—上腔静脉

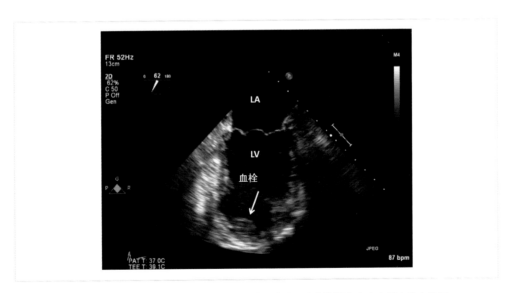

图 20.12 心尖运动减退患者的大心尖血栓（箭头）的收缩期左心室食管中段交界区切面。LA—左心房；LV—左心室

心脏肿块评估时应考虑到的技术因素

目前的超声心动图技术在评估心脏肿块的组织学方面有一定局限性。但是，可以结合肿块的大小、形状、活动性、解剖位置及对治疗的反应，确定肿块的来源和类型。例如，经过几周抗凝治疗后，肿块分解暗示会有血栓发生（图 20.13）。此外，使用超声造影剂可以获得疑似肿块的血管分布的进一步信息[9]。恶性肿瘤的超声表现为具有丰富的血管供应，而良性间质瘤或血栓的血管供应较少；新凝块表现为血流充盈性欠佳。表 20.1 对常见心脏肿瘤的超声心动图特征进行了总结。

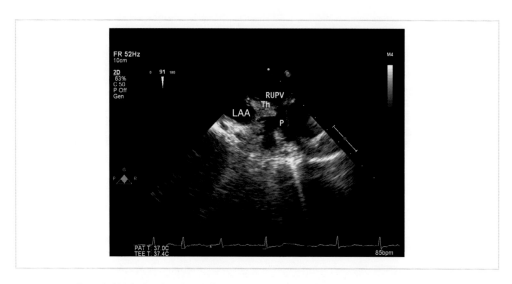

图 20.13　近期通过肺静脉消融术治疗心房颤动的患者，其右上肺静脉（RUPV）和左心耳（LAA）附近的心包斜窦内存在小血栓（Th）。在抗凝 4 周后，再次 TEE 检查发现血栓已溶解。心包（P）内可见少量积液

TEE 评估栓子来源

起源于心脏或大血管的栓子通常是脑卒中及外周血管发生栓塞的主要病因。有超过 20% 的缺血性脑卒中患者的病因是栓子堵塞血管。另外还有 40% 的脑卒中患者，即使医师对其所做的临床工作已经非常细致，但是仍未找到引起这些患者脑卒中的具体原因。这些病因不明的脑卒中患者通常比较年轻，也不存在周围血管动脉粥样硬化的证据[10-11]。有研究表明，这类患者卵圆孔未闭（PFO）的发病率较高，可能是反常栓塞的病因。而升主动脉及主动脉弓部存在动脉粥样硬化斑块是老年患者发生栓塞最常见的原因之一。

心脏栓子来源根据其栓塞发生的相关性大小又可进一步被分为极可能来源和较可能来源。

表 20.1 常见心脏肿瘤的超声心动图特征

肿瘤类型	表现	大小及部位	其他
黏液瘤	表面光滑，移动度大，带梗	大，左心房，右心房	超声造影后稍微增强
乳头状纤维弹性组织瘤	带蒂，可活动，多个纤维条状突起	较小（<1 cm），附着于瓣膜/腱索	不存在明显瓣膜反流
脂肪瘤	表面光滑，较大，回声增强	心室肌和心房肌	超声造影后稍有增强
血栓	一般固定，活动度小，有时也有活动性	可以是各种大小，通常存在于血流缓慢的地方，如存在于室壁运动异常的心耳或心尖处	超声造影后无增强。抗凝后溶解

栓子的主要来源

左心耳内血栓

左心房或左心耳（LAA）内血栓是造成体循环栓塞最常见的栓子来源，这种情况在房颤患者中更加常见（图 20.10）。左心房内血凝块通常是 LAA 内血栓在左心房内的延续。LAA 是左心房的延伸部分，在左心房的偏上部分，在心耳靠前处可见左上肺静脉进入左心房。LAA 内通常由两个或多个心耳叶组成，并衬有梳状肌。LAA 在食管中部位置的切面最清晰，探头旋转 30°~60° 便可清晰显示。随后慢慢旋转探头至150°，细致观察心耳壁结构和心耳叶数目。应在相互垂直的切面上仔细观察心耳内结构，这样才能正确鉴别梳状肌与血栓（图 20.14）。除了应用二维切面观察 LAA，还可以应用脉冲波多普勒来评估心耳内血流的速度。若 LAA 内的血流速度减缓（<40 cm/s），则预示着患者发生血栓栓塞事件的风险性相当大。

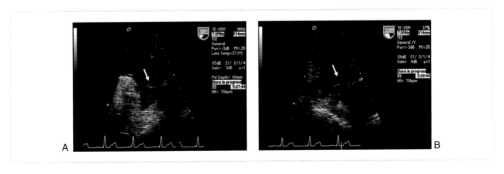

图 20.14 A.左心耳内隆起的类似于血栓的梳状肌。B.同一个患者在垂直切面上所获得的图像，显示该结构是左心耳内两个心耳小叶之间的分隔（箭头）

左心室内血栓

左心室内血栓通常与节段性室壁运动异常有关。大部分左心室内血栓位于心室心尖（图 20.12）。TEE 在确定位置靠前的血栓方面有一定的局限性，因为食管探头位于心脏的后部，且探头距离心尖的位置较远。观察左心室心尖的切面是食管中段长轴切面，此时将探头略微向后屈。与 TEE 相比，在检查左心室心尖方面，经胸超声心动图更有优势。

心内膜炎

心脏瓣膜上的赘生物也可能是某些栓塞事件发生的栓子来源。用 TEE 检查赘生物的大小（>10 mm）及活动性。赘生物的大小及活动性是栓塞事件发生的两个独立因素[12]。

栓子的次要来源

自发超声显影（或云雾影）

自发超声显影（SEC）或云雾影是左心房内血流淤滞使得超声波产生回荡所导致的一种现象（图 20.15）。SEC 的具体产生机制尚不清楚，但普遍认为与血流缓慢时红细胞的聚集有关。左心房或左心耳内出现 SEC，则提示血栓栓塞事件发生的风险性较高[13]。需要注意的是，超声心动图设备上的增益设置应该在对 SEC 进行任何诊断之前进行优化，因为增加的增益设置可以模拟 SEC。

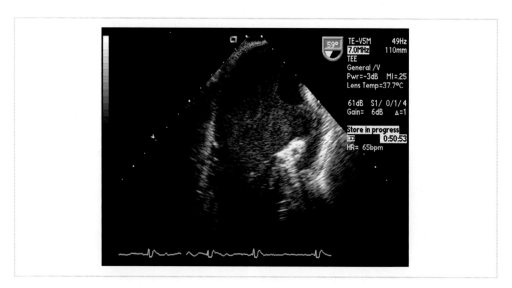

图 20.15　食管中段切面可见左心房增大，且其内血流自发显影

经卵圆孔造成栓塞的反常栓塞

自静脉系统转移而来的栓塞物可经开放的 PFO 通过房间隔进入左心系统，进而

造成体循环栓塞。房间隔的反常栓塞物引起栓塞的报告又进一步证实了上述理论，且 PFO 在无症状性脑卒中[10,14] 的年轻患者中有很高的发病率。因此，应用 TEE 来寻找栓子的来源时，应用彩色多普勒血流（CDF）和振荡生理盐水造影研究来检查房间隔是否存在 PFO。在食管中段水平将探头的角度旋转至 100°～120°（食管中段双腔心切面），此时可以较为清晰地观察房间隔。彩色多普勒血流观察到 PFO 处的血流穿过间隔，或者振荡生理盐水造影研究看到左心房内提前显影（图 20.16）。PFO 可以很容易通过使用 Amplatzer 封堵器装置经皮途径进行闭合。重要的是要确定植入位置正确，因为这些装置可能会转移并发生栓塞，需要手术干预。

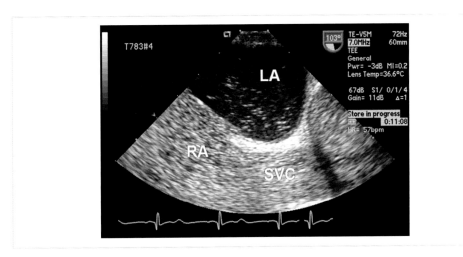

图 20.16 食管中段双腔心切面，显示静脉内注射振荡生理盐水微气泡造影剂后有微气泡经卵圆孔处进入左心房。LA—左心房；RA—右心房；SVC—上腔静脉

参考文献

1. Peters PJ, Reinhardt S. The echocardiographic evaluation of intracardiac masses: A review. *J Am Soc Echocardiogr*, 2006;19(2): 230–240.
2. Goldman JH, Foster E. Transesophageal echocardiographic (TEE) evaluation of intracardiac and pericardial masses. *Cardiol Clin*, 2000;18(4):849–860.
3. Armstrong WF, Ryan T. (Chapter 23) Masses, tumors, and source of embolus. In: *Feigenbaum's Echocardiography*. 7th ed. Philadelphia, PA: Lippincott Williams & Wilkins, 2010.
4. O'Connor S, Recavarren R, Nichols LC, et al. Lipomatous hypertrophy of the interatrial septum: An overview. *Arch Pathol Lab Med*, 2006;130(3):397–399.
5. Sun JP, Asher CR, Yang XS, et al. Clinical and echocardiographic characteristics of papillary fibroelastomas: A retrospective and prospective study in 162 patients. *Circulation*, 2001;103:2687–2693.
6. Gowda RM, Khan IA, Nair CK, et al. Cardiac papillary fibroelastoma: A comprehensive analysis of 725 cases. *Am Heart J*, 2003;146(3):404–410.
7. Klarich KW, Enriquez-Sarano M, Gura GM, et al. Papillary fibroelastoma: Echocardiographic characteristics for diagnosis and pathologic correlation. *J Am Coll Cardiol*, 1997;30:784–790.
8. Roldan CA, Shively BK, Crawford MH. Valve excrescences: Prevalence, evolution and risk for cardioembolism. *J Am Coll Cardiol*, 1997;30(5):1308–1314.
9. Kirkpatrick JN, Wong T, Bednarz JE, et al. Differential diagnosis of cardiac masses using contrast echocardiographic perfusion imaging. *J Am Coll Cardiol*, 2004;43:1412–1419.
10. Kizer JR, Devereux RB. Clinical practice. Patent foramen ovale in young adults with unexplained stroke. *N Engl J Med*, 2005;353:2361–2372.

11. Wu LA, Malouf JF, Dearani JA, et al. Patent foramen ovale in cryptogenic stroke: Current understanding and management options. *Arch Intern Med*, 2004;164(9):950–956.
12. Thuny F, Di Salvo G, Belliard O, et al. Risk of embolism and death in infective endocarditis: Prognostic value of echocardiography: A prospective multicenter study. *Circulation*, 2005;112(1):69–75.
13. Bernhardt P, Schmidt H, Hammerstingl C, et al. Patients with atrial fibrillation and dense spontaneous echo contrast at high risk a prospective and serial follow-up over 12 months with transesophageal echocardiography and cerebral magnetic resonance imaging. *J Am Coll Cardiol*, 2005;45(11):1807–1812.
14. Cramer SC. Patent foramen ovale and its relationship to stroke. *Cardiol Clin*, 2005;23(1):7–11.

自测题

请判断以下问题（1~10）是否正确。

1. 肺静脉嵴是左心耳与左上肺静脉之间的组织褶皱，往往被误认为是血栓或小肿瘤。

2. 希阿里网是胎儿血液循环的残余，图像显示其在左心房内移动，容易与左心房肿块混淆。

3. 脂肪瘤样房内隔膜肥大常见于老年女性，通常有良性的临床病程。

4. 黏液瘤具有丰富的血管供应，在给予超声造影剂后明显增强。

5. 造影超声心动图显示良性间质瘤的血管供应较少，血流充盈性欠佳。

6. 肾细胞癌通常伴有肿瘤碎片组织穿过 IVC 进入右心系统。

7. 左心耳血流速度减缓（< 40 cm/s），预示着患者发生血栓栓塞事件的风险增高。

8. 其他方面健康的患者存在 PFO 是脑卒中的有力预测因素。

9. 增加超声设备的增益设置可以模拟自发超声显影。

10. 在心内膜炎中，赘生物大小不是栓塞事件的预测因素。

11. 以下关于心腔内血栓的陈述哪一项不正确？

   a. 左心室心尖内血栓几乎总会伴发心尖壁运动异常

   b. 左心室心尖的最佳切面为经胃 TEE 切面

   c. 给予超声显影剂后，血流充盈性欠佳

   d. 大小及流动性是体循环栓塞的两个预测因素

12. 以下哪一项陈述不正确？

   a. 原发性心脏肿瘤非常罕见，在所有心脏肿瘤中占少数

   b. 转移瘤通过局部侵袭或出血性扩散累及心脏或心脏周围

   c. 局部侵袭的肿瘤通常显示为凸入腔室或心包的肿块

   d. 超声心动图是鉴别心脏肿块组织来源的有效技术

13. 以下哪一项陈述不正确？

   a. 黏液瘤是成人最常见的原发性心脏肿瘤

   b. 心脏黏液瘤是由房室瓣引发的带蒂肿块

   c. 黏液瘤生长较为缓慢，而且在很长一段时间内患者没有明显症状

   d. 黏液瘤可生长到非常大，大者可占据左心房的很大一部分

14. 以下哪一项陈述不正确？

   a. 纤维弹性组织瘤是一种较小的、可活动的肿瘤，通常在瓣膜结构上有一个较小（0.5~2 cm）的强回声蒂

   b. 纤维弹性组织瘤往往伴有瓣膜钙化

   c. 纤维弹性组织瘤发生栓塞事件的风险较高

   d. 与赘生物相比，纤维弹性组织瘤不会伴发明显瓣膜反流

15. 以下哪一项陈述不正确？

   a. 横纹肌瘤是儿童最常见的原发性心脏肿瘤

   b. 心脏横纹肌瘤几乎都与结节性硬化症有一定的关联性

   c. 横纹肌瘤往往起源于心房肌，系单发

肿瘤

 d. 横纹肌瘤患者自身并不产生任何症状，因为横纹肌瘤可以自发性消退

16. 以下哪一项陈述不正确？

 a. 纤维瘤在儿童原发性心脏肿瘤中占第 2 位

 b. 纤维瘤通常起源于房间隔内

 c. 单发性是鉴别纤维瘤与横纹肌瘤的一个关键因素

 d. 中央钙化的存在有助于鉴别纤维瘤与横纹肌瘤

17. 以下哪一项陈述不正确？

 a. 心内血栓与血流淤滞有关联性

 b. 血栓可在心脏内装置（如起搏器导线）上形成

 c. 心室内的血栓几乎总会伴发潜在的室壁运动异常

 d. 血栓大小不是体循环栓塞的预测因素

18. 以下哪一项陈述不正确？

 a. 自发超声显影（SEC）或云雾影是左心房内血流淤滞使得超声波产生回荡所导致的一种现象

 b. 左心房或左心耳内出现 SEC，提示血栓栓塞事件发生的风险较高

 c. 左心耳内出现 SEC，提示血栓栓塞事件发生的风险较高

 d. 自发超声显影仅见于心房颤动患者

19. 以下哪一项陈述不正确？

 a. Lambl 赘生物主要出现在瓣叶的连合边缘

 b. 较大的 Lambl 赘生物很容易与瓣膜相混淆

 c. 与赘生物相似，Lambl 赘生物伴有瓣膜反流

 d. Lambl 赘生物不会伴发栓塞事件

20. 以下哪一项陈述不正确？

 a. 纤维弹性组织瘤发生栓塞事件的风险性较高

 b. 栓子可能来自肿瘤碎片组织或伴发的血栓

 c. 肿瘤大小不是栓塞的预测因素

 d. 瓣膜的纤维弹性组织瘤在其大小、生长部位及发生栓塞的可能性方面，经常与赘生物混淆

第五部分

人员与机器装置

21 TEE 三维成像

Annette Vegas

引言

实时三维 TEE 越来越多地用于围手术期心脏解剖和功能的评估。通过快速显示详细的动态三维图像，实现便捷采集，解决了三维超声心动图早期的一些局限性。基本了解三维技术的发展有助于超声心动图检查者掌握获取、操作和解释三维数据集所需的新技能[1-3]。心脏结构可以从任何角度显示，包括虚拟手术方向。对超声心动图检查者和外科医师来说，实时三维 TEE 的动态显像模式在视觉观察方面有非常重要的作用，有助于更好地理解和交流患者个性化的解剖结构。此外，将三维数据集输出到分析软件上可以实现快速离线重建三维模型，从而精确量化心脏解剖结构和心室功能。本章介绍了超声心动图中新兴三维技术的主要特点，并叙述了实时三维 TEE 的当前应用。

三维技术

二维和三维超声心动图成像的一个根本区别是图像的采集和显示方式。与二维[4]中的标准扇形平面相比，实时三维超声心动图采用容积扫查法，需要使用特殊的超声波探头来获取原始数据，且需要集成超声波机器软件来处理三维数据集。

TEE 探头

现代成人二维 TEE 多平面探头包括 64～128 个压电晶体的线性相控阵列，覆盖在圆形探头正面。晶体的顺序激活产生二维扇形平面超声切面，该切面可以机械地或以电子方式从 1° 增量旋转 180°，以扫查圆锥形区域。三维图像可以使用标准二维多平面 TEE 探头进行创建，但是这很耗时，需要离线重建。

实时三维超声心动图采用经胸超声心动图（TTE）和带有特殊矩阵阵列探头的 TEE 探头。在类似尺寸的 5～7 MHz 三维 TEE 探头（X7-2t，飞利浦医疗公司，Andover，MA）中，极小型化组装了 2 500 个压电晶体，排列成 50 行 × 50 列，覆盖整个方形探头正面。每个晶体可以被独立激活（完全采样）、聚焦和操纵。晶体产生超声波束，该超声波束可以在方位角平面（*x–y*）和仰角平面（*x–z*）上进行操纵，以覆盖三维"金字塔"形扫查容积（图 21.1）。此外，这些探头也可以执行所有标准二

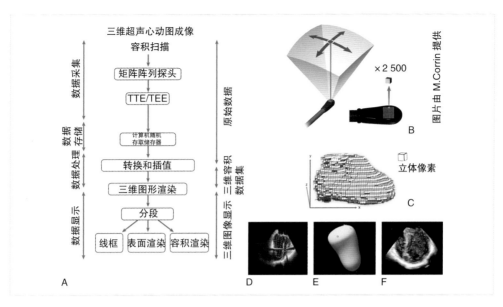

图 21.1　三维图像。A. 三维超声心动图成像包括 4 个阶段：数据采集、数据存储、数据处理和数据显示。B. 包含 2 500 个压电晶体的矩阵阵列探头进行容积扫描和获取原始三维数据。C. 数据处理包括通过转换（白色）和插值（紫色）创建包含体素的三维数据集。D ~ F. 针对左心室，三维数据可以渲染显示出线框（D）、表面（E）或容积（F）（图像 B 和 C 经 M.Corrin 许可使用。图像 D ~ F 经允许引自 Vegas A, Meineri M. Threedimensional transesophageal echocardiography is a major advance for intraoperative clinical management of patients undergoing cardiac surgery: A core review. Anesth Analg, 2010;110:1548–1573.）

维功能，包括 M 型模式、多普勒（频谱、彩色和组织）模式，并且还能够同时显示两个独立的二维扫查切面（xPlane 模式）。

三维图像

心脏三维超声图像的创建包括 4 个基本步骤：数据采集、数据存储、数据处理和数据显示（图 21.1A）。

数据采集

初始三维数据采集能获得组织容积内许多单点的超声心动图特征。矩阵阵列探头保持不动，同时传感器自动操纵超声波束，以三维扫描"金字塔"形容积组织。

数据存储

数据存储对原始数据采集到下一步数据处理之间的数据流进行储存。在容积扫描技术中，数据通过机载计算机进行传输，实现超声波机器内数据存储和处理（在线）的同步进行，不再需要离线导出和重建三维数据集。

数据处理

数据处理包括两个集成步骤：转换和插值，将特定容积的原始数据转换成用于创建三维对象的三维数据集（图 21.1C）。

转换位置并将 x-y-z 坐标（笛卡尔容积）分配给每个扫描的原始数据点，以识别它们在空间中已知位置的回声特征。插值填充空间中所有已知点之间的间隙，生成包含体素或容积元素的三维数据集。体素是像素的容积，用于加密数据集中最小立方体的物理特性和位置，通常用于三维显像。三维图像的分辨力取决于体素大小。当原始数据可用于扫描容积中较少的点，并且插值必须填充更宽的间隙时，会产生导致分辨力更差的较大体素。

数据显示

使三维数据集可见的过程称为数据显示，可以是多个二维图像切面，也可以是三维图像再现。

图形渲染是创建三维对象或图像的计算机数据图像化过程。分割是图形渲染的第一步，在此过程中，要渲染的对象被识别并与三维数据集中的环绕结构分离。将心脏组织与血液、心包液和空气区分开，这得益于它们反射超声波的能力不同。主要通过设置血液的回声密度阈值来实现的，将其中较低的回声信号去除，以此描绘心脏的三维轮廓。

分割之后，三维数据集经历 3 种逐渐复杂的图形渲染技术，即线框渲染、表面渲染或容积渲染（图 21.1D ~ F），以显示三维对象。

线框渲染是创建可见三维对象的最简单、最快的方法。定义三维对象表面上的一系列等距点，并用线段连接起来，形成一个由小多边形片组成的网格。平滑算法可以细化窄角度，使目标看起来更真实。在临床实践中，该技术用于具有相对平坦表面的结构，如左心室和心房腔（图 21.1D）。

表面渲染通过在三维目标的表面上定义更多点，使线框技术得以扩展，从而使这些点的连接线变得不可见。所生成的三维对象具有详细的实体表面，但内部中空（图 21.1E），这使得相应解剖结构（如心脏瓣膜）的形态学评估和心腔容积（如 LV 容积）的测定成为可能。

容积渲染会保留所有三维数据，并显示出 1 个三维对象，其中包含表面和内部结构的完整细节。这就能够实现三维数据集每个体素的显示，从而实现三维对象的"虚拟分割"（图 21.1F）。

这些三维对象尽管是由体素组成，但在屏幕上观察时是二维图像的像素。对透视、光线投射和深度颜色进行编码，以产生视觉深度和真实感。任何渲染的三维对象都可以在显示器中自由旋转，并从任何方向显示。此外，三维数据集可以显示为静态或移动对象。移动的（动态的）三维对象通常被称为四维，时间被认为是第四维。

三维图像的采集

三维 TEE 图像的采集可以在 RT（实时）或门控中瞬间发生，该门控通过多次心跳与心电图同步。术语"实时"目前指的是随探头移动而在显示器上改变的所有三维图像。门控图像通过将从连续心跳中获取的子容积拼合在一起而形成一个循环。在固定数量的心动周期内，心电图波的相同部分（通常是 R 波）会触发每个子容积的记录，并允许在几秒钟内实现快速数据重建，该数据重建与心电图同步，最适用于心律整齐的患者。心律不齐、拼合伪像和探头移动会影响对子容积进行无缝拼合的能力。一条被称为拼合伪像的分界线出现在子容积之间，扭曲可能影响分析的解剖结构。

　　所有形式的超声波成像都受声速（1 500 m/s）限制。实时三维 TEE 对瞬时分辨力、扇面大小和图像分辨力具有复杂的相互依赖的关系。在三维超声心动图中，瞬时分辨力可以用容积率或帧频来描述，如显示器上所示。在实时扫查模式下，声束没有足够的时间穿越大的组织容积。例如，在 12 cm 的深度，二维扫描（90 条扫描线）需要 14.8 ms 从而获得 62 Hz 帧频；而三维扫描（2 400 条扫描线）需要 396 ms 才能获得 1 ~ 11 Hz 帧频。目前正在开发电流门控采集技术并发展三维技术，从而实时产生具有良好时间和空间分辨力的、更大的三维容积。

图像模式

　　TEE 和 TTE 矩阵阵列探头的特定三维成像模式（iE33，飞利浦医疗公司）的单按钮激活包括，实时、缩放、全容积和彩色多普勒全容积（图 21.2）。在特定结构的模式之间进行选择，实现"金字塔"形图像大小、体积或帧频与实时成像之间的平衡（表 21.1）。

表 21.1　三维图像模式

项目	实时	缩放	全容积	彩色多普勒全容积
尺寸	图像深度为 60°×30°	高度不定，20°×20°~ 100°×100°	图像深度为 90°×90°	高度有限，40°×40°
实时（RT）[a]	有	有	否 / 是	否 / 是
帧频（FR）	20 ~ 30 Hz	5 ~ 15 Hz	20 ~ 50 Hz	15 ~ 25 Hz
时间分辨力	高	低	高	中等
空间分辨力	中等	高	高	低
心脏结构成像	任何心脏结构	MV, LAA, IAS	LV, RV, MV	反流射流，心脏缺损

　　注：[a]—RT 的成像能力取决于超声波机器软件；MV—二尖瓣；LAA—左心耳；IAS—房间隔；LV—左心室；RV—右心室。

　　根据超声波机器软件，在所有三维模式下，相同容积的三维数据集可以通过多次心跳[1,2,4,5]进行实时采集和显示，从而提高时间分辨力。采集时间会比较长，以获得更多的心跳。单次跳动采集的帧频最低，且对心律失常有用，因为它不需要心电图。

　　实时（Live）是对窄角三维"金字塔"形容积进行实时显示，其固定尺寸为 60°×30°，与一次或多次心跳的初始二维切面深度相同。心脏结构使用熟悉的二维扫描平面进行三维成像。旋转该三维图像，可以对三维图像的通用设置进行快速测试（图21.2A、21.3A）。扇面大小有限，需要移动探头对整个结构进行成像。

缩放（Zoom）是对三维"金字塔"形容积进行实时放大，其尺寸可以在20°×20°到100°×100°之间变化，同时二维切面高度也可变。三维"金字塔"形容积是以感兴趣的特定区域（如二尖瓣）为中心，并保持尽可能小，以提高帧频和图像清晰度（图21.2B）。

全容积（Full Volume）是对大的三维"金字塔"形容积进行心电图门控或实时采集，其尺寸根据二维切面高度，可达90°×90°。通过连续心跳产生的单个楔形子容积被拼合在一起，并与同一心动周期同步（图21.2C）。可以选择不同的全容积采集选项优化容积大小（大扇面7次心跳）、心电图（大扇面4次心跳），或帧频（小扇面7次心跳）。机器预置（自动裁剪50%）最初只显示一半的容积渲染图像，对其内部细节信息进行显示（图21.1F）。

彩色多普勒全容积（Color Doppler全容积）是对小的三维"金字塔"形容积进行门控或实时采集，对彩色多普勒血流进行三维叠加呈现。类似于缩放，具有适当奈奎斯特上限的彩色扇面聚焦在两个正交的二维彩色多普勒切面上，对三维容积进行呈现。由于采集涉及多个子容积，因此缝合伪像是很常见的。鉴于所处理的信息量（三维容积和三维血流），当前技术仅能以较低的帧频（20 Hz）来创建出小的（小于40°×40°）三维容积（图21.2D）。

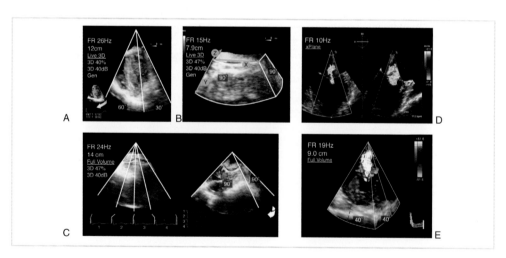

图21.2　三维图像模式。不同的三维图像模式以不同的帧频对各种信息量进行显示。A. 旋转食管中段四腔心的实时（高达30°×60°）切面；B. 二尖瓣未旋转面切面的缩放（90°×90°）；C. 食管中段四腔心切面的完整容积（90°×90°），四部分连接在一起并旋转。二尖瓣反流射流显示在二维（D）中，采用了xPlane和三维彩色多普勒全容积（E），尽管包含7个连续的部分，但其容积最小（40°×40°）且能发出19 Hz帧频（经允许引自Vegas A, Meineri M. Three-dimensional transesophageal echocardiography is a major advance for intraoperative clinical management of patients undergoing cardiac surgery: A core review. Anesth Analg, 2010;110:1548–1573.）

后处理

图像优化

在图像采集过程中，三维图像质量和大小的重要决定因素是线密度和传感器频率。线密度是每个容积的扫查线数量，会影响扇面大小及空间分辨力。线密度低，则扇面尺寸较大，但空间分辨力较差。传感器频率通过各个选项的选择情况来确定，选项有穿透（低频）、一般（中间频率）和分辨力（高频）等。在二维成像中，会显著影响图像显示效果。三维图像质量的调节是调整增益和压缩，从而优化二维图像。增益、亮度（增加白度）和平滑度（降低图像粗糙度）属于实时或任何存储的三维数据集中可调节的三维设置（图 21.3A～C）。

图像伪像

如前所述，全容积渲染图像中的子容积之间出现缝合伪像（图 21.3D）。三维图像中过度的增益会导致出现棕色斑点的噪声，并可能使结构变得模糊（图 21.3E）。回声失落伪像，在屏幕上显示为黑色（图 21.3F），这可能是由于增益不足、阴影或超声波衰减导致。一些薄的结构（房间隔）和远端结构（主动脉瓣和肺动脉瓣）仍然难以用三维 TEE 成像。二维图像中出现的大多数伪像也会出现在三维图像中。

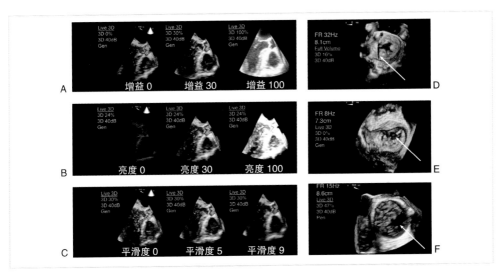

图 21.3　三维图像优化和伪像。显示的三维数据集的后处理图像优化包括调整增益（A）、亮度（B）和平滑度（C）。D. 三维图像中的伪像包括全容积正面二尖瓣切面中，相邻片段之间的缝合伪像（箭头）。E. 过度增益显示为棕色斑点（箭头），在放大的二尖瓣正面切面中可能被误诊为左心房内肿块。F. 阴影脱落（箭头）类似于使用实时模式的短轴切面中钙化二叶式主动脉瓣的二维图像（经允许引自 Vegas A, Meineri M, Jerath A. Realtime three-dimensional transesophageal echocardiography. A Step-by-Step Guide. New York, NY: Springer, 2012.）

裁剪和定向

任何三维容积都可以从任何角度裁剪、旋转和显示（图 21.4）。目前已可以通过外科医师的操作定向来呈现术中实时三维 TEE 图像。主动脉瓣易于识别，经常被用作空间三维容积定向的参照，或者可以通过显示出的二维正交平面作为参照来引导定向（图 21.4C）。

裁剪可以在不使用分析软件的情况下在线进行，也可以在存储的三维图像上进行。具有 6 个标准正交平面或任意裁剪平面的裁剪盒可以在空间中自由定向，并对准任何感兴趣的解剖区域（图 21.4B），以对存储的图像进行裁剪。

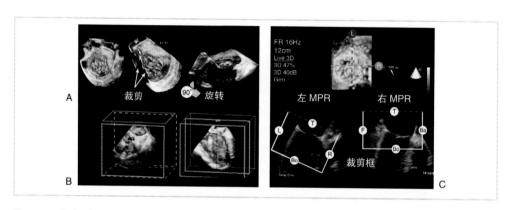

图 21.4 裁剪和旋转。所有三维数据集都可以沿任意平面裁剪，并自由旋转，以任意方位进行显示。A. 从左心房前面显示的二尖瓣脱垂的 P1 扇形，该扇形显示沿红色虚线裁剪，并旋转 90° 至矢状面。B. 裁剪可以利用裁剪框沿预定平面或移动平面（紫色）进行裁剪。C. 在实时位置进行裁剪，并将裁剪框调整到感兴趣的区域，同时显示裁剪框的任意一侧。此处显示的是来自左心房的二尖瓣的三维正面切面，该切面对应于带有参考二维多平面重建（MPR）图像的裁剪框的顶部。Ba—后面；Bo—底部；F—前面；L—左；R—右；T—顶部（经允许引自 Vegas A, Meineri M, Jerath A. Real-time three-dimensional transesophageal echocardiography. A Step-by-Step Guide. New York, NY: Springer, 2012.）

测量

目前的三维技术还不能对三维图像范围内的长度或面积进行简单的在线测量，但可以将网格进行在线重叠，用于估测三维图像范围内的径线。定量评估三维图像需要将三维数据集导出到专用分析软件中（见下文）。因此，与其他成像技术（二维 TEE、心脏 MRI）相比，分析所得出的三维数据集可以精确量化解剖和生理信息。

量化分析模型

针对三维数据集的采集后离线分析，目前有一些可用的专有软件程序：QLAB（飞利浦医疗公司，美国马萨诸塞州安多弗市）、TomTec（TomTec 公司，德国慕尼黑市）和 eSie Valves®（西门子医疗解决方案公司，美国宾夕法尼亚州马尔文市）。TomTec 和

eSie Valves® 可以读取不同超声系统产生的三维 TTE 和 TEE 数据集，而 QLAB 是制造商专用的产品。这些软件程序均采用半自动方式创建心脏结构的动态或静态模型。

QLAB 结合了 3 种应用功能［二尖瓣量化（MVQ）、三维量化（3D Q）和高级 3D Q］，Phillips iE33 超声波机具备 QLAB，用于三维数据集的处理。QLAB 使用多平面重建（MPR）在 3 个颜色编码的正交二维平面中显示三维容积：绿色代表 x/y 立面；红色代表 y/z 侧面；蓝色代表 x/z 深度平面。这些平面可以独立调整或锁定在一起，通过无限数量的平面将三维数据集进行切割，每个平面在单独的窗口中显示（图 21.5A）。

MVQ 是通过缩放创建一个静态三维二尖瓣模型及全容积数据集，对二尖瓣病理进行全面量化和识别（图 21.6）。基本的 3D Q 应用是通过对左心室的任何全容积数据集进行分析，来快速准确地对面积、长度、容积进行测量，并计算出射血分数（EF）。高级的 3D Q（3D Q Advanced，QLAB）应用是通过全容积数据集（图 21.5B）构建出左心室腔的一个动态三维心内膜模型，该数据集也可划分为 17 个左心室节段（图 21.5C）。

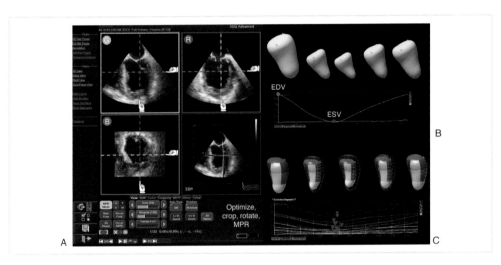

图 21.5 左心室功能。量化左心室（LV）功能，需要将 LV 全容积数据集输出到分析软件（QLAB Advanced，飞利浦医疗公司）。A. 初步分析采用多平面重建（G，绿色；R，红色；B，蓝色）来对准通过 LV 顶点的平面。B. 识别 LV 室壁后，半自动算法生成表面渲染的心内膜模型，并计算心动周期中每帧的 LV 容积。射血分数由舒张末期容积（EDV）和收缩末期容积（ESV）确定。C. 心内膜模型可以根据美国超声心动图协会（ASE）推荐的 LV17 节段分段法进行划分。各个 LV 节段的子容积可以在整个心动周期中随时间进行显示（图 A、B 经允许引自 Vegas A, Meineri M, Jerath A. Real–time three–dimensional transesophageal echocardiography. A Step–by–Step Guide. New York, NY: Springer; 2012.）

TomTec 软件包包括了二尖瓣分析（4D MV Assessment©）、三维容积量化（4D Cardio–View™）、左心室（4D LV analysis©）和右心室（4D RVFunction©），该软件包采用半自动三维容积重建显示法。该软件包的用户界面类似于 QLAB，采用 3 组 MPR 显示三维容积数据集，它可以对左心室功能进行 17 节段分析，并评估左心室的同步性，尽管其特征是一个动态三维右心室模型（图 21.6）。

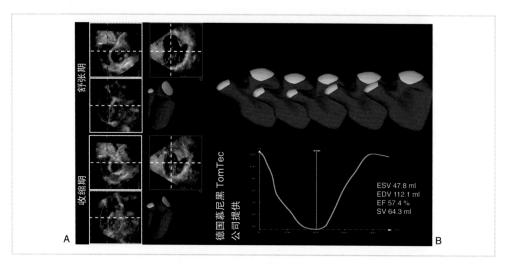

图 21.6 右心室功能。右心室（RV）的动态三维模型可采用专用软件（德国慕尼黑 TomTec 公司的 4D RV 功能）进行创建。A. 分析采用 RV 三维数据集的多平面重建。B.RV 表面绘制的心内膜模型在整个心动周期中的容积显示。射血分数（EF）和每搏输出量（SV）的计算是基于 RV 舒张末期容积（EDV）和收缩末期容积（ESV）

eSie Valves®（西门子医疗解决方案公司，美国宾夕法尼亚州马尔文市）是一款独立软件，用于二尖瓣和主动脉瓣的分析[6]。该软件创建完整心动周期的动态三维二尖瓣模型只需 5~10 分钟。一款生物测定和运动学测量的综合套件可进行数字、图形输出，也可以映射到模型。该软件是唯一一款能够针对特定患者的主动脉瓣和主动脉根部创建出生理动态三维模型，并同时显示和分析主动脉瓣 – 二尖瓣复合体的软件（图 21.7）。

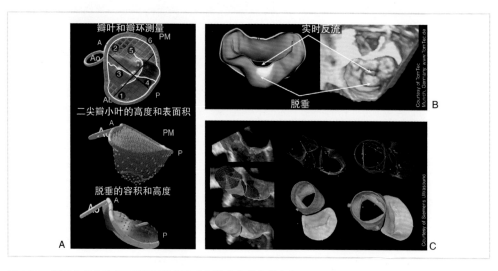

图 21.7 瓣膜分析软件有三维瓣膜数据集分析软件的特定供应商。A. QLAB 二尖瓣定量（MVQ，飞利浦医疗公司，Andover，MA）通过多次测量为二尖瓣创建静态三维模型。B.TomTec 4D MV Assessment©（德国慕尼黑市）通过从多个供应商处获取 MV 三维数据集进行分析，来提供动态 MV 模型。C. eSie Valves®（西门子医疗解决方案公司，美国宾夕法尼亚州马尔文市）也是通过从供应商处获取三维数据集进行分析，然后以独特的方式显示二尖瓣和主动脉瓣的动态模型

临床应用

与二维 TEE 类似，最接近 TEE 探头的结构最容易三维成像（表 21.2），从而对临床相关问题进行实时评估[5]。在某些情况下，三维超声心动图优于二维超声心动图，特别是在评估左心室（容积、射血分数、质量和同步性）和二尖瓣方面。尽管近日有一些针对三维超声心动图图像采集和显示的建议[1]，但在实践中仍然缺乏术中使用实时三维 TEE 的标准化方案（表 21.3）。三维图像采集很快，但是处理和分析三维数据集需要花费时间，并且三维数据集的真正优势是其能够使用分析软件来量化左心室功能及二尖瓣结构，这使得三维超声的应用存在问题。时间限制、简单测量的局限性及低时间分辨力限制了实时三维 TEE 在忙碌的术中环境下对二维 TEE 检查的补充作用。

表 21.2　采用实时三维 TEE 所显示的结构

结构	三维切面完整性[a]（%）
二尖瓣	85～91
左心耳	86
房间隔	84
左心室	77
主动脉瓣	18
三尖瓣	11

注：[a]—3D 缩放，左心室的全容积除外。（经允许改编自 Sugeng L, Shernan SK, Salgo IS, et al. Live 3-dimensional transesophageal echocardiography initial experience using the fully-sampled matrix array probe. J Am Coll Cardiol, 2008;52:446 - 449.）

表 21.3　实时三维 TEE 的标准化方案

结构	切面	三维模式	临床应用
二尖瓣	0°～120°，ME 切面 ± CD	缩放，FV	形态、功能、量化（MR 患者的 EROA，MS 患者的 MVA）
主动脉瓣	60°，ME SAX ± CD 120°，ME LAX ± CD	缩放	AV 区域，TAVI
三尖瓣	0°～30°，ME 四腔心 ± CD 40°，TG ± CD	缩放	未进行研究
肺动脉瓣	90°，UE ± CD 120°，ME 三腔心 ± CD	缩放	TEE 观察受限
房间隔	0°，ME 切面	缩放，FV	房间隔缺损
左心室	0°～120°，ME	FV	容积、质量、EF，同步性
右心室	0°～120°，ME	FV	容积、EF
左心耳	0°、45°、60°、90° ME	实时，缩放	血栓
左心房	TG 切面	FV	容积

注：ME—食管中段；CD—彩色多普勒；FV—全容积；EROA—有效反流口面积；MR—二尖瓣反流；MVA—二尖瓣开口面积；MS—二尖瓣狭窄；SAX—短轴；LAX—长轴；AV—主动脉瓣；TAVI—经导管主动脉瓣植入术；TG—经胃；UE—食管上段；EF—射血分数；TEE—经食管超声心动图。[经允许改编自 Lang RM, Badano LP, Tsang W, et al. EAE/ASE recommendations for image acquisition and display using threedimensional echocardiography. J Am Soc Echocardiogr, 2012;25(1):3 - 46.]

二尖瓣

由于 TEE 使用标准二维平面及各种三维模式（包括实时、缩放和全容积）[7]，因此能够轻松地对二尖瓣进行成像。一个简单的食管中段实时采集可以通过左心房的旋转来观察，但是只能观察到一部分的二尖瓣。对二尖瓣进行完整成像最好使用缩放模式（图 21.8），利用最佳的空间及低时间分辨力[2]来进行成像。二尖瓣的全容积采集提高了二尖瓣小叶运动评估的时间分辨力，但可能会包含缝合伪像，从而使图像解释复杂化。

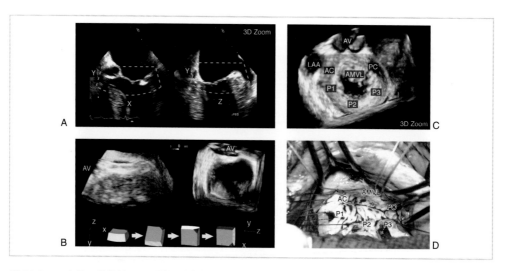

图 21.8 二尖瓣三维缩放。A. 采集二尖瓣（MV）的缩放数据集，将两个方框进行定位以包含 MV。将主动脉瓣（AV）的一部分包括在内有助于三维图像的定向。B. 初始三维容积需要降低显示 MV 正面切面的增益（C），然后进行旋转和优化。这种定向与外科医师通过左心房对 MV 进行术中观察（D）相似。MV 后小叶（P1、P2、P3）的连合部［前部（AC）和后部（PC）］与各个扇叶易于识别。AMVL—二尖瓣前叶；LAA—左心耳（经允许改编自 Vegas A, Meineri M. Threedimensional transesophageal echocardiography is a major advance for intraoperative clinical management of patients undergoing cardiac surgery: A core review. Anesth Analg, 2010;110:1548–1573.）

以前使用多个二维切面来评估二尖瓣的病理，现在可以用较佳的空间分辨力在单个屏幕上观察整个二尖瓣。通过旋转与裁剪二尖瓣的任何三维图像可以检查有关二尖瓣的各种病理学改变。此外，三维 TEE 可以稳定地对正常和异常的二尖瓣人工瓣膜的功能进行评估，包括瓣周漏的大小和位置[8]。

二尖瓣三维评估

按外科医师的方位显示的二尖瓣正面切面［从左心房观察，主动脉瓣位于图像顶部（12 点钟位置），左心耳位于左侧（图 21.8）］广泛用于对二尖瓣进行三维显示。在该图像中，可以很好地观察二尖瓣的详细解剖结构，包括后瓣的各个扇叶。对三维图像进行操作可以更好地确定复杂的二尖瓣病理，包括关闭不全的缝隙、穿孔和两个连合部[7]。

通过实时 TTE 测量二尖瓣开口面积（MVA）与侵入性导管测量和二维压力减半时间有更好的相关性。通过最窄的瓣膜口能更精确地对准二维平面，并使用 xPlane 模式或二尖瓣分析软件可以进行平面测量。

成角切面

使用缩放和全容积数据集的正面二尖瓣切面可缩短二尖瓣小叶运动的范围，并可能会低估二尖瓣脱垂（MVP）的情况。将正面切面旋转 360°（图 21.9A）可提供"成角切面"之外的视角：前外侧连合、后扇叶和后内侧切面[9]。与离线处理相比较，系统性地使用这些切面可以节省时间，并且能够对累及两处连合和后小叶的脱垂段进行实时且准确的识别。

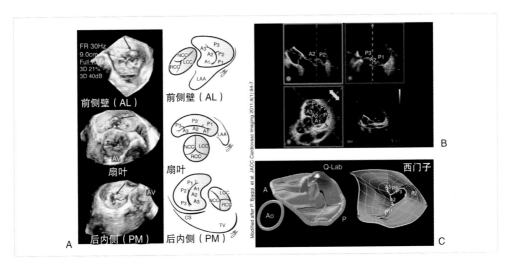

图 21.9 二尖瓣的评估。目前，三维 TEE 可以利用多种实时和离线分析技术来评估二尖瓣。A. 除了正面切面，通过操纵全容积二尖瓣数据集的缩放获取成角切面，通过成角切面可以改善对病理的观察。二尖瓣的前外侧、后扇叶和后内侧方向显示出带有多个断裂腱索的连枷 P2 区（红色箭头）。B. 使用 QLAB（3DQ，飞利浦医疗公司）多平面切面进行分析可以精确地识别各个二尖瓣节段的脱垂。C. 在图 21.7 中提到的二尖瓣模型可以使用分析软件来构建，从而提供二尖瓣的定量细节（A 中的插图已经 Frances Yeung 许可使用，图片来自 Vegas A, Meineri M, Jerath A. Real-time three-dimensional transesophageal echocardiography. A Step-by-Step Guide. New York, NY: Springer, 2012.）

三维量化

使用专有软件包（3DQ，飞利浦医疗公司），可以针对二尖瓣小叶相对于瓣环的运动，分析二尖瓣的缩放或全容积数据集。正面二维切面显示在屏幕上，可作为 MPR 中二维平面定向的指南（图 21.9B）。二尖瓣的逐帧运动可以在不同平面上进行分析，以评估小叶运动。

二尖瓣量化

使用专有软件（飞利浦 QLAB MVQ、TomTec 4D MV Assessment© 和西门子 eSie Valves）离线构建动态或静态三维二尖瓣模型，可以给出二尖瓣详细的定量信息（图

21.6、21.9C）。术前使用三维 TEE 可以为外科医师提供关于二尖瓣病理学的额外信息，以指导对个体患者的治疗策略。

彩色多普勒

对二尖瓣进行三维彩色多普勒评估时，受扇面较小的限制，可能不能完全包含病理性血流。频繁出现心律不齐会产生缝合伪像，可能会使血流的显示变得复杂化。时间分辨力低可能无法捕获定量评估病变所需的最佳帧频。虽然有这些限制，但三维彩色多普勒模式改进了对二尖瓣反流（MR）射流（伴发不同的二尖瓣病理）的可变几何形状的观察。更精确地测量不规则形状的近端等速面积（PISA）和缩流颈（VC）宽度可以更好地量化 MR 严重程度[10]。

左心室和右心室

使用三维超声心动图可以准确评估左心室容积、整体和节段性室壁运动、质量及同步性[1]。全容积采集是唯一能够以足够的帧频（25 Hz）采集整个左心室容积并进行动态评估的三维成像方式。左心室容积可以通过实时三维 TEE 使用两种方法进行测量：三维引导的双平面和直接容积分析。

三维引导的双平面方法更容易定位两个垂直的二维平面，沿着左心室的长轴在真正的心尖位置对左心室进行精确的切割（图 21.5A）。食管中段（ME）四腔心和两腔心二维切面同时显示则比较理想，通过将改良的双平面 Simpson 圆盘法应用于收缩末期帧和舒张末期帧可以计算出左心室容积、EF 和质量。该方法使 TEE 情况下左心室的投影缩减达到最小，但仍然依赖于相关的几何假设。

直接容积分析是从左心室腔的表面渲染铸型，对整个心动周期的左心室容积进行测量（图 21.5B）。同时对舒张末期容积（EDV）和收缩末期容积（ESV）进行测定，并计算出每搏输出量（SV）和 EF。这种方法能够更准确地量化左心室容积，在心室形状异常或节段性室壁运动异常的患者中更准确。这在一定程度上与通过心尖进行更好的对准、分析过程中包含更多心内膜表面及缺少几何形状假设有关联性。

节段性左心室室壁运动的实时三维 TEE 评估是基于左心室子容积随着时间推移所发生的变化，该变化由节段性心肌收缩性的改变引起（图 21.5C）。与标准二维 TEE 不同，实时三维 TEE 不会直接测量心肌增厚或单个节段的位移。

右心室的特殊的几何形状非常适合采用三维超声心动图对其大小、容积和 EF 进行评估[11]。右心室容积和功能的离线测量可以利用右心室的全容积数据集的特殊分析软件来进行确定（图 21.6）。

三维 TTE 测量左心室和右心室容积的准确性与二维 TTE、MRI 和 CT 技术相当[1]。三维超声心动图测定的左心室 EDV 和 ESV 没有确定的正常值。目前还没有研究证实使用根据三维 TEE 数据集所进行的三维左心室容积重建来评估左心室容积。

主动脉瓣

实时三维 TEE 很难对正常的、较薄和较柔软的主动脉瓣瓣尖和严重钙化的主动脉瓣进行成像，但是通过三维主动脉瓣建模可能会解决这一问题[6]。对主动脉或左心室流出道（LVOT）的实时、缩放或全容积三维正面主动脉瓣切面进行定向时，右冠瓣需位于下方 6 点钟位置处。三维超声心动图可以通过平面测量或连续性方程[1]更好地评估主动脉瓣开口面积。在定位和评估经导管主动脉瓣植入术的功能时，TEE 是非常有用的辅助工具[12]（图 21.10）。

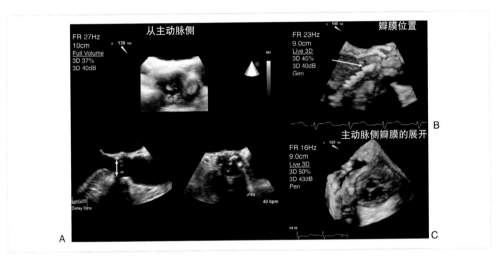

图 21.10　经导管主动脉瓣植入术（TAVI）。A. 钙化的主动脉瓣（AV）的完整容积数据集，二维 AV 长轴和 AV 短轴切面可供参考。钙化的 AV 瓣环更容易进行二维测量。B. 在 TAVI 过程中，三维 TEE 可以提供关于各种导线、导管和人工瓣膜定位的实时信息（箭头）。人工瓣膜成形环的正确对准性要略低于天然的 AV 瓣环。C. 舒张期，功能良好的 Edwards SAPIEN 经导管心脏瓣膜（THV）从主动脉进行缩放，后瓣膜展开

主动脉

三维 TEE 可以对整个主动脉成像，不包括盲点，以评估主动脉病变[13]。复杂主动脉根部病变的细节，包括主动脉瘤、主动脉夹层、假性动脉瘤、主动脉窦瘤等，可以很好地成像（图 21.11）。使用三维 TEE 和主动脉外扫描，可以对动脉粥样硬化疾病进行更好的观察。

房间隔

观察房间隔时，使用具有缩放模式或全容积模式的三维 TEE 可获得良好的成像[14]。房间隔可以从左心房或右心房进行定向显示，有助于显示出一些常见的病理，如卵圆孔未闭（PFO）或房间隔缺损（ASD）（图 21.12）。关于 TEE 在介入封堵［包括 ASD、室间隔缺损（VSD）和人工瓣膜的瓣周漏］（图 21.12）装置放置过程中的引导作用已有充分描述[15]。

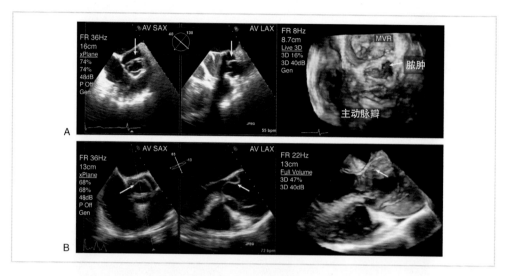

图 21.11 主动脉根部病变。A. 主动脉根部脓肿（箭头）时，患者在二维 xPlane 和三维全容积模式下的显示。患者既往有机械性二尖瓣置换术以及脓肿累及主动脉瓣和人工二尖瓣之间的瓣间纤维等情况。B. 二维 xPlane 主动脉瓣短轴（AV SAX）和主动脉瓣长轴（AV LAX）和三维全容积（AV LAX）模式下，一例主动脉根部夹层患者的夹层内膜片（箭头）通过主动脉瓣脱出

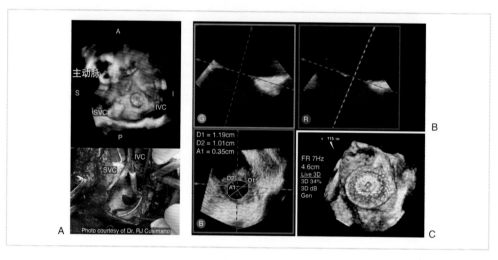

图 21.12 卵圆孔未闭（PFO）和房间隔缺损（ASD）闭合。A. 房间隔可以使用一个从右心房观察的全容积数据集进行检测。图片为一例 PFO 患者的手术结果对比情况。B. 对这种 ASD 继发孔的大小和位置采用 QLAB（3DQ，飞利浦医疗公司）进行评估时，将各个平面平行（B，蓝色）定向，并穿过缺损中心（G，绿色和 R，红色）进行评估。C. 用于闭合 ASD 的 Amplatzer® 设备在左心房进行的三维缩放。A—前；I—下；IVC—下腔静脉；P—后；S—上；SVC—上腔静脉（图 A 经允许引自 Vegas A, Meineri M, Jerath A. Real-time three-dimensional transesophageal echocardiography. A Step-by-Step Guide. New York, NY: Springer; 2012.）

肿块

心脏内肿块（图 21.13）的位置和附着情况可以使用实时三维 TEE 进行精确评估，从而促进手术的规划[16]。整个左心耳也可以进行成像，以观察血栓情况（图 21.13）。对任何肿块大小的测量都可采用分析软件在二维或三维模式下进行。

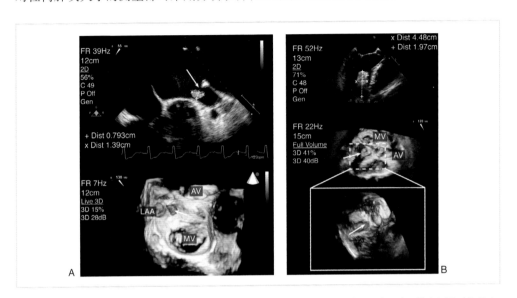

图 21.13　肿块。RT 3D TEE 可以对肿块的位置和附着体情况进行更好的评估。更容易在二维中测量肿块尺寸，因为没有便捷的方法可以在不将三维数据集导入分析软件的情况下对尺寸进行测量。A. 图示为在 2D ME 左心耳（LAA）切面中及 LAA 瓣口处出现血栓（箭头）。B. 一例左心室脂肪瘤患者，测取 4.48 cm×1.97 cm 的 2D ME LAX 切面。左心室流出道的全部容积模式显示其与主动脉瓣（AV）下方的室间隔（箭头）有细长的附着体。MV—二尖瓣（图 B 经允许引自 Vegas A, Meineri M, Jerath A. Real-time three-dimensional transesophageal echocardiography. A Step-by-Step Guide. New York, NY: Springer, 2012.）

肥厚型梗阻性心肌病

肥厚型梗阻性心肌病（HOCM）表现为室间隔不对称和 LVOT 狭窄。手术切除室间隔是一种治疗选择，可以缓解 LVOT 梗阻，改善症状和患者预后。TEE 已经成功地用于指导外科室间隔心肌切除术。由于 LVOT 为管状结构，使用二维图像难以进行成像，三维 TEE 能更好地观察 LVOT 解剖结构并指导手术，是非常有用的工具（图 21.14）。

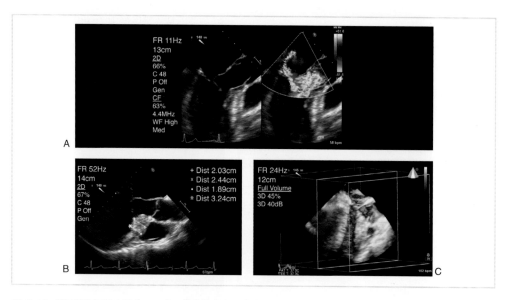

图 21.14　肥厚型梗阻性心肌病。A. 在二维食管中段主动脉瓣长轴切面中，很容易观察到室间隔增厚和收缩期瓣下梗阻，并伴有继发性二尖瓣反流。**B.** 二维食管中段主动脉长轴切面中舒张末期测取的室间隔厚度。**C.** 通过更好地将平面定向使其垂直于室间隔，主动脉瓣长轴切面采用三维 TEE 全容积模式可能有助于提供更准确的室间隔厚度信息

参考文献

1. Lang RM, Badano LP, Tsang W, et al. EAE/ASE recommendations for image acquisition and display using three-dimensional echocardiography. *J Am Soc Echocardiogr*, 2012;25(1):3–46.
2. Vegas A, Meineri M. Three-dimensional transesophageal echocardiography is a major advance for intraoperative clinical management of patients undergoing cardiac surgery: A core review. *Anesth Analg*, 2010;110:1548–1573.
3. Vegas A, Meineri M, Jerath A. *Real-time three-dimensional transesophageal echocardiography. A Step-by-Step Guide.* New York, NY: Springer, 2012.
4. Salgo IS. Three-dimensional echocardiographic technology. *Cardiol Clin*, 2007;25:231–239.
5. Sugeng L, Shernan SK, Salgo IS, et al. Live 3-dimensional transesophageal echocardiography initial experience using the fullysampled matrix array probe. *J Am Coll Cardiol*, 2008;52:446–449.
6. Ionasec RI, Voigt I, Georgescu B, et al. Patient-specific modeling and quantification of the aortic and mitral valves from 4-D cardiac CT and TEE. *IEEE Trans Med Imaging*, 2010;29:1636–1651.
7. Salcedo EE, Quaife RA, Seres T, et al. A framework for systematic characterization of the mitral valve by real-time threedimensional transesophageal echocardiography. *J Am Soc Echocardiogr*, 2009;22:1087–1099.
8. Sugeng L, Shernan SK, Weinert L, et al. Real-time three-dimensional transesophageal echocardiography in valve disease: Comparison with surgical findings and evaluation of prosthetic valves. *J Am Soc Echocardiogr*, 2008;21:1347–1354.
9. Biaggi P, Gruner C, Jedrzkiewicz S, et al. Assessment of mitral valve prolapse by 3D TEE angled views are key. *JACC Cardiovasc Imaging*, 2011;4:94–97.
10. Sugeng L, Weinert L, Lang RM. Real-time 3-dimensional color Doppler flow of mitral and tricuspid regurgitation: Feasibility and initial quantitative comparison with 2-dimensional methods. *J Am Soc Echocardiogr*, 2007;20:1050–1057.
11. Horton KD, Meece RW, Hill JC. Assessment of the right ventricle by echocardiography: A primer for cardiac sonographers. *J Am Soc Echocardiogr*, 2009;22:776–792.
12. Jayasuriya C, Moss RR, Munt B. Transcatheter aortic valve implantation in aortic stenosis: The role of echocardiography. *J Am Soc Echocardiogr*, 2011;24:15–27.
13. Evangelista A, Aguilar R, Cuellar H, et al. Usefulness of real-time three-dimensional transoesophageal echocardiography in the assessment of chronic aortic dissection. *Eur J Echocardiogr*, 2011;12:272–277.
14. Saric M, Perk G, Purgess JR, et al. Imaging atrial septal defects by real-time three-dimensional transesophageal echocardiography: Step-by-step approach. *J Am Soc Echocardiogr*, 2010;23:1128–1135.
15. Perk G, Lang RM, Garcia-Fernandez MA, et al. Use of real time three-dimensional transesophageal echocardiography in intracardiac catheter based interventions. *J Am Soc Echocardiogr*, 2009;22:865–882.
16. Muller S, Feuchtner G, Bonatti J, et al. Value of transesophageal 3D echocardiography as an adjunct to conventional 2D imaging in preoperative evaluation of cardiac masses. *Echocardiography*, 2008;25:624–631.

自测题

1. 实时三维 TEE 通过以下哪种方式获取原始数据？
   a. 容积扫描
   b. 扇面扫描
   c. 离线重建
   d. 平面扫描

2. 一个实时三维回波探头包含：
   a. 250 个晶体组成的线性相控阵
   b. 2 500 个晶体组成的全采样矩阵阵列
   c. 250 个晶体组成的非线性相控阵
   d. 1 100 个晶体组成的部分取样矩阵阵列

3. 哪一项不是创建三维图像的步骤？
   a. 分割
   b. 渲染
   c. 转换
   d. 解析

4. 哪种形式的渲染允许对结构进行虚拟解剖？
   a. 线框
   b. 扇面
   c. 表面
   d. 容积

5. 哪种模式的三维数据集最大？
   a. 三维实时
   b. 三维缩放
   c. 三维全容积
   d. 三维彩色多普勒

6. 哪种三维模式的帧频最低？
   a. 三维实时
   b. 三维缩放
   c. 三维全容积
   d. 三维彩色多普勒

7. 优化三维图像的后处理不包括调整：
   a. 增益
   b. 色彩
   c. 亮度
   d. 平滑度

8. 哪一项不是三维图像中的伪像？
   a. 过度增益
   b. 阴影脱落
   c. 缝合
   d. 倒置

9. 使用三维显示结构时，结构出现以下哪种情况时最难成像？
   a. 位于近场时
   b. 增厚时
   c. 严重钙化时
   d. 处于移动状态时

10. 三维彩色多普勒受以下哪一项因素的影响最小？
    a. 扇面大小
    b. 缝合伪像
    c. 帧频
    d. 奈奎斯特极限

11. 哪种三维模式最适合获得整个二尖瓣的正面切面？
    a. 三维实时
    b. 三维缩放
    c. 三维全容积
    d. 三维彩色多普勒

12. 在三维空间中，以下哪种结构可以帮助定位二尖瓣？
    a. 三尖瓣
    b. 主动脉瓣
    c. 肺动脉瓣
    d. 左上肺静脉

13. 评估二尖瓣脱垂的成角切面不包括：
    a. 左心室切面
    b. 后内侧切面
    c. 扇叶切面
    d. 前外侧切面

14. 用三维超声心动图评估二尖瓣狭窄中的二尖瓣面积时，以下哪种方法可以做出最准确的评估？
    a. 实时直接平面测量
    b. 创建三维模型

c. 使用多平面重建的离线测量

d. 叠加三维网格

15. 使用表面渲染模型对左心室整体功能进行三维评估时，不能克服以下哪种限制？

a. 心内膜分辨力差

b. 心室大小

c. 心室形状

d. 室壁运动异常

16. 三维 TTE 评估左心室整体功能不可与以下哪项比拟？

a. 二维 TTE

b. 计算机断层成像（CT）

c. 磁共振成像（MRI）

d. 三维 TEE

17. 使用三维 TEE 评估左心室节段性室壁运动异常包括：

a. 测量室壁厚度

b. 测量室壁运动

c. 评估节段性时间

d. 测量节段性容积

18. 在评估主动脉根部夹层时，三维 TEE 对以下哪方面的观察较差？

a. 内膜瓣位置及运动

b. 主动脉瓣关闭不全的程度

c. 主动脉弓的累及情况

d. 冠状动脉血流

19. 在经导管主动脉瓣植入过程中，三维 TEE 对以下哪一方面的作用最小？

a. 测量主动脉瓣内径

b. 定位主动脉瓣

c. 评估瓣周漏

d. 评估瓣功能

20. 对肿瘤进行实时三维 TEE 检查时，不容易确定出：

a. 位置

b. 大小

c. 附着体

d. 功能性影响

22 临床超声心动图常见的伪像和误区

Fabio Guarracino, Albert C. Perrino, Jr.

检查中图像的伪像来自超声仪器、患者及超声心动图检查者操作之间的相互影响。了解标准 TEE 检查中出现的伪像的类型对于正确解释超声数据至关重要。在临床实践中最常见的伪像来自正常或变异的解剖结构被误诊、超声成像的物理限制，以及组织与医用超声装置之间的相互干扰。在本章中，我们首先回顾容易被误诊的正常解剖结构。然后讨论在二维和三维图像中常见的伪像。最后讨论在多普勒检查中常见的伪像。

二维图像中变异的正常解剖结构

初学者和有经验的超声心动图检查者都有可能将正常结构误认为异常结构。这些正常结构的变化能影响术中诊断，并导致不恰当的外科干预，从而产生不良的后果。下面我们将讨论如何仔细评估和鉴别常见的变异，减少误诊的发生。

界嵴

界嵴已有被误诊为右心房肿瘤或血栓的情况。这个突出的肌肉嵴可以通过自身的特征和位置与异常的结构进行鉴别。界嵴起源于右心房和上腔静脉的结合部，纵轴朝向下腔静脉。界嵴将右心房有小梁结构的心耳与光滑的管状部分分隔。最容易观察这个结构的切面是食管中段双腔心切面（图 22.1）。

欧氏瓣或希阿里网

欧氏瓣经常被误诊为心房内的血栓。欧氏瓣（有孔时称希阿里网）是胚胎时期下腔静脉瓣残留的部分。欧氏瓣在胎儿时期非常重要，它能将来自下腔静脉的血流直接引流通过卵圆窝。这些丝状的结构可以通过其嵌入房壁的特征和血栓进行鉴别。最容易检查这个结构的切面是在食管中段双腔心切面，在这个切面上能看到它是起源于右心房和下腔静脉的结合部（图 22.1）。

房间隔脂肪瘤样肥厚

黏液瘤是最常见的心脏肿瘤，通常起源于房间隔，典型的特征是累及卵圆窝。房间隔脂肪瘤样肥厚可能被误认为像黏液瘤一样的心房肿瘤。在食管中段四腔心或两腔心切面，脂肪瘤样肥厚呈"哑铃"形，这种特征有助于与其他结构进行鉴别。这种现象是由于房间隔脂肪浸润所致（图 22.2）。

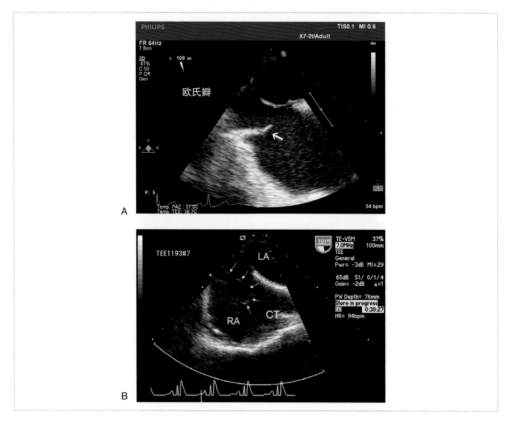

图 22.1 A. 食管中段双腔心切面很容易看到欧氏瓣（箭头）。B. 隆起的希阿里网（箭头）。LA—左心房；RA—右心房；CT—界嵴

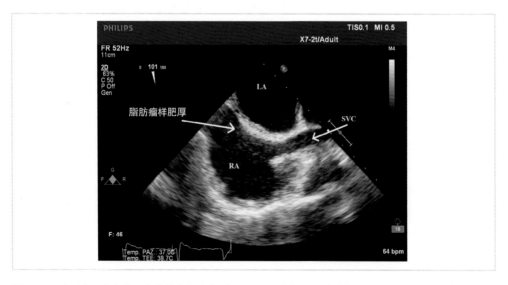

图 22.2 由于卵圆窝变薄，在食管中段双腔心切面能看到房间隔脂肪瘤样肥厚，并呈哑铃形。LA—左心房；RA—右心房；SVC—上腔静脉

肺静脉嵴

　　肺静脉嵴是在左心耳和嵌入心房的左肺上静脉之间形成的突出的肌肉嵴。这个突起经常被误诊为血栓，因此被定义为肺静脉嵴或者是"棉签征"。该结构的特征是缺乏活动性并且位置固定，在食管中段两腔心切面最容易被观察到，并能和其他的异常结构进行鉴别（图 22.3）。

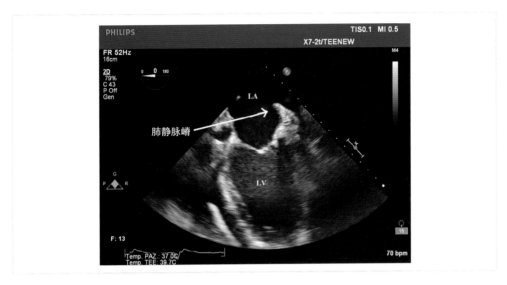

图 22.3　在左心耳和左上肺静脉（LUPV）之间可看到肺静脉嵴。LA—左心房；LV—左心室

心包窦

　　尽管心包腔内正常时也会有少量的液体，但是在心房和大血管之间的心包窦（或褶皱）会出现向上延续的无回声区。心包横窦和斜窦可能被误诊为小的心包囊肿。心包脂肪可能被误诊为小的心内血栓（图 22.4）。

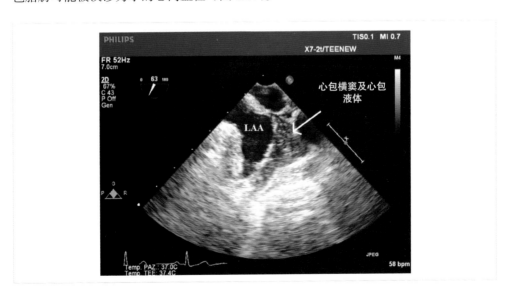

图 22.4　心包横窦及心包液体可在食管中段切面 60° 处观察到。LAA—左心耳

Lambl 赘生物

Lambl 赘生物呈纤细的纤维状，在年龄大的患者中可以看到该结构起源于主动脉瓣。该结构的特征性表现是柔软，在缺乏临床证据的心内膜炎患者中，通过该特征能够与瓣膜上的赘生物进行鉴别（图 22.5）。

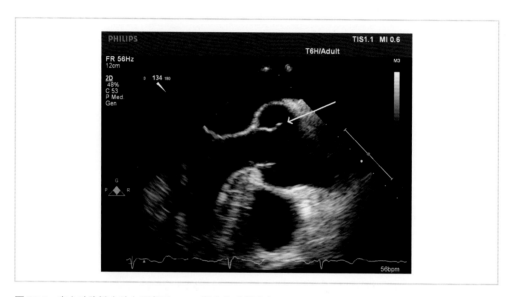

图 22.5 在主动脉瓣小叶上观察到 Lambl 赘生物（箭头）

调节束与假腱索

右心室调节束容易被误认为是心脏内的肿块。这种特殊的心脏肌小梁结构连接右心室游离壁和室间隔。最容易在食管中段四腔心切面看到该结构（图 22.6A）。假腱索是左心室的解剖变异，它由从室间隔延伸到乳头肌周围区域的纤维肌腱组成（图 22.6B）。在食管中段纵向切面中最容易观察到这一结构，且可能被误认为是主动脉瓣下隔膜和假动脉瘤。

胸腔积液

左侧胸腔积液容易被误认为是主动脉夹层。在降主动脉长轴切面中，胸腔积液和主动脉管腔平行，并表现为像夹层一样的真腔和假腔。调整到降主动脉短轴切面，并且根据左侧胸腔积液是三角形的特征，能与主动脉夹层进行鉴别（图 22.7）。检查右侧胸腔积液时，将探头逐渐从降主动脉切面向左转，对右侧后胸腔进行检查。

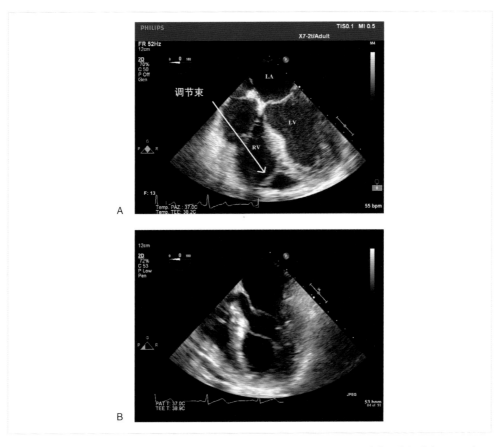

图 22.6 A. 食管中段四腔心切面中观察到的右心室调节束。B. 与之相比，图示为左心室假腱索。LV—左心室；RV—右心室；LA—左心房

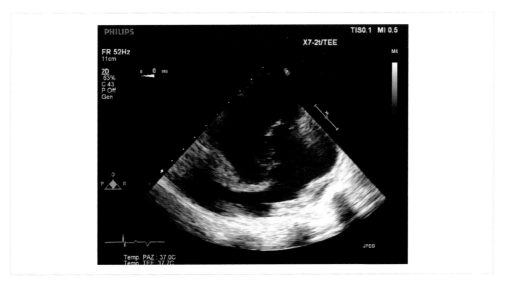

图 22.7 横向切面观察到的胸腔积液

二维超声心动图伪像

图像质量不佳

图像质量不佳会导致不能很好地观察心脏结构，这会给经食管超声心动图的诊断带来一定的影响。最常见的是超声仪器设置不恰当，另外患者自身的解剖结构、声界面（如探头和胃或食管壁，以及食管裂孔疝之间的气体），以及操作者的技术都会对图像质量产生非常重要的影响。但是令人惊讶的是，探头通过细微的调节能明显改善图像的质量。我们将在第 23 章进行详细的讨论。

经食管超声检查中探头和组织之间的气体比经胃检查中多，以至于严重者的图像无法被观察到。在进行经食管超声检查前行胃部的抽吸术，以减少空气和组织之间界面产生的影响。

当心脏结构和超声声束平行时，图像显示也经常不理想。这种伪像最常见的例子是经胃乳头肌中部左心室短轴切面和食管中段四腔心切面侧壁与室间隔出现的回声失落现象（图 22.8）。当组织界面和超声声束垂直时最容易出现镜面反射，但是当探头调整到一个更合适的位置时这种伪像能被消除。这种伪像会影响对线装结构的观察，例如，在食管中段五腔心切面二尖瓣的腱索和超声声束平行（图 22.9A），腱索的细线性结构不易被观察到；而当和超声声束垂直时（经胃两腔心切面），这些结构容易被观察到（图 20.9B）。

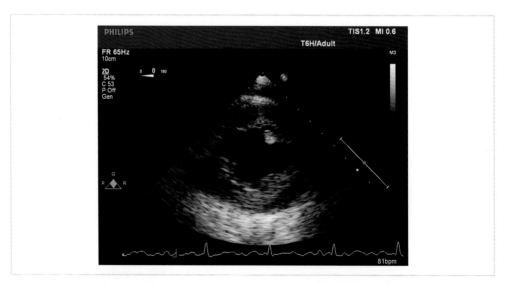

图 22.8　经胃中部短轴切面显示室间隔和侧壁间出现回声失落

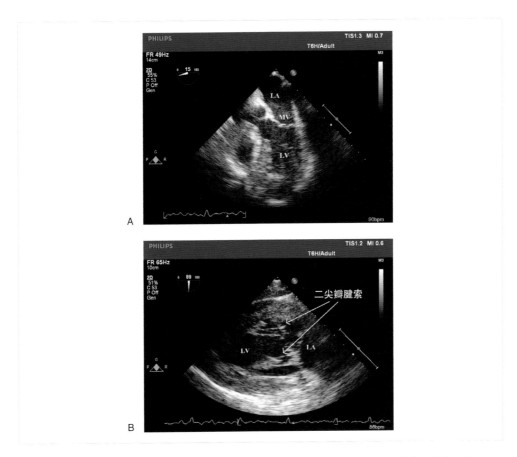

图 22.9　A. 二尖瓣和腱索与超声声束平行的图像（食管中段五腔心切面）。B. 超声声束和腱索垂直后显示清晰的腱索（经胃左心室长轴切面）。LA—左心房；MV—二尖瓣；LV—左心室

声影

　　超声声束遇到声阻抗时，有显著差异的 2 个结构形成的界面，就会产生声影。常见的例子是声阻抗较强的结构，如钙化的主动脉瓣或二尖瓣（图 22.10A）。

　　这类结构强反射并分散了超声信号，从而导致超声波的远端穿透能力下降。例如，人工机械瓣和生物瓣的瓣架产生的声影。这种声影表现为强回声结构远端的扇形区域是缺失信号的无回声区（图 22.10B）。

侧向分辨力

　　二维图像是由一系列单独的超声声束或扫描线产生的，因此位于两个声束之间的组织不会被探测到，超声仪器显示的图像是相邻声束反射回来的评估信息。这样会产生两个问题。第一，决定声束之间结构的大小（侧向分辨力）不能像声束路径（轴向分辨力）那样测量准确。多数的超声仪器轴向分辨力至少是侧向分辨力的 2 倍。第二，

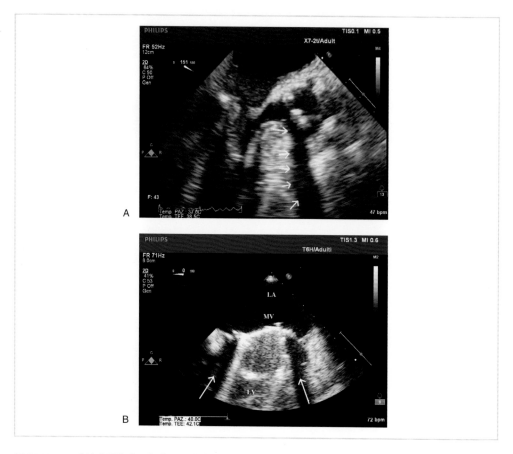

图 22.10　A. 在这个图像中，钙化的主动脉瓣产生的声影导致远端图像无法显示（箭头）。B. 食管中段四腔心切面二尖瓣人工机械瓣瓣架产生的声影，箭头示声影的长轴。LA—左心房；MV—二尖瓣；LV—左心室

超声声束从探头发射后开始逐渐散开，两个单独扫描线之间的距离逐渐增加。这导致侧向分辨力随深度增加而降低，而轴向分辨力保持不变，因此会出现形状失真的伪像。通常表现为小的强回声结构（如心内导管、气泡或导丝）会产生横向延长；圆形结构（如心内造影剂或空气）看起来也会明显拉长，如图 22.11 所示。

旁瓣和声束宽度

旁瓣是超声主声束外侧比较弱的声束。尽管微弱，但当它们遇到像钙化的主动脉瓣、二尖瓣环、人工材料或者导管（图 22.12A）这样的强回声结构时，会产生强的反射，因此同样能被检测到。但是它们的图像会出现在错误的位置上，使检查者误认为该结构是位于超声主声束的位置。超声声束扫描整个扇形区域，旁瓣伪像表现为整个扇面窄的、曲线样强回声。

声束宽度伪像不同于旁瓣伪像，因为声束宽度伪像是由超声主声束产生。声束宽度伪像的产生是因为每个显示像素都源于呈三维锥形的超声声束产生的数据。因此，

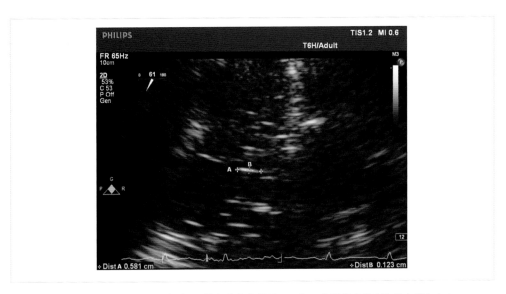

图 22.11 微泡横轴和纵轴大小的差别是分辨力伪像的结果。A 和 B 分别代表横向和纵向微泡大小

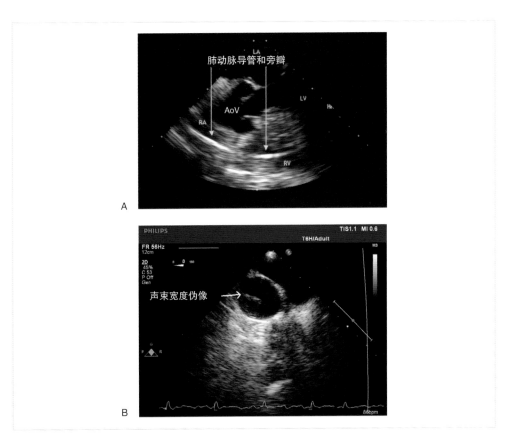

图 22.12 A. 肺动脉导管的旁瓣伪像，表现为线性结构回声增强。B. 升主动脉的主动脉壁声束宽度伪像。LA—左心房；LV—左心室；RV—右心室；RA—右心房；AoV—主动脉瓣

锥形主声束内中心附近的结构（在侧面或立面中）能被显示出来，即产生伪像，主要出现在错误位置的结构或导管、主动脉的瓣叶（图22.12B），或者是延长变形的结构。伪像在频谱多普勒中也可以出现声束宽度伪像，后文将对此进行讨论。

混响和镜面伪像

混响是超声波入射到两个强镜面反射体之间时，在界面与探头之间多次反射形成的伪像。这种现象可以产生两种类型的伪像。第1种是多条线性回声出现在反射体扇形区域的远端（图22.13）。第2种伪像类型是由于强回声信号被探头本身反射形成的。这种反射是超声波在靶体内来回反射形成的。这种伪像表现为结构的远端出现重叠图像。因为反射距离使时间加倍，所以靶结构第1次被成像是在正确的位置，第2次被成像是在距离探头2倍远的地方。胸降主动脉在进行横切和纵切扫查时最容易出现这种类型的伪像。近距离的是真正的血管图像，下方是重叠的伪像。在彩色多普勒血流图中也可以出现这种镜面伪像（图22.14）。

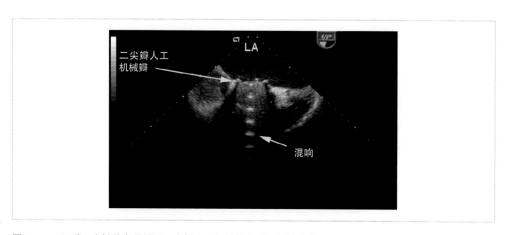

图22.13　远端二尖瓣处容易看到二尖瓣人工机械瓣产生的混响伪像。LA—左心房

电子噪声

电子噪声主要由电刀产生，表现出的伪像类似于"雪花征"。外科手术超声心动图成像时，通过这种伪像来观察心脏结构比较困难（图22.15）。

频谱和彩色多普勒血流中的伪像

频谱和彩色多普勒血流容易受到二维成像中几种伪像产生机制的影响，然而，这些伪像的表现却不同。另外，多普勒检查较易受一些伪像的影响，包括混叠及超声声束与血流不平行造成的伪像。

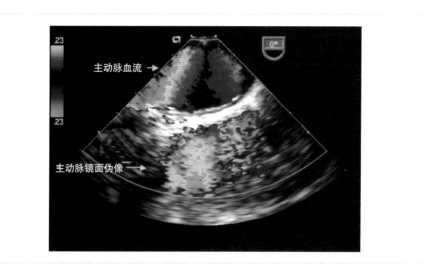

图 22.14　在远端能看到真正主动脉弓的镜面伪像。伪像的大小和真正结构相同。彩色多普勒血流信号也是重复的

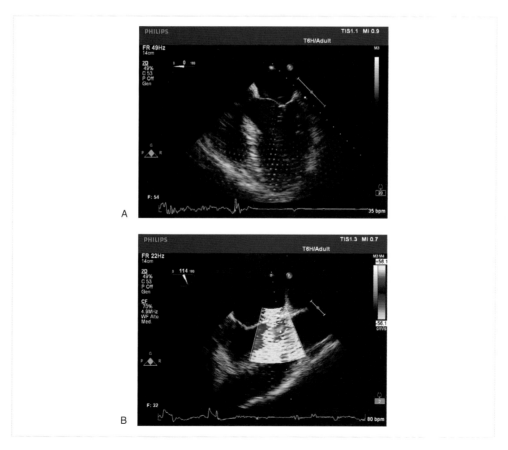

图 22.15　A. 食管中段五腔心切面电刀伪像。B. 彩色多普勒食管中段长轴切面电刀的干扰

混叠

脉冲波多普勒及彩色多普勒血流的缺点是，能被准确定量的最大血流速度受脉冲重复频率限制。尤其是当多普勒频移大于 1/2 脉冲重复频率时，如奈奎斯特极限会引起频谱信号的错乱。这种多普勒信号的失真叫作混叠。在脉冲波频谱信号或彩色血流图中会产生多种类型的伪像。常见的例子包括频谱信号的错乱（图 5.10）和彩色血流图上的红蓝"镶嵌"（图 5.14）。

彩色血流中的声影

强反射体产生的声影不仅出现在二维图像中，也出现在多普勒模式中。这种伪像会使检查者误认为声影区没有血流信号，最常见于人工机械瓣或严重钙化的瓣膜（图 22.16）。

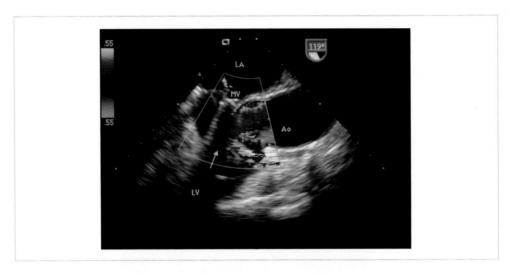

图 22.16　在食管中段主动脉长轴切面上，能够看到彩色多普勒血流中的由二尖瓣人工机械瓣瓣架产生的声影。箭头所示为声影的长轴。LA—左心房；MV—二尖瓣；Ao—主动脉；LV—左心室

声束角度的不平行

多普勒频移和超声声束与血流方向之间角度的余弦值成正比，因此当超声声束的方向和血流方向不平行时会低估血流速度。彩色多普勒血流中，当血流方向和声束倾斜时会出现这种伪像。血流和多普勒声束垂直时彩色编码是黑色的（无血流信号）。当多普勒声束扫描穿过图像的扇面时，会在不同的角度与血流方向交叉，从而在彩色血流图上产生一种特殊的伪像。例如，如果一个动脉中的血流是从左向右横行穿过超声扫描区域，那么彩色图像呈现出的血流特征是，扇形区域的左侧为红色（如朝向探头），扇形区域的右侧为蓝色（如背离探头）。这种图像表现为，在血管中部血流似乎发生了碰撞（图 22.17）。

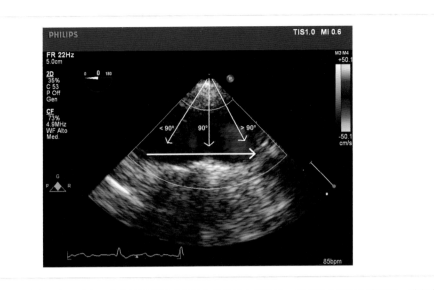

图 22.17 在主动脉弓出现的由于声束不平行导致的彩色多普勒血流伪像。横向箭头表示血流方向，带角度的箭头表示多普勒超声声束的方向

镜面伪像

在频谱中，这种伪像表现为将真实的血流信号进行对称的复制，只是方向相反（图 22.18）。镜面伪像的产生与正交相位解调有关，它允许超声系统从复杂的返回多普勒信号中分离出频移信号。解调的过程是这个相位的外侧产生一个较弱的信号。然而，系统中增益过大时，可使这种微弱的、不能被完全滤除的信号显示为真正血流信号的镜面图像。

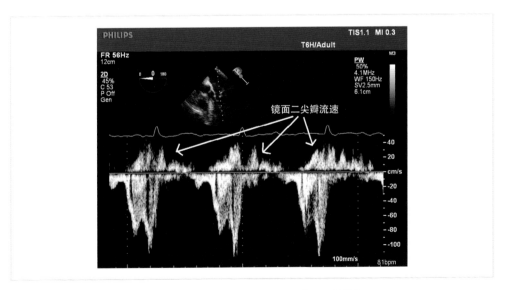

图 22.18 脉冲波多普勒镜面伪像。经过二尖瓣的血流和回声弱的镜面血流信号

彩色血流混响和增益调节不当

如前论述，混响是超声波第1次被反射后发生的二次反射，常见于探头、强反射界面的组织或心腔内的结构（例如，肺动脉导管）。在二次反射的情况下，会产生一个原始图像的重影，经常出现在从探头到实际靶体2倍远的地方。在多普勒混响中，移动靶体反射回的信号比原始信号强。因此，重影的彩色亮度高于原始靶体（图22.14、22.19）。

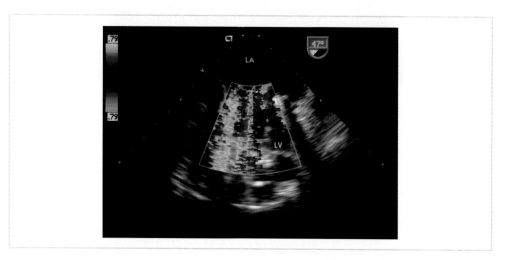

图 22.19　在食管中段交界区的二尖瓣人工机械瓣的远端能看到彩色多普勒混响。LA—左心房；LV—左心室

束宽血流伪像

虽然在超声心动图下观察到的心脏是二维图像，但是这种图像实际是由三维超声信号组成的。正是因为束宽血流伪像会出现在二维图像中，探测二维图像外侧的血流才能成为可能。图22.20A显示了这种现象。室间隔出现了一束高速血流信号，这不是真正的室间隔血流，而是左心室流出道血流产生的伪像，左心室流出道恰好位于食管中段左心室短轴切面的前方。在经胃长轴切面能够看到左心室流出道（图22.20B）。

脉冲波多普勒中的距离模糊

脉冲波多普勒最主要的优点是能调整取样容积的大小。然而，来自血流的强反射信号是脉冲波取样容积宽度的2~3倍，该强反射信号会与脉冲波信号产生的血流信号一同被探头接收。在高脉冲重复频率多普勒中，这种距离模糊的伪像是一个很特殊的问题。被显示出的信号可能被误认为是靶体内的血流信号（图22.21）。

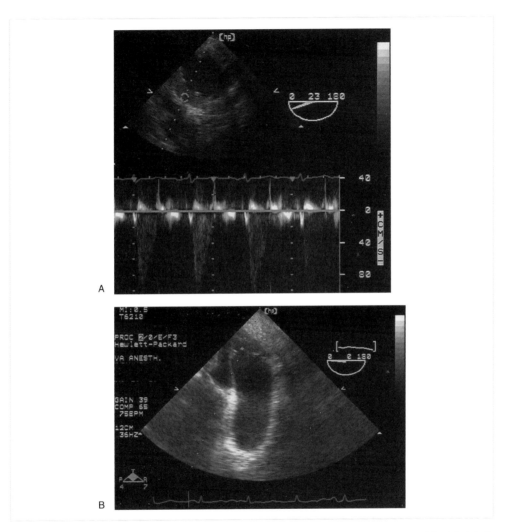

图 22.20 A. 在食管中段左心室短轴切面，脉冲波取样容积放置在室间隔上。可以看到收缩期的高速频率血流信号。这不是由于室间隔缺损引起的，而是由于取样容积邻近的左心室流出道（LVOT）出现了伪像，左心室流出道在该切面的前方。B. 将探头轻度前屈，在经胃深部左心室长轴切面就可以看到左心室流出道

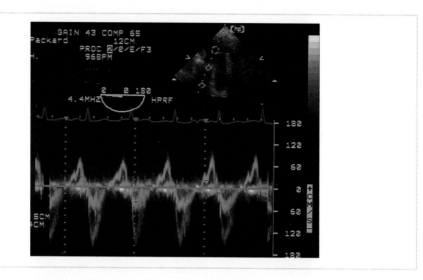

图 22.21 上部：在经胃深部左心室长轴切面，脉冲波多普勒取样容积放置在二尖瓣瓣叶的顶端。注意，左心室流出道和升主动脉是在超声声束的远端。下部：脉冲波多普勒频谱不仅显示了舒张期二尖瓣的血流，而且显示了收缩期左心室流出道和主动脉的血流，远场测量速度的距离是开始测量距离的 2～3 倍

总结

正确地理解心脏胚胎学和解剖学，能使超声心动图操作者准确地评估心脏结构，还能阻止不必要的外科干预。正确认识各种伪像是完全理解二维和多普勒超声技术的必需条件。

推荐阅读

Prabhu M, Raju D, Pauli H. Transesophageal echocardiography: Instrumentation and system controls. *Ann Card Anaesth*, 2012;15(2):144–155.

Maltagliati A, Pepi M, Tamborini G, et al. Usefulness of multiplane transesophageal echocardiography in the recognition of artifacts and normal anatomical variants that may mimic left atrial thrombi in patients with atrial fibrillation. *Ital Heart J*, 2003;4(11):797–802.

Badano L, Piazza R, Bisignani G, et al. Echocardiographic features of left ventricular aneurysm and false tendon in a patient with postinfarction pseudoaneurysm after aneurysmectomy. *G Ital Cardiol*, 1993;23(3):295–299.

Vignon P, Spencer KT, Rambaud G, et al. Differential transesophageal echocardiographic diagnosis between linear artifacts and intraluminal flap of aortic dissection or disruption. *Chest*, 2001;119(6):1778–1790.

Burwash IG, Chan KL. Transoesophageal echocardiography. In: Otto CM, ed. *The Practize of Clinical Echocardiography.* 3rd ed. Philadelphia, PA: Elsevier Saunders, 2007:5–25.

Bolognesi M, Bolognesi D. A prominent crista terminalis associated with atrial septal aneurysm that mimics right atrial mass leading to atrial arrhythmias: A case report. *J Med Case Rep*, 2012;6(1):403.

Akcay M, Bilen ES, Bilge M, et al. Prominent crista terminalis: As an anatomic structure leading to atrial arrhythmias and mimicking right atrial mass. *J Am Soc Echocardiogr*, 2007;20(2):197.e9–e10.

Spieker LE, Hufschmid U, Oechslin E, et al. Double aortic and pulmonary valves: An artifact generated by ultrasound refraction. *J Am Soc Echocardiogr*, 2004;17(7):786–787.

Rittgers SE. Signal processing of Doppler information. *Echocardiography.* 1987;4(1):7–14.

Abu-Zidan FM, Hefny AF, Corr P. Clinical ultrasound physics. *J Emerg Trauma Shock*, 2011;4(4):501–503. doi: 10.4103/0974-2700.86646.

自测题

1. 以下哪一项是最常见的伪像？
   a. 声影
   b. 混响
   c. 图像质量不佳
   d. 镜面反射

2. 当伪像出现时，超声成像系统的哪一项会受影响？
   a. 回波从探头以直线进行传播
   b. 回波经过一次反射后回到探头
   c. 超声波回到探头的时间段所跨距离为探头与反射结构之间的距离
   d. 以上所有陈述均正确

3. 声影可能由以下哪项所产生？
   a. 高衰减
   b. 折射
   c. 增强
   d. 以上陈述均不正确

4. 声影所产生的一个黑色的区域在哪个位置？
   a. 强反射体的近端
   b. 强反射体的远端
   c. 强反射体的左侧
   d. 强反射体的右侧

5. 以下哪一种情况会出现轴向分辨力伪像？
   a. 垂直于超声声束的两个目标显示为单一结构
   b. 平行于超声声束的两个目标显示为单一结构
   c. 超声系统采用的空间脉冲长度更长
   d. 超声系统采用的空间脉冲长度更短

6. 多数的图像系统轴向分辨力至少是？
   a. 等于侧向分辨力
   b. 侧向分辨力的 2 倍
   c. 侧向分辨力的 10 倍
   d. 侧向分辨力的一半

7. 超声主声束的直径会影响：
   a. 瞬时分辨力
   b. 扫描线的数量
   c. 轴向分辨力
   d. 侧向分辨力

8. 侧向分辨力相关的伪像为：
   a. 感兴趣目标的一个双重图像
   b. 方向垂直于主声束的两个目标的单一图像
   c. 多个等距的明亮信号
   d. 以上陈述均不正确

9. 距离模糊取决于以下哪一项基本条件不成立？
   a. 单次反射用于返回探头的时间仅取决于反射体和探头本身之间的距离
   b. 系统检测到的回波是由探头发射的最新脉冲产生的回波
   c. a 和 b 均正确
   d. 所有的回波都是由超声波主波束产生的

10. 混叠伪像往往出现于：
    a. 二维超声波
    b. 彩色多普勒和脉冲波多普勒
    c. 连续波多普勒
    d. 以上陈述均不正确

11. 在频谱多普勒成像中下列哪一项因素与混叠无关？
    a. 脉冲重复频率
    b. 奈奎斯特极限
    c. "环绕"
    d. 侧向分辨力

12. 界嵴的部位是以下哪一项？
    a. 右心房
    b. 左心房
    c. 右心室
    d. 左心室

13. 调节束的部位是以下哪一项？
    a. 右心房
    b. 左心房
    c. 右心室
    d. 左心室

14. 欧氏瓣位于：
    a. 右心房
    b. 右心室
    c. 左心房
    d. 左心室

15. 肺静脉嵴位于：
    a. 右心房
    b. 右心室
    c. 左心房
    d. 左心室

16. 下列关于脂肪瘤样房间隔的陈述哪一项是错误的？
    a. 它是哑铃形
    b. 脂肪浸润呈强回声
    c. 卵圆窝增厚
    d. 卵圆窝变薄

17. 频谱多普勒测量血流时，声束角度不平行会导致：
    a. 高估真实的血流速度
    b. 低估真实的血流速度
    c. 准确测量血流速度
    d. 频谱多普勒不能测量血流速度

18. 旁瓣伪像：
    a. 真实结构位于超声主声束的外侧
    b. 真实结构位于超声主声束的内侧
    c. 错误地被显示在二维扇形图像上
    d. a 和 c 均正确

19. 混响伪像不产生：
    a. 多条线性回声
    b. 在轴向上出现重叠的结构
    c. 左向右方向上出现重叠的结构
    d. 重叠的图像和真实的结构的大小相同

20. "彗星尾征"是以下哪一项的非典型情况？
    a. 混响
    b. 振铃
    c. 多径
    d. 镜面反射

23 优化经食管超声心动图图像的技术和技巧

Fabio Guarracino, Albert C. Perrino, Jr.

引言

经食管超声心动图诊断的准确性和可靠性在很大程度上依赖于超声图像的质量。图像质量受到患者的解剖结构、超声仪器及检查者技术等很多因素的影响。本章主要讨论如何调控超声仪器和如何进行优化，以获得最佳的图像质量。

二维图像的操控

预处理与后处理

预处理是调节超声信号的传输和接收。预处理装置是将超声信号转换成电子信号。改变预处理会影响超声仪器产生图像的过程[1]，而这也是产生图像的基础。后处理装置决定信息在显示器上以何种方式被显示出来。后处理可以定义为将显示屏上的超声信息进行"美容"。

传输能量

发射功率控制传输超声信号的振幅（声功率）。现代超声系统缺少能使信噪比最大化的高能量装置。理论上，高能量超声会对组织产生有害的影响，特别是胎儿超声心动图。美国政府对于商业利用的超声系统最大传输能量进行了限制。一般超声心动图系统默认为最大发射功率；但是在进行超声造影检查时，适当地调节传输能量很重要。

增益

从所有深度反射回来的超声信号变成电信号的强度，能通过增大增益来放大。但是，噪声信号也将被同样放大。增益调节的过高和过低都会影响图像的准确阅读。增益调节过高，图像太亮，尤其对于线性结构，如二尖瓣，会表现出明显增厚。增大增益还能增加可见噪声的数量。例如，在一般增大增益设置的情况下，左心室腔会出现斑点，造成左心室腔与心肌难以被鉴别。当进一步增大增益时，整个左心室会变成白色，鉴别结构很困难。

当增益调节过低时，只有明亮的信号才能被显示出来，如来自心包的强回声信号；而低振幅的信号，如左心室血栓或云雾状影则无法显示[2]。因此，增益应该被调整到能获得从低振幅（暗灰色）到高振幅（白色）信号的灰阶范围。灰阶标尺以条形图的形式显示在图像的右侧，有利于指导增益的调节。图23.1显示的是3种不同的增益设置对同一个食管中段两腔心切面的影响。

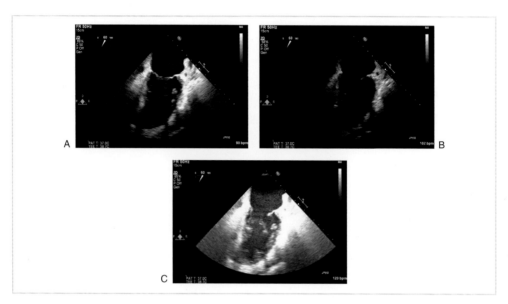

图23.1 食管中段两腔心切面增益设置正常（A），增益设置过低（B），增益设置过高（C）

临床提示

手术中明亮的灯光经常会误导超声操作者将增益调高。在检查过程中可通过关掉手术室的灯，或者用屏幕遮挡荧光屏来调节。

时间增益补偿

衰减使从远场返回的信号比来自近场的信号弱。因此，有选择性地调节好每一个深度的增益是图像优化的基础，通常称之为时间增益补偿[3]。例如，操作者能通过时间增益补偿来优化从远距离反射回来的比近距离反射回来弱的信号。操作者应该非常仔细地调节时间增益补偿。如果设置太低，会滤掉真正的组织信号。时间增益补偿应该用于滤除和增益相关的伪像及优化远距离组织的图像。图23.2显示了时间增益补偿的调节对图像质量的影响。

临床提示

在常规检查中，时间增益补偿是近端设置低，远端设置高。然而，对于近距离低回声的病变（如主动脉或左心房血栓）图像，应该增大时间增益补偿。

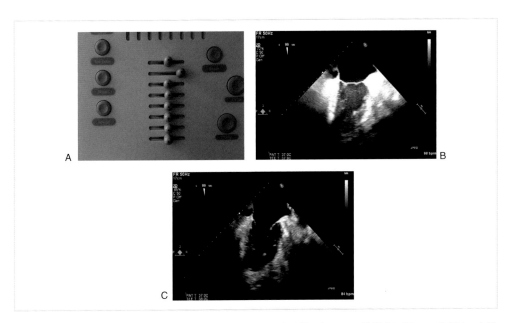

图23.2 A.时间增益补偿由一系列滑动操作来调节，上面的调节近场，下面的调节远场。B.噪声使二尖瓣装置模糊，同时显示了将第2个控制调高后对中场的影响。C.调低时间增益补偿，图像质量得以明显改善

侧向增益补偿

并行通过组织传输的超声声束会受到不同程度的衰减。侧向增益补偿将较弱的信号放大到最大程度来实现对这种影响的抵消，并确保其亮度在图像显示器的整个宽度上是均匀的。横向增益补偿可用于放大较弱的横向信号，有助于检测心内膜边界。图23.3为横向增益补偿对图像质量的影响。

深度

深度是指能显示的最大距离。如果深度超过了要显示结构的范围会出现以下结果。

（1）最明显的结果是图像缩小，因为心脏解剖结构必须完整地显示在大小固定的屏幕上。如果显示的心脏结构变小，不利于对心脏进行更好地评估。

（2）深度增加时会降低二维图像的帧频，因为系统接收反射回来的信号时间变长。2倍穿透深度需要等待的时间是前一个被发射脉冲的2倍。脉冲重复频率和帧频都会降低[4]。

因此，为了优化图像质量和分辨力，应该将深度设置为恰好超过需要显示结构的范围（图23.4）。

超声系统的侧向分辨力和深度成反比。因此，在实际操作中，探头的位置应该尽可能地接近要显示的结构。例如，当评估主动脉瓣叶时，食管中段主动脉瓣短轴比经

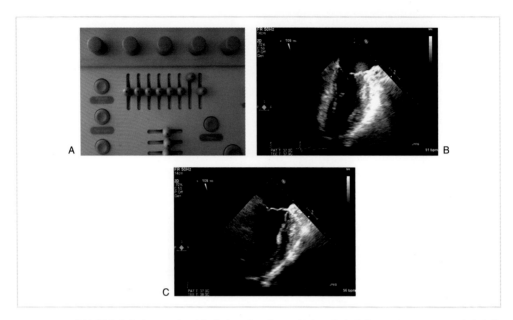

图 23.3 A. 侧向增益补偿由一系列滑动操作来调节，左面的控制图像左边范围，右面的控制图像右边范围。B. 噪声使前壁变得模糊，同时显示了将右边的第 2 个控制调高后对室前壁图像的影响。C. 调低侧向增益补偿，图像质量得以明显改善

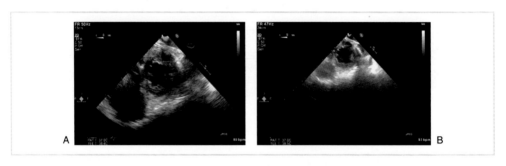

图 23.4 A. 深度增大的经胃乳头肌中部左心室短轴切面。B. 深度设置正确的同一切面，焦点的位置设置在 6 cm，左心室在图像的中心。焦点位置由绿色圆圈标记在中间。另外请注意，随着深度的增加，帧频从 50 Hz 降到 47 Hz（显示在左上角）

胃深部长轴切面更合适，因为探头更接近主动脉瓣，同时增加了侧向分辨力。

临床提示

要防止深度设置超过要显示结构的范围。

聚焦

操作者能通过聚焦将超声声束的焦点放置在所选择的位置。这个过程可通过调整发射到探头单元的电子脉冲序列来完成。聚焦的目的是使超声声束在被评估的结构处变得最细，因为声束越细越能提高侧向分辨力[5]。操作者必须充分认识仪器的焦点深

度，焦点标记在扇形图像的边缘（图 23.4）。

如果聚焦离感兴趣区域太远，图像的分辨力会降低，不利于更好地评价。卵圆孔开放需要观察房间隔时，焦点应设置在房间隔水平。如果结构远离焦点，会出现图像的模糊或者异常增厚。尽量避免去评估远离焦点的微小结构，应该将焦点调整到相应的位置再进行评价。

临床提示

把焦点调整到感兴趣结构相应的位置才能获得高分辨力的图像。

频率

目前 TEE 的特征是能进行变频，能调整传输的超声频率，这在 TEE 的应用中非常重要。其基本原理是高频声束使近场的长度最大化。当被观察的结构离探头比较近时（左心房、主动脉），频率高能提高分辨力[6]。当被观察的结构离探头较远时（经胃深部切面），由于穿透深度有限，衰减增大，所以不适合用高频率，这种情况下，应该降低频率，直到出现满意的图像。

临床提示

评估浅表结构用高频率，评估深部结构用低频率（如经胃切面）。

动态范围

现代超声探头能探测到振幅接近 100 dB 的被反射回来的超声信号[7]。但是屏幕上显示的超声信号振幅小于 30 dB。因此，为了显示被探头检测到的超声信号，通过动态范围的调整将宽频的超声振幅进行压缩。被压缩的超声信号以可变化的灰阶图出现在屏幕上。

超声系统有两种被系统硬件限制的固定的动态范围，可根据超声检查者的要求进行选择。增大动态范围会增加图像中黑白之间的灰度数量，使图像变得细腻，屏幕上会出现平滑的图像。缩小动态范围能增加图像的对比度，图像中黑白区域较灰色区域增加。图 23.5 显示的是动态范围对图像质量的影响。

压缩

压缩是一种结合预处理动态范围调控设置来改变灰阶度显示的后处理工具[8]。压缩调控可以改变指定动态范围，使超声信息得以显示。降低压缩时，固定的动态范围以最大灰度范围显示。低密度的信号显示为黑色，高密度的信号显示为白色。增大压缩时，图像灰度层次范围降低，产生细腻平滑的图像。灰阶是通过滤除每一个终末频谱的灰度来进行压缩。压缩装置能根据超声检查者的个人选择设置。

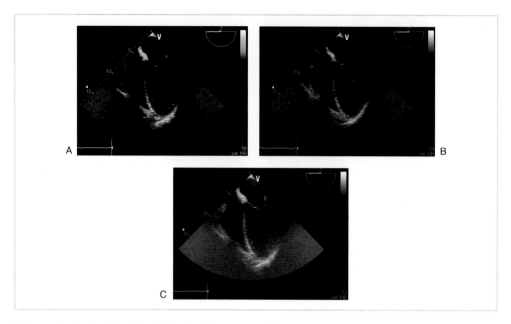

图23.5　在左心房和左心室的食管中段四腔心切面中，动态范围设置过低（A）和动态范围设置正常（B），以及动态范围设置过高（C）。注意动态范围增加，灰阶增加

过滤

早期的超声仪器能够显示来自身体的低水平的干扰信号，如活动伪像、设备的电子噪声、通风设备和超声信号折射形成的异常信号。这种低水平的超声信号能被探测到，并且以噪声的方式显示。所有超声系统都有一定的过滤器来滤除这些低振幅的超声信号（动态范围低）[3]。但有时过滤器也不能完全滤除图像上的噪声。调整过滤装置，使用者能滤除多数低振幅的信号。过滤装置通常能滤除血流中产生的伪像。调整过滤装置时必须仔细，不能滤除来自病变的低回声信号。对于心腔内的新鲜血栓或者是低回声（黑色）的血管，如果过滤装置调节太高，这些都能从图像中被滤除。

临床提示

增强过滤能滤除噪声（血管和其他低回声的区域经常出现的不规则信号）。但不能过度滤除，以免从图像中过滤掉低回声的血栓。

余辉

余辉是一种后处理装置，一般被描述成信号平均或者是图像混合。这个术语是从早期超声系统中的阴极射线管中衍生出来的。射线管中的荧光成分被照亮后形成图像，发出的光不是立刻消失，而是逐渐消失（渐退）。

结果是显示新图像时，以前暗淡的图像一直在屏幕上[9]。先进的数字扫描转换器已代替了阴极射线管监视器。在数字扫描转换器中，余辉这个术语已用于帧平均技术。在系统传输信号的过程中，系统可显示最真实的图像（无余辉），也可以显示第2

幅与第 1 幅图像平均后的图像。余辉是用来平滑运动中心脏的形态。增加余辉，更多的图像会被用于产生平均图像，但是时间和空间分辨力会下降。如果余辉设置太高，图像会表现为"移动缓慢"。因为瓣膜结构移位速度快，所以超声心动图应用的余辉设置通常很低，以保持时间分辨力和实时显像。

扇面大小

扇面大小能调节监视器上扇面显示的角度，多数超声扫描仪能够显示的扇面角度为 15°～90°，大的角度允许操作者在同一个切面观察更大范围的心脏结构。扇面大小最大的影响是对帧频的影响。扇面宽会导致帧频和时间分辨力下降（图 23.6）。为了获得高帧频以评估快速移动的结构，应该尽量减小扇面宽度。有一些扫描系统的帧频不依赖于扇面大小，即使扇面角度大于 90° 也能有足够的帧频。

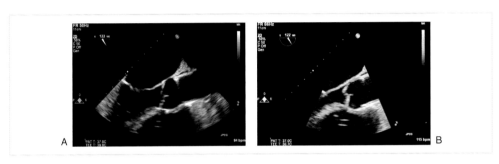

图 23.6　正常扇面宽度（A）和扇面宽度缩窄（B）的食管中段主动脉瓣长轴心切面。请注意，随着扇面变窄，帧频从 50 Hz 增加到 86 Hz（显示在左上角）

临床提示

扇面角度大会使帧频下降，时间分辨力降低。评估瓣膜结构时，应该将扇面角度变小以提高帧频。

谐波

使用标准超声心动图时，其超声波的接收频率与发射频率相同。该频率通常被称为基频。在传播过程中，超声波与组织相互作用，这种相互作用导致组织产生振荡，从而产生被称为谐波频率的低振幅高频超声波。由于谐波的存在，基频被滤除，剩下的谐波频率用于图像成像。使用谐波频率创建图像的主要优点是，谐波以不成比例的方式减少了会产生伪像的一些微弱信号。消除噪声有助于提高对比度，并且能够增强心内膜边界的清晰度。

彩色调控

感兴趣区

感兴趣区被定义为显示的彩色面积。彩色取样框的大小也有一定的限制。彩色取样框变大、帧频会降低（图 23.7）[10]。优化帧频的目的是提高时间分辨力，以更好地评估血流。深度也会影响彩色帧频，增加深度时系统接收返回信号的时间延长，因此帧频会降低。

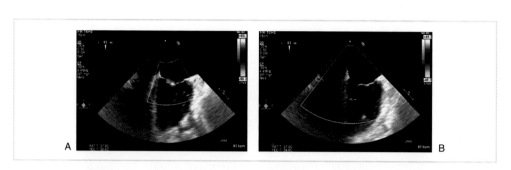

图 23.7 彩色扇面大小设置为覆盖感兴趣区（A）和覆盖大于感兴趣区（B）的食管中段双腔切面。请注意，随着扇面变窄，帧频从 16 Hz 减小到 10 Hz（显示在左上角）

临床提示
要防止扇面大小设置超过感兴趣区的范围。

彩色增益

彩色增益和二维增益相似，是将接收到的信号增加或者放大。正确地设置彩色增益非常重要。如果增益设置太低，小的血流束（如小的房间隔缺损或卵圆孔未闭）就会被忽略。如果增益设置太高，往往会高估反流束的面积。可以调节彩色增益，增加彩色增益设置时，血流周围会出现彩色斑点，降低增益 1~2 个单位，斑点就会消失。图 23.8 显示了不同的彩色增益设置。

彩色标尺

彩色标尺显示的是彩色速度范围。优化彩色标尺时，首先必须知道被评估血流的真正速度。例如，评估低速的肺静脉血流时必须降低彩色标尺。调整标尺会影响奈奎斯特极限。被取样的速度如果超过了这个速度范围，会产生混叠。在某些应用中，如计算近端等速表面积（PISA）时，可通过调整彩色标尺产生混叠，才能对半球形的血流汇聚进行测量。

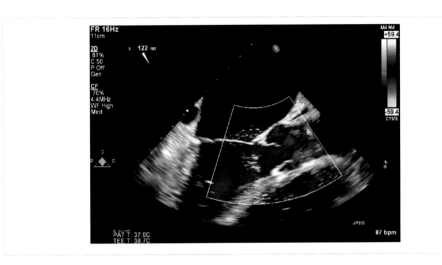

图 23.8　彩色增益设置过高的食管中段主动脉瓣长轴切面。设置彩色增益时，应将增益调低，直到斑点消失

分散度

彩色血流图的分散度，即指定取样容积内被显示的血流速度范围。血流的分散度用绿色来显示，正常的血流被显示成标准的红 – 蓝彩色血流图。在层流中，指定取样容积内速度的分散度相对较小，层流用红色或者蓝色的彩色编码来显示。在湍流中，速度增加（分散度增加），湍流用绿色来进行编码[11]。分散度图能帮助鉴别小的湍流束，因为它被标记了不同的颜色（绿色）。

存储系统：录像带和数字化存储

录像带存储的优点是利用率高，并且价格能够接受。用录像带进行存储时，患者的资料可以在任何地方回顾和分析。缺点是保存和重复利用非常困难，并且直接对同一患者进行对比研究比较困难。例如，一位患者在第一次检查中的左心室射血分数是40%，第二次检查时是30%，需要确定这是代表存在左心室功能恶化，还是两次测量的误差。随着数字技术的发展，可以进行直接对比研究。

目前的数字技术也允许对研究数据进行操作。检查者可以对后处理参数进行调整，包括对比度、亮度、二维及多普勒增益，也可以直接根据存储的图像进行测量，而不必重新对系统进行调校。最后，光存储介质可以以最小空间储存大型数据库。总之，数字存储大大方便了超声心动图研究的归档、检索和共享。

总结

现代化平台的超声系统中，广泛的操控选择为超声操作者提供了更好地获得高质量图像的工具。检查者充分理解并且利用操控装置能够有助于优化采集到的图像，并且有助于显示及检测到可能被漏掉的病变。

参考文献

1. Marcus ML, Schelbert HR, Skorton DJ, et al. *Cardiac Imaging—A Companion to Braunwald's "Heart Disease"*. Philadelphia, PA: WB Saunders, 1991:363.
2. Feigenbaum H. *Echocardiography*. Philadelphia, PA: Lippincott Williams & Wilkins, 2010:17.
3. Feigenbaum H. *Echocardiography*. Philadelphia, PA: Lippincott Williams & Wilkins, 2010:22.
4. Weyman AE. *Principles and Practice of Echocardiography*. Philadelphia, PA: Lea & Febiger, 1994:219.
5. Thrush A, Hartshorne T. *Peripheral Vascular Ultrasound: How, Why, and When*. London: Churchill Livingstone, 1999:17–18.
6. Feigenbaum H. *Echocardiography*. Philadelphia, PA: Lippincott Williams & Wilkins, 2010:16.
7. Weyman AE. *Principles and Practice of Echocardiography*. Philadelphia, PA: Lea & Febiger, 1994:49–50.
8. Hagen-Ansert SL. *Textbook of Diagnostic Ultrasonography*. St. Louis, MO: Mosby, 1989:38–39.
9. Weyman AE. *Cross-sectional Echocardiography*. Philadelphia, PA: Lea & Febiger, 1982:55.
10. Thrush A, Hartshorne T. *Peripheral Vascular Ultrasound: How, Why, and When*. London: Churchill Livingstone, 1999:42.
11. Weyman AE. *Principles and Practice of Echocardiography*. Philadelphia, PA: Lea & Febiger, 1994:225–226.

自测题

1. 二维图像变得平滑、细腻涉及：
   a. 过滤
   b. 压缩
   c. 动态范围
   d. 分散度

2. 时间增益补偿可帮助超声心动图检查者防止出现：
   a. 衰减
   b. 低帧频
   c. 侧向分辨力低
   d. 伪像

3. 增加彩色多普勒血流扇面大小会：
   a. 降低轴向分辨力
   b. 提高瞬时分辨力
   c. 降低瞬时分辨力
   d. 以上陈述均不正确

4. 增加动态范围会导致：
   a. 黑白之间灰阶的增加
   b. 频谱两端灰阶的增加
   c. 滤除掉大多数的低回声
   d. 滤除掉大多数的高回声

5. 高频超声波束不具有以下哪一项特性？
   a. 近场分辨力提高
   b. 穿透性低
   c. 衰减更大
   d. 侧向分辨力提高

6. 将超声波波束聚焦在目标上时：
   a. 远场侧向分辨力提高
   b. 帧频增大
   c. 近场轴向分辨力提高
   d. 近场侧向分辨力提高

7. 提高图像质量的技术包括：
   a. 观察远场结构时使用较低的频率
   b. 调节深度，排除不感兴趣区的结构
   c. 调节彩色血流多普勒扇面，使其仅包括感兴趣区
   d. 以上陈述均正确

8. 随着彩色扇面速度的增加，以下哪一项也

会增加?

a. 动态范围

b. 分散度

c. 奈奎斯特极限

d. 以上陈述均不正确

9. 发射的超声信号的幅度由以下哪项因素控制?

a. 传输能量

b. 调节增益

c. 调节时间增益补偿

d. 以上陈述均正确

10. 减小图像的深度会导致:

a. 帧频降低

b. 瞬时分辨力降低

c. 脉冲重复频率提高

d. 轴向分辨力降低

11. 如果降低奈奎斯特极限:

a. 会显示比较低速的血流

b. 射流显示会变小

c. 脉冲重复频率会增大

d. 以上陈述均正确

12. 对彩色增益设置进行优化时:

a. 应该增大增益,直到组织内出现彩色像素

b. 应该根据操作者的个人偏好进行调节

c. 应该调高增益,直到组织内出现彩色像素,然后稍微调低

d. 以上陈述均不正确

13. 后处理控制包括:

a. 多普勒增益

b. 明亮度

c. 对比度

d. 以上陈述均正确

14. 低强度信号的过滤是通过以下哪一项控制来实现的?

a. 过滤

b. 压缩

c. 动态范围

d. 余辉

15. 优化经胃深部切面中主动脉瓣的图像质量时,可以:

a. 增加频率

b. 将焦点调节到主动脉瓣的水平

c. 增加传输能量

d. 将近场的时间增益补偿设置偏高

16. 优化二尖瓣交界区切面中二尖瓣的图像质量时,可以:

a. 增加扇面大小

b. 增加频率

c. 增加增益

d. 增加图像深度以覆盖整个左心室

17. 当在食管中段主动脉瓣长轴切面中对主动脉瓣应用彩色血流时,瞬时分辨力通过以下哪种方式提高?

a. 增加彩色显示的面积

b. 降低图像深度

c. 调节奈奎斯特极限,以避免出现混叠

d. 以上陈述均正确

18. 高增益设置会导致:

a. 侧向分辨力提高

b. 瞬时分辨力提高

c. 瞬时分辨力降低

d. 图像显示更明亮

19. 帧频的影响因素为:

a. 扇面大小

b. 图像深度

c. 彩色扇面大小

d. 以上陈述均正确

20. 过度滤除会导致无法显示出:

a. 心腔内的血栓

b. 瓣膜运动

c. 穿过狭窄主动脉瓣的湍流

d. 肺静脉的较低流速

附　录

经食管超声心动图解剖学

表 A　经食管超声心动图检查切面		
食管中段升主动脉短轴切面　探头调节：中位		扇面深度：<6 cm
	主要诊断内容 主动脉粥样硬化 主动脉夹层 肺动脉病变（栓塞、扩张等）	**需要显示的结构** 主动脉横切面（0°） 肺动脉（主干和右肺动脉近端）
食管中段升主动脉长轴切面　探头调节：中位		扇面深度：<6 cm
	主要诊断内容 主动脉粥样硬化 主动脉夹层	**需要显示的结构** 升主动脉长轴 右肺动脉横切面
食管上段主动脉弓短轴切面　探头调节：中位		扇面深度：<6 cm
	主要诊断内容 主动脉粥样硬化 主动脉夹层 肺动脉瓣	**需要显示的结构** 主动脉弓横切面 主肺动脉（通常图像欠佳）
食管上段主动脉弓长轴切面　探头调节：右侧位		扇面深度：<6 cm
	主要诊断内容 主动脉粥样硬化 主动脉夹层 可显示主动脉插管的部位	**需要显示的结构** 升主动脉远端／主动脉弓
降主动脉短轴切面　探头调节：中位		扇面深度：<6 cm
	主要诊断内容 主动脉粥样硬化 主动脉夹层	**需要显示的结构** 降主动脉横切面（0°）
降主动脉长轴切面　探头调节：中位		扇面深度：<6 cm
	主要诊断内容 主动脉粥样硬化 主动脉夹层	**需要显示的结构** 降主动脉长轴切面（90°）

续表

食管中段主动脉瓣短轴切面	探头调节：中位	扇面深度：<10 cm
	主要诊断内容 主动脉瓣狭窄 主动脉瓣形态	**需要显示的结构** 三叶瓣 交界 对合点
食管中段右心室流入-流出 道切面	探头调节：中位	扇面深度：<10 cm
	主要诊断内容 肺动脉瓣疾病 肺动脉病变 RVOT 病变 三尖瓣的多普勒评估	**需要显示的结构** 肺动脉瓣 三尖瓣 主肺动脉（至少显示肺动脉瓣上1 cm） RVOT（至少显示距肺动脉瓣1 cm）
食管中段主动脉瓣长轴切面	探头调节：中位	扇面深度：<10 cm
	主要诊断内容 主动脉瓣病变 主动脉病变（升段及根部） LVOT 病变 二尖瓣前叶	**需要显示的结构** LVOT（至少显示距主动脉瓣1 cm） 主动脉瓣（可显示主动脉瓣叶长度 　几乎相等） 升主动脉（至少显示距窦管交界1 cm）
ME 双腔切面	探头调节：中位	扇面深度：<10 cm
	主要诊断内容 房间隔缺损 肿瘤 静脉插管回撤位置	**需要显示的结构** 右心房游离壁（或者右心耳） 上腔静脉（至少显示其右心房入口） 房间隔
食管中段四腔心切面	探头调节：中位后屈	扇面深度：<14 cm
	主要诊断内容 房间隔缺损 腔室扩张和功能降低 二尖瓣疾病 三尖瓣疾病 确定心内气体	**需要显示的结构** 左心房 左心室 二尖瓣 三尖瓣（最大的瓣环径）
食管中段两腔心切面	探头调节：中位	扇面深度：<14 cm
	主要诊断内容 左心耳 肿块/血栓 左心室心尖病变 左心室收缩功能障碍（心尖 　节段）	**需要显示的结构** 左心耳 二尖瓣 左心室心尖（即左心室最大长径）

食管中段长轴切面	探头调节：中位	扇面深度：<12 cm
	主要诊断内容 二尖瓣病变 LVOT 病变	**需要显示的结构** 左心室 二尖瓣 LVOT
食管中段二尖瓣连合部切面	探头调节：中位	扇面深度：<12 cm
	主要诊断内容 二尖瓣病变定位	**需要显示的结构** 二尖瓣（P1，P3 及 A2 区） 乳头肌 / 腱索 左心房 左心室
经胃左心室中部短轴切面	探头调节：中位	扇面深度：<12 cm
	主要诊断内容 血流动力学不稳定状态 左心房扩大 左心室肥厚 左心室收缩功能障碍（整体 　和局部）	**需要显示的结构** 左心室心腔 左心室壁（至少显示 50% 的心内膜） 乳头肌（大小几乎相等，与室壁分 　界清晰）
经胃两腔心切面	探头调节：中位	扇面深度：<12 cm
	主要诊断内容 左心室收缩功能障碍（前壁 　及室间隔）	**需要显示的结构** 二尖瓣瓣叶 二尖瓣瓣下装置 左心室（前壁及下壁：基底段和中 　间段）
经胃右心室流入道切面	探头调节：中位右旋	扇面深度：<12 cm
	主要诊断内容 右心室收缩功能障碍 三尖瓣病变	**需要显示的结构** 三尖瓣叶 三尖瓣瓣下装置
经胃右心室流入 – 流出道切面	探头调节：中位右旋	扇面深度：<14 cm
	主要诊断内容 右心室收缩功能障碍 RVOT 病变 肺动脉病变 肺动脉瓣的评估	**需要显示的结构** 右心房 右心室 主肺动脉 肺动脉瓣
经胃底部短轴切面	探头调节：中位	扇面深度：<12 cm

	主要诊断内容	**需要显示的结构**
	左心室收缩功能障碍（心尖	二尖瓣瓣叶
	节段）	二尖瓣瓣下装置
	二尖瓣病变	左心室（基底段）
经胃长轴切面	探头调节：中位左旋	扇面深度：<12 cm
	主要诊断内容	**需要显示的结构**
	左心室收缩功能障碍（前间	二尖瓣瓣叶
	隔及后壁：基底段）	二尖瓣瓣下装置
	主动脉瓣的多普勒评估	左心室（前间隔及后壁：基底段和
		中间段）
		主动脉瓣
经胃深部长轴切面	探头调节：中位	扇面深度：<16 cm
	主要诊断内容	**需要显示的结构**
	主动脉瓣病变	左心室
	LVOT 病变	主动脉瓣
	主动脉瓣的多普勒评估	主动脉

注：LVOT—左心室流出道；RVOT—右心室流出道。（经允许引自 Miller JP, Lambert SA, Shapiro WA, et al. The adequacy of basic intraoperative transesophageal echocardiography performed by experienced anesthesiologists. Anesth Analg, 2001;92:1103–1110.）

B 心脏大小测量

表 B 成人 TEE 测量正常参考值			
参数	部位	均数 ± SD（mm）	范围（mm）
肺血管	右肺动脉内径 [a]	17 ± 3	12 ~ 22
	左上肺静脉内径	11 ± 2	7 ~ 16
左心耳	长度	28 ± 5	15 ~ 43
	直径	16 ± 5	10 ~ 28
	上腔静脉内径	15 ± 3	8 ~ 20
	右心室流出道内径 [b]	27 ± 4	16 ~ 36
左心房 [c]	前后径	38 ± 6	20 ~ 52
	横径	39 ± 7	24 ~ 52
右心房 [c]	前后径	38 ± 5	28 ~ 52
	横径	38 ± 6	29 ~ 53
	三尖瓣环直径 [c]	28 ± 5	20 ~ 40
	二尖瓣环直径 [c]	29 ± 4	20 ~ 38
	冠状静脉窦内径	6.6 ± 1.5	4 ~ 10
左心室 [d]	前后径（舒张期）	43 ± 7	33 ~ 55
	横径（舒张期）	42 ± 7	23 ~ 54
	前后径（收缩期）	28 ± 6	18 ~ 40
	横径（收缩期）	27 ± 6	18 ~ 42
	主动脉根部内径 [b]	28 ± 3	21 ~ 34
胸降主动脉内径	近段	21 ± 4	14 ~ 30
	远段	20 ± 4	13 ~ 28

注：a—右肺动脉内径在食管中段升主动脉短轴切面的测量；b—主动脉根部和右心室流出道内径在食管中段右心室流入 – 流出道切面的测量；c—心房内径（收缩末期）、二尖瓣环直径及三尖瓣环直径（舒张中期）在食管中段四腔心切面的测量；d—左心室内径在经胃乳头肌中部左心室短轴切面测量；SD—标准差。（经允许引自 Cohen G, White M, Sochowski R, et al. Reference values for normal transesophageal measurements. J Am Soc Echocardiogr, 1995;8:221 – 230.）

C 血流动力学测算

表 C.1 血流动力学压力的估测

压力估测	需要的测量参数	公式	正常值
CVP	IVC 呼吸塌陷率（自主呼吸）	≥ 40% 对应估测 CVP <10 mmHg	
右心室收缩压（RVSP）	TR 峰值速度 CVP 估测或测量	RVSP = 4（V_{TR}）^{2}+ CVP（无 PS）	16 ~ 30 mmHg
右心室收缩压（合并 VSD）	收缩期血压（SBP）$V_{LV\text{-}RV}$	RVSP = SBP − 4（$V_{LV\text{-}RV}$）^{2}（无 AS 或 LVOT 梗阻）	通常 > 50 mmHg
肺动脉收缩压（PASP）	TR 峰值速度 CVP 估测或测量	PASP = 4（（V_{TR}）^{2}）+ CVP（无 PS）	16 ~ 30 mmHg
肺动脉舒张压（PAD）	舒张末期 PR 流速 CVP 估测或测量	PAEDP = 4（$V_{PR\,ED}$）^{2} + CVP	0 ~ 8 mmHg
肺动脉平均压（PAM）	到达 PA 峰值流速的加速时间（AT）（m/s）	PAM =（−0.45）AT + 79	10 ~ 16 mmHg
右心室内压力变化速率（RV dP/dT）	TR 频谱包络 $T_{TR\,(2m/s)}$ −$T_{TR\,(1m/s)}$	RV dP =4$V^2_{TR\,(2m/s)}$ −4$V^2_{TR\,(1m/s)}$ RV dP/dT = $dP/T_{(2m/s)}$ −$T_{TR(1m/s)}$	> 150 mmHg/ms
左心房收缩压（LASP）	MR 峰值速度 收缩压（SBP）	LASP = SBP − 4（V_{MR}）^{2}（无 AS 或 LVOT 梗阻）	3 ~ 15 mmHg
LA（PFO）	PFO 速度 CVP 估测或测量	LAP = 4（V_{PFO}）^{2} + CVP	3 ~ 15 mmHg
左心室舒张末压（LVEDP）	舒张末期 AR 速度 舒张期血压（DBP）	LVEDP = DBP − 4（V_{AR}）^{2}	3 ~ 12 mmHg
左心室内压力变化速率（LV dP/dT）	MR 频谱包络 $T_{MR\,(3m/s)}$ −$T_{MR\,(1m/s)}$	LV dP = 4$V^2_{MR(3m/s)}$ −4$V^2_{MR(1m/s)}$ LV dP/dT = $dP/T_{MR(3m/s)}$ −$T_{MR(1m/s)}$	>1 000 mmHg/ms

注：CVP—中心静脉压；IVC—下腔静脉；RV—右心室；TR—三尖瓣反流；PS—肺动脉瓣狭窄；VSD—室间隔缺损；LV—左心室；AS—主动脉瓣狭窄；LVOT—左心室流出道；PAEDP—肺动脉舒张末压；PA—肺动脉；MR—二尖瓣反流；LA—左心房；PFO—卵圆孔未闭；AR—主动脉瓣反流。

D 人工瓣膜

表 D.1　主动脉瓣人工瓣的多普勒超声心动图正常值

瓣膜	型号	n	峰值压差（mmHg）	平均压差（mmHg）	峰值速度（m/s）	有效瓣口面积（cm²）
ATS open pivot AP ATS open pivot（双叶型机械瓣）	16	6	47.7 ± 12	27 ± 7.3	3.44 ± 0.47	0.61 ± 0.09
	19	9	47 ± 12.6	26.2 ± 7.9	3.41 ± 0.43	0.96 ± 0.18
	21	15	25.5 ± 6.1	14.4 ± 3.5	2.4 ± 0.39	1.58 ± 0.37
	23	8	19 ± 7	12 ± 4		1.8 ± 0.2
	25	12	17 ± 8	11 ± 4		2.2 ± 0.4
	27	10	14 ± 4	9 ± 2		2.5 ± 0.3
	29	5	11 ± 3	8 ± 2		3.1 ± 0.3
Biocor stentless（无支架生物瓣）	21	45	35.97 ± 4.06	18 ± 4		1.4 ± 0.5
	23	115	29.15 ± 8.28	18.64 ± 7.14	3 ± 0.6	
	25	100	28.65 ± 6.6	17.72 ± 6.99	2.8 ± 0.5	1.6 ± 0.38
	27	55	25.87 ± 2.81	18 ± 2.8	2.7 ± 0.2	1.9 ± 0.46
	>29	16	24 ± 2			
Biocor extended stentless（扩大无支架生物瓣）	19 ~ 21	12	17.5 ± 5.8	9.7 ± 3.5		1.3 ± 0.4
	23	18	14.8 ± 5.9	8.1 ± 3.1		1.6 ± 0.3
	25	20	14.2 ± 3.5	7.7 ± 1.9		1.8 ± 0.3

续表

瓣膜	型号	n	峰值压差（mmHg）	平均压差（mmHg）	峰值速度（m/s）	有效瓣口面积（cm²）
Bioflo 心包瓣（带支架生物瓣）	19	16	37.25 ± 8.65	24.15 ± 5.1		0.77 ± 0.11
	21	9	28.7 ± 6.2	18.7 ± 5.5		1.1 ± 0.1
	23	4	20.7 ± 4	12.5 ± 3		1.3 ± 0.09
Bjork Shiley monostrut（侧倾碟瓣）	19	37	46.0	26.67 ± 7.87	3.3 ± 0.6	0.94 ± 0.19
	21	161	32.41 ± 9.73	18.64 ± 6.09	2.9 ± 0.4	
	23	153	26.52 ± 9.67	14.5 ± 6.2	2.7 ± 0.5	
	25	89	22.33 ± 7	13.3 ± 4.96	2.5 ± 0.4	
	27	61	18.31 ± 8	10.41 ± 4.38	2.1 ± 0.4	
	29	9	12 ± 8	7.67 ± 4.36	1.9 ± 0.2	
Bjork Shiley spherical（侧倾碟瓣）或未指定	17	1			4.1	
	19	2	27.0	21.8 ± 3.4	3.8	1.1
	21	18	38.94 ± 11.93	17.34 ± 6.86	2.92 ± 0.88	1.1 ± 0.25
	23	41	33.86 ± 11	11.5 ± 4.55	2.42 ± 0.4	1.22 ± 0.23
	25	39	20.39 ± 7.07	10.67 ± 4.31	2.06 ± 0.28	1.8 ± 0.32
	27	23	19.44 ± 7.99		1.77 ± 0.12	2.6
	29	5	21.1 ± 7.1		1.87 ± 0.18	2.52 ± 0.69
	31	2			2.1 ± 0.14	
Carbomedics（双叶型机械瓣）	17	7	33.4 ± 13.2	20.1 ± 7.1		1.02 ± 0.2
	19	63	33.3 ± 11.19	11.61 ± 5.08	3.09 ± 0.38	1.25 ± 0.36
	21	111	26.31 ± 10.25	12.68 ± 4.29	2.61 ± 0.51	1.42 ± 0.36
	23	120	24.61 ± 6.93	11.33 ± 3.8	2.42 ± 0.37	1.69 ± 0.29
	25	103	20.25 ± 8.69	9.34 ± 4.65	2.25 ± 0.34	2.04 ± 0.37
	27	57	19.05 ± 7.04	8.41 ± 2.83	2.18 ± 0.36	2.55 ± 0.34
	29	6	12.53 ± 4.69	5.8 ± 3.2	1.93 ± 0.25	2.63 ± 0.38

续表

瓣膜	型号	n	峰值压差（mmHg）	平均压差（mmHg）	峰值速度（m/s）	有效瓣口面积（cm²）
Carbomedics reduced(双叶型机械瓣)	19	10	43.4 ± 1.8	24.4 ± 1.2		1.22 ± 0.08
Carbomedics supraannular top hat (双叶型机械瓣)	19	4	29.04 ± 10.1	19.5 ± 2.12	1.8	1 ± 0.18
	21	30	29.61 ± 8.93	16.59 ± 5.79	2.62 ± 0.35	1.18 ± 0.33
	23	30	24.38 ± 7.53	13.29 ± 3.73	2.36 ± 0.55	1.37 ± 0.37
	25	1	22.0	11.0	2.4	
Carpentier–Edwards（带支架生物瓣）	19	56	43.48 ± 12.72	25.6 ± 8.02		0.85 ± 0.17
	21	73	27.73 ± 7.6	17.25 ± 6.24	2.37 ± 0.54	1.48 ± 0.3
	23	100	28.93 ± 7.49	15.92 ± 6.43	2.76 ± 0.4	1.69 ± 0.45
	25	85	23.95 ± 7.05	12.76 ± 4.43	2.38 ± 0.47	1.94 ± 0.45
	27	50	22.14 ± 8.24	12.33 ± 5.59	2.31 ± 0.39	2.25 ± 0.55
	29	24	22.0	9.92 ± 2.9	2.44 ± 0.43	2.84 ± 0.51
	31	4			2.41 ± 0.13	
Carpentier–Edwards 心包瓣（带支架人工瓣）	19	14	32.13 ± 3.35	24.19 ± 8.6	2.83 ± 0.14	1.21 ± 0.31
	21	34	25.69 ± 9.9	20.3 ± 9.08	2.59 ± 0.42	1.47 ± 0.36
	23	20	21.72 ± 8.57	13.01 ± 5.27	2.29 ± 0.45	1.75 ± 0.28
	25	5	16.46 ± 5.41	9.04 ± 2.27	2.02 ± 0.31	
	27	1	19.2	5.6	1.6	
	29	1	17.6	11.6		
Carpentier–Edwards supraannular AV（带支架生物瓣）	19	15	34.1 ± 2.7			1.1 ± 0.09
	21	8	25 ± 8	14 ± 5		1.06 ± 0.16

续表

瓣膜	型号	n	峰值压差 （mmHg）	平均压差 （mmHg）	峰值速度 （m/s）	有效瓣口面积 （cm²）
CryoLife O'Brien stentless（无支架瓣人工瓣）	19	47		12 ± 4.8		1.25 ± 0.1
	21	163		10.33 ± 2		1.57 ± 0.6
	23	40		8.5		2.2
	25	40		7.9		2.3
	27	39		7.4		2.7
Duromedics（Tekna，双叶瓣）	19	1			3.6	
	21	3	19.08 ± 16	8.98 ± 5		1.3
	23	12	19.87 ± 7	7 ± 2	2.64 ± 0.27	
	25	18	21 ± 9	5 ± 2	2.34 ± 0.38	
	27	15	22.5 ± 12	6 ± 3	1.88 ± 0.6	
	29	1	13.0	3.4	2.1	
Edwards Prima stentless（无支架生物瓣）	19	7	30.9 ± 11.7	15.4 ± 7.4		1 ± 0.3
	21	30	31.22 ± 17.35	16.36 ± 11.36	2.8 ± 0.4	1.25 ± 0.29
	23	62	23.39 ± 10.17	11.52 ± 5.26		1.49 ± 0.46
	25	97	19.74 ± 10.36	10.77 ± 9.32	2.7 ± 0.3	1.7 ± 0.55
	27	46	15.9 ± 7.3	7.1 ± 3.7		2 ± 0.6
	29	11	11.21 ± 8.6	5.03 ± 4.53		2.49 ± 0.52
Hancock Ⅰ（带支架生物瓣）	21	1			3.5	
	23	14	19.09 ± 4.35	12.36 ± 3.82	2.94 ± 0.24	
	25	26	17.61 ± 3.13	11 ± 2.85	2.36 ± 0.37	
	27	20	18.11 ± 6.92	10 ± 3.46	2.4 ± 0.36	
	29	2			2.23 ± 0.04	
	31	1			2.0	

续表

瓣膜	型号	n	峰值压差（mmHg）	平均压差（mmHg）	峰值速度（m/s）	有效瓣口面积（cm²）
Hancock II（带支架生物瓣）	21	39	20 ± 4	14.8 ± 4.1		1.23 ± 0.27
	23	119	24.72 ± 5.73	16.64 ± 6.91		1.39 ± 0.23
	25	114	20 ± 2	10.7 ± 3		1.47 ± 0.19
	27	133	14 ± 3			1.55 ± 0.18
	29	35	15 ± 3			1.6 ± 0.15
Ionescu–Shiley（带支架生物瓣）	17	11	42.0	21.1 ± 3.21		0.86 ± 0.1
	19	63	23.17 ± 6.58	20.44 ± 8.47	2.63 ± 0.32	1.15 ± 0.18
	21	11	27.63 ± 8.34	15.1 ± 1.56	2.75 ± 0.25	
	23	5	18.09 ± 6.49	9.9 ± 2.85	2.1 ± 0.38	
	25	1	18.0			
	27	3	14.75 ± 2.17	8.97 ± 0.57	1.92 ± 0.14	
	29	1	16.0	7.3	2.0	
Jyros bileaflet（双叶型机械瓣）	22	4	17.3	10.8	1.5	
	24	7	18.6	11.4	1.5	
	26	8	14.4	8.4	1.7	
	28	3	10.0	5.7	1.9	
	30	1	8.0	6.0	1.6	
Lillehei– Kaster（侧倾碟瓣）	14	1			2.7	
	16	2			3.43 ± 0.39	
	18	2			2.85 ± 0.21	
	20	1			1.7	

续表

瓣膜	型号	n	峰值压差 (mmHg)	平均压差 (mmHg)	峰值速度 (m/s)	有效瓣口面积 (cm²)
Medtronic Freestyle stentless (无支架生物瓣)	19	11		13.0		
	21	85		7.99 ± 2.6		1.6 ± 0.32
	23	141		7.24 ± 2.5		1.9 ± 0.5
	25	164		5.35 ± 1.5		2.03 ± 0.41
	27	105		4.72 ± 1.6		2.5 ± 0.47
Medtronic Hall (侧倾碟瓣)	20	24	34.37 ± 13.06	17.08 ± 5.28	2.9 ± 0.4	1.21 ± 0.45
	21	30	26.86 ± 10.54	14.1 ± 5.93	2.42 ± 0.36	1.08 ± 0.17
	23	27	26.85 ± 8.85	13.5 ± 4.79	2.43 ± 0.59	1.36 ± 0.39
	25	17	17.13 ± 7.04	9.53 ± 4.26	2.29 ± 0.5	1.9 ± 0.47
	27	8	18.66 ± 9.71	8.66 ± 5.56	2.07 ± 0.53	1.9 ± 0.16
	29	1			1.6	
Medtronic intact (带支架生物瓣)	19	16	39.43 ± 15.4	23.71 ± 9.3	2.5	1.55 ± 0.39
	21	55	33.9 ± 12.69	18.74 ± 8.03	2.73 ± 0.44	1.64 ± 0.37
	23	110	31.27 ± 9.62	18.88 ± 6.17	2.74 ± 0.37	1.85 ± 0.25
	25	41	27.34 ± 10.59	16.4 ± 6.05	2.6 ± 0.44	2.2 ± 0.17
	27	16	25.27 ± 7.58	15 ± 3.94	2.51 ± 0.38	2.38 ± 0.54
	29	5	31.0	15.6 ± 2.1	2.8	
Medtronic Mosaic 猪心包瓣 (带支架生物瓣)	21	51		12.43 ± 7.3		1.6 ± 0.7
	23	121		12.47 ± 7.4		2.1 ± 0.8
	25	71		10.08 ± 5.1		2.1 ± 1.6
	27	30		9.0		
	29	6		9.0		

续表

瓣膜	型号	n	峰值压差（mmHg）	平均压差（mmHg）	峰值速度（m/s）	有效瓣口面积（cm²）
Mitroflow（带支架生物瓣）	19	4	18.7 ± 5.1	10.3 ± 3		1.13 ± 0.17
	21	7	20.2	15.4	2.3	
	23	5	14.04 ± 4.91	7.56 ± 3.38	1.85 ± 0.34	
	25	2	17 ± 11.31	10.8 ± 6.51	2 ± 0.71	
	27	3	13 ± 3	6.57 ± 1.7	1.8 ± 0.2	
O'Brien–Angell 无支架（瓣环原位，无支架生物瓣）	23			14.5 ± 7.77		1.15 ± 0.07
	25	50		19 ± 12.72		1.12 ± 0.25
	27			18 ± 12.72		1.55 ± 0.21
	29			12 ± 7.07		2.05 ± 1.2
O'Brien–Angell 无支架（瓣环上方，无支架生物瓣）	23			9 ± 1.4		1.58 ± 0.58
	25	50		7.5 ± 0.7		2.37 ± 0.18
	27			8.5 ± 0.7		2.85 ± 0.87
	29			7 ± 1.4		2.7 ± 0.42
Omnicarbon（侧倾碟瓣）	21	71	36.79 ± 12.59	19.41 ± 5.46	2.93 ± 0.47	1.25 ± 0.43
	23	83	29.33 ± 9.67	17.98 ± 6.06	2.66 ± 0.44	1.49 ± 0.34
	25	81	24.29 ± 7.71	13.51 ± 3.85	2.32 ± 0.38	1.94 ± 0.52
	27	40	19.63 ± 4.34	12.06 ± 2.98	2.08 ± 0.35	2.11 ± 0.46
	29	5	17.12 ± 1.53	10 ± 1.53	1.9 ± 0.06	2.27 ± 0.23
Omniscience（侧倾碟瓣）	19	2	47.5 ± 3.5	28 ± 1.4		0.81 ± 0.01
	21	5	50.8 ± 2.8	28.2 ± 2.17		0.87 ± 0.13
	23	8	39.8 ± 8.7	20.1 ± 5.1		0.98 ± 0.07

续表

瓣膜	型号	n	峰值压差（mmHg）	平均压差（mmHg）	峰值速度（m/s）	有效瓣口面积（cm²）
On-X（双叶型机械瓣）	19	6	21.3 ± 10.8	11.8 ± 3.4		1.5 ± 0.2
	21	11	16.4 ± 5.9	9.9 ± 3.6		1.7 ± 0.4
	23	23	15.9 ± 6.4	8.5 ± 3.3		2 ± 0.6
	25	12	16.5 ± 10.2	9 ± 5.3		2.4 ± 0.8
	27~29	8	11.4 ± 4.6	5.6 ± 2.7		3.2 ± 0.6
Sorin Allcarbon（侧倾碟瓣）	19	7	44 ± 7	29 ± 8	3.3 ± 0.3	0.9 ± 0.1
	21	25	36.52 ± 9.61	21.07 ± 6.72	2.93 ± 0.2	1.08 ± 0.19
	23	37	34.97 ± 10.97	18.72 ± 6.49	2.9 ± 0.41	1.31 ± 0.2
	25	23	22 ± 4.68	13.85 ± 3.97	2.37 ± 0.23	1.96 ± 0.71
	27	13	16.3 ± 3.3	10.15 ± 3.76	2 ± 0.25	2.51 ± 0.57
	29	4	13 ± 4	8 ± 2	1.8 ± 0.3	4.1 ± 0.7
Sorin Bicarbon（双叶型机械瓣）	19	19	29.53 ± 4.46	16.35 ± 1.99	2.5 ± 0.1	1.36 ± 0.13
	21	70	24.52 ± 7.1	12.54 ± 3.3	2.46 ± 0.31	1.46 ± 0.2
	23	71	17.79 ± 6.1	9.61 ± 3.3	2.11 ± 0.24	1.98 ± 0.23
	25	40	18.46 ± 3.1	10.05 ± 1.6	2.25 ± 0.19	2.39 ± 0.29
	27	8	12 ± 3.25	7 ± 1.5	1.73 ± 0.21	3.06 ± 0.47
	29	4	9 ± 1.25	5 ± 0.5	1.51 ± 0.1	3.45 ± 0.02
Sorin Pericarbon（无支架生物瓣）	23	15	39 ± 13	25 ± 8		2.0

续表

瓣膜	型号	n	峰值压差（mmHg）	平均压差（mmHg）	峰值速度（m/s）	有效瓣口面积（cm²）
St. Jude Medical（双叶型机械瓣）	19	100	35.17 ± 11.16	18.96 ± 6.27	2.86 ± 0.48	1.01 ± 0.24
	21	207	28.34 ± 9.94	15.82 ± 5.67	2.63 ± 0.48	1.33 ± 0.32
	23	236	25.28 ± 7.89	13.77 ± 5.33	2.57 ± 0.44	1.6 ± 0.43
	25	169	22.57 ± 7.68	12.65 ± 5.14	2.4 ± 0.45	1.93 ± 0.45
	27	82	19.85 ± 7.55	11.18 ± 4.82	2.24 ± 0.42	2.35 ± 0.59
	29	18	17.72 ± 6.42	9.86 ± 2.9	2 ± 0.1	2.81 ± 0.57
	31	4	16.0	10 ± 6	2.1 ± 0.6	3.08 ± 1.09
St. Jude Medical, 改善血流动力学双叶型机械瓣	19	19	25.81 ± 7.52	16.44 ± 3.57		1.65 ± 0.2
	21	30	18.9 ± 7.31	9.62 ± 3.37		2.15 ± 0.29
Starr–Edwards（球笼瓣）	21	5	29.0			1.0
	22	2			4	
	23	22	32.6 ± 12.79	21.98 ± 8.8	3.5 ± 0.5	1.1
	24	43	34.13 ± 10.33	22.09 ± 7.54	3.35 ± 0.48	
	26	29	31.83 ± 9.01	19.69 ± 6.05	3.18 ± 0.35	
	27	14	30.82 ± 6.3	18.5 ± 3.7		1.8
	29	8	29 ± 9.3	16.3 ± 5.5		
无支架异种猪瓣（无支架生物瓣）	21	3	14 ± 5	8.7 ± 3.5		1.33 ± 0.38
	22	3	16 ± 5.6	9.7 ± 3.7		1.32 ± 0.48
	23	4	13 ± 4.8	7.7 ± 2.3		1.59 ± 0.6
	24	3	13 ± 3.8	7.7 ± 2.2		1.4 ± 0.01
	25	6	11.5 ± 7.1	7.4 ± 4.5		2.13 ± 0.7
	26	3	10.7	7 ± 2.1		2.15 ± 0.2
	27	1	9.2	5.5		3.2
	28	1	7.5	4.1		2.3

续表

瓣膜	型号	n	峰值压差（mmHg）	平均压差（mmHg）	峰值速度（m/s）	有效瓣口面积（cm²）
Toronto 无支架猪瓣（无支架生物瓣）	20	1	10.9	4.6		1.3
	21	9	18.64 ± 11.8	7.56 ± 4.4		1.21 ± 0.7
	22	1	23.0			1.2
	23	84	13.55 ± 7.28	7.08 ± 4.33		1.59 ± 0.84
	25	190	12.17 ± 5.75	6.2 ± 3.05		1.62 ± 0.4
	27	240	9.96 ± 4.56	4.8 ± 2.33		1.95 ± 0.42
	29	200	7.91 ± 4.17	3.94 ± 2.15		2.37 ± 0.67

表 D.2　二尖瓣人工瓣的多普勒超声心动图正常值

瓣膜	型号	n	峰值压差（mmHg）	平均压差（mmHg）	峰值速度（m/s）	压力减半时间（ms）	有效瓣口面积（cm²）
Biocor（无支架生物瓣）	27	3	13 ± 1				
	29	3	14 ± 2.5				
	31	8	11.5 ± 0.5				
	33	9	12 ± 0.5				
Bioflo 心包瓣（带支架生物瓣）	25	3	10 ± 2	6.3 ± 1.5			2 ± 0.1
	27	7	9.5 ± 2.6	5.4 ± 1.2			2 ± 0.3
	29	8	5 ± 2.8	3.6 ± 1			2.4 ± 0.2
	31	1	4.0	2.0			2.3

续表

瓣膜	型号	n	峰值压差（mmHg）	平均压差（mmHg）	峰值速度（m/s）	压力减半时间（ms）	有效瓣口面积（cm²）
Bjork Shiley（侧倾碟瓣）	23	1			1.7	115	
	25	14	12 ± 4	6 ± 2	1.75 ± 0.38	99 ± 27	1.72 ± 0.6
	27	34	10 ± 4	5 ± 2	1.6 ± 0.49	89 ± 28	1.81 ± 0.54
	29	21	7.83 ± 2.93	2.83 ± 1.27	1.37 ± 0.25	79 ± 17	2.1 ± 0.43
	31	21	6 ± 3	2 ± 1.9	1.41 ± 0.26	70 ± 14	2.2 ± 0.3
Bjork Shiley monostrut（侧倾碟瓣）	23	1		5.0	1.9		
	25	102	13 ± 2.5	5.57 ± 2.3	1.8 ± 0.3		
	27	83	12 ± 2.5	4.53 ± 2.2	1.7 ± 0.4		
	29	26	13 ± 3	4.26 ± 1.6	1.6 ± 0.3		
	31	25	14 ± 4.5	4.9 ± 1.6	1.7 ± 0.3		
Carbomedics（双叶型机械瓣）	23	2			1.9 ± 0.1	126 ± 7	
	25	12	10.3 ± 2.3	3.6 ± 0.6	1.3 ± 0.1	93 ± 8	2.9 ± 0.8
	27	78	8.79 ± 3.46	3.46 ± 1.03	1.61 ± 0.3	89 ± 20	2.9 ± 0.75
	29	46	8.78 ± 2.9	3.39 ± 0.97	1.52 ± 0.3	88 ± 17	2.3 ± 0.4
	31	57	8.87 ± 2.34	3.32 ± 0.87	1.61 ± 0.29	92 ± 24	2.8 ± 1.14
	33	33	8.8 ± 2.2	4.8 ± 2.5	1.5 ± 0.2	93 ± 12	
Carpentier-Edwards（带支架生物瓣）	27	16		6 ± 2	1.7 ± 0.3	98 ± 28	
	29	22		4.7 ± 2	1.76 ± 0.27	92 ± 14	
	31	22		4.4 ± 2	1.54 ± 0.15	92 ± 19	
	33	6		6 ± 3		93 ± 12	
Carpentier-Edwards 心包瓣（带支架生物瓣）	27	1		3.6	1.6	100	
	29	6		5.25 ± 2.36	1.67 ± 0.3	110 ± 15	
	31	4		4.05 ± 0.83	1.53 ± 0.1	90 ± 11	
	33	1		1.0	0.8	80	

续表

瓣膜	型号	n	峰值压差（mmHg）	平均压差（mmHg）	峰值速度（m/s）	压力减半时间（ms）	有效瓣口面积（cm²）
Duromedics（双叶型机械瓣）	27	8	13 ± 6	5 ± 3		75 ± 12	
	29	14	10 ± 4	3 ± 1	161 ± 40	85 ± 22	
	31	21	10.5 ± 4.37	3.3 ± 1.36	140 ± 25	81 ± 12	
	33	1	11.2	2.5	138 ± 27	85	
Hancock Ⅰ（带支架生物瓣）	27	3	10 ± 4	5 ± 2			1.3 ± 0.8
	29	13	7 ± 3	2.46 ± 0.79		115 ± 20	1.5 ± 0.2
	31	22	4 ± 0.86	4.86 ± 1.69		95 ± 17	1.6 ± 0.2
	33	8	3 ± 2	3.87 ± 2		90 ± 12	1.9 ± 0.2
Hancock Ⅱ（带支架生物瓣）	27	16					2.21 ± 0.14
	29	64					2.77 ± 0.11
	31	90					2.84 ± 0.1
	33	25					3.15 ± 0.22
Hancock 心包瓣（带支架生物瓣）	29	14		2.61 ± 1.39	1.42 ± 0.14	105 ± 36	
	31	8		3.57 ± 1.02	1.51 ± 0.27	81 ± 23	
Ionescu-Shiley（带支架生物瓣）	25	3		4.87 ± 1.08	1.43 ± 0.15	93 ± 11	
	27	4		3.21 ± 0.82	1.31 ± 0.24	100 ± 28	
	29	6		3.22 ± 0.57	1.38 ± 0.2	85 ± 8	
	31	4		3.63 ± 0.9	1.45 ± 0.06	100 ± 36	
Ionescu-Shiley lowprofile（带支架生物瓣）	29	13		3.31 ± 0.96	1.36 ± 0.25	80 ± 30	
	31	10		2.74 ± 0.37	1.33 ± 0.14	79 ± 15	
Labcor-Santiago 心包瓣（带支架生物瓣）	25	1	8.7	4.5		97	2.2
	27	16	5.6 ± 2.3	2.8 ± 1.5		85 ± 18	2.12 ± 0.48
	29	20	6.2 ± 2.1	3 ± 1.3		80 ± 34	2.11 ± 0.73

续表

瓣膜	型号	n	峰值压差 （mmHg）	平均压差 （mmHg）	峰值速度 （m/s）	压力减半时间 （ms）	有效瓣口面积 （cm²）
Lillehei-Kaster（侧倾碟瓣）	18	1			1.7	140	
	20	1			1.7	67	
	22	4			1.56 ± 0.09	94 ± 22	
	25	5			1.38 ± 0.27	124 ± 46	
Medtronic Hall（侧倾碟瓣）	27	1			1.4	78	
	29	5			1.57 ± 0.1	69 ± 15	
	31	7			1.45 ± 0.12	77 ± 17	
Medtronic Intact 猪心包瓣（带支架人工瓣）	29	3		3.5 ± 0.51	1.6 ± 0.22		
	31	14		4.2 ± 1.44	1.6 ± 0.26		
	33	13		4 ± 1.3	1.4 ± 0.24		
	35	2		3.2 ± 1.77	1.3 ± 0.5		
Mitroflow（带支架生物瓣）	25	1		6.9	2.0	90	
	27	3		3.07 ± 0.91	1.5	90 ± 20	
	29	15		3.5 ± 1.65	1.43 ± 0.29	102 ± 21	
	31	5		3.85 ± 0.81	1.32 ± 0.26	91 ± 22	
Omnicarbon（侧倾碟瓣）	23	1		8.0			
	25	16		6.05 ± 1.81	1.77 ± 0.24	102 ± 16	
	27	29		4.89 ± 2.05	1.63 ± 0.36	105 ± 33	
	29	34		4.93 ± 2.16	1.56 ± 0.27	120 ± 40	
	31	58		4.18 ± 1.4	1.3 ± 0.23	134 ± 31	
	33	2		4 ± 2			

续表

瓣膜	型号	n	峰值压差 (mmHg)	平均压差 (mmHg)	峰值速度 (m/s)	压力减半时间 (ms)	有效瓣口面积 (cm²)
On-X（双叶型机械瓣）	25	3	11.5 ± 3.2	5.3 ± 2.1			1.9 ± 1.1
	27~29	16	10.3 ± 4.5	4.5 ± 1.6			2.2 ± 0.5
	31~33	14	9.8 ± 3.8	4.8 ± 2.4			2.5 ± 1.1
Sorin Allcarbon（侧倾碟瓣）	25	8	15 ± 3	5 ± 1	2 ± 0.2	105 ± 29	2.2 ± 0.6
	27	20	13 ± 2	4 ± 1	1.8 ± 0.1	89 ± 14	2.5 ± 0.5
	29	34	10 ± 2	4 ± 1	1.6 ± 0.2	85 ± 23	2.8 ± 0.7
	31	11	9 ± 1	4 ± 1	1.6 ± 0.1	88 ± 27	2.8 ± 0.9
Sorin Bicarbon（双叶型机械瓣）	25	3	15 ± 0.25	4 ± 0.5	1.95 ± 0.02	70 ± 1	
	27	25	11 ± 2.75	4 ± 0.5	1.65 ± 0.21	82 ± 20	
	29	30	12 ± 3	4 ± 1.25	1.73 ± 0.22	80 ± 14	
	31	9	10 ± 1.5	4 ± 1	1.66 ± 0.11	83 ± 14	
St. Jude Medical（双叶型机械瓣）	23	1		4.0	1.5	160	1.0
	25	4		2.5 ± 1	1.34 ± 1.12	75 ± 4	1.35 ± 0.17
	27	16	11 ± 4	5 ± 1.82	1.61 ± 0.29	75 ± 10	1.67 ± 0.17
	29	40	10 ± 3	4.15 ± 1.8	1.57 ± 0.29	85 ± 10	1.75 ± 0.24
	31	41	12 ± 6	4.46 ± 2.22	1.59 ± 0.33	74 ± 13	2.03 ± 0.32
Starr-Edwards（球笼瓣）	26	1		10.0			1.4
	28	27		7 ± 2.75			1.9 ± 0.57
	30	25	12.2 ± 4.6	6.99 ± 2.5	1.7 ± 0.3	125 ± 25	1.65 ± 0.4
	32	17	11.5 ± 4.2	5.08 ± 2.5	1.7 ± 0.3	110 ± 25	1.98 ± 0.4
	34	1		5.0			2.6

续表

瓣膜	型号	n	峰值压差（mmHg）	平均压差（mmHg）	峰值速度（m/s）	压力减半时间（ms）	有效瓣口面积（cm²）
无支架四方瓣叶牛心包瓣（无支架生物瓣）	26	2		2.2 ± 1.7	1.6	103 ± 31	1.7
	28	14			1.58 ± 0.25		1.7 ± 0.6
	30	6			1.42 ± 0.32		2.3 ± 0.4
Wessex（带支架生物瓣）	29	9		3.69 ± 0.61	1.66 ± 0.17	83 ± 19	
	31	22		3.31 ± 0.83	1.41 ± 0.25	80 ± 21	

表 D.3　人工三尖瓣的多普勒超声心动图正常值

瓣膜类型	示例	峰值速度（m/s）	平均压差（mmHg）
球笼瓣	Starr–Edwards	1.3 ± 0.2	3.2 ± 0.8
侧倾碟瓣	Björk Shiley	1.3	2.2
双叶型机械瓣	St. Jude	1.2 ± 0.3	2.7 ± 1.1
猪瓣膜	Carpentier–Edwards	1.3 ± 0.2	3.2 ± 0.8

E

瓣膜病变程度分级

表 E.1　主动脉瓣反流的严重度分级				
参数	注意事项	轻度	中度	重度
舒张末期左心室的二维成像：正常 <5.6 cm 或 3.2 cm/m^2	在其他条件下扩大　在急性 AR 中正常	正常	可变	（慢性）扩张
二维主动脉瓣叶	不准确	可变	可变	可能有连枷、闭合缝隙、可变
[a] 彩色多普勒：射流高度 /LVOT 高度	偏心性反流时不准确	<25%	25%～64%	≥ 65%
LVOT 中的反流束直径 / LVOT 面积	偏心性反流时不准确	<5%	5%～20%（轻度至中度）	21%～59%（中度至重度）；>59% 为重度
[a] 缩流颈宽度（cm）	准确，多束反流	<0.3	0.3～0.6	> 0.6
降主动脉的舒张期血流逆流	主动脉硬化时可短暂表现为正常	短暂，舒张早期	全舒张期，不定高度	全舒张期，振幅增大
反流束斜率	起始速度～舒张 / 左心室 4 V^2	慢	≥ 2 m/s^2	≥ 3 m/s^2
反流束的压力减半时间（ms）	受主动脉和左心室顺应性的影响	> 500	200～500	<200
反流量（mL/ 搏）	最大	<30	30～44（轻度至中度）	45～59（中度至重度）；≥ 60 为重度
反流分数	最大	<30%	30%～39%（轻度至中度）	40%～49%（中度至重度）；≥ 50% 为重度
EROA（cm^2）	最大；偏心性反流束适用良好	<0.10	0.10～0.29	≥ 0.30
连续波多普勒频谱密度	定性；中度到重度重叠	稀疏	可变	密集

注：a—混叠速度设定为 50～60 cm/s；AR—主动脉瓣反流；LVOT—左心室流出道；EROA—有效反流口面积；NI—舒张早期。

表 E.2　主动脉瓣狭窄的严重度分级

参数	主动脉瓣狭窄	轻度	中度	重度
主动脉射流速度（m/s）	≤ 2.5	2.6 ~ 2.9	3 ~ 4	>4
平均阶差（mmHg）	—	<20	20 ~ 40	>40
AVA（cm²）	—	>1.5	1 ~ 1.5	<1
BAS/AVA 指数（cm²/m²）	—	>0.85	0.60 ~ 0.85	<0.6
速度比值		>0.50	0.25 ~ 0.50	<0.25

注：AVA—主动脉瓣开口面积。（经允许改编自 Baumgartner H, Hung J, Bermejo J, et al. Echocardiographic assessment of valve stenosis: EAE/ASE recommendations for clinical practice. J Am Soc Echocardiogr, 2009;22:1 – 23.）

表 E.3　二尖瓣反流的严重度分级

参数		注意事项	轻度	中度	重度
二维图像	LA 大小	LAE 可能由其他疾病引起 急性 MR 时，LA 大小可正常	通常正常	可变	LA 扩大
	LV 大小	—	通常正常	可变	经常扩大（慢性 MR）
	二尖瓣装置	MR 可能很严重，但 MV 结构正常	正常或不正常	正常或不正常	经常可见对合裂隙
彩色多普勒血流（CDF）	最大射流面积	技术（能量、混叠速度、彩色增益、频率） 依赖负荷 反流冲击房壁	<4 cm²		> 8 cm² 附壁反流束 LA 内环形反流束
	反流束面积/LA 面积	—	—	—	>40%
	可见的血流聚集的面积	依赖于彩色增益和混叠速度	很少存在	有时存在	经常存在
缩流颈宽度（cm）		不适用于多束反流 不能累计测量	<0.3	0.3 ~ 0.69	≥ 0.7
脉冲波多普勒	PW 二尖瓣前向血流	依赖于负荷、舒张功能、MVA、AF	A 峰占主导	可变	限制性型
	PW PV 血流	增加 LAP、AF	—	收缩期幅度降低	收缩期血流倒流
	CW 多普勒频谱密度	—	稀疏	—	密集
反流容积（mL/搏）		—	<30	30 ~ 59	≥ 60
反流分数		—	<30%	30% ~ 49%	≥ 50%
EROA（cm²）		—	<0.20	0.20 ~ 0.39	≥ 0.40

注：LA—左心房；LAE—左心房增大；LAP—左房压；MR—二尖瓣反流；LV—左心室；MV—二尖瓣；PW—脉搏波；MVA—二尖瓣开口面积；AF—房颤；PV—肺动脉瓣；CW—连续波；EROA—有效反流口面积。〔经允许改编自 Zoghbi WA, Enriquez-Sarano M, Foster E, et al. Recommendations for evaluation of the severity of native valvular regurgitation with two-dimensional and Doppler echocardiography. J Am Soc Echocardiogr, 2003;16(7):777 – 802.〕

表 E.4　二尖瓣狭窄的严重度分级

	等级		
	轻度	中度	重度
具体发现：			
MVA（cm^2）	>1.5	1 ~ 1.5	<1
支持性发现：			
平均压差（mmHg）^{a}	<5	5 ~ 10	>10
肺动脉压力（mmHg）	<30	30 ~ 50	>50

注：a—心率在 60 ~ 80 次 / 分的正常窦性心律患者；MVA—二尖瓣开口面积。（经允许改编自 Baumgartner H, Hung J, Bermejo J, et al. Echocardiographic assessment of valve stenosis: EAE/ASE recommendations for clinical practice. J Am Soc Echocardiogr, 2009;22:1 - 23.）

表 E.5　三尖瓣反流的严重度分级

参数		注意事项	轻度	中度	重度
二维图像	RA/RV/IVC 大小 RA 内径 <4.6 cm RV 内径 <4.3 cm	无特殊 急性 TR 时正常	正常	可变	通常扩大
	三尖瓣结构	无特殊	正常	可变	连枷对合差 / 连枷小叶
多普勒	最大射流面积（奈奎斯特极限 50–60 cm/s）	技术因素 负荷低估 （偏心性反流束）	<5 cm^2	5 ~ 10 cm^2	> 10 cm^2
	肝静脉血流	多种原因变钝	收缩期 占优势	收缩期 变钝	收缩期反转
	射流密度 – 轮廓 CW	定性，可靠数据	平滑抛物线	密度不定	浓密，三角形， 峰值前移
	缩流颈宽度（cm）	直接决定远期效果	不确定	<0.7	>0.7
	PISA 半径（cm）基线变化（奈奎斯特极限 28 cm/s）	尚缺乏验证	<0.5	0.6 ~ 0.9	>0.9

注：RA—右心房；RV—右心室；IVC—下腔静脉；CW—连续波；PISA—血流汇聚法；TR—三尖瓣反流。［经允许改编自 Zoghbi WA, Enriquez-Sarano M, Foster E, et al. Recommendations for evaluation of the severity of native valvular regurgitation with two-dimensional and Doppler echocardiography. J Am Soc Echocardiogr, 2003;16(7):777 - 802.］

表 E.6　血流动力学显著三尖瓣狭窄的指征发现

具体发现	数值
平均压力阶差	≥ 5 mmHg
前向血流时间 – 速度积分	≥ 60 cm
T½	≥ 190 ms
连续性方程计算瓣膜面积	≤ 1 cm^2

支持性发现

右心房扩大≥中度

下腔静脉扩大

注：T½—压力减半时间。（经允许改编自 Baumgartner H, Hung J, Bermejo J, et al. Echocardiographic assessment of valve stenosis: EAE/ASE recommendations for clinical practice. J Am Soc Echocardiogr. 2009;22:1 - 23.）

表 E.7　肺动脉瓣反流的严重度分级

参数		注意事项	轻度	中度	重度
二维图像	肺动脉瓣 RV 大小		正常	可变	异常
	RV 内径 <4.3 cm RVED 面积 =35.5 cm²	无特殊	正常	可变	扩大（除急性外）
	室间隔的矛盾运动（提示容量负荷过重）	非 PR 特异	正常	可变	连枷和对合差
多普勒	彩色多普勒血流射流大小	与 PR 严重程度相关性差	小，长度 <10 mm	可变	大
	缩流颈宽度（奈奎斯特极限 50～60 cm/s）	未证实	起源窄	可变	起始处宽大
	反流（CW）频谱密度和减速情况	定性	稀疏 减速度较慢	密度和减速度不定	密集 陡峭，减速度缩短
	肺循环血流与体循环血流相比较	耗时	轻微增加	中度	明显增加

注：RV—右心室；RVED—右心室舒张末期；CW—连续波；PR—肺动脉瓣反流。［经允许改编自 Zoghbi WA, Enriquez-Sarano M, Foster E, et al. Recommendations for evaluation of the severity of native valvular regurgitation with two-dimensional and Doppler echocardiography. J Am Soc Echocardiogr, 2003;16(7):777‒802; Bonow RO, Carabello BA, Chatterjee K, et al. ACC/AHA 2006 guidelines for the management of patients with valvular heart disease: A report of the American College of Cardiology/American Heart Association Task Force on Practice Guidelines (writing Committee to Revise the 1998 guidelines for the management of patients with valvular heart disease) developed in collaboration with the Society of Cardiovascular Anesthesiologists endorsed by the Society for Cardiovascular Angiography and Interventions and the Society of Thoracic Surgeons. J Am Coll Cardiol, 2006;48(3):e1‒148; Hatle L. Noninvasive assessment of valve lesions with Doppler ultrasound. Herz, 1984;9:213‒221 and Fawzy ME, Mercer EN, Dunn B, et al. Doppler echocardiography in the evaluation of tricuspid stenosis. Eur Heart J, 1989;10(11):985‒990.］

表 E.8　肺动脉瓣狭窄的严重度分级

	轻度	中度	重度
峰值速度（m/s）	<3	3～4	>4
峰值压差（mmHg）	<36	36～64	>64

注：经允许改编自 Baumgartner H, Hung J, Bermejo J, et al. Echocardiographic assessment of valve stenosis: EAE/ASE recommendations for clinical practice. J Am Soc Echocardiogr, 2009;22:1‒23.

F

章末自测题答案

第 1 章	7.a	14.c
1.c	8.d	15.c
2.a	9.b	16.b
3.b	10.b	17.d
4.d	11.c	18.a
5.a	12.b	19.c
6.a	13.b	20.a

第 2 章

1. c。图 2.1 对探头操作的标准术语进行了概述。向左或逆时针转动探头会显示出成像扇面的中心处更多的左侧结构。旋转是指成像平面的角度。

2. a。见正文和图 2.2、2.3 中描述的右手类比，在 45° 处，将右手顺时针旋转 45°，使右手拇指朝向左肩，右手小指朝向右髋。此为扫查食管中段主动脉瓣短轴时探头的大致方向。

3. e。尽管大多数切面中的主动脉、左心房或左心室在成像扇面的顶点，但在经胃右心室流入道切面中，右心室位于成像扇面的顶点。

4. a。虽然在食管中段主动脉瓣长轴中可以看到主动脉瓣的瓣尖，但是很难观察到，有可能会将近场瓣尖识别为左冠瓣瓣尖或无冠瓣瓣尖。唯一可以清楚地看到和识别所有瓣尖的切面是食管中段主动脉瓣短袖。升主动脉的任何一个切面都不能观察到瓣尖。

5. b。主动脉瓣瓣环在食管中段主动脉瓣长轴切面中最易观察到。进行测量时，获得最大直径非常重要，否则方案会偏离中线，不能获得真实直径。在食管中段主动脉瓣短轴中，很难确定进行测量的正确水平。食管中段升主动脉切面将主动脉成像在瓣环水平上方。

6. a。正确放置的主动脉内球囊泵的尖端应该位于大血管起始处远端的近侧降主动脉内，主动脉的这一区域仅在食管中段降主动脉短轴和长轴切面中可见。

7. e。所有切面都有助于放置肺动脉导管。食管中段双腔心切面可用于引导导管进入三尖瓣（大约在 7 点钟位置处可观察到）。当体外循环后再次浮起肺动脉导管时，这种切面特别有用。右心室流入 – 流出道切面和升主动脉短轴可以确认导管已经进入主肺动脉。升主动脉长轴和短轴切面可以识别导管是否在右肺动脉。

8. d。除食管中段双腔切面外，所有列出的切面都能提供三尖瓣的视图。右心室流入 - 流出道和食管中段双腔切面最常用于评估三尖瓣，尤其是采用彩色多普勒血流时。食管中段双腔切面可以评估二尖瓣而不是三尖瓣。

9. b。在 0° 处，左侧结构在右侧可见，右侧结构在成像显示器的左侧可见。在 180° 处，成像平面旋转了 180°，图像被反转，右侧的结构在屏幕的右侧可见。

10. a。经胃底短轴可以评估二尖瓣和左心室基底节段局部功能。经胃底短轴切面中不能看到乳头肌、中间和心尖左心室节段。

11. a。食管中段四腔心切面可以观察左心室的间隔和侧壁。经胃右心室流入道切面无法观察左心室任何部位。正如第 1 章所讨论的，轴向分辨力远远优于侧向分辨力。即使左心室的前壁在经胃中部短轴和食管中段双腔切面中可见，但只要可能，测量应该在轴向上进行，如经胃中部短轴切面，而不是在食管中段双腔切面中的横向。

12. d。食管上段主动脉弓长轴切面可观察远端升主动脉和主动脉弓。主动脉动脉粥样硬化和解剖病理学也可以从该切面观察到。根据手术的情况，主动脉插管部位可以在该切面中观察到。主动脉内球囊反搏的尖端应该能在降主动脉的近端部分看到，而在食管上段主动脉弓长轴切面中观察不到。

13. a。观察到肺静脉排空到左心房，所以左心房的任何切面都可能显示肺静脉。肺静脉最常采用食管中段双腔心和两腔切面的修改切面进行观察。左心房可见于食管中段主动脉瓣短轴，可能显示左侧肺静脉。术语"食管中段中短轴"不是标准切面常用的术语。这将在随后的章节中深入讨论。

14. a。如图 2.1 所示，大旋钮控制前屈和后屈，小旋钮控制左右弯曲，按钮控制图像旋转，推进或拉回探头控制探头深度。

15. a。股动脉中看不到股动脉插管，但是，TEE 对于静脉插管的放置特别有用。插管通过右心房向上推进下腔静脉并进入近端上腔静脉。使用食管中段双腔静脉切面，可将插管精确地放置在正确的位置。

16. d。食管中段右心室流入 - 流出道和食管上段主动脉弓短轴切面都可以检查肺动脉瓣。食管中段右心室流入 - 流出道切面可以检查右心室流出道，食管上段主动脉弓短轴切面为流出道和肺动脉瓣的频谱多普勒探测提供了恰当的角度。

17. d。根据获得的切面的情况，主动脉、左心房和左心室可以在成像扇面的顶点处观察到，因此在近场中也可以看到。增加近场增益，可以更好地对顶点附近的病理进行诊治。二尖瓣的评估不依赖于近场增益的变化。

18. b。左心耳在食管中段两腔的切面中最容易观察。食管中段双腔、四腔心和经胃两腔心切面可以显示左心房的一部分，但不显示心耳。

19. a。多普勒频谱（PW 和 CW）可以对探头处轴向流动的血流进行检测。在经胃长轴和深部经胃长轴中，主动脉血流沿轴向走行。在食管中段主动脉瓣长轴中，血流与轴向方向垂直，频谱多普勒不起作用。

20. a。经胃底短轴切面中不能看到乳头肌，该切面位于腱索 / 二尖瓣的水平，并在乳头肌上方。

第 3 章	7.c	14.（a）i,（b）ii
1.d	8.d	15.a
2.c	9.d	16.c
3.d	10.b	17.b
4.c	11.d	18.c
5.a	12.b	19.c
6.c	13.c	20.c

第 4 章	7.d	14.a
1.a	8.c	15.b
2.c	9.d	16.c
3.b	10.b	17.d
4.b	11.a	18.d
5.d	12.c	19.d
6.b	13.d	20.b

第 5 章	7.c	14.b
1.c	8.a	15.d
2.b	9.b	16.b
3.d	10.d	17.d
4.c	11.b	18.a
5.a	12.b	19.b
6.c	13.a	20.d

第 6 章	7.c	14.d
1.a	8.d	15.a
2.d	9.a	16.b
3.b	10.b	17.b
4.b	11.b	18.c
5.b	12.d	19.c
6.b	13.b	20.a

第 7 章

1. d。在进行性舒张功能障碍中，观察到的多普勒左心室充盈模式频谱是由于左心室松弛性和顺应性的变化所致。在大多数心脏生理性异常中，舒张期充盈的最初异常是随着年龄增长的心肌松弛性受损。心肌缺血 / 梗死、左心室肥大、肥厚型心肌病及浸润性疾病早期都会导致左心室松弛性受损[12]。

2. a。心包填塞的诊断包括识别心房和心室多普勒血流频谱随呼吸的显著变化。正常情况下，在自主呼吸期间，胸膜腔内压在心包腔和心腔内传播相等。然而，胸膜腔内压的传播受到大量心包积液的阻挡。因此，在自主吸气时，左心房和左心室充盈压差降低，导致肺静脉舒张期前向速度降低、二尖瓣打开延迟、等容舒张时间延长及二尖瓣 E 波速度降低[23,48]。三尖瓣流速发生互补变化。

3. a。伴有松弛性受损的跨二尖瓣多普勒血流速度频谱通常以延长等容舒张时间和降低初始跨膜二尖瓣压差为特征（图 7.4）[13]。因此，当左心室松弛性受损时，E 波峰值速度相对于 A 波峰值速度降低（E/A < 1），因为二尖瓣在完全松弛之前打开。此外，由于左心房 – 左心室压力阶差需要更长时间达到平衡，因此左心室松弛时间延长，导致减速时间延长[5]。

4. c。正常舒张晚期反向速度（90 ~ 115 ms）间期等于或小于跨二尖瓣 A 波间期（120 ~ 140 ms）[11]。一般来说，与回到肺静脉的反向血流相比，左心房收缩应该导致更大的净前向血流量，并流向正常的顺应性左心室。舒张晚期反向速度流速超过二尖瓣 A 波 35 cm/s 以上，或舒张晚期反向速度间期比跨二尖瓣 A 波间期长 30 ms 以上，通常表示左心室舒张末压升高，且与年龄无关[18]。

5. a。典型的肺静脉多普勒血流频谱包括单相或双相收缩前向速度，尤其是在左心房压低的情况下，这可能因为心房松弛和二尖瓣环运动的时间分离（图 7.5）[16]。第一收缩组分 PV_{S1} 取决于左心房松弛和随后的压力下降。随后的峰值 PV_{S2} 反映了右心室每搏输出量、左心房顺应性、心室收缩早期对左心房压的影响及任何伴随的二尖瓣反流。

6. e。典型的肺静脉多普勒血流频谱包括单相或双相收缩前向速度，尤其是在左心房压低的情况下，这可能因为心房松弛和二尖瓣环运动的时间分离（图 7.5）[16]。第一收缩组分 PV_{S1} 取决于左心房松弛和随后的压力下降。随后的峰值 PV_{S2} 反映了右心室每搏输出量、左心房顺应性、心室收缩早期对左心房压的影响及任何伴随的二尖瓣反流（MR）。

7. b。见表 7.2。

8. d。在心房颤动（AF）患者中，跨二尖瓣 A 波和舒张晚期反向速度波缺失，E 波峰值速度和减速时间随着心动周期长度而变化。AF 也可能伴有 PV_{S1} 缺失及 PV_{S2} 相对于主要 PV_D 降低[23]。E 波速度的峰值加速度[24]、跨二尖瓣 E 波减速时间缩短及 PV_D 间期和初始减速斜率时间，可能仍然与存在 AF 时的左心室充盈压力增加相关[23]。

9. c。介于此范围内，为舒张功能障碍假性正常化阶段，特征是 E 波和 A 波峰值速度、等容舒张时间和减速时间均为正常值。通过利用头高脚低位、部分体外循环、Valsalva 动作[14]，或者通过服用硝酸甘油来降低前负荷，都可以揭示假性正常化跨二尖瓣血流患者潜在的左心室松弛性受损[15]。

10. a。与标准多普勒充盈指标相比，Vp 相对独立于前负荷，但对松弛性状态[32]和收缩性能[33]的变化有反应。因此，跨二尖瓣多普勒血流速度和肺静脉多普勒血流倾向于显示从正常到进行性舒张功能障碍的抛物线样分布。此外，利用各种方法（部分体外循环、下腔静脉闭塞、静脉给硝酸甘油、吸入硝酸戊酯、Valsalva 动作、垂头仰卧位、举高腿部）改变前负荷时，也会伴有跨二尖瓣 E 波峰值速度、E/A 波速度和 E 波减速变化，但对 Vp 影响很小[33-35]。

11. b。应变率（SR）和应变（S）成像均与角度有关。然而，它们通常在长轴切面中用于测量左心室沿超声束的纵向缩短（收缩功能）或伸长（舒张功能）。与彩色多普勒组织成像不同，S 和 SR 都与平移或旋转运动无关。因此，应变成像在评估围手术期舒张功能方面可能比传统超声心动图技术具有更多优势。

12. b。舒张期右心室功能障碍可以表现为跨三尖瓣峰值 E/A 波速度、E/A 波比值和减速时间相同的相对变化，这些变化与跨二尖瓣多普勒血流速度频谱随左心室松弛性和顺应性的变化有关[43-44]。肝静脉反流积分之和与总前向血流积分之和的比值（TVIA + TVIV / TVIS + TVID）随着右心室舒张功能障碍或显著三尖瓣反流而增加，但前者的影响似乎更大[45]。此外，在自主吸气期间，跨三尖瓣减速时间明显缩短、肝静脉血流的舒张期优势显著、V 和 A 反流波显著，这表明右心室顺应性显著降低，舒张充盈压增加（图 7.11C）[10]。

13. c。充血性心力衰竭（CHF）是美国住院患者中最常见的疾病，每年有 72 万人因此入院[54]。将近一半的 CHF 患者有舒张功能障碍和正常射血分数[55]。舒张功能障碍随着年龄增长而增加，尤其是老年高血压心脏病患者[55]。

14. c。据报道，30% ~ 60% 的心脏外科患者术前有心脏舒张功能障碍，与难以脱离体外循环、更频繁的前性肌力支持和发病率增加独立相关。

15. e。虽然评估舒张功能障碍的更复杂的算法在围手术期可能被认为不切实际，但是更简单的舒张功能障碍超声心动图测量，包括组织多普勒衍生的左心室舒张压 E/e' 替代物，也被证明是心脏手术后不良术后结果的预测[60-61]。

16. d。左心室舒张变形也可以通过应变成像和 Vp 来分析，以描述早期和晚期充盈。彩色多普勒组织成像获得的像素速度值可以被处理成速度阶差，这种技术作为一种纵向应变率的测量方法被称为应变率成像。这样不仅可以显示舒张期的时空关系，还可以看到早期和晚期充盈期由心肌中的拉伸波组成，从基底向心尖传播（Vp）。舒张功能的特征在于该波的峰值应变率和传播速度[41]（图 7.10）。Stoylen 等[41]观察了 26 例高血压患者，发现他们的收缩功能正常，舒张功能受损，并证实舒张期峰值 SR 和 Vp 均降低。

17. d。据报道，30%~70% 的心脏外科患者术前有心脏舒张功能障碍，与难以脱离体外循环、更频繁的前性肌力支持和发病率增加独立相关[3,37]。Daniel 等[59] 评估了 191 例舒张功能障碍的冠状动脉旁路移植术患者。根据 EuroSCORE 评分和 Parsonnet 评分预测的死亡率和并发症，对术后 30 天的死亡率和并发症进行了比较。舒张功能障碍程度加重与存活率密切相关。然而，无论 EuroSCORE 评分还是 Parsonnet 评分都不能预测死亡率，这表明，在这些广泛使用的风险分层方案中增加舒张功能障碍测量具有潜在价值[59]。

18. a。通过多普勒组织成像评估的二尖瓣环运动和二尖瓣血流速度之间的一致性，在松弛不良和充盈压升高并存时，会随着舒张功能障碍的进展而分裂。在左心室舒张末压升高的患者中，二尖瓣跨瓣血流频谱表现为假性正常化[27] 或限制性异常[28]，E′ 保持降低，这表明对前负荷的代偿相对不敏感（图 7.7）。事实上，与跨二尖瓣多普勒血流速度或肺静脉多普勒血流频谱的任何单一或组合指标相比，E′实际已经被证明是正常和假性正常化患者之间的最佳鉴别手段[25]。

19. a。年轻的健康人的左心房对左心室舒张期充盈的贡献通常小于 20%。但是，伴有舒张早期功能障碍的左心室充盈减少患者，该贡献可能接近 50%。

20. d。假性正常化充盈模式代表舒张功能障碍的中期阶段。在此阶段，当左心室顺应性降低时，受损的左心室松弛性和逐渐增加的充盈压力之间的平衡会产生正常的早期二尖瓣跨瓣压差。假性正常化肺动脉瓣多普勒血流速度频谱的特征通常是，收缩期相对变钝的模式；与跨二尖瓣 A 波间期相比延长的舒张晚期反向速度间期和速度，这取决于左心房压和左心室顺应性降低的程度（图 7.4）。在此情况下，肺静脉多普勒血流模式可能有助于区分正常和假性正常化的跨二尖瓣多普勒血流频谱。

第 8 章	7.e	14.b
1.d	8.c	15.c
2.c	9.d	16.a
3.c	10.e	17.a
4.a	11.e	18.d
5.d	12.d	19.a
6.b	13.e	20.b

第 9 章	7.c	14.b
1.d	8.c	15.a
2.c	9.c	16.b
3.d	10.a	17.d
4.d	11.c	18.b
5.a	12.d	19.d

| 6.d | 13.b | 20.d |

第 10 章	7.c	14.b
1.d	8.b	15.c
2.c	9.b	16.a
3.a	10.d	17.d
4.c	11.d	18.b
5.a	12.d	19.c
6.d	13.a	20.b

第 11 章	7.e	14.d
1.d	8.a	15.f
2.d	9.e	16.a
3.e	10.a	17.c
4.d	11.a,b	18.c
5.e	12.a,b	19.a
6.b	13.c,d	20.c

第 12 章	7.c	14.a
1.c	8.d	15.e
2.c	9.d	16.c
3.d	10.b	17.a
4.b	11.b	18.a
5.a	12.d	19.c
6.b	13.c	20.d

第 13 章

1. c。简化的伯努利方程，$\Delta P = 4 \times V_2^2$，最常用于测量人工瓣膜瓣口的压力阶差。当左心室流出道中的近端流速接近或超过 1.5 m/s 时，非简化的伯努利方程 $\Delta P = 4 \times (V_2^2 - V_1^2)$ 可以对主动脉位置的人工瓣膜瓣口的压力阶差进行更加准确的评估。使用非简化伯努利方程，$\Delta P = 4 \times (2.31^2 - 1.54^2) \approx 11.9$ mmHg。

2. c。人工瓣膜与患者中度不匹配。人工瓣膜的有效瓣口面积（EOA）的计算公式为，EOA = LVOT 面积 × （VTI_{LVOT}/VTI_{AoV}）。LVOT 面积的计算公式为，LVOT 面积 = π × （LVOT 直径 /2）^{2}。EOA 对体表面积的系数为 EOAi = EOA/BSA。上述病例中，该患者的 EOAi 计算为 [π × （LVOT 直径 /2）^{2} × （30/60）]/1.68 = 0.76 cm^2/m^2。如果 EOAi ≤ 0.65 cm^2/m^2，则为人工瓣膜严重不匹配患者；如果 0.65 cm^2/m^2 <EOAi ≤ 0.85 cm^2/m^2，则为人工瓣膜中度不匹配患者；如果 EOAi > 0.85 cm^2/m^2，则为人工瓣膜匹配或轻度不匹配的患者。

3. e。评估人工主动脉瓣反流严重程度通常需要将反流的定性和定量超声心动图参数结合成一项综合的方法，因为对人工主动脉瓣反流严重程度进行分级比对天然主动脉瓣反流严重程度进行分级更困难。对天然主动脉瓣反流严重程度进行分级的标准超声心动图参数并不总能准确评估人工主动脉瓣反流的严重程度。

4. a。二尖瓣位置功能正常的人工瓣膜峰值速度 <1.9 m/s，平均压差 ≤ 5 mmHg，压力减半时间 <130 ms。峰值速度 2.5 m/s，平均压差 > 10 mmHg，压力减半时间 > 200 ms，表明二尖瓣明显狭窄。

5. e。有效瓣口面积（EOA）>1.3 cm^2 的人工瓣膜会使有效瓣口面积系数（EOAi = EOA/BSA）> 0.65 cm^2/m^2。EOAi>0.65 cm^2/m^2 有助于避免人工瓣与患者出现严重不匹配的情况。人工瓣与患者严重不匹配的界定为 EOAi ≤ 0.65 cm^2/m^2。

6. d。近端吻合缝线处出现泄漏会导致急性的心包填塞，因为血液会溢出到心包腔。瓣周漏不可能采用主动脉根部复合置换术，因为用于置换主动脉根部和升主动脉的血管移植物上融合着人工瓣膜。近端主动脉缝合线裂开延迟会造成主动脉假性动脉瘤。

7. d。经食管超声心动图检查经胃长轴切面可对远场主动脉位置的人工瓣膜进行观察，观察时通常可以看到两个封堵器的运动。由于环形支架或封堵器引起声影，所以机械双叶人工瓣膜的每个封堵器在主动脉位置的个体运动都无法通过经食管中部成像平面进行可靠的观察。

8. a。经食管超声心动图检查食管中段切面提供了通过二尖瓣位置的人工瓣膜位置的图像平面，两个封堵器的运动在该位置通常可以观察到，不会受声影的干扰。根据植入时人工瓣膜铰合点的方位，从食管中部窗口调节经食管超声心动图检查的多平面角度，可以获取垂直于封堵器运动的横截面，从而对两个封堵器的运动进行同时成像。

9. c。如有瓣周漏的情况，其严重程度可以通过经食管超声心动图检查来进行检测和评估。经食管超声心动图检查无法准确评估球笼人工瓣膜的跨瓣压力阶差或有效瓣口面积，因为血流不在中心位置通过瓣口。

10. d。经食管超声心动图检查食管上段主动脉弓短轴切面提供了通过肺动脉瓣和肺动脉的长轴横截面，从而可以使用连续波多普勒对通过肺动脉瓣的血流速度进行测量。平均肺动脉压和肺动脉舒张压可以通过跨瓣反流束的速度频谱进行估计。

11. e。人工瓣膜类型必须是人工生物心包瓣，因为由心包构成的生物人工瓣膜小叶安装于支架或支柱上，可以通过 TEE 食管中段主动脉瓣短轴成像平面在主动脉根部范围内成像。无支架猪生物瓣没有支架或支柱，这种瓣膜由猪的主动脉根部构成，并采用织物套箍进行加固。机械人工瓣膜可以通过热解碳瓣膜封堵器产生的声影来识别。

12. a。双叶型机械瓣在瓣叶打开和闭合时，会在通过瓣膜的血流的光谱显示中产生特征性镜面声影。天然二尖瓣、二尖瓣位置的生物瓣膜或用人工瓣环修复后的二尖瓣未在光谱显示中产生镜面声影，则表示瓣膜小叶打开和闭合。

13. a。尽管球笼瓣是第一个成功植入的人工心脏瓣膜，但已不再针对临床生产该种瓣膜。与第一代球笼人工瓣膜相比，当代人工瓣膜在其瓣环形内径方面具有更好的血流动力学性能。

14. e。超声心动图检查时，发现瓣周漏、赘生物、经瓣膜反流及人工瓣膜支架的运动或"摇摆"表明瓣环裂开，这些都表明有人工瓣心内膜炎。

15. d。自体瓣环和缝合环之间部位出现的反流被定义为瓣周漏，且通常被认为是病理性的。生理性的、非病理性的反流可以通过彩色多普勒血流成像在小叶对合处、铰合点、瓣膜支架织物覆盖区域，甚至植入后立即通过人工瓣膜缝合环的缝合孔进行检测。

16. e。瓣叶脱垂、钙化、穿孔和打开受限都是结构瓣膜退化的症状，最终会影响生物瓣膜。

17. c。多普勒速度指数（DVI）<0.25 表明人工瓣膜狭窄。血管翳向内生长是机械人工瓣膜患者出现瓣膜狭窄的最常见病因。即便使用 TEE 也很难对血管翳进行成像，必须通过间接证据诊断血管翳引发瓣膜狭窄、血管翳阻碍封堵器运动范围或血管翳损害小叶闭合引起跨瓣反流。

18. a。多普勒速度指数（DVI）是左心室流出道中靠近人工瓣膜的血流速度与通过人工瓣膜的跨瓣膜血流速度的比值。DVI 是人工瓣口面积相对于左心室流出道横截面积的量化。使用 DVI 量化人工主动脉瓣狭窄的严重程度与左心室流出道面积、心律或心输出量无关。

19. b。经食管超声心动图检查（TEE）对于检测伴发人工瓣心内膜炎的赘生物、瓣周漏或脓肿具有高灵敏度（86%~94%）和特异性（88%~100%）。TEE 在诊断人工瓣心内膜炎方面优于经胸超声心动图（TTE）。

20. c。Medtronic Hall 侧倾碟瓣在其中心有 1 个瓣口，当阀体在收缩期处于闭合时，会有一股大的中心反流束通过该孔。Starr‐Edwards 瓣膜（球笼瓣）没有反流冲洗射流。Bjork Shiley（侧倾碟瓣）瓣膜有 2 个偏心性反流束，反流束来自封堵器与瓣环支架接触的部位，不在中心位置。St.Jude Medical 双叶人工瓣具有反流束，反流束来自封堵器铰合点或封堵器接触瓣环支架的位置，不会在中心位置产生大的反流射流。Sorin Mitroflow 人工瓣是一种心包生物瓣膜，美国批准仅在主动脉植入。在上述经食管超声心动图中，只有一个机械人工瓣膜产生了能够在人工瓣膜远端观察到的声影和"彗星尾征"伪像。

第 14 章	7.b	14.d
1.c	8.c	15.b

2.c	9. a	16.c
3.c	10.c	17.c
4.c	11.c	18.d
5.d	12.d	19.c
6.a	13.d	20.b

第 15 章

1. e。喉返神经可能会在经食管超声心动图检查探头和气管之间受到长时间原位压迫。对于食管裂孔疝患者，可以安全地获取到食管中段切面。

2. b。采用全容积模式采集时会出现缝合伪像。

3. b

4. b

5. c。经胃图像经常丢失。二尖瓣反流的发展可能会导致转向体外发展，但这不是禁忌证。

6. d

7. a

8. d

9. a

10. d。流入套管中的湍流通过 CDF 进行检测。

11. a。30 % 的左心室辅助装置患者出现右心衰竭，通常是短暂的。

12.b	15.b	18.c
13. a	16.b	19.c
14.d	17.c	20.d

第 16 章

1.c	7.b	14.b
2.d	8.c	15.d
3. a	9.b	16.b
4.c	10.b	17.d
5.d	11.b	18.d
6. a	12.c	19.c
	13.c	20.b

第 17 章

1. a。支气管插入术使区域 3 和 4 不能可靠地成像。

2. c。内膜层与主动脉的内侧膜层或外侧膜层分离，可以观察到内膜片。主动脉瓣反流、心包积液和节段性室壁运动异常通常可以观察到伴有主动脉夹层，但不能做出诊断。

3. b。与升主动脉或降主动脉不同，主动脉弓由于其水平性质，通常见于 0° 左右的长轴和 90° 左右的短轴。

4. a。DeBaKey Ⅲ 型，也称为 Stanford B 型夹层，仅会累及降主动脉。一般来说，这些疾病最初都进行处理，除非有内脏动脉灌注不良的迹象，如肠缺血。

5. b。真腔通常在收缩期扩张。关于假腔，陈述 a、c 和 d 是正确的。

6. c。升主动脉瘤通常是经过长时间后生长起来的，被认为不属于急性主动脉综合征。

7. a. 箭头所指为象鼻管远端。根据其锯齿状外观，可以被识别为移植物材料而不是插管。

8. d。壁内血肿（IMH）是急性主动脉综合征的一部分，A 型被认为是外科急症，因为其会发展成内膜片或主动脉破裂，病因被认为是中层血管破裂，而不是内膜层撕裂。内膜增厚 7 mm 或更大符合升主动脉 IMH 的情况。动脉粥样硬化斑块，非 IMH，通常会突出进入到内膜层上方的主动脉腔中。

9. b。主动脉根部最大内径在正常范围内，但升主动脉（5.1 cm）明显扩张。由于可以辨认出窦管交界处，因此最好将其归类为升主动脉瘤。"A 型"属夹层分类，似乎不存在任何内膜片。

10. c。夹层内膜片通常可以通过其在主动脉腔内的快速、振荡运动来区别于伪像。跨越解剖边界，其边界模糊的结构（即在主动脉之外观察到的结构）通常是伪像。

11. b。根据 2010 年胸主动脉疾病指南，接受心脏手术的患者，如果升主动脉扩张量为 4.5 cm 或更大时，应考虑同时行主动脉修复术。但是，重要的是要注意，具体是哪一种类型的手术干预（如置换术、折叠术或外包裹术）未成功。

12. a。该图显示的是短轴的降主动脉，不是主动脉弓，因为全平面角度为 0°。彩色多普勒显示了收缩期间血流从"X"所在的管腔进入另一个管腔。因此，"X"位于真腔内。

13. c。与线性（如血管）探头不同，相控阵传感器通常可以同时观察主动脉的所有壁。但是，相控阵探头不能直接放置在主动脉上。这两种类型的探头都属于高频（> 7 MHz），可放置于无菌护套，用于外科领域。

14. b。用于胸腹主动脉瘤（TAA）分类的 Crawford 系统的建立目的是帮助规范动脉瘤的范围。Ⅰ 型 TAA 会累及大部分胸降主动脉，但通常在腹部肾动脉之前终止。Ⅱ 型 TAA 的范围最大，会累及所有的胸降主动脉，到达肾动脉以下，通常会累及进入腹股沟区。Ⅲ 型 TAA 会累及胸降主动脉的远侧一半或更少。Ⅳ 型 TAA 可能会仅累及上腹主动脉。

15. c。这属于 A 型壁内血肿，可由内膜增厚 10 mm 进行判别。没有夹层内膜片。动脉粥样硬化疾病通常会不规则地突入主动脉腔，并被认为是内膜增厚。从多个角度观察，则不属于伪像。

16. a。扫查的是主动脉（注意没有全平面角度），短轴中显示的是矢状的主动脉，c 不正确。增厚 > 3 mm，属于 3 级斑块。该患者内膜层完整，但是穿透性动脉粥样硬化斑块会破坏并侵入内膜层。主动脉中心的白线是伪像，可能是右肺动脉或上腔静脉中的导管造成的。

17. d。由于降主动脉 7 cm 处破裂的风险显著增加，建议无症状患者接受直径 ≥ 6 cm 的支架修复术或打开修复。升主动脉修复的截点值为 5.5 cm，如果患者已经接受心脏手术，则为 4.5 cm。

18. d。患者主动脉的大小与年龄和身体表面积（取决于身高和体重）的关系最为密切。

19. d。应该将该患者直接送去手术室，因为经食管超声心动图检查的图像清楚显示了其有夹层内膜片。不需要做其他图像检查。虽然存在一些主动脉反流，但是仅一个新的主动脉瓣不能对这种情况起到恰当的作用。

20. b。根据 Katz 分级系统，任何含有移动成分的斑块都属于 V 级病变。没有 M 级。A 型是 Stanford 分类系统对急性主动脉夹层的分类。Ⅳ型是 Crawford 分类系统对胸腹主动脉瘤的分类。

第 18 章

1. a。患者心室很小，缩短分数升高（3.5 - 0.5）/3.5 × 100% =85.7，最有可能是血容量过低。

2. c。左心室尺寸在正常值上限，缩短分数是正常的（6 - 4）/6 × 100% = 33.33。最有可能是尿源性脓毒血症引起的血管扩张性休克。

3. b。根据左心室尺寸显示其左心室增大，其缩短分数降低（8 - 7）/8 × 100% =12.5。最有可能是心肌功能障碍。

4. d。该患者有三尖瓣反流和右心室扩张，最有可能为急性肺栓塞。

5. a。虽然左心室大小和缩短分数是正常的，但下腔静脉小，吸气时明显塌陷。这意味着具有液体反应性，应该给药，然后再次检测。

6. d。经胸超声心动图不能排除术后填塞，因为术后填塞可以是局部的——与通常的医用填塞不同。经食管超声心动图显示左心房后部有一个孤立的凝块，对左心室充盈造成影响。

7. d。出现新的节段性室壁运动异常可能意味着左前降支的旁路移植术失败。这种情况需要实施紧急干预。

8. d。急性右心衰竭的正常反应是扩张，这可能导致出现三尖瓣反流。

9. d。采用常规的 CXR，需要排除右向左的分流。双腔心切面是排除 ASD/PFO 的最佳切面。

10. a。在仰卧位接受心肺复苏术的患者中，这通常是最容易和最快能够获取的四腔心切面。

11. d。关键是要尽量减少心肺复苏的中断，所以进行有限回声的最佳时间是在休克后，2 分钟的心肺复苏在节律和脉搏检查期间进行。

12. a。回声显示有室壁运动，但没有脉搏的患者的预后可能会更好。这一发现将支持继续进行高级心脏生命支持。

13. b。该描述为真性无脉性电活动（PEA）。真性 PEA 的预后比伪 PEA 差。

14. a。其心室很小，缩短分数正常（4 - 1）/4 × 100% = 75，但其左心室严重肥大，中心静脉压作为液体反应性的标志非常不可靠。

15. a。由于二尖瓣反流出现收缩期前向运动，很可能是严重性二尖瓣反流。这一过程因血容量过低、左心室小及收缩力增加而恶化。第一步是优化左心室容积和大小。

16. a。严重主动脉瓣狭窄的定义如下：

- 射流速度 > 4 m/s；
- 平均压差 > 40 mmHg；
- 瓣膜口面积 <1 cm^2；
- 曲线的形状与严重程度不一致。

17. a。严重二尖瓣狭窄的定义如下：

- 平均压差 > 10 mmHg；
- 瓣膜口面积 <1 cm^2；
- 肺动脉收缩压 > 50 mmHg；
- 压力减半时间 > 220 ms。

18. a。严重主动脉瓣反流的定义如下：

- 喷射宽度 /LVDT> 65%；
- 缩流颈宽 > 0.6 cm；
- 压力减半时间 <200 ms；
- 反流瓣口面积 > 0.3 cm^2。

19. a。严重二尖瓣反流的定义如下：

- 喷射面积（左心房的百分比）> 40%；
- 缩流颈宽 > 0.7 cm；
- 反流量 > 60 mL；
- 反流瓣口面积 > 0.4 cm^2。

20. a。急性二尖瓣反流（心内膜炎、乳头肌 / 腱索断裂）与正常左心室大小和功能、正常左心房大小和正常瓣环相关。慢性二尖瓣反流（黏液瘤样、瓣环扩张）伴有左心室和左心房扩张。左心室功能可能正常或下降。

第 19 章

1. a。对成人先天性心脏病患者，最常见的外科手术包括肺动脉瓣置换术、继发孔型房间隔缺损闭合术、主动脉瓣置换术及右心室至肺动脉导管放置术。

2. c。在各种房间隔缺损中，会累及静脉窦区域的房间隔缺损最常伴发肺静脉异位引流。

3. d。伴发室间隔缺损的先天性病变包括二叶式主动脉瓣、主动脉缩窄和右心室流出道阻塞。法洛四联症其中一个组成部分为室间隔缺损。

4. e。二叶式主动脉瓣代表了最常见的先天性病理形式。超声心动图的特征是瓣膜在收缩期呈"鱼嘴"形外观。一些患者会发展成主动脉狭窄、主动脉反流和（或）主动脉根部扩张。

5. b。永存左上腔静脉伴有冠状静脉窦扩大。通过左臂或左颈静脉注射振荡生理盐水对右心房进行造影，能够显示出体循环静脉连接，其表现特征为造影剂通过冠状静脉窦流入右心房。

6. c。房间隔缺损的前上缘在食管中段主动脉瓣短轴切面中成像最佳，能够显示主动脉环与缺损之间的距离。没有该边缘并不一定会妨碍封堵器的放置。

7. b。肌部室间隔缺损可能适合采用经皮装置闭合，因为其位置相对远离主动脉瓣和房室瓣比较有利。这类缺损位于室间隔的小梁部分，通常很难被外科医师识别。

8. e。流入道缺损位于室间隔后部或流入道部分的房室瓣附近。常见的房室瓣环与伴发的原发性房间隔缺损也是完全性房室管缺损的一部分。

9. d。右心室（或肺动脉）收缩压可使用以下公式估算：右心室收缩压 = 收缩期血压 − $4(V_{VSD})^2$。该病例中，右心室收缩压 $=100 − 4 × (4)^2$，即 36 mmHg。

10. c。在 Ross 手术中，会采集一个肺部自体移植物来置换主动脉根部。因此，在采取该式干预之前，评估肺动脉瓣的通畅性和功能性至关重要。右心室流出道重建采用同种移植物或替代材料。

11. d。肺动脉瓣狭窄严重程度的分级系统依赖于多普勒导出的瞬时峰值跨瓣压差。中度狭窄的特征为，压差为 36 ~ 64 mmHg。中度狭窄的症状包括呼吸困难和疲劳。右心室压力为体循环压力及体循环压力之上表明有严重的疾病。

12. a。法洛四联症的伴发病变包括全身静脉、主动脉弓和冠状动脉异常。食管中段主动脉瓣短轴切面有助于评估法洛四联症冠状动脉的异常起源。

13. b。对法洛四联症患者进行的跨肺动脉瓣膜的广泛修补术，也称为跨瓣环补片法，会导致出现肺动脉瓣反流。除此之外，实施再次手术介入的其他原因包括右心室流出道阻塞、右心室流出道动脉瘤样扩张和明显的残存心脏内分流。

14. e。大动脉 D 型转位患者的长期问题取决于所采取的初始修复的类型。患者接受心房转位术（Mustard 或 Senning 术），会没有支持体循环的形态学右心室，随着时间的推移，发生右心衰竭和三尖瓣反流的可能性很高。相反，在当前的外科手术时代，患者接受动脉转位术发病率要低得多。

15. b。房室瓣与其相应的心室相关联。三尖瓣隔瓣可以识别右心室，二尖瓣前瓣识别左心室（二尖瓣前瓣部分与室间隔相连，部分与主动脉后壁相连）。在矫正型大动脉转位中，房室连接不一致意味着右心室在发挥左心室的作用。这种缺损常常伴发室间隔缺损、肺血流阻塞和左心房室瓣（三尖瓣）发育不良（埃布斯坦样畸形）。大动脉的空间方位相对于正常心脏存在异常。

16. a。相对于室间隔上的二尖瓣铰合点，心尖移位系数超过 8 mm/m² 符合埃布斯坦畸形的症状诊断。

17. b。单心室患者在生理学上将肺循环和体循环分开，可以使用 Fontan 术将血液从下腔静脉导入肺动脉，对发挥泵功能的腔室不造成干预。

18. c。冠状动脉通过食管中段主动脉短轴和长轴切面能够最为清晰地进行观察。大部分冠状动脉灌注发生在舒张期，因此，在该部分心动周期，更容易识别血管。

19. c。先天性冠状动脉异常可以被视为单发病变，或者是先天性或获得性心脏病的情况。这类异常可以是偶然发现的，表现出一些非特异性症状，或表现为心肌缺血。

20. e。以上陈述均正确。在心导管实验室中，使用经食管超声心动图来获取介入前和介入期间的详细解剖和血流动力学数据已经有很好的案例记载。经食管超声心动图可以针对跨瓣膜和血管的导管放置提供实时评估，以及对介入术中进行即时评估。经食管超声心动图同时对于监测导管引发的相关并发症（如心包填塞）也很有价值。对获取信息进行补充时，TEE 采用荧光透视和血管造影，从而限制了辐射暴露。

第 20 章

1. 正确	7. 正确	14. b
2. 错误	8. 错误	15. c
3. 正确	9. 正确	16. b
4. 错误	10. 错误	17. d
5. 正确	11. b	18. d
6. 正确	12. d	19. c
	13. b	20. c

第 21 章

1. a。原始三维数据的采集包括容积扫描加在线处理。平面或扇面扫描用于二维成像，可以离线处理进行三维图像的创建。

2. b。目前的技术使用全采样矩阵阵列探头，该探头由 2500 个晶体组成，所有晶体可进行全激活或全采样。

3. d。原始三维数据的处理包括分割、转换和插值这些初始步骤，然后是渲染，从而对三维数据集进行显示。

4. d。容积渲染涵盖所有数据点，并重建出结构的内部细节。表面渲染与线框渲染仅显示结构的外部。

5. c。三维全容积模式的数据集是最大的，其他模式可进行调节，在宽度和深度方面受到限制。

6. b。三维缩放模式具有良好的空间分辨力，但帧频低，通常 <10 Hz。三维彩色多普勒模式的帧频也可能低，但是门控与扇面小使得帧频提高到 10 Hz 以上。

7. b。其他选项都可以通过三维数据集进行调节。

8. b。其他选项都可以通过三维数据集显示。在相邻两个节段之间采用全容积模式进行成像采集时，会出现缝合伪像。

9. c。与二维成像一样，严重钙化的结构会在远场中造成阴影脱落，从而使完全成像变得困难。

10. d。在三维彩色多普勒全容积采集之前，奈奎斯特极限是在二维图像中进行设置的，不能在三维数据集中调整。

11. b。缩放模式是在单个显示屏上显示整个二尖瓣的最简单、最可靠的一种模式。全容积模式可以获得正面切面，但经常会受到缝合伪像的影响，使得解析变得困难。

12. b。主动脉瓣很容易被合并到三维二尖瓣数据集中，并且有助于二尖瓣的定向，定向时主动脉瓣通常位于显示屏顶部。

13. a。所有成角切面都是从左心房显示，不从左心室显示，且其定向要确保突出二尖瓣的不同区域。

14. c。离线处理时，使用分析软件将通过最窄瓣口的各个平面进行对准，从而对二尖瓣口进行精确的平面测量。这被认为是评估二尖瓣狭窄患者的二尖瓣开口面积的"金标准"。创建二尖瓣模型可以对其他维度的二尖瓣进行评估。

15. a。评估左心室功能时，使用分析软件创建表面渲染模型要求心内膜边界的识别良好，以便能够对心内膜边界进行半自动描记。心内膜边界识别不佳会使得评估困难。

16. d。迄今为止，还没有研究探讨过使用三维经食管超声心动图评估左心室整体功能的可靠性。

17. d。单个左心室节段容积随时间进行图像绘制，从而显示室壁运动异常。与二维成像不同，不直接评估室壁增厚及室壁运动。室壁运动异常的时间是心室不同步的重要决定因素。

18. c。与二维成像一样，主动脉弓可能被气管遮挡（盲点），因此获得高质量的主动脉弓图像可能比较困难。

19. a。钙化性主动脉狭窄中的阴影使得主动脉瓣环难以通过二维和三维图像测量。即使将三维数据集导出到分析软件，也无法实现。

20. b。实时三维超声心动图目前的局限性是，如果不将三维数据集导出到分析软件中，便无法进行简单的面积或长度测量。其他信息可通过三维经食管超声心动图轻松获取。

第 22 章

1.c

2.d

3.a

4.b

5.b

6.b

7.d

8.b

9.c

10.b

11.d

12.a

13.c

14.a

15.c

16.c

17.b

18.d

19.c

20.a

第 23 章

1.b

2.a

3.c

4.a

5.d

6.d

7.d

8.b

9.a

10.c

11.a

12.c

13.d

14.a

15.b

16.b

17.b

18.d

19.d

20.a